临床药物研究与
——合理用药——

主编　晋利华　康玉燕　刘秀丽　张继广
　　　田红梅　周伟杰　闫培元　张成玉

U0256488

中国海洋大学出版社
·青岛·

图书在版编目（CIP）数据

临床药物研究与合理用药／晋利华等主编. —青岛：
中国海洋大学出版社，2023.8

ISBN 978-7-5670-3599-7

Ⅰ．①临… Ⅱ．①晋… Ⅲ．①临床药学－研究②用药
法 Ⅳ.①R97②R452

中国国家版本馆CIP数据核字（2023）第167876号

出版发行	中国海洋大学出版社		
社　　址	青岛市香港东路23号	**邮政编码**	266071
出 版 人	刘文菁		
网　　址	http://pub.ouc.edu.cn		
电子信箱	369839221@qq.com		
订购电话	0532-82032573（传真）		
责任编辑	韩玉堂　王　慧	**电　　话**	0532-85902349
印　　制	日照报业印刷有限公司		
版　　次	2023年8月第1版		
印　　次	2023年8月第1次印刷		
成品尺寸	185 mm×260 mm		
印　　张	31		
字　　数	784千		
印　　数	1～1000		
定　　价	198.00元		

发现印装质量问题，请致电0633-8221365，由印刷厂负责调换。

编委会

主　编　晋利华　康玉燕　刘秀丽　张继广
　　　　　田红梅　周伟杰　闫培元　张成玉

副主编　时粒笠　褚海霞　周　军　杨　婷
　　　　　唐丽娟　魏京虎

编　委（按姓氏笔画排序）

田红梅（山东省鱼台县唐马镇卫生院）

刘秀丽（山东省广饶县妇幼保健计生服务中心）

闫培元（山东省滕州市工人医院）

杨　婷（内蒙古自治区鄂尔多斯市中心医院）

时粒笠（贵州省黔东南州人民医院）

张成玉（山东省寿光市人民医院）

张继广（山东省寿光市中医医院）

周　军（山东省沂源县中医医院）

周伟杰（山东省青岛市黄岛区市场监督管理局）

晋利华（山东省青岛西海岸新区中心医院）

唐丽娟（山东省沂源县中医医院）

康玉燕（山东省济宁市第二人民医院）

褚海霞（山东省广饶县丁庄中心卫生院）

薛子成（山东省枣庄市妇幼保健院）

魏京虎（山东省潍坊市中医院）

前　言

　　药物是现代医疗中基本、有效和广泛的治疗手段，是防治疾病的主要武器，在全人类的健康事业中占有重要的位置。药物能治病，也能致病。随着医药科学技术的发展，药物更新换代的速度不断加快，不合理用药现象时有发生，由此引发的不良反应及药源性疾病也在不断增多，不但增加了患者的经济负担，而且延误治疗，甚至造成严重的后果。因此，如何有效、安全、经济、合理地使用药物是医患共同关心的、迫切需要解决的问题。为了规范合理用药，宣传合理用药的知识，我们特组织编写了这本《临床药物研究与合理用药》。

　　本书从合理用药的角度出发，紧密结合临床病症，分篇论述了临床用药的有关知识。其中，西药篇以各系统疾病的常用药为条例，分别介绍了临床常用药物的特点，影响用药的因素及如何合理用药等；中药篇以药物的主要功效为划分标准，具体介绍了每味中药的药性、功效、应用、用法用量、使用注意事项、鉴别用药等，条理清晰，方便读者的查阅。我们在编写过程中参考了国内外大量的文献资料，力求将近年来有关新理论、新观念、新药物编入本书，使其内容更加新颖、完善。本书具有较强的实用性和指导性，适合临床药学及各科医务工作者参考和阅读，对推动临床规范用药有一定的帮助。

　　现代药学发展迅速，且本书由多人执笔，编者的编撰经验较少、风格不一，若存在疏漏之处，敬请广大读者批评指正。

《临床药物研究与合理用药》编委会

2023 年 2 月

目　录

·西·药·篇·

·中·药·篇·

西药篇

第一章 药物流行病学及相互作用

第一节 药物流行病学

药物流行病学是研究人群的药物利用、药物效应分布及其影响因素以促进合理用药的学科，是临床药理学、临床流行病学与药事管理学相互交叉、相互渗透而产生的一门新的边缘学科。其研究对象是用药人群，研究内容是人群的药物利用情况与药物效应分布规律。

一、研究目的、任务与作用

药物流行病学研究的目的是描述、解释、验证和控制一定时间、空间与人群中，某一种药物的使用情况与效应分布。

研究任务涉及了解与分析人群中与用药有关的表现，其主要任务包括以下几项。

(1)药物流行病学的方法学研究，以快速并准确地发现用药人群中出现的不良反应，保证用药人群安全。

(2)在众多药品中为人群挑选和推荐经过科学评价疗效确切的药品，保障合理用药。

(3)使药品上市后监测方法规范化、实用化，推广应用计算机，建立用药人群数据库。

(4)研制使用的药物不良反应因果关系判断程序图或逻辑推理流程图。

(5)研究医师用药的决策因素，改善其处方行为，提高处方质量。

(6)通过对广大用药人群的常见病、多发病的用药(抗癌、抗感染、解热镇痛药)进行重点研究，推动合理用药。

(7)对抗菌药合理应用与控制病原体耐药性的研究与成果，以社会、人群为基础进行系统、深入、有效的推广应用。

药物流行病学的作用，是通过药物在人群中产生的效应，为临床医疗与药品管理提供合理用药的依据。药品的安全性、有效性与价格的适宜性是合理用药的主要内涵，只有药物流行病学研究才能回答药物对特定人群(某种疾病患者的群体)或普通人群的效应与价值。这是药物流行病学区别于其他学科的独特作用。药物流行病学研究可通过了解药物在广大人群中的实际使用情况，查明药物使用指征是否正确、用法是否适宜、产生何种效应，以及查明药物使用不当的原因、纠正方法、药源性疾病发生机制与防治的宏观措施,最终达到促进广大人群合理用药,提高人群生命质量的目标。

二、研究方法

药物上市后监测的特点是样本较大,在进行监测时往往使用流行病学的研究方法,通常应用的方法有以下几种。

(一)试验性研究或随机临床试验

预先制订随机、采用盲法的、以对照为基础的试验方案,以验证药物的防治作用与不良反应,并可直接估计发生毒性反应的危险度。该法多用于评价长期使用的药物对慢性疾病的效应,如降压药、降血脂药、溶栓药的疗效与不良反应研究。20世纪80年代以来对阿司匹林预防心肌梗死的效果、轻度高血压治疗意义的评价以及长期使用降血脂药的效应都进行过实验性研究,得到许多有价值的合理用药资料。鉴于这种实验性研究受实验条件制约,受试人群的生活难以像非受试人群那样自然,故其结果是否足以完全代表自然的用药人群尚需进一步探讨、谨慎评估。

(二)观察性研究

观察性研究可以分为历史回顾队列研究、前瞻性队列研究、药物暴露对照研究、断面调查。

1.历史回顾队列研究

历史回顾队列研究要求有足够完善的病史与用药史记录,收集某时、某地的病历,探讨某些用药问题,主要适用于管理严格而规范的医疗单位。

2.前瞻性队列研究

在应用前瞻性队列研究时,已确定用药效应与疾病转归,但需查明有关效应与转归情况的发生率及其归因危险度。需要收集的信息也是预先确定的。该研究是否成功与预测水平有关。

3.药物暴露对照研究

药物暴露对照研究可用30~40例小样本,对照用药与否所产生的效应有差异。设计要求防止偏倚,注意挑选病例,否则结果将有误差,设计严密也可得出客观结论。

4.断面调查

断面调查即横断面研究,其特点为不设对照组,依靠事件发生频率与样本量优势,提示某种可能性,为进一步研究打下基础。例如,要求处方者报告一个月内所见病例的详细病情及所用药物,以求同时发现用药与出现症状的关系并获得发生率的数据。若样本大,例如,上千例用药者都在用药期间发生某种效应(如血尿),则提示此药可能导致血尿,为深入研究提供线索。上市后药物监测中,处方事件监测就属于一种横断面研究,它要求医师在一定时间内,对使用某药的病例所发生的情况不断地随访较长时间(如半年)。对一切病情与意外(无论看来是否与用药有关)都进行记录,然后汇总分析。处方事件监测常涉及数千至1万例用药者,要求有完善的组织工作。

临床流行病学的基本特点和原理是群体观点、分析程序和计算方法。研究者一般认为实验性研究的作用强度和可信度>前瞻性队列研究的作用强度和可信度>回顾性队列研究的作用强度和可信度>药物暴露对照研究的作用强度和可信度>横断面研究的作用强度和可信度。

药物流行病学研究的多种方法中,重点仍是大样本、多参数的综合分析,计算机科学及其应用为保证这个重点提供了必不可缺的工具,使药物流行病学工作者有可能在较短时间内迅速得到正确结果。

(褚海霞)

第二节 药物相互作用

药物相互作用是指同时或相隔一定时间内使用两种或两种以上药物，一种药物的作用受另一种药物所影响。它们之间或它们与机体之间的作用改变了一种药物原有的理化性质、体内过程（ADME）和组织对药物的敏感性，从而改变了药物药理效应和毒性效应。

近年来药物种类日益增多，新药品种不断涌现，用途交错。治疗时，往往联合应用两种或两种以上的药物。由药物相互作用引起的不良反应越来越受到医药工作者及社会各界的关注。

药物相互作用的结果对患者的治疗可以是有益的，疗效提高或毒性降低，例如，伍用抗高血压药和利尿药治疗高血压，合用磺胺甲噁唑和甲氧苄啶治疗细菌感染，效果都比单用好。但药物相互作用也可能是有害的，使疗效降低或毒性增大，有时会带来严重的甚至危及生命的后果，例如，服用华法林的患者加用阿扎丙宗或保泰松，若未对华法林适当减量，很可能发生出血；服用单胺氧化酶类抗抑郁药，再吃富含酪胺的食物，可能发生急剧的甚至致命的高血压危象；抗酸药和奶类食品可明显减弱四环素的抗菌作用，故应避免同服。

统计资料表明服药种类越多，发生不良反应的可能性越大，见表1-1。

表 1-1　伍用药物种类与不良反应发生率

伍用药物种类/种	用药人数/人	不良反应人数/人	不良反应发生率/%
0～5	4 009	142	3.5
6～10	3 861	397	10
10～15	1 713	487	28
16～20	641	347	54

药物相互作用有发生在体内的药动学、药效学方面的相互作用，亦有发生在体外的相互作用。后者指注射剂之间或向静脉输液瓶加入药物，相互配伍引起的理化反应而使药效降低，甚至使药物毒性增加，亦即药物配伍禁忌。在此重点阐述体内药物的相互作用。

一、药动学相互作用

（一）药物吸收相互作用

药物被口服后经胃肠道吸收，在胃肠道内发生的相互作用多是减少吸收、影响吸收速度和生物利用度。须明确区分吸收速度减慢和吸收总量改变。若长期、多剂量给药的药物（如口服抗凝药）的吸收总量无明显改变，吸收速度的改变一般并不重要。而单剂量给药的药物应能很快吸收，迅速达到高浓度，发挥其药效（如催眠药或镇痛药），若吸收速度减慢，可能达不到所需浓度。一些影响吸收的药物相互作用见表1-2。

表 1-2　一些影响吸收的药物相互作用

受影响的药物	影响吸收的药物	相互作用结果
四环素类	含 Al^{3+}、Ca^{2+}、Mg^{2+}、Bi^{2+} 的抗酸药，含 Zn^{2+}、Fe^{3+} 的药物	形成难溶的螯合物，减少抗生素的吸收
地高辛、左甲状腺素、华法林	考来烯胺	形成络合物，减少地高辛、左甲状腺素和华法林的吸收
青霉胺	含 Al^{3+} 和 Mg^{2+} 的抗酸药、铁剂	形成溶解性差的青霉胺螯合物，吸收减少
地高辛	甲氧氯普胺、溴丙胺太林	由于胃肠蠕动改变，减少或增加地高辛的吸收
青霉素	新霉素	引起吸收不良状态

胃肠道各部位 pH 的改变，可影响药物的解离度和吸收率。例如，应用抗酸药后，提高了胃肠道的 pH，此时同服弱酸性药物，由于弱酸性药物在碱性环境中解离增多，而药物透过胃肠道上皮的被动扩散能力取决于它们的非离子化脂溶形式的程度，故吸收减少，但如果考虑到其他作用，如螯合、吸附、胃肠蠕动改变，最终结果将变得更为复杂。

有些药物被同服时可互相结合而妨碍吸收，例如，抗酸药中的 Ca^{2+}、Mg^{2+} 和 Al^{3+} 可与四环素类形成难吸收的螯合物，同服铁制剂与四环素类亦能产生同样的反应。改变胃排空或肠蠕动速度的药物能影响其他口服药物的吸收，这类由于药物作用相互影响而产生的药物相互作用非常普遍，例如，阿托品、溴丙胺太林可延缓胃的排空，从而使口服的其他药物吸收也减慢。这类问题在临床实践中是需要特别重视的。

食物对药物的吸收亦有影响，饭后服药可使许多药物（如铁剂）吸收减少。有些药物与食物同服可改善吸收，例如，食用绿豆食品可明显降低肾移植患者血环孢素 A 的谷浓度，另外高脂肪食品、苹果汁、橘汁、牛奶和巧克力均可通过增加环孢素 A 在肠道的吸收而增加血环孢素 A 的浓度。葡萄柚汁可使小肠上皮细胞中 CYP3A4 的含量特异性降低 62%，使环孢素 A 在小肠吸收进入血液前被代谢减少，因此同时服用葡萄柚汁与环孢素 A 可使血环孢素 A 的浓度增加。此外，一些胃肠疾病也可影响药物吸收，且无法预测，新霉素引起营养吸收障碍综合征，影响地高辛、青霉素等吸收。要了解食物和营养物质与药物的相互作用，可参考有关专著。

（二）药物置换相互作用

药物被吸收后进入血液循环，大部分药物以不同程度与血浆蛋白（特别是清蛋白）进行暂时性的可逆结合，只有非结合的、游离的药物分子才具有药理活性。蛋白分子与药物的结合量有限，因此，当合用药物时，可在蛋白结合部位发生竞争性相互置换现象，结果与蛋白结合部位亲和力较高的药物可将另一种亲和力较低的药物从蛋白结合部位上置换出来，使后一种药物游离型增多，药理活性增强。例如，保泰松、阿司匹林、氯贝丁酯、苯妥英钠等都是强力置换剂，与双香豆素合用时可将其从蛋白结合部位上置换出来，使血浆中其游离型药浓度增加，有可能引起出血。

酸性药物与血浆蛋白的结合比碱性药物与血浆蛋白的结合要强得多，学者一般认为碱性药物与血浆蛋白的置换现象没有重要的临床意义。

（三）药物代谢相互作用

肝微粒体酶是催化许多药物代谢的重要酶系，该酶系的活性直接影响许多药物的代谢。反复服用某些药物，可诱导肝微粒体酶活性增加（酶促作用），从而使许多其他药物或诱导剂本身的代谢加速，导致药效减弱。例如，反复应用苯巴比妥可导致双香豆素、皮质激素、口服避孕药等的作用减弱或消失。反复服用某些药物可抑制肝微粒体酶的活性(酶抑作用),从而使许多药物代谢减慢,导致药效增强,可能引起中毒,例如,异烟肼、氯霉素、香豆素类均能抑制苯妥英钠的代谢,合并应用时,若不适当减小苯妥英钠的剂量,即可引起中毒。

1.酶的抑制

某些化学物质能抑制肝微粒体药物代谢酶的活性,减慢其他药物的代谢速率,这种现象被称为酶的抑制。具有酶抑制作用的化学物质为酶抑制剂。在体内灭活的药物经酶抑制剂作用后,代谢减慢,作用增强,甚至导致毒性反应。例如,西咪替丁能与细胞色素 P(CYP)的血红素铁形成紧密结合的复合物,使 CYP 酶的活性明显降低,进而抑制许多药物(如普萘洛尔、茶碱、华法林及苯妥英钠)的氧化代谢。

2.酶的诱导

某些化学物质能提高肝微粒体药物代谢酶的活性,增加自身或其他化学物质或其他药物的代谢速率,这种现象称为酶的诱导。具有酶诱导作用的化学物质被称为酶诱导剂。对于在体内灭活的药物来说,由于药酶诱导后代谢加快,血浆药物浓度降低,从而使得治疗效果降低。例如,苯巴比妥是典型的酶诱导剂,它能提高 CYP2C9 和 CYP2C19 同工酶的催化能力。华法林在体内经这些同工酶羟化失活,苯巴比妥可加速其代谢,使其抗凝效果降低。若长期服用苯巴比妥,需较大剂量华法林才能产生抗凝效果。停用苯巴比妥后,血浆中华法林浓度迅速回升。因此,合用两种药的患者在停用苯巴比妥时需相应减少抗凝剂的用量,否则有出血的危险。

(四)排泄过程的药物相互作用

大多数药物随尿及胆汁排出,干扰肾小管液 pH、主动转运系统及肾血流量的药物可影响其他药物的排泄。

服用某些药物后,对尿液的 pH 影响比较明显,故合并用药时应考虑到药物引起的尿液 pH 改变能影响某些药物的尿液排泄量,从而可使药效降低或增强。在服药过量的情况下,有意改变尿液的 pH,可增加药物(如苯巴比妥和水杨酸)的排出。

作用于肾小管同一个主动转运系统的药物可相互竞争,改变肾小管主动分泌,例如,丙磺舒和青霉素及其他药物竞争,减少它们的排出,使留在体内的药物增加,丙磺舒后来也因肾小管被动吸收而增加,排出减少。双香豆素与醋磺己脲相互作用,使后者在体内发生蓄积作用,导致低血糖。

一些药物从胆汁排泄,或以原形或以结合形式使之成为水溶性的,有的结合物被胃肠道菌丛代谢为母体化合物,再被吸收,这种再循环过程延长了药物在体内的存留时间。如果肠道菌丛被抗生素类药物杀死,该药就不再循环。例如,同时应用口服避孕药与四环素或青霉素可导致避孕失败。

二、药效学相互作用

药效学相互作用主要是指一种药物改变了另一种药物的药理效应。药动学相互作用影响机体对药物处置过程,即影响 ADME,而药效学相互作用则影响药物对机体的作用,影响药物与受体作用的各种因素。

(一)相加作用

相加作用是指等效剂量的两种药物合用的效应等于应用各种药双倍剂量的效应。合用的两种药作用于同一受体或部位,并对这个部位或受体作用的内在活性相等时,发生相互作用。凡合用能发生相加作用的两种药时,各种药的剂量应减半,否则可能引起药物中毒。例如,合用氨基糖苷类抗生素与硫酸镁时,由于这类抗生素可抑制神经-肌肉接头的传递作用,故可加强硫酸镁引起的呼吸麻痹。

(二)敏感化现象

一种药物可使组织或受体对另一种药物的敏感性增强,为敏感化现象,例如,排钾利尿药可使血钾减少,从而使心脏对强心苷敏感化,容易发生心律失常。

应用利血平或胍乙啶后能导致肾上腺素受体发生类似去神经性超敏感现象,从而使具有直接作用的拟肾上腺素药(如去甲肾上腺素或肾上腺素)的升压作用增强。

(三)协同作用

两种药物分别作用于不同的作用部位或受体,而诱发出相同的效应,使合用两种药引起的效应大于单用各种药的效应的总和,为协同作用。例如,合用单胺氧化酶抑制剂与氯丙嗪类,不仅可增强安定作用,还能增强降压效应。

(四)拮抗作用

合用两种或两种以上的药物后引起的药效降低被称为拮抗作用。它从作用机制上分为竞争性拮抗与非竞争性拮抗。竞争性拮抗作用指两种药物在共同的作用部位或受体上拮抗。例如,甲苯磺丁脲的降糖作用是促进胰岛 β 细胞释放胰岛素的结果,这种作用可被氢氯噻嗪类药物拮抗。非竞争性拮抗作用指两种药物不作用于同一受体或部位,这种拮抗现象不被作用物的剂量加大所逆转。

具有临床意义的药物相互作用详见各章分述,对有临床重要性的药物相互作用应严密监控,包括进行血药浓度监测以指导用药。

(褚海霞)

第二章 药物管理

第一节 概 述

一、药品的基本概念

(一)药品的含义

根据我国《药品管理法》第一百零二条的规定,"药品,是指用于预防、治疗、诊断人的疾病,有目的地调节人的生理功能并规定有适应证或者功能主治、用法和用量的物质,包括中药材、中药饮片、中成药、化学原料药及其制剂、抗生素、生化药品、放射性药品、血清、疫苗、血液制品和诊断药品等"。

(二)药品的分类

从药学的不同角度,对药品有不同的分类方法。这里介绍从药事管理角度对药品的分类。

1.现代药与传统药

(1)现代药:一般是指 19 世纪以来发展起来的化学药品、抗生素、生化药品、放射性药品、血清疫苗、血液制品等。

(2)传统药:一般是指各国历史上流传下来的药物,主要是动物药、植物药和矿物药,又称民族药。我国的传统药即中药。

2.处方药与非处方药

(1)处方药:《药品管理法实施条例》第八十三条规定,处方药是指"凭执业医师和执业助理医师的处方方可购买、调配和使用的药品"。

(2)非处方药(nonprescription drugs,over-the-counter drugs,即 OTC drugs):《药品管理法实施条例》第八十三条规定,非处方药是指由国务院药品监督管理部门公布的,不需要凭执业医师和执业助理医师处方,消费者可以自行判断、购买和使用的药品。

被列为非处方药的药品具有以下特点:可自我诊断药品适应证,可自我治疗,通常限于自身疾病;药品的毒性在公认的安全范围内,其效用与风险比值大;药品被滥用、误用的潜在可能性小;药品作用不掩盖其他疾病;药品不致细菌耐药性;一般公众能理解药品标签的忠告性内容,无须医师监督和实验监测即可使用。根据药品的安全性,非处方药又分为甲、乙两类。

3.新药、仿制药品

(1)新药:根据《药品管理法实施条例》第八十三条,新药是指未曾在中国境内上市销售的药品。而《药品注册管理办法》第十二条另规定:"已上市药品改变剂型、改变给药途径、增加新适应证的药品注册按照新药申请的程序申报。"

(2)仿制药品:国家药品监督管理局已批准上市的已有国家标准的药品。

4.特殊管理药品

《药品管理法》第三十五条规定:"国家对麻醉药品、精神药品、医疗用毒性药品、放射性药品,实行特殊管理。"这四类药品被称为特殊管理的药品。

5.国家基该药物、基本医疗保险用药

(1)国家基该药物:国家基该药物是指从国家目前临床应用的各类药物中,经过科学评价而遴选出来的具有代表性的药物,由国家药品监督管理部门公布,国家保证其生产和供应,在使用中首选。

(2)基本医疗保险用药:为了保障城镇职工基本医疗保险用药,合理控制药品费用,规范基本医疗保险用药范围管理,由国务院医疗保险行政管理部门组织制订并发布国家《基本医疗保险药品目录》(以下简称《药品目录》)。纳入《药品目录》的药品是有国家药品标准的品种和进口药品,并符合"临床必需、安全有效、价格合理、使用方便、市场能保证供应"的原则。《药品目录》所列药品包括化学药、中成药、中药饮片。化学药和中成药被列入基本医疗保险准予支付的药品目录,采用通用名称并标明剂型。中药饮片被列入基本医疗保险不予支付的药品目录。《药品目录》又分为"甲类目录"和"乙类目录"。

二、药品监督管理概述

由于药品直接影响到人的身体健康甚至生命安全,许多国家政府都采取各种手段,对药品及其有关事项进行严格的监督管理,以保证药品质量,维护人民身体健康和用药的合法权益。

(一)药品质量监督管理

药品质量监督管理可简称为药品监督管理,是我国行政监督体系中的一个组成部分。药品监督管理是指行政主体依法定职权,对药品的研制、生产、经营、使用、广告、价格等环节的有关机构和人员等遵守药事法律、法规、规章,执行行政决定、命令的情况进行检查,对其生产、经营、使用的药品和质量体系进行抽检、监督,执行行政处罚的行政行为。

(二)药品标准

1.药品标准的含义

药品标准即药品的质量标准,是指国家对药品质量规格及检验方法等方面所作的技术规定,是药品生产、供应、使用、检验和管理部门共同遵循的法定依据。

凡正式批准生产的药品、辅料及商品经营的中药材,都要制订标准。

2.国家药品标准

根据《药品管理法》,国家药品标准包括《中华人民共和国药典》和国务院药品监督管理部门颁布的药品标准,但中药饮片标准中另有一些执行省、自治区、直辖市药品监督管理部门制订的炮制规范。而《药品注册管理办法》第一百五十五条规定:"国家药品标准,是指国家为保证药品质量所制订的质量指标、检验方法及生产工艺等的技术要求,包括国家药品监督管理局颁布的

《中华人民共和国药典》、药品注册标准和其他药品标准。"国家药品标准是法定的、强制性标准。

（三）《中华人民共和国药典》简介

《中华人民共和国药典》（Pharmacopoeia of the People's Republic of China, ChP）简称《中国药典》，是由国家药典委员会制订和修订，国务院药品监督管理部门颁布的。中华人民共和国成立以来，先后共编纂颁布了 8 版《中国药典》，分别为 1953 年版、1965 年版、1977 年版、1985 年版、1990 年版、1995 年版、2000 年版、2005 年版。从 1985 年起，每 5 年修订颁布新版药典。现行版药典为《中国药典》2005 年版。

《中国药典》2005 年版分为一部、二部和三部。其中一部收载常用的中药材和中药处方制剂，二部收载化学药品、抗生素等，三部收载生物制品。

三、我国药品监督管理的主要内容

我国药品的监督管理包括制订和执行药品标准、药品质量的抽查检验、国家基该药物政策、药品注册管理、处方药与非处方药分类管理、药品不良反应报告与监测、药品品种的整顿与淘汰等内容。此处重点介绍国家基该药物政策、处方药与非处方药分类管理、药品不良反应报告与监测。

（一）国家基该药物政策

1.国家基该药物的遴选原则

国家基该药物必须是国家药品标准收载的品种或国家药品监督管理部门批准正式生产的新药及正式批准进口的药品。基该药物在范围上应包括预防、诊断和治疗各类疾病的药物，其数量应占现有上市品种的 40％～50％，各类药物可分为一线药和二线药等。我国遴选国家基该药物的原则是临床必需、安全有效、价格合理、使用方便、中西药并重。

2.遴选概况

1979 年，原卫生部开始组织各方面专家组成国家基该药物筛选小组，确定了约 280 种临床常用化学药品为国家基该药物，于 1982 年颁布了以上药品目录。1992 年－1996 年我国原卫生部等五部委共同组织专家再次开展国家基该药物遴选工作，并于 1996 年公布了第一批国家基该药物目录，其中西药 26 类、699 个品种，中药制剂 11 类、1 699 个品种，并同时宣布国家基该药物每 2 年调整 1 次。至 2004 年调整后，确定的国家基该药物中成药品种共 11 类 1 260 个处方，国家基该药物化学药品、生物制品制剂品种共 23 类 773 个品种。

（二）处方药与非处方药分类管理

1.我国非处方药的分类与目录

我国的药品分类方式是从所有上市的化学药品和中成药中，遴选出非处方药，发布《国家非处方药目录》，对没有入选《国家非处方药目录》的药品均按处方药管理。

我国对化学药品的非处方药分类参照《国家基该药物目录》，根据非处方药遴选原则与特点划分为解热镇痛药、镇静助眠药、抗过敏药与抗眩晕药、抗酸与胃黏膜保护药、助消化药、消胀药、止泻药等 23 类。中成药非处方药分类是参照国家中医药管理局发布的《中医病症诊断疗效标准》，将中成药中符合非处方药遴选原则的 38 种病证分为内科、外科、骨伤科、妇科、儿科、皮肤科、五官科 7 个门类。

1999 年 7 月 22 日，国家药品监督管理局公布了第一批《国家非处方药目录》，共有 325 个品种，其中西药 165 个品种，中成药 160 个品种。至 2003 年底，国家药品监督管理局共公布了六批非处方药目录,共有 3 123 个品种,其中甲类非处方药 2 359 种,乙类非处方药 764 种;化学药品 532 种,中药制剂 2 591 种。

2004 年开始,国家不再公布非处方药目录,而是采取品种调整转换的方式。至 2005 年 3 月先后 3 次调整,共将无极膏等 75 种药品转换为非处方药。国家非处方药目录的遴选是一个动态过程,今后将公布新的非处方药品目录,也会有不符合非处方药分类标准的药品被重新确定为处方药。

2.处方药的管理

(1)处方药的生产与销售管理:处方药生产企业必须具有《药品生产许可证》,其生产品种必须取得药品批准文号。处方药的批发与零售企业必须具有《药品经营许可证》。药品生产、批发企业不得以任何方式直接向患者推荐、销售处方药。

处方药的销售和购买必须由执业医师或执业助理医师处方,可在医疗机构药房调配、购买、使用,也可凭处方在有《药品经营许可证》的零售药房购买使用。销售处方药的医疗机构与零售药店必须配备驻店执业药师或者药师以上药学技术人员。执业药师或者药师必须对医师处方进行审核。签字后依据处方正确调配、销售处方药。对处方药不得采用开架自选方式销售,对处方药与非处方药应当分柜台摆放,对处方药与非处方药均不得采用有奖销售、附赠药品或礼品销售等方式销售。

(2)处方药的包装、标签、说明书的管理:处方药的包装、标签、说明书的管理必须符合《药品管理法》的规定。国家药品监督管理局于 2006 年颁布了《药品说明书和标签的管理规定》,使处方药包装、标签、说明书的管理有了具体的、可操作性的法规规范。

3.非处方药的管理

(1)非处方药的生产与销售管理:与处方药相同,非处方药的生产企业也必须具有《药品生产许可证》,其生产品种必须取得药品批准文号。凡被列入《国家非处方药目录》的品种必须按规定进行审核登记,未经过审核登记的非处方药品种将被停止生产。

经营非处方药的批发企业和甲类非处方药的零售企业必须具有《药品经营许可证》。经过省级药监部门批准的普通商业企业可以零售乙类非处方药,必须开设专柜,并且配备高中以上文化程度、经专业培训合格的人员。可以不凭医师处方销售、购买非处方药,但患者可以要求在执业药师或药师的指导下购买使用,执业药师或药师应该对患者选购非处方药提供用药指导或提出寻求医师治疗的建议。对非处方药可采用开架自选方式销售,但不得采用有奖销售、附赠药品或礼品销售等方式。医疗机构可以根据医疗需要使用或推荐使用非处方药。任何非处方药销售企业均应从合法的渠道采购药品。

(2)非处方药的包装、标签、说明书的管理:非处方药的标签和说明书是指导患者"正确判断适应证、安全使用药品"的重要文件,对其管理必须严格和规范。非处方药的标签和说明书必须经国家药品监督管理局批准,非处方药的每个销售单元包装必须附有标签、说明书。非处方药的标签说明书应科学、简明、通俗易懂,便于消费者自行判断、选择和使用。非处方药的包装、标签或说明书上必须印有以下警示语或忠告语:"请仔细阅读药品说明书并按说明书使用或在药师指导下购买和使用。"

(3)非处方药标识的要求:国家规定非处方药必须有特定的标识。我国非处方药专有标识的图案为椭圆形背景下的 OTC 3 个英文字母,分为红色(红底白字)和绿色(绿底白字),红底白字的图案用于甲类非处方药,绿底白字的图案用于乙类非处方药及经营非处方药的企业指南性标志。

4.处方药的广告管理

不得在大众媒体上发布处方药的广告,除特殊情况外可以在国家主管部门批准的医药专业媒体上发布广告。

(三)药品不良反应报告与监测

1.药品不良反应(adverse drug reaction,ADR)的概念

根据《药品不良反应报告和监测管理办法》,药品不良反应是指合格药品在正常用法用量下出现的与用药目的无关的或意外的有害反应。新的药品不良反应是指药品说明书中未载明的不良反应。药品严重不良反应是指因服用药品引起以下损害情形之一的反应:①引起死亡。②致癌、致畸、致出生缺陷。③对生命有危险并能够导致人体永久的或显著的伤残。④对器官功能产生永久损伤。⑤导致住院或住院时间延长。

2.我国药品不良反应报告和监测制度

(1)主管部门:国家药品监督管理局主管全国药品不良反应监测工作,省、自治区、直辖市人民政府(食品)药品监督管理局主管本行政区域内的药品不良反应监测工作,各级卫生主管部门负责医疗卫生机构中与实施药品不良反应报告制度有关的管理工作。建立国家和各省级药品不良反应监测中心,负责药品不良反应报告资料的收集、核实、评价、反馈、上报及其他有关工作。

(2)药品不良反应的报告:我国对药品不良反应实行逐级、定期报告制度,必要时可以越级报告。

报告的范围:对新药监测期内的药品应报告该药品发生的所有不良反应;对新药监测期已满的药品,报告该药品引起的新的和严重的不良反应。对进口药品自首次获准进口之日起5年内,报告该进口药品发生的所有不良反应;满5年的,报告该进口药品发生的新的和严重的不良反应。

报告程序:药品生产、经营企业和医疗卫生机构必须指定专(兼)职人员负责本单位生产、经营、使用药品的不良反应报告和监测工作,发现可能与用药有关的不良反应,应详细记录、调查、分析、评价、处理,并填写《药品不良反应/事件报告表》,每季度集中向所在地的省、自治区、直辖市药品不良反应监测中心报告,对其中新的或严重的药品不良反应应于发现之日起15 d内报告,出现死亡病例,须及时报告;出现群体不良反应,应立即向所在地的省、自治区、直辖市(食品)药品监督管理局、卫生厅(局)及药品不良反应监测中心报告。进口药品在其他国家和地区发生新的或严重的不良反应,代理经营该进口药品的单位应于不良反应发现之日起1个月内向国家药品不良反应监测中心报告。个人发现药品引起的新的或严重的不良反应,可直接向所在地的省、自治区、直辖市药品不良反应监测中心或(食品)药品监督管理局报告。

(康玉燕)

第二节 特殊药物管理

一、麻醉药品和精神药品的管理

2005年8月3日,国务院发布《麻醉药品和精神药品管理条例》,该条例自2005年11月1日

起施行,1987 年 11 月 28 日国务院发布的《麻醉药品管理办法》和 1988 年 12 月 27 日国务院发布的《精神药品管理办法》同时废止。《麻醉药品和精神药品管理条例》对麻醉药品和精神药品的品种范围、生产、供应、使用以及违反这些规定所应承担的法律责任做了规定。

(一)麻醉药品和精神药品目录

2005 年 9 月 27 日,国家药品监督管理局、公安部、卫健委联合公布了麻醉药品和精神药品品种目录,包括麻醉药品 121 品种、第一类精神药品 52 种、第二类精神药品 78 种。根据国务院公布的《麻醉药品和精神药品管理条例》有关规定,麻醉药品和精神药品是指列入麻醉药品目录、精神药品目录的药品和其他物质。

国家对麻醉药品和精神药品品种目录实行动态管理。如果上市销售但尚未列入目录的药品和其他物质或者第二类精神药品被滥用,已经造成或者可能造成严重社会危害,国务院药品监督管理部门应当及时会同国务院公安部门、国务院卫生主管部门将该药品和该物质列入目录或者将该第二类精神药品调整为第一类精神药品。

(二)麻醉药品和精神药品的生产

(1)国家根据麻醉药品和精神药品的医疗、国家储备和企业生产所需原料的需要确定需求总量,对麻醉药品药用原植物的种植、麻醉药品和精神药品的生产实行总量控制。

(2)国务院药品监督管理部门根据麻醉药品和精神药品的需求总量制订年度生产计划。

(3)国务院药品监督管理部门和国务院农业主管部门根据麻醉药品年度生产计划,制订麻醉药品药用原植物年度种植计划。

从事麻醉药品、第一类精神药品生产及第二类精神药品原料药生产的企业,应当经所在地省、自治区、直辖市人民政府药品监督管理部门初步审查,由国务院药品监督管理部门批准;从事第二类精神药品制剂生产的企业,应当经所在地省、自治区、直辖市人民政府药品监督管理部门批准。

(三)麻醉药品和精神药品的经营

(1)国家对麻醉药品和精神药品实行定点经营制度。

(2)国务院药品监督管理部门应当根据麻醉药品和第一类精神药品的需求总量,确定麻醉药品和第一类精神药品的定点批发企业布局,并应当根据年度需求总量对布局进行调整并公布。

(3)跨省、自治区、直辖市从事麻醉药品和第一类精神药品批发业务的企业,应当经国务院药品监督管理部门批准;在本省、自治区、直辖市行政区域内从事麻醉药品和第一类精神药品批发业务的企业,应当经所在地省、自治区、直辖市人民政府药品监督管理部门批准。专门从事第二类精神药品批发业务的企业,应当经所在地省、自治区、直辖市人民政府药品监督管理部门批准。

(四)麻醉药品和精神药品的使用

(1)科学研究、教学单位需要使用麻醉药品和精神药品开展实验、教学活动的,应当经所在地省、自治区、直辖市人民政府药品监督管理部门批准,向定点批发企业或者定点生产企业购买。限量单位的级别标准由卫生行政部门制定。

(2)医疗机构需要使用麻醉药品和第一类精神药品的,应当经所在地设区的市级人民政府卫生主管部门批准,取得麻醉药品、第一类精神药品购用印鉴卡。医疗机构应当凭印鉴卡向本省、自治区、直辖市行政区域内的定点批发企业购买麻醉药品和第一类精神药品。医疗机构应当按照国务院卫生主管部门的规定,对本单位执业医师进行有关麻醉药品和精神药品使用知识的培训、考核,经考核合格的,授予麻醉药品和第一类精神药品处方资格。执业医师取得麻醉药品和第一类精神药品的处方资格后,方可在本医疗机构开具麻醉药品和第一类精神药品处方,单张处方的最大用量应当符合国务院卫生主管部门的规定。

(3)医疗机构应当对麻醉药品和精神药品处方进行专册登记,加强管理。对麻醉药品处方至少保存 3 年,对精神药品处方至少保存 2 年。

二、医疗用毒性药品和放射性药品的管理

(一)医疗用毒性药品的管理

1.医疗用毒性药品的定义和品种

医疗用毒性药品(以下简称毒性药品),是指毒性剧烈、治疗剂量与中毒剂量相近,使用不当会致人中毒或死亡的药品。

我国有关部门规定毒性药品的管理品种中,毒性中药 27 种,西药毒药品种 11 种。

2.毒性药品的生产

毒性药品的年度生产、收购、供应和配制计划由省、自治区、直辖市药品监督管理部门根据医疗需要制订,下达给指定的毒性药品生产、收购、供应单位,并抄报国家药品监督管理局和国家中医药管理局。生产单位不得擅自改变生产计划自行销售。

药品生产企业必须由医药专业人员负责生产、配制和质量检验,并建立严格的管理制度。严防与其他药品混杂。每次配料,必须经 2 人以上复核无误,并详细记录每次所用原料和成品数。经手人要签字备查。要处理干净所用工具、容器,以防污染其他药品,标示量要准确无误,包装容器要有毒药标志。

凡加工炮制毒性中药,必须按照《中华人民共和国药典》或者省、自治区、直辖市药品监督管理部门制订的《炮制规范》的规定进行。炮制药材符合药用要求的,方可供应、配方和用于中成药生产。

3.毒性药品的经营和使用

毒性药品的收购、经营由各级药品监督管理部门指定的药品经营单位负责。配方用药由指定的药品零售企业、医疗单位负责。其他任何单位或者个人均不得从事毒性药品的收购、经营和配方业务。

医疗单位供应和调配毒性药品,凭医师签名的正式处方;指定的药品零售企业供应和调配毒性药品,凭盖有医师所在的医疗单位公章的正式处方。每次处方剂量不得超过 2 d 极量。

调配处方时,必须认真负责,计量准确,按医嘱注明要求,并由配方人员及具有执业药师或药师以上技术职称的复核人员签名盖章后方可发出。对处方未注明"生用"的毒性中药,应当附炮制品。发现处方有疑问时,须经原处方医师重新审定后再行调配。处方一次有效,取药后处方保存 2 年备查。

(二)放射性药品的管理

1.放射性药品的定义和品种范围

放射性药品是指用于临床诊断或者治疗的放射性核素制剂或者其标记药物,包括裂变制品、堆照制品、加速器制品、放射性同位素发生器及其配套药盒、放射免疫分析药盒等。《中华人民共和国药典》2005 年版收载 17 种放射性药品。

2.放射性药品的生产和经营管理

（1）放射性药品生产、经营企业必须向核工业集团公司报送年度生产、经营计划，并抄报国家药品监督管理局。

（2）国家根据需要，对放射性药品实行合理布局，定点生产。申请开办放射性药品生产、经营的企业征得核工业集团公司的同意后，方可按照有关规定办理筹建手续。

（3）放射性药品生产企业生产已有国家标准的放射性药品，必须经国家药品监督管理局征求核工业集团公司意见后审核批准，并发给批准文号。凡是改变已批准的生产工艺路线和药品标准的，生产单位必须按原报批程序经国家药品监督管理局批准后方能生产。

（4）放射性药品的生产、供销业务由核工业集团公司统一管理。放射性药品的生产、经营单位和医疗单位凭省、自治区、直辖市药品监督管理部门发给的《放射性药品生产企业许可证》《放射性药品经营企业许可证》，医疗单位凭省、自治区、直辖市公安、环保和药品监督管理部门联合发给的《放射性药品使用许可证》，办理订货手续。

3.放射性药品的使用管理

（1）持有《放射性药品使用许可证》的医疗单位，在研究配制放射性制剂进行临床验证前，应当根据放射性药品的特点，提出该制剂的药理、毒性等材料，由省、自治区、直辖市药品监督部门批准，并报国家药品监督管理局备案，该制剂只限本单位内使用。持有《放射性药品使用许可证》的医疗单位，必须负责对使用的放射性药品进行临床质量检验、收集药品不良反应等工作，并定期向所在地药品监督管理部门报告。由省、自治区、直辖市药品监督管理部门汇总后报国家药品监督管理局。

（2）对放射性药品使用后的废物（包括患者排出物），必须按照国家有关规定妥善处置。

（3）放射性药品的检验由中国药品生物制品检定所或者经授权的药品检验所承担。

（晋利华）

第三节　新药管理

新药管理是科技成果中的一种特殊管理，也是药品管理中的一个重要组成部分。由于药品是人们与疾病做斗争的重要工具，与人们的生命健康有密切关系，要判断一种新药是否真正达到安全、有效的标准，必须提供足够的科学数据和资料加以证明，经国家卫生行政部门严格审查，批准后才能正式生产、销售和使用新药。因此，我国和世界上许多国家对新药管理都有明确规定，也就是对新药管理的立法。为此，研究开发新药不仅要有一定的技术力量和物质条件，还必须熟悉新药的管理内容和审批程序。

一、新药的概念和分类

（一）新药的概念

世界各国对新药的定义和管理范围均有明确的法律规定，其表述各不相同，但其总的精神是一致的。我国《新药审批办法》第一章总则中规定，新药是指我国未生产过的药品。已生产的药品，凡增加新的适应证、改变给药途径和改变剂型的亦属新药范围。我国未生产过的药品包括我国特创的新药,如抗疟药青蒿素、抗肿瘤药斑蝥素;国外已有生产而我国仿制的药品,如抗肝炎药马洛替酯、镇吐药恩丹西酮;用生产过的原料药组成的新处方药(复方制剂)等。对于已上市的药品,如因增加新的适应证,改变给药途径和改变剂型的,为说明其原有药品的质量特性没有改变,也需要经提供充分的研究资料加以确证,故也列入新药管理范围。

(二)新药的分类

从药政管理角度看,我国新药的分类差别甚大,例如,一种创新的药品与一种增加新的适应证或改变剂型的已上市药品或改变给药途径的新药相比较,它们所研究的内容和申报资料显然相差甚远。对于一种创新的新药性能的了解远不够深入,需要进行全面的研究,以提供尽可能多的资料用于分析、评价和审批;而对于改变剂型或改变给药途径的已经上市多年的老药或增加适应证的新药,人们对其已有相当的认识,而只要与原药做对照就可以了。因此根据新药的具体情况,分类管理是十分必要的。我国中、西新药各分为 5 类,具体分类如下。

1.中药

(1)第一类:①中药材的人工制成品。②新发现的中药材。③中药材新的药用部位。

(2)第二类:①改变中药传统给药途径的新制剂。②天然药物中提取的有效部位。应与第一类中提到的"中药材新的药用部位"相区别。

(3)第三类:新的中药制剂(包括古方、秘方、验方和改变传统处方组成者)。

(4)第四类:改变剂型但不改变给药途径的中成药。

(5)第五类:增加适应证的中成药。

2.西药

(1)第一类:①我国创制的原料药品及其制剂(包括天然药物中提取的及合成的有效单体及其制剂)。②国外未批准生产,仅有文献报道的原料药品及其制剂。

(2)第二类:国外已批准生产,但未列入国家药典的原料药品及其制剂。

(3)第三类:①西药复方制剂。②中西药复方制剂。

(4)第四类:①天然药物中已知有效单体用合成或半合成方法制取者。②国外已批准生产,并已列入国家药典的原料药及其制剂。③改变剂型或改变给药途径的药品。④属于进口并已在国内使用的品种。⑤盐类药物,为改变其溶解度、提高稳定性而改变其酸根或碱基,或改变金属元素形成新的金属化合物,但不改变其治疗作用的。⑥已批准的药物,属于光学结构改变的(如消旋体改变为光学活性体),或由多组分提纯为较少组分,以提高疗效,降低毒性,但都不改变原始治疗作用的。

(5)第五类:增加适应证的药品。

二、新药的临床前研究

根据新药评价、审批程序,将新药研究工作分为临床前研究和临床研究两大部分。这里将介绍临床前研究的主要内容。

(一)新药的药学研究

新药的药学研究主要包括工艺路线、结构确证、质量稳定性和质量标准等研究。

1.工艺路线

对经合成、半合成和从天然药物中提取的单体或组分,均要说明其制备工艺、路线的依据并附参考资料。如果是制剂,应详细叙述制备工艺及在制备贮存过程中可能产生的降解产物。

2.结构确证

采用元素分析、红外光谱、核磁共振波谱、质谱等确证结构。若用高分辨质谱可免做元素分析。

3.稳定性研究

为了保证药物的安全有效,药物必须稳定。这就要求探讨药物的变化条件、途径、速度和机制,找出延缓变化过程的方法。制订出合适的有效期,因此新药申请必须申报有关稳定性的资料。

4.制定质量标准

应根据生产工艺中可能带入的杂质,有针对性地进行检查(如检查不良反应产物、分解物、未反应的原料中间体、异构体、残留溶剂)。最好统一制剂含量测定方法与原料药含量测定方法,采用同一种方法。对一种制剂的含量均匀度、溶出度、含量测定,应尽量统一三者的测定方法。

(二)药理、毒理研究

新药临床前药理研究包括主要药效学研究、一般药理学研究、药代动力学研究。

1.主要药效学研究

应根据新药的不同药理作用,按该类型药品评价药效的研究方法和判断标准进行。原则:①应当用体内和体外两种试验方法证明新药的主要药效。各种试验均应有空白对照和已知药品对照。②应当有两种以上剂量及不同的给药方法。对溶于水的物质应作静脉注射。

2.一般药理研究

一般药理研究包括神经系统、心血管系统及呼吸系统的药理研究。如果为复方,则要证明在药效和毒副作用方面具有一定的优点。

3.药代动力学研究

药代动力学研究主要研究新药的吸收速率、吸收程度、在体内重要器官的分布和维持情况以及排泄的速率和程度等。通过这方面的研究以提供新药的生物利用度、体内半衰期、血药浓度、特殊亲和作用、蓄积作用等资料。这对早期临床选择适宜剂量和给药方案具有重要价值。

4.毒理学研究

毒理学研究主要明确新药的毒性强度、毒性发展过程,了解过程是否可逆,明确有关的预防措施。为估计人的耐受剂量范围,选择临床使用最佳剂量,提示临床可能出现的中毒反应症状及其可能的毒副作用提供资料。毒理学研究包括全身毒性、局部毒性、特殊毒性的研究和药品依赖性试验等。

通过上述研究,应当对临床前的药理、毒理作出明确的结论和评价,突出说明新药的药效、主要的药理和毒理作用;提出临床适用的范围;指出该药在临床研究中可能出现的不良反应及应重点观察的不良反应。

三、新药的报批程序

新药的审批与其他科研成果的鉴定有着明显的区别。报批新药分两个阶段进行,一是新药申请临床研究审批阶段,二是新药申请生产审批阶段。

(一)新药申请临床研究审批阶段

新药临床前基础研究结束后,先向所在省、自治区、直辖市卫生厅(局)的药政管理处提出该新药的临床研究申请,填写"新药临床研究申请表"。同时按新药类别报送相应类别所规定的资料,并附上样品,由卫生厅(局)初审后转报卫健委审批,除麻醉药品、精神药品、放射性药品、计划生育药品外的其他四、五类新药可直接由上述省、自治区、直辖市卫生厅(局)审批临床研究的申请,抄报卫健委备案。

新药临床研究申请取得卫健委门同意后,按批准权限,在由卫健委或卫生厅(局)指定的医院进行研究。新药研制单位要与卫生行政部门指定的医院签订临床研究合同,免费提供药品(包括对照用药品),并承担临床研究所需的一切费用。非卫生行政部门指定的医院所做的临床研究材料不能作为新药的临床研究资料,只能作为参考。

(二)新药申请生产审批阶段

新药临床研究结束后,如需生产必须向所在省、自治区、直辖市卫生厅(局)提出申请,报送有关文件和样品,经审查同意后报卫健委,由卫健委审核批准,发给新药证书及批准文号。

研制单位若不具备生产条件可凭新药证书进行技术转让。接受技术转让的生产单位可凭新药证书副本,向省、自治区、直辖市卫生厅(局)提出生产的申请并提供样品,经检验合格后由卫生厅(局)转报卫健委审核,发给批准文号。

第一、二类新药被批准后,一律为试生产两年,试产品只供医疗单位使用及省、自治区、直辖市新药特药商店零售。其他各类新药被批准后,一律为正式生产。在新药试生产期间,生产单位要继续考察药品质量和稳定性;药检部门要经常监督抽样检验,原临床单位要继续考察新药疗效和毒副作用,发现问题要及时报告,若有严重毒副反应或疗效不确定,卫健委可停止其试生产、销售和使用。

新药试生产期满,生产单位可向省、自治区、直辖市卫生厅(局)提出转为正式生产的报告,经审查批准,发给正式生产的批准文号。逾期不报告者取消原批准文号。

四、新药的报批和技术转让

(一)新药的保护

为保护新药研究和生产单位的成果,促进新药的发展,凡卫健委批准的新药,其他生产单位未得到原研制单位的技术转让,在以下时限内不得研制、生产该药。以下时间均以新药证书颁发之日算起。

第一类新药:12年(含试生产期2年)。第二、三类新药:8年(含试生产期2年)。第四、五类新药:6年。

(二)新药的技术转让

新药的技术转让必须签订技术合同。受让方接受研制单位的新药证书副本后,转让方负责将全部技术无保留地转交受让方。保证生产出质量合格的产品。研制单位如需再次进行技术转让,每次必须向所在省卫生行政部门申请,经审查后转报卫健委,经卫健委同意,可再发给新药证书副本。关于若干单位联合研制的新药进行转让时,持有新药证书副本的研制负责单位,必须征得其他参与联合研制单位的同意。

接受技术转让的单位必须持有《药品生产企业许可证》。申请生产该新药时,应按《新药审批办法》的程序办理,除报送有关资料外,还必须附有技术转让合同(影印件)和新药证书副本。若属于准字号品种,还要附有省级药品主管部门的意见。

接受技术转让单位申请生产新药,如果为国内首次生产,应按程序由卫健委批准生产并发给批准文号。如果为卫健委已批准生产并发给批准文号的品种,则由省级卫生厅审批,抄报卫健委备案。批准生产后,新药证书副本由生产单位保存。接受技术转让单位无权再进行技术转让。

(晋利华)

第四节　药物有效期管理

普通药品在正常的贮藏条件下多能较长期地保持其有效性,但是有些药品(如抗生素、生物制品、生化制品、某些化学药品和放射性同位素)即使被保存得很合理,符合贮藏条件,过了一定时期,有些效价降低,有些毒性增大,以致无法继续使用。为了充分保证药品的质量和用药的安全,根据其稳定性试验和实践对此类药品分别规定了有效期限。

毫无疑问,药品的有效期是与贮存条件密切相关的。因此,对此类药品既要严格地按照指定的贮藏条件保管,又要在规定的效期内使用,两者不可缺一,是相辅相成的。如果忽视外界环境因素对药品的影响,不遵守规定的贮藏条件,那么即使未到失效期,药品却已变质或效价降低;反之,若能创造良好的贮藏条件,则虽超过了有效期,由于延缓了其失效速度,有时药效降低较小,尚有可能设法利用。因此,对此类药品必须采取有效的保管措施。

一、药品有效期的概念

药品有效期是指药品在一定的贮藏条件下能保证其质量的期限。通常应在直接包装药品的容器上或外包装上标明药品有效期。

应根据药品的稳定性,通过稳定性实验研究和留样观察,合理制订药品有效期。可通过稳定性试验或加速试验先订出暂行的新药有效期,留样观察、积累充分数据后再进行修订。

各地、各药厂的生产条件不同,产品质量不同,因而同一品种的有效期也不完全一致,所以药品有效期应以产品包装上的标示为准。随着生产条件的不断改善,药品质量不断提高,药品有效期也不断改变和延长。应当指出,药品有效期也是药品质量的一个指标,因此,凡中国药典和卫健委规定的药品有效期,各地均应遵照执行。

二、药品生产批号与有效期的关系

药品的批号是用来表示药品生产日期的一种编号,常以同一次投料、同一种生产工艺所生产的产品作为一个批号。对批号的标示法,卫健委曾有统一的规定,亦即批号内容包括日号和分号,标注时日号在前,分号在后,中间以短横线相连。

日号一律规定为6位数字,例如,1993年4月1日生产的日号为930401,1993年10月15日生产的为931015。

分号的具体表示方法由生产单位根据生产的品种、投料、检验、包装、小组代号等自行确定。例如,1993年8月19日生产的第三批,即标为930819-3。每一个品种同日投料作为一日号,每投料一次作为一分号。可表解如下式:

```
        93        08        19-3
        年        月        日
        └─────────────┘  └──┘
               日号          分号
```

药品的批号对于药品保管和管理具有特殊的意义。①用于识别药品的新旧程度,掌握药品存放时间的长短。②用于推算药品的有效期限或失效日期。③代表一批药品的质量,药品的抽样检验、外观检查、合格与否的判定,均以批号为单位进行处理。

三、药品有效期的标示法

1995 年 11 月卫药发〔1995〕第 77 号文件对药品有效期有如下规定:药品有效期的计算是从药品的生产日期(以生产批号为准)算起,药品标签应列有有效期的终止日期。制剂的生产应采用新原料。正常生产药品时,一般从原料厂调运到制剂厂不超过 6 个月,制剂的有效期一般不应超过原料药有效期的规定,少数特种制剂若有实验数据证明较原料药稳定,有效期可适当延长。但有效期的标示至今尚未完全标准化,为便于识别,兹将常见的标示法介绍如下。

(1)直接标明有效期为某年某月某日,即明确表明有效期的终止日期,这种标示很容易辨认,国内多数生产厂家采用此法。若标明有效期为某年某月,如有效期为 1996 年 10 月,即指该药可用到 1996 年 10 月 31 日。

(2)直接标明失效期为某年某月某日,如失效期为 1995 年 9 月 30 日,即表示此产品可用到 1995 年 9 月 29 日;若表明失效期为某年某月,如失效期为 1995 年 6 月,即该药可使用到 1995 年 5 月 31 日。

(3)只表明有效期年数,此种表示须根据批号推算,如批号为 910514,有效期 3 年,系指可使用到 1994 年 5 月 31 日。推算方法是从药品出厂日期或按出厂期批号的下一个月 1 日算起,即从 1991 年 6 月 1 日算起,如有效期 3 年,则到 1994 年 5 月 31 日止。

(4)进口产品失效期的标示很不统一,各国有自己的习惯书写法。大致而论,欧洲国家是按日-月-年顺序排列的(如 8/5/71);美国产品是按月-日-年排列的(如 Nov.1,92);日本产品是按年-月-日排列的。在标明失效期的同时,一般尚注有制造日期,因此可以按制造日期来推算有效期为多长。例如,制造日期为15/5/91,即表示 1991 年 5 月 15 日生产。失效日期为 Five years from date of manufacture,表示由制造日起 5 年内使用,表示可用到 1996 年 5 月 14 日。

四、有效期药品的管理要点

(一)计划采购
在编制采购计划时,要调查研究,掌握有效期内药品消耗数据,再根据当年的医疗需要,周密制订。尽量防止计划的偏大或偏小,以免形成积压浪费或不足缺货,影响医疗。

(二)认真验收
入库验收时,对大量的应分批号,按箱、按件清点;对少量的则按盒、按支清点。逐批在单据上注明有效期或失效期,并应检查其外包装标志和小包装标签的内容(如品名、效价单位、规格、含量、批号、有效日期)是否一致。

(三)账物建卡
将有效期药品入库后,应建立相应的专账和专卡,注明批号、效期、存放地点等,便于定期进行账物的检查核对。已实行计算机管理的库房也应将上述内容输入计算机,以便核对。对有效期长者至少每季度检查一次,对有效期短者或近效期者应逐月检查。对到效期药品,应根据《药品管理法》第 34 条的规定执行：过期不得再使用。

(四)存放有序

按照有效期的长短，分别排列存放，对效期作出明显的标志，并应严格按规定的贮存条件进行保管。

(五)近效期先出,近效期先用

对近效期药品要加速运转。

（晋利华）

第三章 药物警戒

第一节 药物警戒的相关概念

　　人类应用药物治疗疾病已有几千年的历史。作为防病治病的重要武器,药物对于保障人类身体健康和促进社会文明发展起着不可忽视的作用。但在药物使用过程中,在发挥其防病治病功能的同时,也伴随出现了与用药目的无关甚至有害的作用。百余年来,世界上屡屡发生致死、致残的药害事件,如"反应停"事件,给人类带来了巨大的危害。即使在科学技术高度发达、文明水平不断进步的今天,各国药品监管机构均建立了强有力的监管制度,包括药品上市前的临床前研究规范、临床研究规范,上市后的生产质量管理规范、经营质量管理规范等,力求实现药品的安全有效,但药物给人类带来的危害仍然不能避免。在全球公认的对药品监管最为严格的美国,药物引起的危害依然引人注目。2005 年,美国严重药品不良事件报告数由 1998 年的 34 966 份增至 89 842 份;致死性不良事件由 5 519 份增至 15 107 份。世界卫生组织(WHO)在发展中国家的调查表明,住院患者中的药品不良反应发生率为 10%～20%,有 5% 的住院患者是因为药品不良反应入院的。我国是药品不良反应的发生率较高,每年有 500 万～1 000 万名住院患者发生药品不良反应。

　　药害事件的严重性和普遍性引起了医药工作者的密切关注,世界各国药品监督管理部门也逐渐意识到:药品风险涵盖药品上市前和上市后的各个环节,一方面,建立科学、严格的质量管理规范,确保上市药品符合法定标准至关重要;另一方面,加强上市后药品安全监管也极为必要和迫切。从 20 世纪 60 年代开始,世界各国纷纷建立上市后药物的安全监管制度和机构,对上市后药品的安全性进行监测和再评价,并逐步向药品警戒的领域拓展。随着人类认识程度的不断提高和相关科学技术的迅猛发展,对药品不良反应的研究有了长足的进步,以药物警戒为手段的药品风险管理已成为各国政府药品监管的核心,也已成为保障人类用药安全、提高生活水平和质量的重要手段。世界各国对药品的安全监管,经历了从严格审批到上市后的药品不良反应监测,再逐步向药物警戒范畴拓展的过程,药物安全性监管的概念也由学术探讨逐步向法定术语而演变。

一、药物警戒的基本概念

（一）药品不良反应

广义的药品不良反应（ADR）是指用药引起的任何不良情况，包括超剂量给药、意外给药、蓄意给药、药物滥用、药物的相互作用所引起的各种不良后果。

WHO乌普萨拉监测中心将药品不良反应定义为药品在预防、诊断、治疗疾病或调节生理功能的正常用法用量下，出现的有害的和意料之外的反应。

我国颁布的《药品不良反应报告和监测管理办法》中规定：药品不良反应是指合格药品在正常用法用量下出现的与用药目的无关或意外的有害反应。

后两种定义均排除了无意或故意的超剂量误用、药物滥用（包括吸毒）及不按规定使用药品等情况。即排除了以上情况所引起的责任性或刑事性事件，消除了报告人的疑虑，便于药品不良反应监测工作的开展。

（二）药品不良事件

药品不良事件（ADE）与药品不良反应的含义不同。一般来说，药品不良反应是指因果关系已经确定的反应，而药品不良事件是指因果关系尚未确定的反应。药品不良事件也可被理解为临床新出现的偶然事件及不良反应，例如，在使用某种药物期间出现的病情恶化、并发症，就诊或住院、化验结果异常，各种原因的死亡；各种事故（如骨折、车祸）或导致这些事故的原因，如瞌睡眩晕、晕厥、视力障碍以及可疑的药品不良反应。药品不良事件是否为药品所致须经分析评估。WHO将药品不良事件定义为治疗期间所发生的任何不利的医疗事件，它不一定与该药有因果关系。这一概念对药品（特别是新药）的安全性评价具有实际意义。因为在很多情况下，药品不良事件与用药虽然在时间上相关联，但因果关系并不能马上确立。为了最大限度地降低人群的用药风险，本着"可疑即报"的原则，对有重要意义的药品不良事件也要进行监测，并进一步明确与药品的因果关系。

（三）药品不良反应报告和监测

药品不良反应报告和监测是指上市药品不良反应的发现、报告、评价和控制的过程。其主要内容有：第一，收集药品不良反应信息，对药品不良反应的危害情况做进一步的调查，及时向药品监督管理部门报告，提出对有关药物如何加强管理的意见、建议。第二，及时向药品生产企业、经营企业、医疗卫生机构和社会公众反馈药物不良反应信息，防止药品不良反应的重复发生，保护人民的用药安全。

（四）药物警戒

药物警戒又称为药物监测。1974年，法国首先提出此概念。1992年，一位法国药物流行病学家正式给出了药物警戒的明确释义：防止和监测药物不良反应的所有方法不应仅仅限于针对上市后的药物，还应该包括上市前的临床试验，甚至于临床前试验研究。药物警戒可以借用药物流行病学的方法，实验室里进行，使用动物模型去摸清不良反应的机制，对不良反应确定准确归因的目的是帮助制定、决定（包括临床上选择）准确的治疗方案，药监部门可据此确定是否许可该药品上市，并对上市后的安全性采取相应控制措施。

2002年，WHO将药物警戒定义为有关药物不良作用的检出、评估、掌握、防范以及任何其他药物相关问题的科学与活动。药物警戒不仅与药物治疗学、临床或临床前药理学、免疫学、毒理学、流行病学等学科相关，还与社会学相关。这一定义说明，药物警戒贯穿于药物发展的始终，即从药物的研究设计就开始着手。在药品上市前阶段,主要通过临床试验的方式,也包括体外实验、动物毒理实验等方式发现药物的安全问题。药品上市后监测的主要研究方法是观察性的,在临床治疗条件下而不是在严格的实验条件下观察研究对象,难以控制混杂因素,因此观察性数据的质量往往比实验性数据的质量差。在药品上市后监测阶段,药物警戒的一个重要挑战就在于如何收集、分析上市后的药品的观察性数据,并得出具有较强说服力的结论,这也是药品不良反应监测的主要内容。也就是说,药物警戒涵盖了药物从研发直到上市使用的整个过程。最近,根据 WHO 的指南性文件,药物警戒涉及的监管范围已经扩展到包括草药、药品和辅助用药、血液制品、生物制品、医疗器械及疫苗等几大方面。药物警戒概念的提出,扩展了药品不良反应监测工作的内涵。

二、药物警戒与药品不良反应监测的关系

药物警戒与药品不良反应监测既有联系又有区别,二者的最终目标都是识别、评价和控制药品风险,提高临床合理、安全用药水平,保障公众用药安全,改善公众身体健康状况,提高公众的生活质量。但药物警戒与药品不良反应监测工作有一定区别,主要表现在以下两个方面。

(一)药物警戒覆盖面更广泛

药物警戒工作不仅涉及药品的不良反应监测,还涉及与药品相关的其他问题。从监测对象上看,药品不良反应监测的对象是质量合格的药品,而药物警戒包括所有与药品相关的不良事件,如药物与化合物、药物及食物的相互作用。从工作内容上来看,药物警戒工作包括药品不良反应监测工作及其他工作,如用药失误、治疗失败、药品用于无充分科学依据并未经核准的适应证、急性与慢性中毒病例报告、药品相关死亡率的评价、药物滥用与误用。

(二)药物警戒是主动地开展药物安全性相关的各项评价工作

药物警戒是对药品不良反应监测的进一步完善,也是药学更前沿的工作。就是要使医务工作者对严重不良反应更敏感,从而更迅速地采取有力的措施。药物警戒是人们开展不良反应监测之后,对药物安全性日益认识和重视,进而提出的比药品不良反应监测更系统、更全面、更科学的定义。因此,药品不良反应监测是药物警戒体系的重要组成部分。

(周伟杰)

第二节　药物警戒的目的和意义

一、药物警戒的目的

药物警戒从用药者的安全出发,发现、评估、预防药物不良反应。要求有疑点就上报,不论药物的质量、用法、用量正常与否,更重视以综合分析方法、探讨因果关系,容易被广大报告者接受。

(一)药物警戒的主要工作

(1)早期发现迄今为止未知的药品不良反应。

(2)发现已知的药品不良反应增多的问题。

(3)确认药品不良反应的危险因素与可能机制。

(4)定量测算用药效益风险比并加以分析。

(5)发布改善药物处方及监管的必要信息。

在加快新药上市审批的同时,必须加快对药品不良反应的监控。从宏观上来说,药物警戒对药品监管法律法规体制的完善具有重要的意义。要想合理、安全、经济、有效的使用药品,开展药品不良反应监测工作是必需的,而要想把药品不良反应监测工作做得更加深入、更有成效,就离不开药物警戒的引导。

(二)药物警戒的目的

(1)尽早发现药品不良反应的信号。

(2)寻找药品不良反应的诱发因素。

(3)探究药品不良反应的发生机理。

(4)防范与用药相关的安全问题,提高患者在用药、治疗及辅助医疗方面的安全性。

(5)定量性地进行药品的利弊分析,评估药品的效益、危害、有效性及风险,以促进其被安全、合理及有效地应用。

(6)反馈、宣传药品不良反应监测方面的信息,教育、告知患者药品相关的安全问题,为政府管理的决策提供依据,增进涉及用药的公众健康与安全。

二、药物警戒的意义

任何一种药物都包含着利益和风险的平衡,没有绝对安全的药物。药物警戒工作正是对药品上市的全过程进行控制和管理,并提出相关的措施来保证药品的安全性,最大限度地减少药品不良反应的发生。因而,它比药品不良反应监测更加完善。

(一)防止严重药害事件的发生、蔓延和重演

药物警戒通过收集已经发生的药品不良事件报告,进行分析、评价,研究不良事件的诱发因素,对于造成死亡或永久性残废的药品还必须评价其发生频率及用药的必要性,及时将有关信息反馈给医务工作人员,引起医师的注意。药品监督管理部门可以及时采取措施,以各种方式发布信息,限制、停止有关药品的生产、销售和使用,避免同样药品、同样不良反应的重复发生,保护更多人的用药安全和身体健康,甚至保护下一代的安全和健康。

(二)弥补药品上市前研究的不足,为上市后再评价提供服务

由于药物有两重性,任何药物都有不良反应,而新上市药品的研究资料中所包含的病例数有限,观察时间相对较短,目的较单纯,受试者年龄较集中于中年,使用面也较窄。因此,一些发生率低的不良反应在临床试验中发生的概率很小,造成在上市后的大面积推广使用中还不能保证与临床试验情况一样安全有效,还可能出现意外的、未知的药品不良反应。因此与老药相比,对上市后的新药进行不断的监测更为迫切。

(三)促进临床合理用药

开展药物警戒工作,有助于提高医护人员、药师对药品不良反应的警惕性和识别能力,注意在同类药品中选用比较安全的品种,避免处方时使用可能发生药物相互作用的品种,并注意患者用药后的反应,从而提高了合理用药水平。

(四)为遴选、整顿和淘汰药品提供依据

药品上市后再评价的主要内容包括药品有效性、药品不良反应和药物经济学研究。作为药品上市后再评价工作的组成部分,药品警戒工作在对药品安全性评价方面发挥着重要作用。

（五）促进新药的研制开发

开展对药品不良反应的研究对于药品的研制和开发也有重要的促进作用,研制高效、低毒的药物是新药开发的必然趋势。例如,特非那定为第2代非镇静性抗组胺药物,于1972年研制,被FDA于1985年批准上市。药物本身及其代谢产物不会透过血-脑屏障,因而不会对中枢神经系统产生镇静作用,没有服用苯海拉明、异丙嗪和氯苯那敏后出现的嗜睡、困倦、乏力、注意力不集中等不良反应,迅速成为最受临床欢迎的抗过敏药。但在1986－1996年,WHO国际药物监测中心共收到17个国家976例抗组胺药的不良反应报告,几乎全部为第2代抗组胺药物所致。其中发生心脏毒性反应最多的就是特非那定,因发生严重心律失常而致死者达98例。由于其对心血管系统有毒性作用(过度延长Q-T间期,造成心律失常甚至尖端扭转性心律失常导致猝死),FDA于1998年2月将其停止使用并撤出市场。经研究发现,特非那定不仅本身有药理作用,其代谢产物仍具有药理活性,如直接用其治疗变态反应,可免受药酶代谢而消除对人体的心脏毒性。基于此点,德国某药厂开发了特非那定的活性代谢产物——非索非那定,作为新型抗组胺药于1997年经FDA批准上市。其主要优点是去除了其母体药物特非那定的心脏毒性。

（六）药物警戒可以为药物滥用、误用和不合理使用提供警戒

据统计,世界上30%的患者死亡与不合理用药有关。推动合理用药、减少药源性危害,已成为政府和社会关注的一个重要问题。许多医院开展了医院内部的合理用药评估和监测,也取得了一定的效果。但是,单靠医院内部的评估和监测,不足以从根本上解决不合理用药问题。在政府主导下的药物警戒体系,能够在药品不良反应报告监测体系基础上扩充为完善的用药反应报告监测体系,不仅可以有效地监控药品不良反应和使用中的假药、劣药,还可以根据用药反应资料监测和评估实践中存在的不合理用药问题,通过信息反馈,改进药物使用,提高合理用药水平,为药品使用提供实时警戒。

（周伟杰）

第三节 药物警戒发展中的药害事件

药物警戒的发展历程,是人类对药物风险的认知过程。药物警戒的发展经历了人们对药物风险的初见端倪,从探索药物安全监管的法制化保障药物质量,到形成对上市后药品的不良反应监测体制,进而发展到对药品研发、生产、经营和使用全过程的风险管理。而每个发展的历程,无不源自严重的致死、致残的药害事件给人类带来的血的教训。回顾这些历史,可提醒我们密切关注药物的风险问题,最大限度地减少药物给人类健康带来的危害,使这些悲剧不再重演。

一、药害事件对药品风险的初期警示

20世纪60年代以前,世界仍处于现代意义药物研发热潮的初期。在该时期,新药在科学研究领域涌现,但药物品种和数量极为短缺,例如,青霉素在20世纪20年代已经被发现,但直到1941年,才开始进入临床使用。故对化合物的药理作用、治疗效应是研究的重点,人们对药物的风险尚未有深刻的认识,各国政府对药物的监管体系还没有系统地形成。但药物在人体应用后,一方面产生了巨大的社会效益,另一方面屡屡发生的药害事件给予了人们关于药物风险的初步警示。

(一)氨基比林与白细胞减少症

氨基比林是 1893 年合成的一种解热镇痛药,1897 年开始在欧洲上市,约 1909 年进入美国市场。1922 年以后,德国、英国、丹麦、瑞士、比利时和美国等国家逐渐发现,许多服用过此药的患者出现口腔炎、发热、咽喉痛等症状,临床检验结果为白细胞减少症、粒细胞减少症,调查证明二者有因果关系。最终证实,氨基比林可导致粒细胞缺乏。1931—1934 年,仅美国死于氨基比林引起的白细胞减少症的患者就有 1 981 人,欧洲死亡 200 余人。1938 年,美国决定把氨基比林从合法药物目录中取消。1940 年以后,该国白细胞减少症患者迅速减少。在丹麦,从 20 世纪 30 年代起就完全禁用该药,1951—1957 年调查时,没有再发生由氨基比林引起的粒细胞减少症、白细胞减少症。1982 年,我国也以(82)卫药字第 21 号文公布淘汰氨基比林针剂、氨基比林片剂、复方氨基比林(含乌拉坦)针剂和复方氨基比林片剂(凡拉蒙)。

(二)醋酸铊中毒

20 世纪 20 年代,儿童头癣病例特别多,当时尚无抗真菌药物。皮肤科医师使用醋酸铊治疗。铊是具有毒性的金属之一,服用后可引起脱发、呕吐、痉挛、瘫痪、昏迷甚至死亡。1930—1960 年,在各国使用醋酸铊的患者近半数慢性中毒,死亡万余人。

(三)二硝基酚致眼及骨髓损害

20 世纪 30 年代初期,美国流行"药物减肥"。在美国、欧洲部分国家和巴西,许多妇女将二硝基酚作为减肥药。到 1937 年,人们发现这些国家的白内障患者大量增加,调查发现很多患者使用过二硝基酚。二硝基酚致白内障失明占总用药人数的 1%,致骨髓抑制 177 人,死亡 9 人。

(四)磺胺酏剂与肾衰竭

磺胺类药物于 20 世纪 30 年代问世。1937 年秋天,美国田纳西州某公司用工业溶剂二甘醇代替乙醇和糖生产一种磺胺酏剂,供应该国南方的几个州,用于治疗感染性疾病。当年 9～10 月间,这些地方发现肾衰竭的患者大量增加。经调查,由于服用这种磺胺酏剂而发生肾衰竭的有 358 人,死亡 107 人。尸检表明死者的肾脏严重损害,死于尿毒症,究其原因,主要是二甘醇在体内经氧化代谢成草酸致肾脏损害。2006 年 10 月初,西班牙药物和健康产品管理局发布消息称,在巴拿马出现了一种严重、异常的综合征,累及 31 名患者。这些患者首先出现中度胃肠道反应,紧接着是急性肾衰竭,伴有发热和神经系统症状。其中 9 名患者死亡,且多为 60 岁以上老年人。调查结果排除了感染性疾病的可能,初步显示是化学物质毒性反应。由于 1/3 的患者使用了一种含赖诺普利的产品,该产品在西班牙和巴拿马暂停销售使用。10 月中旬,巴拿马卫生部门发布消息称,在这些患者使用的一种含氯化铵的祛痰糖浆中检测出了二甘醇,该事件导致上百人死亡,还有 82 人出现肾衰竭症状。

(五)黄热病疫苗与病毒性肝炎

1942 年,美国军队里曾普遍接种黄热病疫苗,结果在接受预防注射的 300 万名军人中,有 2.8 万多人发生传染性肝炎,死亡 62 人。调查发现。在 177 批黄热病疫苗中有 9 批疫苗的血清中混进了患传染性肝炎已痊愈的志愿者的血清。

(六)非那西丁致严重肾损害

非那西丁是解热镇痛药。1953 年以后,欧洲许多国家,特别是瑞士、当时的西德和捷克、斯堪的纳维亚等国家忽然发现肾脏病患者大量增加,经过调查证实,主要是服用非那西丁所致。对这种病例欧洲报告了 2 000 例,美国报告了 100 例,加拿大报告了 45 例,有几百人死于慢性肾衰竭。有关国家政府采取紧急措施,限制含非那西丁的药物出售。此后,这类肾脏损害患者的数量明显下降。

(七)二碘二乙基锡与中毒性脑炎综合征

1954 年,巴黎附近一个小镇的药房自己研制生产了一种含二碘二乙基锡的抗感染药物,用于治疗化脓性感染。使用后发现有 270 多人出现头痛、呕吐、痉挛、虚脱、视力丧失等中毒性脑炎的症状,死亡 110 多人。这是一起未经毒理试验评价所造成的严重事故,锡本身无毒,但与有机碘结合后,就会变成剧毒物质。

(八)氯碘羟喹与亚急性脊髓视神经病

氯碘羟喹是 1933 年上市的抗阿米巴药物,后来被发现能防治旅行者腹泻,迅速风行许多国家,包括日本。20 世纪 50 年代后期,日本医师发现许多人患有亚急性脊髓视神经病(简称 SMON 病),患者有双足麻木、刺痛、无力、瘫痪、失明等症状。由于各地报告的类似病例越来越多,日本厚生省于 1967 年拨出专款,成立专门委员会对该病的病因进行流行病学调查。直到 1971 年,才查清氯碘羟喹与 SMON 病的因果关系。据统计,日本各地因服用此药而患 SMON 病的有 1.1 万多人,死亡数百人。

二、国际发生的药害事件

20 世纪 60 年代,震惊全球的药物治疗史上的最悲惨事件——"反应停"事件是药物安全性监测领域的里程碑。该事件的发生不仅催生了一门新学科——临床药理学,还促进了全球药品不良反应监测制度的快速建立。

(一)沙利度胺(反应停)与海豹肢畸形

沙利度胺于 1953 年由瑞士 CIBA 药厂合成,后因故停止研究;1954 年由西德某公司作为抗生素开发合成,后发现并无抗菌活性,却有显著镇静作用,于是在 1957 年 10 月,作为镇静催眠剂上市。由于疗效好、销售快,很快就在全球 46 个国家销售使用,主要在欧洲、北美、非洲、大洋洲和日本销售使用。仅德国,在 1959 年,每天约 100 万名妇女服用,每月销售量达 1 吨之多。然而在 1958－1962 年,在全球发生的 1.2 万多例婴儿畸形中,约 8 000 例是沙利度胺诱发的海豹肢畸形儿。从 1961 年 11 月 13 日起,沙利度胺被企业从世界各国陆续撤回。经过长时间的法律较量,研发沙利度胺的德国公司同意赔偿受害者的损失,并随即宣布倒闭。

(二)己烯雌酚与少女阴道癌

己烯雌酚是一种广泛用于治疗先兆流产的药物。1966－1969 年,美国波士顿市妇科医院在短时间内遇到 8 个 10 多岁的阴道癌患者,比 20 世纪以来报道的同龄组阴道癌总数还多。通过流行病学调查,证明这种情况与患者的母亲在怀孕期间服用己烯雌酚保胎有关,服药妇女所生的女儿患阴道癌的危险性为不服此药的妇女所生女儿的 132 倍。在发现这 8 个病例以后,其他医院也陆续有所报道。到 1972 年,各地共报告 91 名 8～25 岁的阴道癌病例,其中 49 名患者的母亲在怀孕期间肯定服用过己烯雌酚。这个案例说明,己烯雌酚的这种不良反应要在几年、十几年甚至 20 年后才在下一代身上才暴露出来。

（三）替马沙星事件

替马沙星是第3代喹诺酮类药物,由美国Abbott公司生产,经过大量研究被认为无严重不良反应,于1991年首次在瑞典上市,1992年在美国上市。在美国上市仅4个月,收到8例肝损伤、低血糖休克报告,死亡3人,即迅速从市场上撤出该品种。药厂被迫在1996年6月宣布停止销售替马沙星。

（四）拜斯亭事件

西立伐他汀(拜斯亭)是德国拜耳制药公司研制的降胆固醇药物,于1997年在德国、美国上市,1999年进入中国市场。自拜斯亭推入市场后,80多个国家有超过600万名患者使用该药,美国食品药品监督管理局(FDA)收到31例因拜斯亭引起横纹肌溶解导致死亡的报告,其中在12例报告中患者联合使用了吉非贝齐。横纹肌溶解是一种罕见的潜在威胁生命的不良反应,开始的症状为肌无力、疼痛,严重的可能引起肾脏损害。全球共有52例因服用拜斯亭产生横纹肌溶解致死的报告。据FDA资料记录,拜斯亭引起致死性横纹肌溶解反应显著多于已经上市的其他同类产品所引起的这种反应,且多发生在大剂量及与吉非贝齐等其他降脂药物的联合使用中。2001年8月8日,拜耳公司宣布:即日起从全球医药市场(除日本外)主动撤出其降胆固醇药物拜斯亭(西立伐他汀)。

（五）奈法唑酮与肝功能衰竭

奈法唑酮是美国百时美施贵宝公司(BMS)研制开发的一种5-羟色胺重吸收抑制剂,具有抗抑郁和抗焦虑作用,可改善焦虑症状、睡眠障碍。奈法唑酮于1994年首先在加拿大上市,其后在美国、澳大利亚、英国、西班牙等国相继上市。自1994年上市以来,百时美施贵宝公司和欧美等国家的药物监测机构陆续收到有关奈法唑酮导致肝衰竭或死亡的报告。据美国FDA统计,自奈法唑酮销售以来至2003年5月,FDA接到了至少55例肝功能衰竭病例和39例肝脏受损不太严重的病例。在肝功能衰竭病例中,20例先后死亡。

2001年,美国FDA要求在奈法唑酮包装说明上加上黑框警告,称这种药有可能会引起肝脏衰竭。2002年12月,百时美施贵宝公司停止在荷兰销售奈法唑酮。2003年1月1日,百时美施贵宝公司因瑞典政府要求在产品标签中加入进行转氨酶测定的要求而将其撤出该国市场。2003年1月8日,百时美施贵宝公司以销量下降为由,将该药撤出欧洲市场。2003年11月27日,加拿大当局以存在肝脏受损风险为由,对奈法唑酮下了禁令,停止其在加拿大的销售。

在FDA发出警告后,2002年百时美施贵宝公司的奈法唑酮的销量直线下降34%。随后的2003年,本品专利保护期满,受非专利药竞争影响销量继续下跌。2004年5月19日,百时美施贵宝公司向各批发商发出通知:供货将从6月14日中止,并坚持声称,这一举动是考虑到受非专利药影响导致销量下降所致,而与药物导致肝脏受损的风险无关。虽然百时美施贵宝公司不会在美国销售奈法唑酮了,但FDA仍保留了非专利的奈法唑酮的销售权。FDA仍旧相信奈法唑酮与其他抗抑郁药物相比仍旧不失为一个好的选择,尽管该药物存在肝衰竭的危险,但肝衰竭的发生率很低,通过产品标签上的说明已经足够了。

（六）加替沙星致血糖紊乱

加替沙星是第4代氟喹诺酮类药物,主要用于治疗泌尿系统感染、生殖系统感染、呼吸系统感染、皮肤软组织感染及其他感染。加替沙星由美国百时美施贵宝公司生产,1999年底获得FDA批准在美上市,后又在其他国家上市。由于其临床应用具有一些明显优势,上市后迅速受到市场青睐。该药上市仅一年多时间,在美国就开出了250万张处方。2002年8月,中美合资上海百时美施贵宝公司生产的加替沙星获准在我国上市,我国也有多家企业生产该产品。2000 年 1 月 1 日至 2005 年 6 月 30 日,FDA 共收到 388 例加替沙星致血糖紊乱的不良反应报告,其中 159 例已住院接受治疗,20 例死亡。由于收到许多有关加替沙星可致严重或致死性低血糖或高血糖不良反应报告,2006 年 5 月 15 日,百时美施贵宝公司宣布停止生产加替沙星片剂和注射剂,并从美国和加拿大撤市。

三、我国发生的严重药害事件

(一)四咪唑引发迟发性脑病

20 世纪 70 年代,我国各地相继出现一种病因不明的脑炎。至 20 世纪 80 年代,该脑炎发病数猛增,遍布全国。至 1986 年,全国报告病例已逾 2 万,但仅福州市 1981 年发病率就达 11.35/10 万,可见实际发病数远超出报告病例数,估计受害人数达上百万,该病一度成为神经科的主要危重症,仅次于中风。后经十多年的系列流行病学研究,最终确认服用驱虫药四咪唑和左旋咪唑是该脑炎的病因,为该病的预防与控制找到了对策。

(二)药物性耳聋

据调查,在我国有 1 770 万听力语言残疾人,其中 7 岁以下聋儿达 80 万,老年性耳聋患者有 949 万,由于用药不当造成的约占 20%,并以每年 2 万~4 万人的速度递增。目前已发现能引起听神经损害、导致耳聋的药物有百余种,耳毒性药物致聋不但威胁着成年人的健康和生活,而且威胁着成千上万的儿童,这已引起全社会的重视。

(三)乙双吗啉诱发白血病

乙双吗啉通过抑制人体细胞的分裂繁殖来达到治疗牛皮癣的目的。自 20 世纪 80 年代初被批准生产以来,由于治疗牛皮癣见效快、价格便宜,有不少厂家生产。

由于乙双吗啉是一种免疫抑制剂,能抑制 DNA 的合成,很容易引发白血病,是一种极强烈的致白血病的细胞毒性药物。它在治疗牛皮癣的同时,除了对表皮细胞具有抑制作用外,对骨髓的造血细胞等也有抑制作用,常见的毒副作用为白细胞减少、血小板水平下降和肝肾功能损害。但它的潜伏期较长,一般为 3 个月到 15 年,所以患者一般察觉不到它的危害,等患了白血病时,为时已晚。

当时我国牛皮癣患者有数千万,每年都有部分患者因使用乙双吗啉导致白血病,这是一个数量惊人的群体。有学者总结了自 1984 年到 1992 年 3 月间,因乙双吗啉治疗银屑病引起的相关性白血病病例。令他们吃惊的是,最终统计结果竟然有 140 例之多,其中男性 90 例、女性 50 例,患者以 20~50 岁最多。

乙双吗啉早在 1985 年就被世界卫生组织宣布为禁用药物。我国从 20 世纪 80 年代初开始收集其不良反应信息,发现该药是近 20 年来不良反应报告例数最多的 5 种药品之一。从 1999 年开始,国家药监局每半年就组织专家对列入"黑名单"的药品进行审核,乙双吗啉等药品因上报资料不全未被列入禁药。2001 年 12 月,乙双吗啉被列入国家药品不良反应监测中心第一期通报名单,经专家们进一步评价,国家药品监督管理局于 2002 年 10 月正式发文,停止该品种的使用。

(四)龙胆泻肝丸导致肾损害

龙胆泻肝丸中的关木通含马兜铃酸。关于马兜铃酸造成的肾损害,医学上最初报道于 1964 年,因其只是个例,故未引起医学界的重视。1993 年,比利时医学界发现马兜铃酸导致肾病,国外将其称为"中草药肾病"。北京中日友好医院肾内科于 1998 年 10 月收治第一例马兜铃酸肾病患者,此后共有 100 多例此类患者入院,其中最多的就是服用龙胆泻肝丸导致的肾损害患者。北京协和医院、北京朝阳医院等亦多次有此类病例报告。

针对此情况,国家药品监督管理局下发通知,自 2003 年 3 月 1 日起,对含关木通的龙胆泻肝丸严格按处方药管理,后于 4 月 2 日取消了关木通的药用标准,要求将药物所含关木通用木通代替。

(五)酮康唑引发中毒性肝损害

酮康唑为广谱抗真菌药之一,但可明显引发中毒性肝损害:口服后出现恶心、乏力、食欲缺乏、皮肤及巩膜黄染;外用部位呈现皮肤红肿、瘙痒加剧,特别是以往有肝炎病史或饮酒者,可加重病情。发生此现象者以大于 40 岁的女性居多,疗程越长,发病率越高,病死率也高。1986－1992 年,酮康唑治疗甲癣、脚癣,引起肝损害 22 例,死亡 3 例。

(六)二甘醇与急性肾衰竭

2006 年 4 月 19 日,中山大学附属第三医院按广东省医疗机构药品集中招标中心的规定,开始采用在药品采购中唯一中标的齐齐哈尔第二制药有限公司亮菌甲素注射液。随后不久,65 名陆续使用该药品的患者部分出现了肾衰竭等严重症状,其中 13 名患者死亡。5 月,经国家药品监督管理局调查,制药企业在生产中将二甘醇代替丙二醇使用,导致了严重事件的发生,认定齐齐哈尔第二制药有限公司亮菌甲素注射液为假药,在全国紧急查封。

黑龙江省药品监管局对该企业进行了处罚:没收查封扣押的假药;没收其违法所得238 万元,并处货值金额 5 倍罚款 1 682 万元,罚没款合计 1 920 万元;吊销其《药品生产许可证》,撤销其 129 个药品批准文号,收回良好生产规范(GMP)认证证书。

2008 年 6 月 26 日,广州市天河区人民法院对 11 名齐齐哈尔第二制药有限公司假药受害人或家属起诉医院、药厂、药品经销商系列案件作出一审宣判,判定齐齐哈尔第二制药有限公司承担最终赔偿责任,中山大学附属第三医院等其余三方被告承担连带责任,共需赔偿原告 350 余万元。

(七)林霉素磷酸酯葡萄糖注射液事件

2006 年 7 月 24 日,青海省药物不良反应监测中心通过监测和报告系统发现,部分患者使用某生物药业有限公司生产的克林霉素磷酸酯葡萄糖注射液(商品名:欣弗)后出现了胸闷、心悸、寒战、肾区疼痛、腹痛、腹泻、恶心、呕吐、过敏性休克、肝肾功能损害等临床症状。青海省药监局随即发出紧急通知,在全省范围暂停欣弗的销售和使用。8 月 1 日晚,山东省烟台市蓬莱市药品不良反应监测中心发现 4 例因使用欣弗出现严重不良反应的患者,连夜向烟台市食品药品监督管理局和山东省药品不良反应监测中心报告。8 月 2 日晨,山东省药品不良反应监测中心迅速向山东省药品监督管理局和国家药品不良反应监测中心报告。当天下午,山东省药品监督管理局以传真形式下发紧急通知,在全省范围内暂停欣弗的销售和使用。8 月 3 日,原国家药品监督管理局将有关情况通报原卫生部,原卫生部随即发出在全国范围立即停用欣弗的紧急通知。8 月 4 日,原国家药品监督管理局发出紧急通知,要求各省(区、市)药品监督管理部门对辖区内欣弗注射液采取控制措施。8 月 15 日,原国家食品药品监督管理局通报了调查结果:该生物药业有限公司违反规定生产,未按批准的工艺参数灭菌,是导致这起不良事件的主要原因。

8 月 16 日,原国家药品监督管理局召开新闻发布会,公布了克林霉素磷酸酯葡萄糖注射液(欣弗)不良事件中负有相关责任的单位和个人的处理结果:该生物药业有限公司因生产劣药被收回大容量注射剂生产资格和欣弗药品批准文号,企业负责人被撤职;由该省药品监督管理局没收该企业违法所得,并处 2 倍罚款;责成该省药品监督管理局监督该企业停产整顿,委托该省药品监督管理局收回批件;对该生物药业有限公司召回的欣弗药品,由该省药监部门依法监督销毁。

欣弗事件涉及全国 16 个省区,共报告不良反应病例 93 例,死亡 11 人。

（周伟杰）

第四节 药物警戒中的信号检测

药物警戒中的信号检测是该领域知识开发过程的"前线",它需要应用到临床医学判断、分子水平的药理学知识、统计、风险管理和信息技术。在一根含有信号检测（知识探索）、信号评估和界定的连续轴上,它代表的起始点和整个过程也是医药工作者对科学证据进行评估、以判断是否支持或反对药物和不良事件之间的因果关系。许多组织机构在不同的情况下使用不同的信息来源和方法学进行信号检测。本节的重点是阐述数据集和分析方法学。在了解一些基本术语之后,我们将对药物安全警戒的活动进行概述。信号检测的最终目的是分辨出在临床特点、严重程度和/或频率上新的、有特点的不良事件。

一、信号的定义

信号是一个在很多领域使用的术语,除了在药物安全科学领域,在电子工程和气象学中也存在。某些读者可能对一个辩论和讨论已久的问题感到惊讶,即什么是药物警戒和安全中的信号。药物警戒中的术语问题在已经发表的文献中亦被提及。信号的定义可能是一个更引起争议的领域,因为除了科学的明确定义和沟通方面的问题之外,它还可能影响其他流程,如产品法律诉讼。信号也很有可能和其他一系列有相关情景的术语被混淆,包括"警报""警告""可能风险"等。

很多组织机构有常用的关于信号的定义。世界卫生组织乌普萨拉中心（WHOUMC）是一个主要的药品监测中心,它有一个被经常引用的对信号的定义:对于不良事件和药物之间可能的因果关系所反映的信息,这种关系以前是未知的或没有完整记录的。通常产生信号需要多于一项报告,同时取决于事件的严重性和信息的质量。最新的信号定义:信息来自一个或多个来源（包括观察和试验）,提示了在医学治疗、介入与某项或多项相关的事件之间的一个新的、可能的因果联系或一个已知关联的新的方面,既可以是有害的也可以是有益的,被认为足以采取验证性行动。使这个定义更有效率的一个重要因素是采纳临床判断（即能够作出"……足以采取验证性行动……"的判断）。

二、信号检测的独特性和挑战性

有一个关于医学决策的引述可能同样适用于药物警戒中的信号检测:在一个没有被充分理解并常常使用不完整或错误的信息的领域,对问题作出可以接受的决定。

信号检测在所有的监测活动中是独特的,这主要是考虑到它所涉及的医学疾病的样本空间。例如,监测系统存在于无数特异性的疾病或生物恐怖活动中,每一种都涉及相对被很好地定义的一种疾病状态或状态群。药物警戒必须为无数的临床基因型或表现型提供有效的监测（虽然有希望提高鉴别和合成分子的能力从而使得这些分子更具有结合特异靶标的能力,由此可能减少需要监测的程度),当分子药物靶标的数量被不断扩大时,这种监测可能会进一步增加。例如,肝脏损伤、肾脏损伤、变态反应通常被广泛认为是"经典的"不良反应。一些疾病或症状中则包含有另外一些并没有被很快认识到是药物引起的不良反应,如气胸、多发胆固醇栓子综合征、重症肌无力、特发性肥厚性幽门梗阻、海绵状脑病和一组被称作"有争议"的反应——它们不遵从药理学上的预判而且可能被错误地归因于病史或适应证的并发症。不良反应的影响有时可以与医学史上的梅毒和粟粒性肺结核的影响相当,因此对药物警戒从业人员而言,保持开放性的思维方式和广泛的鉴别诊断知识至关重要。

药物警戒的独特之处不仅因为其在临床表现形式上的广度和所涉及的范围,还因为药物不良反应覆盖了相当广泛的定量范围。相关工作者能够通过对比在普通或未经治疗人群中的基线发生频率和在治疗人群中的发生频率来对药物不良反应进行分类。针对每一种情况都有一种特定的方法进行检测或评估。某些案例可以描述这种情况。例如,不良事件海豹肢症在普通或未经治疗人群中一般非常罕见,但通过临床观察即便是很少见的案例报告亦相对容易发现。在这种情况下因为背景"噪声"如此之低,"信噪比"较高,以至于初始的临床观察即可以成为一个潜在的强大信号,所以不需要正式的临床试验以进行信号检测。因为正规的临床试验可能样本量并不够,而临床观察虽然可能在检测经治或未经治人群(低信号和低噪声)中的罕见不良事件不那么有效,但仍然是必需的。

有些不良药品反应的发现,例如,血管紧张素转换酶抑制剂(ACEI)诱发的咳嗽可能需要大样本观察性试验,因为咳嗽在普通和经治人群中都常见,所以信号和噪声具有相似的程度。最后强调该情况的另一个例子,检测一个很常见的不良事件,如腹痛(低信号、高噪声),即便风险非常小,检测也是极其困难的。这里的基本概念可以概括为检测信号与背景噪声的比值。如果信号超过背景噪声越多,信号检测就越容易,最终这个比值决定了临床观察、流行病学试验或临床试验是否确实需要。

三、信号检测的职责和资料来源

用一个居高临下的视角去审视药物警戒中的信号检测是有价值的。很多组织机构都参与到信号检测的活动中来,医药监管机构和制药企业可能是其中主要的或被认可的参与者,但是还有其他很多组织机构参与其中以大学和医院为基地的项目。虽然总的目标一致,但信息的来源、分析的方法和感兴趣的领域或重点可能不尽相同。以下我们将回顾其中的一些例子。

就医药监管机构而言,药物安全警戒在全球不同地区的发展不尽相同。相对于亚洲和其他发展中国家,公共的药物安全警戒系统在西方国家有更长久的历史,大多数国家在1959年的沙利度胺灾难事件之后开始重视这个领域。在亚洲,药物安全警戒大体上从20世纪90年代开始。在一项对55个中低收入国家药物安全警戒活动的调查中发现,45%的药物安全警戒活动是在20世纪90年代建立的,49%的药物安全警戒活动是在这之后建立的,另有6%的药物安全警戒活动是20世纪90年代前建立的。统一协调化的程度也不尽相同,在欧盟,所有国家有一个共同的管理机构和系统,即欧洲药品管理局(EMA)和相应的 Eudra Vigilance 数据库。药物安全警戒在地域上的差别也与对不同疾病领域的兴趣有关。在亚洲更强调对传统药物的安全警戒工作,而在非洲可能更强调在抗反转录病毒、抗结核和抗疟疾药物中的药物安全警戒工作。

非政府组织也是药物安全警戒工作的重要参与者。世界卫生组织乌普萨拉中心（WHOUMC）是一个非营利自筹资金的跨国药品监测中心。它在信号检测领域中，无论是实时的信号检测还是方法学的创新上，都发挥了显著的作用。不同的学院和临床中心通过维护药物不良反应病例登记数据库或其他被称为强化监测的项目参与该中心的工作，下文将进一步叙述。有时一个独立的组织代表政府进行药物安全警戒的活动，例如，在荷兰，归属于政府药物评估局（MED）的药物警戒基金会负责处理和分析药物的不良反应报告。

这些组织综合在一起使用了广泛的信息来源和方法学。其中最为广泛使用的可能是可疑不良反应自发报告系统（SRS）。自发报告系统是由沙利度胺灾难事件造就的，它的目的是要创建广泛覆盖的药物安全监测系统，相对而言将敏感性置于专一性之上，由此产生安全信号的假设。在这样的系统中，产品上市并开始被广泛使用后，医务工作者和患者要上报可疑不良反应报告。

虽然药政法律、法规在各国不尽相同，可疑不良反应自发报告一般都是自愿上报的。对制药企业来说，获悉此类报告后进一步上报药政监管部门是必须的。自发报告系统数据库有很多共同点但也有诸多重要的不同之处。不同的国家对于要报告什么和在什么阶段报告有不同的标准，在制药企业递交给监管部门的报告中可能要对药物和不良事件进行标准化编码。

自发报告系统数据一般用于对事先无假设的数据库进行筛选。这通常被描述为"被动监测"，但可能有些称谓不当，因为从报告者的动机到制药企业、医药监管机构和其他参与者对这些数据进行有系统的探询，没有任何行为是被动的。因此"被动"这个词的描述相对于其他我们要讨论的监测系统可能有贬低或轻视的意味。

自发报告系统数据库在规模上差别颇大。最大的数据库是世界卫生组织乌普萨拉中心的Vigibase，截至2008年，这个数据库包含了来自80个参与国家的超过3 800 000份报告。很多自发报告系统数据库的特点是数据分散、零散，绝大多数的可疑药物不良事件组合从来没有被报告过或只有一两份报告。

利用一个自发报告系统数据库的关键要素是其方法，即如何在数据库中通过有层次的标准化术语识别上报的不良反应术语。最常使用的辞典是药事管理的标准医学术语集（MedDRA）。这是一个相当细致的、分等级的辞典，可以在自发报告系统数据库中记录一个医学概念，并可能被分解成多个在字面上不同但概念上相似的医学辞典用语。在一定程度上，这与分散稀少的问题相混杂。虽然一个MedDRA首选术语（PT）理应代表一个独特的概念，但是从临床或医学角度，一个医学概念可能分布在多个相关的首选术语中。

在监管领域被称作为强化监测项目的四个群体性观察方法的例子包括新西兰强化医学监测项目（IMMP）、英国南安普敦药物安全研究单位（DSRU）的处方药事件监测（PEM）、日本的处方药事件监测（J-PEM）和荷兰Lareb强化监测项目。这些项目的兴趣焦点是被批准上市不久的新药。这些项目具有相同的、基本的群体试验设计方法，即通过一个中心组织或权威机构获得处方药数据以定义一个群体。然后组织者将调查问卷送到开处方的医师（有时也可以是药师）处以判定在每个患者身上发生的不良事件。定量方法被用于计算数值。尽管有这种共同的结构和目的，在很多执行层面的细节上它们仍然不尽相同，如资金的来源和特定的调查步骤。

强化监测项目由于应答率欠理想和缺乏对照组而具有明显的局限性。但是强化监测项目在药物安全警戒领域已经取得的成功支持了它不断增加的价值。例如，新西兰强化医学监测项目报告基于它所从事的药物警戒监测活动，新西兰医药监管机构在世界上首次对肝脏毒性和奈法唑酮之间的关联采取行动，并且发现确定了米安舍林与粒细胞缺乏症间的关系。据报道，由英国南安普敦药物安全研究单位(DSRU)的处方药事件监测(PEM)项目领导的强化监测项目则错过了这一发现。英国 DSRU 在运用处方药事件监测项目进行药物信号检测和界定方面有广泛的记录。

药物不良事件和报告的研究(RADAR)具有比一般筛选性质的自发报告系统数据库更清晰的定位,而且它并不仅仅局限于新产品。RADAR 独特地专注于导致死亡、器官衰竭或需要主要治疗干预的严重不良事件,它获得美国国立心肺和血液研究所、美国国家癌症研究所、美国癌症协会和退伍军人事务部的资助。这个项目包括 25 位在各临床领域有经验的研究者,RADAR 发现最初的信号,然后根据各种不同来源的信息不断提高他们的评估水平。

"登记系统(Registry)"是一个信息来源。登记系统是有组织的系统,以系统地收集观察性数据为目的,一般用以发现和跟踪已知的患者群体。也有包含未知患者群体的登记系统。在研究定位方面两者不尽相同。一些登记系统侧重于特定类别的药物,而另外一些则侧重于特定的事件。在运作的细节上也不尽相同,一些登记系统更有组织性,以人群为基础更有利于完整和统一的信息评估。EuroSCAR/RegiSCAR 是一个群体登记系统的例子,它以群体为基础,侧重于特定的药物不良事件。有来自六个国家的医院加入这个系统,纳入所有严重皮肤反应的个案报告,使用标准化的表格有组织地收集信息,并使用案例对照或案例交叉试验进行风险评估。此外,他们努力从患者中收集生物样本用于药物基因学的研究。另一个侧重于特定药物群的群体性登记系统例子是英国风湿病学会的生物制剂系统资料库,它自从 2001 年第一个肿瘤坏死因子拮抗剂(anti-TNF)被批准上市后开始收集资料。它列出了在英国已经给超过 4 000 个患者开过处方的所有风湿病专科的医师,这些患者占英国所有接受 anti-TNF 治疗的患者总数的 80%。一个不针对患者的药物不良反应报告登记系统的例子是 Casey 眼科学院眼科不良反应登记系统,它不是针对患者而是针对某些特定类型的不良反应的登记系统,它在全世界范围内监测上市后的自发报告。因此,这个登记系统可以被看作眼科不良事件的流通中心。当然,在更广泛的范畴里它可能与其他很多系统有重叠,因为这个系统中的很多信息都来自公共的自发报告系统数据库。

药物安全信号检测和监测中使用过多种流行病学数据集,它们通过传统的流行病学试验设计方法来进行检测。其中的一个例子是斯隆研究所流行病学部门的案例对照监测,该项目检测出生缺陷的信号和住院患者的不良事件。

在信号检测和评估领域中,医药监管机构、制药企业和学术机构正在大力探索和开发使用电子医学记录。三个最引人注目的方案是 OMOP、Sentinel 和 EU-ADR。这些是试验性的并使用了一些相同的定量方法。它们最初应用在自发报告系统数据库中。

四、自发报告系统数据库中的信号检测

要理解如何检测信号,必须考虑在何时何地如何发现它们,在哪种情况下用哪种方法可能发现它们。

关于在何时何地,就最高层面而言,信号检测贯穿产品的整个生命周期,从早期的临床前计算机摸索、体外和动物体内试验到人体临床试验,直至产品被批准上市后在大规模人群中的临床使用。

很多时候这样的阶段信号可以通过对个例的观察、报告或在此类观察累积后而被发现。基于临床信息的一个个例报告可以提供值得信任的信号,或者即使没有任何单一的案例能提供有

说服力的可疑信号,一批有助于判断的报告累积起来也可能生成一种可疑信号和看法。

简而言之,在一个总的层面上信号检测可以依靠在个例案例水平上的临床数据或者总计的定量数据。前者更侧重在收到个例案例后的"前沿"评估,而后者则是周期性地对已有数据进行"再次"累积回顾分析。不同的组织对临床数据或定量数据有不同程度的依赖,部分取决于相对于要处理的数据总量在特定组织中可获得的分析人员的数目。例如,有些组织对每一个上报的自发报告都配有一个医学评估员,但其他组织可能只对严重不良事件配备此类专业人员。

五、个例案例评估中的信号检测

如果在个例案例中的临床信息足够明显,就可以从中检测到药物安全的信号。一个例子是在某些制药企业中使用的所谓"指定医学事件(DME)"。虽然指定目标医学事件有时可以定义为感兴趣的事件,在本节中其特指罕见、严重和具有高度药物相关可能的事件,或者可以说药物通常是引起这些严重不良事件的十分常见的病因。典型的指定目标医学事件例子包括肝衰竭、尖端室性扭转、中毒性表皮坏死、史-约综合征、再生障碍性贫血等。在这些情况下,专业人员可能会对相关药物高度质疑,因为这些不良事件通常罕有报告,一旦发生往往由药物引起,并且误诊的后果会十分严重。因此在这些情况下即便只有1~3份这样的报告仍然可以激发全面的评估。有时一种疾病是如此少见,当出现一系列令人难以置信的、不寻常的相关案例后会立刻引起怀疑。一个例子是使用人类生长激素后发生的克-雅病。

一个更"极端"的不良事件类型是一份单一的、记录完整的报告,它不仅符合一个信号,更可以被用作判断因果关系。这种情况是很少见的,但是了解和意识到这些不良事件的存在无疑对信号检测是有用的。对于自发报告系统的数据不可以被用作建立因果关系这一普遍规则来说,这些不良事件是例外。这样的例子包括:在角膜移植病理学检查中被证明存在解剖学损害的、药物诱发性角膜萎缩。这些例子可以被粗略地看作建立了假设性的因果关系,因为它们在没有药物存在的时候不可能发生。但是,它们没有区别药物是一个充分的原因或仅仅是一个促发因素。

一个经典的建立信号的例子被称为"阳性撤药/再激发试验",意即在停用药物后不良事件好转,再次给药后不良事件再次出现。虽然这在决定一个不良事件报告是否能够令人信服并成为一个可信的信号时是一项重要的参考信息,但是评估分析人员应该避免任何主观臆断认为阳性撤药/再激发试验即代表有说服力的因果关系。阳性撤药/再激发试验作为证据的价值取决于每个案例的具体细节,一些案例可能比另一些案例更有说服力。

事实上,有人曾建议使用一个评分系统来评估再激发试验的质量及说服性。最具有说服力的特点通常包括:①具有客观的体征而不是主观的症状;②时间过程符合药物作用和不良事件的发生,阳性撤药结果不伴有对不良事件的积极治疗;③不良事件不提示为疾病的自然史或经治适应证的并发症;④阳性撤药/再激发试验在盲法状态下进行。上述四点是临床上与药物相关有说服力的阳性撤药/再激发特点,而盲法下再激发一般是特例而非普遍规则。关于盲法撤药/再激发试验已有报道,此类试验被称为单病例随机对照试验,已经在某些不良反应实践中使用过。

六、定量方法

当一个案例中的临床信息不够令人信服时,就需要进行持续的监测并偏重于报告的数量,看其是否足够显著,引起研究者对可能信号的注意。

传统的定量方法基本上是指各种定量或半定量的探索性方法。这些报告以数值的阈值为形式,例如,一份报告涉及一个不良事件某个最低百分比(如在一个 MedDRASOC 系统分类中>2%的不良事件作为阈值)。基于主观经验来选择这些阈值十分常见。

数据挖掘方法是指使用运算能力来完成多种统计学分析,从而在大型分散的数据库中进行筛选。在这里"分散"是指很有可能相关的药物-事件组合(DECs)从未被报告或报告的药物-事件组合在数据库中很少有记录。2×2 列联表(表 3-1)是基础的统计学概念,也是绝大多数方法的基础。

表 3-1　2×2 列联表

	事件+	事件-	总计
药物+	A	B	A+B
药物-	C	D	C+D
总计	A+C	B+D	A+B+C+D

2×2 列联表上表头的部分被称作分类间隔,相关联的数字部分、比例或百分比是"间隔值"。正是这些间隔值结合总的数据库的规模被用来决定药物-事件组合的预计值。在一个大型数据库中,如果一种药物的间隔值和一个事件的间隔值比较高,那么预计看到比较多的特定药物-事件组合报告。观察到的报告数量超过这个间隔值越多,这种关联也就越有可能引起研究者的兴趣。当然,这也要取决于相关的科学数据。

从事药物安全的专业人员可能会遇到各种不同的观察与期望比的度量值,包括成比例报告率(PRR)、报告概率比率(ROR)、信息要素(IC)、经验性贝叶斯几何平均数(EBGM)。后两者的度量是相对报告率(RR)或它的自然对数在贝叶斯框架下的执行结果。虽然成比例报告率、报告概率比率和相对报告率有不同的数理和统计特点,但是在药物安全监测领域里它们被认为同等适用。世界卫生组织乌普萨拉监测中心将相对报告率贝叶斯方法引入上市后药物监测后引起业界的很大兴趣。所以下文中对如何处理统计变异性进行更细致的讨论。

图 3-1 描述了非对称分析(DA)的基本原则,希望让读者熟悉可获得的数据挖掘结果的范围。Y 轴列出了针对一系列药物-不良事件组合,一个经常使用的非对称度量值即成比例报告率,每一个点代表一个 DEC。成比例报告率是一个观察与期望比值的报告率。X 轴列出了相应的卡方(chi-square)值,提示在独立假设下的成比例报告率到底会是怎样。成比例报告率卡方的散点图(scatterplot)划定在四个象限中。假设所有其他的条件都相同(当然在药物警戒领域从没有过),象限Ⅱ中的药物-不良事件组合是药物警戒中最令人感兴趣的,因为它们有高的成比例报告率值(这意味着在数据库中观察到的报告数量超过了独立状况下的预期数量),而且这样的成比例报告率值不似偶然出现。通常这与报告数量有关,较之于大样本,样本数量小(分母值低)有更多的机会得到偶发的不同寻常的高成比例报告率。

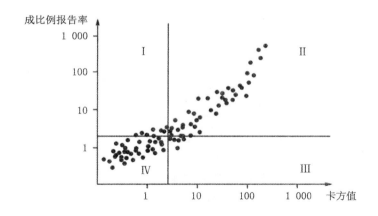

图 3-1 成比例报告率(PRR)卡方的散点图

使用这些非对称的方法挑战之一是这些数据库大而稀疏。"稀疏"指药物-不良事件的组合只有 0、1 或 2 个报告。因此对于数量很少的报告而言,统计方法得到的结果差异可能很大(高统计学变异性)。在方法学上,频率论和贝叶斯统计学解决了这种问题。典型的频率论方法使用平行方法即统计学预期或者一个事先选定可信区间的低限值,以定义令人感兴趣的大的报告频率。例如,使用由 WHOUMC 首先尝试的贝叶斯方法,它的观察与预期比值反映了一个有权重的总的观察与预期比值组合和特定的观察与预期比值组合。在一个大型离散的数据库中,绝大多数药物-不良事件组合可能反映了统计学易变性,总的中位数或平均观察与预期比值可能被设定为 1(就像在贝叶斯可信神经网络中)或者由数据本身决定(在这种情况下它接近于 1)。

有一个"经典的"案例是咳嗽和血管紧张素转换酶抑制剂(ACEI)卡托普利之间的关联。初始信息要素(IC)值是 0,与初始均衡观点相对应(与相对报告率 RR=1 相对应),因为 IC 是一个对数测量值),广阔的可信区间则反映了信息的缺乏。信息要素(IC)值初始时下降,因为与该药物相关的其他不良事件报告和与其他药物相关的该不良事件被上报并记录在数据库中(如可预期上报数量的增加)。第一个卡托普利-咳嗽相关的报告增加了 IC,但是这种增加相对于频率论计算而言是被抑制了,而且区间仍然是宽的。随着报告增加,IC 持续增加并且可信区间的下限增加到超过零,此时产生这样的药物-不良事件组合信号是令人感兴趣的。

必须注意到应用于自发报告系统数据的数据挖掘方法并没有抵消众多此类报告中的人为的或其他混淆的因素,包括有记录或无记录的偏差和数据的混淆。自发报告系统的数据挖掘工作只是提供了一个有条理的框架来评估报告的数量是否非同寻常的大,但是数据挖掘本身并无法鉴别引起大量报告的多种原因。它们所能做的就是减少自发报告系统数据库中离散数据不确定性的影响。数据挖掘方法有重复,因为复杂的由数学包装的分析方法可能会引发没有验证的过度信任。

七、整合分析

从事药物、疫苗、医疗产品研究的各种组织机构所面临的任务既充满吸引力又有挑战。每一个组织机构都有自己独特的结构和功能,不同的挑战对其必有影响。对于仅接受少量流入数据、相对较小的组织而言,定量筛选所带来的累积益处可能不如一个大型组织的累积益处,因为大型组织处于一个更加有利的地位,可以实时、仔细地监控大量不良事件案例。在较小的组织中,可以配备相应较少的分析员,这样可以使人员的构成与数据库的大小相匹配。然而,对大型组织机构来说,需要大量的人力资源,因此实时监测不良事件案例极有挑战性,对数据库进行总的定量筛选所产生的累积益处可能更大。

在信号检测领域最好有一个整体的方法来配合临床医师模式。一个例子是创建"最差为先"这样的指定医学事件列表以获得对罕见案例的足够重视。在产品生命周期的早期阶段,对所有严重、非预期的不良反应可以有一个严密的累积审阅过程直至产品安全性资料处于较稳定发展状态。这可以随时由定量筛选来补充,使之进一步完善。

由于药物安全警戒有基于可能性的特点,在依然存在不确定的状态下需要频繁而及时地作出决定,所以即使小型组织机构也可以从数据挖掘筛选中获益。任何组织不管大小,都可以将报告的关联性分类:关联性的一端是通过不断累积的临床信息减少可疑——在临床流行病中被称为低试验前可能性;在关联性的另一端是对于临床信息的审阅会激发怀疑——类似于高试验前可能性,但可能更常见的情况是获得的临床信息不具有决定性,分析员无法指向某个特定的方向而不得不"骑墙"。这时候,基于自发报告系统数据的定量分析对于如何摆脱困境或者至少开始倾向某一方面会对各类组织机构的决定都有所帮助。这等于说当临床信息无法提供足够清晰的指导时,定量分析的方法可以对所建议的行动计划或评估提供某种程度的再保证。

(周伟杰)

第五节　药物不良反应及监测

一、药物不良反应分类

(一)简便分类

早在 1977 年就有学者根据药物不良反应发生的特点设计了一个简便的分类法,即将药物不良反应分为 A 型和 B 型。该分类方法简便易记,是广泛应用的一种分类方法。

1.A 型不良反应

A 型不良反应由药物的药理作用增强所致,与剂量有关,如普萘洛尔引起的心动过缓,其特点是可以预测,发生率高,但死亡率低。过度作用、首剂效应、不良反应、毒性反应、撤药反应、继发反应、后遗效应、依赖性等均属于 A 型不良反应。A 型不良反应的发生多与药物代谢动力学的改变有关,药物的吸收增加、血浆蛋白结合率降低、肝脏药物代谢减少、肾排泄量降低等因素可致药物的血药浓度升高,易引起药物的过度作用、毒性反应等;药物作用的专属性差、药物与受体的结合和调节作用则可能是不良反应、撤药反应、后遗效应和药物依赖性产生的重要原因。

2.B 型不良反应

B 型不良反应是与正常药理作用完全无关的异常反应,一般难以预测,以常规药理学筛选难以发现,发生率低,但死亡率高。特应性反应、Ⅰ 型变态反应、致癌、致畸、致突变等均属于 B 型不良反应。此类反应的发生机制十分复杂,它与药物、机体的特异性有着密切的关系。

(二)复杂分类

这种简便的分类方法存在许多问题,例如,给药方式引起的不良作用则很难用这种分类法进行归类。有学者以机制为依据对该分类方法进行修改,对 B 类及原先无法分类的反应重新进行分类。该分类法以机制为基础,其不良反应的定义为在以临床剂量给药时单一药物产生的不需要的、有害的或潜在有害的反应,包含了给药方法和赋形剂继发的反应。新的分类方法共分为9 类。

1.A 类反应

A 类反应即扩大的反应,是药物对人体呈剂量相关的反应。可根据药物或赋形剂的药理学和作用模式来预知 A 类反应。这些反应仅在人体接受该制剂时发生,停药或剂量减少时则可部分或完全改善。A 类反应是不良反应中最常见的类型,常由各种药动学和药效学因素决定。

2.B 类反应

B 类反应即由促进某些微生物生长引起的不良反应。该类反应在药理学上是可预测的,但与 A 类反应不同,因为其直接的和主要的药理作用是针对微生物而不是人体的。例如,含糖药物引起龋齿,抗生素引起肠内耐药菌群的过度生长,广谱抗生素引起鹅口疮,过度使用某种可产生耐药菌的药物而使之再次使用时无效。应注意,药物致免疫抑制而产生的感染不属于 B 类反应。

3.C 类反应

C 类反应即化学的反应,许多不良反应取决于药物或赋形剂的化学性质而不是药理学性质。它们以化学刺激为基本形式,这就使得使用某种制剂时大多数患者会出现相似的反应。C 类反应的严重程度主要与药物的浓度而不是剂量有关。此类典型的不良反应包括外渗物反应、静脉炎、药物或赋形剂刺激而致的注射部位疼痛、酸碱灼烧、接触性("刺激物")皮炎以及局部刺激引起的胃肠黏膜损伤。这些反应不是药理学上可预知的,但了解起因和药物的物理化学特性还是可以预测的。

4.D 类反应

D 类反应即给药反应,许多不良反应是由特定的给药方式而引起的。这些反应不依赖于制剂成分的化学或药理性质,而是因制剂的物理性质和/或给药方式而发生的。这些反应不是单一的,给药方式不同,不良反应的特性也不同。其共同的特点是,如果改变给药方式,不良反应即可停止。例如,植入药物周围出现炎症或纤维化,注射液中微粒引起血栓形成或血管栓塞,片剂停留在咽喉部,用干粉吸入剂后咳嗽,注射液经微生物污染引起感染。应注意,与注射相关的感染属于 D 类,不是 B 类。这些感染的发生与给药方式等有关,与所用药物无关。B 类反应则为药物与微生物之间的直接相互作用。

5.E 类反应

E 类反应即撤药反应,通常所说的撤药反应是生理依赖的表现。它们只发生在停止给药或剂量突然减小后。与其他继续用药会加重反应的所有不良反应不同,再使用该药时,可使症状得到改善。反应更多地与给药时程而不是剂量有关。此外,这些反应一定程度上是药理学可预知的。易引起撤药反应的药物有阿片类、苯二氮䓬类、三环类抗抑郁药、β 受体阻断剂、可乐定和尼古丁等。

6.F 类反应

F 类反应即家族性反应,它仅发生于有家族性遗传缺陷(如苯丙酮尿症,葡萄糖-6-磷酸脱氢酶缺乏症、C_1 酯酶抑制剂缺陷)的患者,卟啉症和镰状细胞性贫血患者。不可将 F 类反应混淆于人体对某种药物代谢能力正常而发生的反应。例如,10% 以上的西方人群缺乏细胞色素P4502D6,与其他人群相比他们在接受 2D6 代谢的药物治疗时更易发生 A 类反应,因为他们对这些药物的消除能力较低。有上述代谢障碍的人群易发生不良反应,无此障碍的其他人群则不

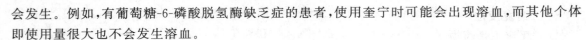

会发生。例如,有葡萄糖-6-磷酸脱氢酶缺乏症的患者,使用奎宁时可能会出现溶血,而其他个体即使用量很大也不会发生溶血。

7.G 类反应

G 类反应即基因毒性反应,许多药物能引起人类的基因损伤。值得注意的是,有些是潜在的致癌物或遗传毒物,有些致畸物在胎儿期已使遗传物质受损。

8.H 类反应

H 类反应即变态反应,是常见的不良反应。类别很多,均涉及免疫应答的活化。它们不是药理学上可预测的,也不是剂量相关的。因此,减少剂量通常不会改善症状,必须停药。H 类反应有变态反应、过敏性皮疹、史-约综合征、光变应性、急性血管性水肿、过敏性胆汁阻塞、过敏介导的血质不调等。

9.U 类反应

U 类反应即未分类反应,为机制不明的反应,如药源性味觉障碍、辛伐他汀的肌肉不良反应、气体全麻药物的恶心呕吐。

二、常见的不良反应类型

药物不良反应是药物对机体产生的各种不良作用的总称。其临床表现各有不同,常见的有如下几种。

(一)过度作用

使用推荐剂量时出现的过强的药理作用称为过度作用。过度作用可由于机体对药物的敏感性高而引起,如镇静药引起的嗜睡、降压药引起的血压过低、降血糖药引起的低血糖。

(二)首剂效应

首剂效应又称不耐受性。在首剂使用某些药物时,由于机体对药物的作用尚未适应,机体对药物的反应较为强烈,类似过度反应。与过度作用不同的是首剂效应只发生在用药的最初阶段,多为一过性。

(三)不良反应

不良反应是在正常剂量内伴随治疗作用同时出现的其他不利的作用,如激素引起的水钠潴留,β受体阻断剂诱发的支气管哮喘。

(四)毒性反应

毒性反应是指药物引起的生理生化功能异常和结构的病理变化。通常毒性反应发生在超过治疗量并长时间使用药物、大剂量使用药理作用较强而治疗窗较窄的药物的患者中,而且几乎每个患者都会出现性质相同的中毒症状。肝和肾功能受损的人、老人、儿童易发生毒性反应。而急性中毒指机体一次性摄入药物剂量过大引起的功能异常和结构改变。急性中毒反应多发生在用药后较短时间内,具有突发性。

(五)撤药反应

撤药反应又称撤药综合征。药物应用的时间较长并参与了机体的代谢和调节,致机体对药物的作用已经适应,一旦撤药或停药则使机体处于不适应状态,而出现症状反跳。例如,在用糖皮质激素治疗过程中若突然撤药会使原有的疾病复发。因此,激素的撤药方式应是逐渐减量停药。

(六)继发反应

继发反应不是药物本身的作用,而是由药物作用诱发的效应。例如,广谱抗生素引起菌群失调和二重感染,抗肿瘤药物引起机体免疫功能低下而致感染。

(七)后遗效应

后遗效应指停药后血药浓度已降至最低有效浓度以下时残存的生物效应,多指难以恢复的效应或不可逆性器官损害。

(八)耐药性

耐药性指药物进入机体后与作用部位产生相互作用。这种作用的结果是使药物失去原有活性,如耐药菌株的产生、受体对介质的应答反应降低。

(九)药物依赖性

药物依赖性指药物与机体相互作用所造成的一种精神状态,有时也包括身体状态。它表现出一种强迫要连续或定期用该药的行为和其他反应,为的是要去感受它的精神效应,或是为了避免断药所引起的不舒适。药物依赖性可分为两种:生理依赖性(即戒断症状)和精神依赖性。

(十)变态反应

变态反应是机体被药物致敏后,药物再次进入机体时发生的抗原抗体结合反应。该反应通常造成组织结构或生理功能紊乱。药物性变态反应分为四型。

(十一)特应性反应

特应性反应指少数人用药后发生的药理作用完全不同的特殊反应,又称特异质反应。这种反应大多是机体某种酶缺乏所致,具有遗传性,如伯氨喹引起的溶血现象。

(十二)致癌作用

致癌作用指由药物引起的癌症或诱发的癌症。药物是化学致癌物中最为主要的一类。癌症的潜伏期为数月至数年不等,或发生于服药者本体,或发生于用药者的子代,难以预测,只是在发生后才知道。

(十三)致畸作用

致畸作用是指药物引起胎儿畸形,其原因在于药物的直接或间接作用造成染色体的缺失或断裂,使胚胎畸形。

(十四)药物相互作用致不良反应

药物相互作用致不良反应是药物不良反应的一个主要部分,是由于合并用药引起不良反应(指同时或相隔一定时间内使用两种或两种以上药物),其机制复杂,药理作用不能用单个药物的作用来解释,而是药物与药物、药物与机体共同作用的结果。临床上这类药物不良反应表现多种多样,有些表现可能介于两种药的药物不良反应之间,有些可能兼有两种药的药物不良反应。这类药物不良反应除表现形式多样外,还具有多系统性,可以发生在一个器官或一个系统,也可以发生在多个器官或多个系统。

三、药物不良反应的影响因素

药物不良反应研究以药物-机体-不良反应为对象,这三者之间可互为因果。药物通过机体发挥治疗作用,同时又可产生不良反应。对机体而言,不良反应与药物有关,而当药物一定时,不良反应却因不同的个体而表现多样。此外,同种反应可因不同药物引起,而不同机体则可出现相同反应。不良反应、药物、机体构成了复杂的关系,弄清这种关系有利于指导合理用药,减少用药带来的不适,对医师和患者都是大有裨益的。

影响药物不良反应发生的因素很多,有单纯药物因素、单纯机体因素,也有药物、机体的混合因素和人为因素。其主要因素有以下几种。

（一）药物因素

药物是引起药物不良反应的重要因素。药物的药理作用、生物利用度、药品质量、药品中的杂质及贮存、保管不当等因素均可导致药物不良反应的发生。药理作用强、安全范围小的药物比药理作用弱、安全范围大的药物较易发生不良反应。不同厂家药品的生物利用度不同,药物不良反应的发生率亦有所不同,例如,1968 年澳大利亚发生苯妥英钠胶囊中毒事件,其原因是制药厂将乳糖替代硫酸钙作为填充剂,增加了苯妥英在胃肠道中的溶解速度,使吸收增多,导致苯妥英钠中毒。此外,药物中的杂质也是某些不良反应的罪魁祸首,例如,青霉素注射剂中的杂质青霉烯酸和青霉噻唑酸常是引起青霉素过敏的重要原因。药物贮藏、保管、运输过程中出现的污染、变质等也可能会产生一些相关的不良反应。

（二）机体因素

药物不良反应的发生有个体的差异。年龄、性别、生理病理状况、种族及遗传因素等都是影响药物不良反应发生的重要因素。

1.年龄

新生儿和老人对药物的处置和效应与成年人有所不同。据统计,60 岁以下者药物不良反应的发生率为 6.2%（42/677）,60 岁以上者药物不良反应的发生率为 15.4%（76/493）。

新生儿处于生长发育阶段,各系统器官组织发育不完善,因此新生儿期对药物的处置有一定的特异性,见表 3-2。

表 3-2　新生儿机体与药物间的相互影响

新生儿的生理特征	影响
小肠的主动转运活性较低	口服药物时吸收较差
细胞外液比例高,水盐转换率亦较高	多数药物的表观分布容积较大
血浆中白蛋白水平和蛋白结合能力都较低	蛋白结合率高的药物血中游离浓度高,例如,苯妥英在新生儿血浆中游离的部分为成人的 2 倍
血-脑屏障发育尚不完善	脂溶性药物(如全麻药、镇静催眠药、镇痛药)比较容易通过血-脑屏障进入脑内
肝微粒体细胞色素 P450 酶系代谢和结合能力较成人弱	地西泮、水杨酸、苯巴比妥、胆红素等药物在体内消除缓慢,易在体内蓄积,氯霉素与葡糖醛酸的结合不足,发生灰婴综合征
肾功能发育不完善,包括肾小球滤过功能和肾小管的功能均低于成人	药物排泄缓慢,易发生药物蓄积
对迷走神经兴奋性的反应较为明显	治疗迷走神经兴奋引起的心动过缓,往往需用较大的药物剂量

老年人口服药物时消化道的吸收率偏低。脂溶性药物的分布容积日益增加。血浆中白蛋白浓度降低,高蛋白结合率的药物蛋白结合减少,增加游离药物浓度而可能导致中毒,肝血流和肝药酶活性降低,肾血流减少、肾小球滤过和肾小管功能减弱都会使药物的消除速率和消除量减少,因而应用常规剂量药物时可能出现较强药理效应或毒性作用,受体功能降低和量减少可导致胰岛素的生物效应减弱、高血压患者对受体阻断剂的反应较差。

2.性别

动物实验证明性别对药物代谢和效应均有一定的影响。雌性大鼠的士的宁 LD_{50} 小于雄性大鼠。在人类,药物的效应也有一定的性别差异,女性患者在月经期、妊娠期、分娩期和哺乳期对某些药物反应具有特殊性。例如,妊娠期间使用某些药物可有致畸作用或导致流产,绝经期妇女长期服用雌激素可能诱发子宫癌,月经期和分娩前、后使用阿司匹林解热镇痛可能导致出血过多。

3.病理

大量临床药理研究表明,正常人和患者对多种药物反应存在着明显的区别。例如,对胃肠道有刺激作用的药物可能加重胃肠道疾病患者的症状,低蛋白血症患者体内苯妥英等高蛋白结合率药物的游离药物浓度升高,易产生中毒,肝、肾功能不全的患者使多种药物在体内消除缓慢,易引起药物蓄积性毒性作用等。

4.种族和遗传因素

机体内代谢酶的多态性也常影响药物对机体的作用。例如,葡萄糖-6-磷酸脱氢酶(G-6PD)缺陷患者服用某些具有氧化作用的药物(如阿司匹林、伯氨喹或磺胺类药物)时,红细胞膜上的巯基被氧化,即产生溶血现象。不同种族的人 G-6PD 缺陷的发生频率有所不同,高加索人的该病发生率甚低,亚洲地区的犹太人的该病发生率高达 50% 以上,黑人的该病发生率为 10%～20%,而我国广东、广西壮族自治区等的 G-6PD 缺陷发生率为 6%～8%。卟啉症是在常染色体显性遗传的结果,乙醇、苯妥英、巴比妥类、丙咪嗪、卡马西平、甲丙氨酯、氯氧西泮、甲基多巴、氯喹、利福平、麦角制剂、乙琥胺、雌激素、磺胺类、甲苯磺丁脲和氯磺丙脲等药物可以加速卟啉症的发作,出现腹痛、肌麻痹和精神障碍等症状。恶性高热已被证明与遗传有关,属于常染色体显性遗传,这些患者应用氟烷、甲氧氟烷和琥珀胆碱时可出现严重的致死性高热(体温 40 ℃～41 ℃)、肌肉僵硬、心动过速、出汗、发绀和呼吸急促等症状,可因心力衰竭、肾衰竭而死亡。

(三)给药方法

给药方法包括给药途径、给药间隔、给药时间、给药剂量、持续给药时间、配制药物时间和给药速度等。采用不同的给药方法,其不良反应的发生也有所不同,例如,肌内注射给药可能导致注射的局部组织坏死,静脉滴注甘露醇等药物外漏可出现局部组织水肿坏死。不正确的给药方法也常是造成不良反应的重要原因。

1.给药途径

不同的给药途径使药物在体内的浓度不同,可产生不同的药效与不良反应。例如,静脉滴注硫酸镁用于治疗子痫、高血压时,可能产生呼吸抑制、血压下降、心脏抑制、心率减慢等不良反应,而口服该药用于导泻和外用,该药作为收敛剂时一般较少出现不良反应或不出现不良反应。

2.给药间隔和给药时间

药物的体内代谢速度、后续作用、人体的生物节律性等因素决定了给药时间和间隔。给药间隔过短,易发生药物在体内蓄积,治疗指数窄的药物尤其易发生药物蓄积中毒;给药间隔过长,药物在体内维持有效血药浓度的时间短,不能起到良好的治疗作用。另外,某些药物的给药时间对药物的作用和不良反应也有一定影响,例如,皮质激素类药在体内皮质激素分泌高峰时(早晨7～8时左右)对垂体促皮质激素的分泌抑制弱,而在夜晚低谷时则抑制作用强,长期在夜晚使用皮质激素则会出现肾上腺功能不足甚至危及生命。

3.给药剂量和持续给药时间

对给药剂量和持续给药时间掌握不当常是量反应型不良反应发生的原因。一次大剂量给药可造成直接的毒性反应,长时间持续给药也可造成蓄积中毒,而蓄积中毒有一个时间积累过程,加之临床情况复杂,容易掩盖病情。

4.配伍和给药速度

不正确的配伍可降低药物的稳定性,造成治疗失败或产生一些不良反应,例如,青霉素在pH低于5.5或高于8时迅速失活。对于在输液中不稳定的药物,给药速度应稍快,例如,对氨苄西林用葡萄糖溶液配液后应在4 h内滴完,而对某些药物则应减慢滴注速度,例如,苯妥英的静脉滴注速度大于50 mg/min(对冠心病患者滴注速度大于25 mg/min)时会出现呼吸暂停、低血压、室性节律、心室纤颤、心脏停搏等不良反应。

(四)药物相互作用

在临床上任何两种药物都有合用的机会,某些药物之间会产生一定的相互作用,这种作用导致药物的理化性质、体内过程及组织对药物的敏感性发生改变,产生不良的相互作用和不良反应。在药物的吸收、分布、代谢、排泄等环节均可能与其他药物、食物及环境因素等产生相互作用,例如,止泻药、抗胆碱药可能延长某些药物在胃内的滞留时间,增加药物的吸收而加重药物的毒性,华法林的血浆蛋白结合率为97%,合用保泰松等血浆蛋白结合率高的药物可致华法林的游离血药浓度升高引起出血的可能性增加,利福平可诱导肝脏药物代谢酶,加快乙酰化代谢者异烟肼对肝脏的损害,酸化尿液的药物可使磺胺类药物在尿中析出结晶,造成对肾功能的损害等。

四、药物不良反应的防治

(一)毒副反应

毒副反应属于A型不良反应,与用药剂量(或血药浓度)高低和用法密切相关。其防治原则如下。

(1)剂量与疗程:降低剂量、减慢给药速度、停药及加速药物消除可治愈大多数A型不良反应。减少长疗程用药、大剂量用药是防止蓄积中毒和毒副反应的关键。

(2)用法:注意给药途径和给药速度,某些药物只能静脉滴注不能静脉推注,推注时要注意速度控制。

(3)注意药物的配伍和相互作用:防止理化反应引起药效学的改变和药物不良相互作用。

(4)注意用药者的个体差异:根据患者机体、疾病和药物的特征情况定期检测各项生化指标,防止肝、肾、心等重要器官和血液系统受损等。

(5)对于治疗窗窄的药物,如抗癫痫药、抗心律失常药、氨基糖苷类抗生素、环孢菌素A、地高辛、茶碱、镇静催眠药,进行治疗药物监测(TDM)可指导临床用药和减少A型不良反应。

(6)少数严重的不良反应及其后遗症则要根据情况分别采用解毒药、拮抗药和对症治疗。

(二)变态反应

变态反应为量效不相关型反应,不能被预测。轻症反应可自行消退,重症则来势凶险,变态反应的发生率高,死亡率也高,因此这一类型的反应是药物不良反应监测的重点,必须认真观察,积极救治。

(1)停药,脱离刺激源,避免再次使用同类型药物和具有类似结构的药物,避免一切可诱发的因素。

（2）对重症反应最基本的治疗是使用抗组胺药和糖皮质激素。对青霉素引起的过敏性休克须立即肌内或皮下注射 0.1％的肾上腺素注射液 0.5～1.0 mL（小儿酌减），必要时可数分钟重复注射1次或进行静脉给药。

（3）对症治疗：包括升压、抗休克、抗感染、补液、脱水、给氧等非特异性防治手段。

（4）对于需做皮试的药物，要规范皮试液的浓度。应注意皮试也可能引起过敏性休克，皮试前应做好必要的准备工作。另外，皮试呈阴性者，在用药过程中还有可能出现变态反应，因此在注射药物后应严密观察患者 20 min，无反应发生方可允许其离开。

（5）该类反应与药物浓度无关，TDM 测定数据对治疗变态反应没有参考价值。

（三）遗传药理学不良反应

本类反应主要是遗传因素引起的体内药物代谢酶不足，使某些具有特殊结构的药物代谢减慢，体内药物浓度升高，与用药剂量无关。TDM 测定有一定的帮助，但必须测定正常药物血药浓度和代谢物的比值，以判明原因。具有这种遗传素质的个体，一经确诊，将再不能应用某些类型的药物。

五、药品不良反应监测

（一）药品不良反应监测的定义

药品监控是对药品不良反应有组织的报告、记录和评价。

药品监控系统制度化地以共同研究为目的来收集药品不良反应情报。它收集由药品产生的各种情报，包括文献上的情报，尤其注重收集临床使用中发现的药品不良反应情报，然后进行分类、贮存、定期进行综合性评价和公布。

根据我国药品管理法的有关规定，药品不良反应监测是对药品的有害性进行安全性防范的一系列措施。开展药品不良反应监测报告工作，目的是使药品管理部门和生产、经营单位、医务人员及时了解有关药品不良反应的情况并采取必要的预防和管理措施，防止药品不良反应在更大范围内的危害，有效地保障人们的用药安全与身体健康。

（二）药品不良反应监测的意义

（1）发现各种类型的不良反应，特别是那些严重的、罕见的、前所未见的不良反应；发现长期毒性作用，如致癌、致畸、致突变，需要在用药后长时间的监测，必要时做药物流行病学调查和研究。

（2）为药品治疗提供参考：对指导临床合理、安全用药提供可靠参数。

（3）药品评价的重要指标：研究药品不良反应的诱发因素，对于造成死亡或永久性残疾的药品还必须评价其发生频率及用药的必要性，防止药害事件的悲剧重演。

（4）新药审批的重要资料：报批新药必须有足够的临床疗效和药品不良反应监测结果。药品不良反应监测还可为上市后药品进行再审查提供证据。

（5）发现老药新用的途径：从新的不良反应情报中发现新的用途。

（6）为淘汰药品提供参考依据。

（三）药品不良反应监测的机构

药品不良反应监测报告工作由国家药品监督管理局主管。监测报告系统由国家药品不良反应监测中心和专家咨询委员会、省市级中心及监测报告单位组成。各级药品不良反应监测中心是国家（或省、市级）药品监督管理局药品评价中心领导下的情报机构和学术团体，对外则称"国家药品不良反应监测中心"。

1.国家药品不良反应监测中心

其具体负责全国药品不良反应监测工作,其主要职责如下。

(1)根据国家药品监督管理局的计划和安排,建立全国药品不良反应监测网络,组织全国的药品不良反应监测工作。

(2)收集、整理、分析、评价全国的药品不良反应监测报告资料。

(3)在药品安全性方面定期向国家药品监督管理局报告并提供咨询。

(4)编辑、出版药品不良反应资料,开展宣传教育、技术培训、学术交流工作,为合理、安全用药提供信息。

(5)根据药品不良反应监测报告,向全国各级药品不良反应监测网络系统反馈信息。

(6)指导全国药品不良反应监测工作,开展科技与信息交流。

(7)根据国家药品监督管理局的委托,与世界卫生组织国际药品监测合作中心等国际机构在药品不良反应监测方面进行联系与合作。

(8)承担国家药品监督管理局交办的其他任务。

2.药品不良反应监测专家咨询委员会

国家药品监督管理局选择有资深医药学实践经验和有关专业的技术人员组成专家队伍,协调药品不良反应监测工作,委员会由医学、药学、药物流行病学、统计学等学科专家组成。

(1)向国家药品监督管理局提出全国药品不良反应监测工作规划的建议。

(2)制定需要重点监测的药品不良反应目录。

(3)向国家药品不良反应监测中心提供技术指导和咨询。

(4)协助国家药品监督管理局对重点药品组织药物流行病学调查研究。

(5)对不良反应危害严重的药品提出管理措施的方案和建议。①进一步做流行病学调查或实验研究。②提请医药卫生人员注意。③制药企业修改说明书。④暂停销售,责成重点监测医院进行系统考察。⑤停止或终止生产。

3.省、自治区、直辖市药品不良反应监测中心

其为国家药品不良反应监测中心的分支机构,具体负责本辖区的药品不良反应监测工作。其主要职责如下。

(1)根据国家药品监督管理局和本辖区卫生行政部门的计划,安排、组织本辖区的药品不良反应监测工作。

(2)收集、整理、分析、评价本辖区药品不良反应监测报告,并按规定及时向国家药品不良反应监测中心报告。

(3)在药品的安全性方面定期向辖区卫生行政部门报告并提供咨询。

(4)编辑、出版有关药品不良反应资料,开展宣传教育、技术培训、学术交流工作,为合理、安全用药提供信息。

(5)向本辖区药品不良反应监测网系统反馈信息。

(6)指导本辖区的药品不良反应监测工作,开展信息交流与技术合作。

(7)承担本辖区行政部门交办的其他任务。

(四)医院药品不良反应监测工作

1.医院职责

医院是药品不良反应监测的重要场所,其具体职责如下。

(1)建立医院药品不良反应监测领导机构:一般情况下由负责本单位医疗工作的副院长任组长,医务科长、药剂科主任、护理部主任任副组长,其小组成员有医师、护士和临床药师等技术人员。小组的任务是组织指导医院药品不良反应监测工作,对疑难、复杂的药品不良反应病例进行讨论复审,并负责向地区药品不良反应监测中心报告。

(2)建立骨干队伍,各级领导应积极参与,形成医院的药品不良反应监测网络:网络小组的成员应由各临床科室负责人或学术带头人、总住院医师、护士长、责任护士等组成,在完成本科室医疗工作的同时,自觉地将药品不良反应监测工作纳入日常工作,带动临床医师参与这项工作。

(3)建立报告制度及其实施办法,采取制约措施。可根据国家中心对药品不良反应监测的要求精神,结合本单位的具体情况制定报告制度。

(4)宣传教育工作:印发学习资料、办学习班,重点讲解药品不良反应基础知识和报告方法,定期对总住院医师、进修人员和新调入的人员进行培训,把药品不良反应监测列入医院再教育计划,改变医疗工作中的陋习,促进合理用药。

(5)医务人员填写药品不良反应报表,注意报表的质量,经医院药品不良反应监测有关专家检查评估合格后上报地区中心。

(6)专职人员收集、分析、整理、贮存报表。

(7)反馈药品不良反应信息:办《药讯》介绍国内外药品不良反应信息和本院药品不良反应监测工作,使医师、药师、护理人员能及时地了解药品不良反应动态,以指导临床合理安全用药。

2.工作人员职责

在医院药品不良反应监测工作中各级人员各负其责,协调工作。药品不良反应监测是各级医师、药师、护师法定的责任,这三者分工协作是做好药品不良反应监测的关键,对他们的职责分述如下。

(1)医师:①发现药品不良反应信号,及时报告给专职人员;②分析和寻找不良反应的因果关系,尤其是药品反应时间关联,建立诊断标准;③及时填写药品不良反应报表;④警觉新的、罕见的药品不良反应或"临床事件"信号;⑤及时救治 ADR 危重患者,最好听取有专长的临床药师的建议性意见;⑥合理用药,尽量避免在正确用量用法以外的药源性疾病发生;⑦选用药品时应权衡药品的风险效益比。

(2)护师:①发现药品不良反应信号,及时报告给医师或专职人员;②注重用药监护,对不合理用药提出疑问,完善整体护理;③及时督促医师或主动填写药品不良反应报表;④及时发现和救治危重的 ADR 患者;⑤警惕高危个体差异患者,注重 B 型药品不良反应监测。

(3)临床药师:①提供药学服务,加强用药监护,面向医师、药师、护师、患者,以口头、书面、电话等形式答疑;②发现药品不良反应,应及时提请医师注意并报告给专职人员;③临床药师下临床进行药品不良反应监测的督促和检查,内容包括检查填表、因果关系分析评价,并参与严重药品不良反应病例的救治工作,尽量降低药品不良反应的危害性;④宣传药品不良反应监测的重要性,促进安全合理用药,对不合理用药有权力提出疑问;⑤必要时填写药品不良反应报表,防止漏报现象。

（五）药品不良反应监测的实施

1.药品不良反应监测方法

（1）自愿报告制度（SRS）：又称黄卡制度，因英国的报告卡为黄色而得此名。澳大利亚的报告卡片为蓝色因而称之为蓝卡制度。这是一种自愿而有组织的报告制度，监测中心通过监测报告单位把大量分散的不良反应病例收集起来，经加工、整理、因果关系评定后储存，并将不良反应信息及时反馈给各监测报告单位以保障用药安全。目前，世界卫生组织国际药物监测合作中心的成员国大多采用这种方法。

自愿报告制度的优点是简单易行、成本低、耗费少、覆盖面大、参与人员多，它是药品不良反应重要的信息源，不受时间和空间的限制；其不足之处在于漏报率高、难以计算药品不良反应的发生率，难以估计相对危险度，报告的随意性易造成资料的偏差。

（2）重点医院监测：重点医院监测是指有条件的医院，在一定时间、一定范围内根据所研究的目的详细记录药品不良反应的发生情况，并对其进行系统监测研究。虽然覆盖面较小，但这种方法的针对性和准确性提高，能确定不良反应的发生率。

（3）重点药品监测：重点药品监测主要是对一部分新药进行上市后监测，以便及时发现一些未知或非预期的不良反应，并作为这类药品的早期预警系统。哪些新药需要重点监测由药品不良反应专家咨询委员会决定。专家委员会根据该药品是否为新型药品，其相关药品是否有严重不良反应，并估计该药是否会被广泛应用而决定取舍。

（4）处方事件监测（PEM）：由英国统计学家于1965年首先提出，1982年正式开始，主要在英国实施，是上市后药品监测的重大进展。PEM是针对药品不良反应事件（ADE），将这些"事件"抽出后，向开过该处方的医师发出调查表（即绿卡），询问暴露于该药后患者的结果，就可对其用药后发生药品不良反应的相关性进行审查。

PEM监测的优点是获取信息快，具有非干预性，对药品不良反应有高敏感性，基于人群资料，无偏倚，可检测潜伏期较长的药品不良反应，比前瞻性研究费用少，药品不良反应的发生数较为可靠。缺点是无系统性、随机，可信性取决于医师的绿卡。

（5）利用流行病学原理和方法监测药品不良反应：常用于新药上市前研究，或解决难以确定因果关系的、严重的、潜伏期长的、难以发现的药品不良反应，可确定药品不良反应的发生率。但耗费大，工作量大，不易普及。

（6）计算机监测：计算机监测通常是指用计算机来收集、贮存、处理与药品不良反应有关的临床信息、实验室检查结果、用药情况等，或对用药情况提出一些警告性的信号，如血药浓度超过正常范围。用计算机监测报告率比人工报告率高，但最终判断还需要有经验的医师或药师。

2.药品不良反应监测范围

（1）监测报告单位：①药品生产、经营、使用的单位和个人发现可疑的药品不良反应病例时，必须向辖区药品不良反应监测中心报告。②药品不良反应监测报告工作应纳入《药品生产企业许可证》《药品经营企业许可证》验收标准和药品使用单位评审等级的标准内容。对不具备相应条件和要求的，不得通过验收。药品使用单位应将药品不良反应监测工作纳入医、药、护等技术人员的工作考核标准。

（2）监测报告的药品：药品主要是指经国家药品监督管理局审查批准，由取得《药品生产企业许可证》和药品生产批准文号的企业所生产的药品（包括生物药品）及由取得《进口许可证》的企业所进口的药品。对这些取得许可证的药品一般只需报告严重的、新的和致死的药品不良反应。

根据我国颁发的《药品不良反应监测管理办法(试行)》的要求,新、老药品不良反应报告内容有所不同。①新药:新药是指上市五年以内的产品,对新药的所有不良反应或非预期的事件,包括十分轻微的反应均应报告,不论因果是否明确或是否有并用药品。②老药:只报告严重的、新的、罕见的不良反应。对已知的比较轻微的不良反应不要求报告,如阿托品引起的口干、可待因所致便秘、地高辛引起的恶心。严重的不良反应是指造成器官损害、致残、致畸、致癌、致死以及导致住院治疗或延长住院时间的反应。

新的不良反应是指药典和药品说明书上没有列入的药品不良反应。

(3)监测的药品不良反应类型:①药品引起的各种类型变态反应;②疑由药品引起的人体各系统、器官及组织的功能和形态方面的异常;③疑由药品引起的癌症、畸胎及致突变反应;④非麻醉药品引起的药品依赖性等。

3.药品不良反应监测时间

(1)各医疗单位每三个月将收到的药品不良反应报告表汇总上报本辖区药品不良反应中心,省、市级中心汇总后于单月20日前上报国家药品监督管理局药品不良反应监测中心。在尚未成立省、市级中心的地区,各医疗单位必须在单月的10日前将收集到的药品不良反应报表汇总上报国家药品监督管理局中心。

(2)药品生产单位或药品经营单位若发现严重的或新的不良反应,应在72 h内将每个病例向所辖地区药品不良反应监测中心报告。

(3)药品使用单位若发现严重的或新的不良反应,应于24 h内向本单位监测组织报告,于72 h内向本辖区中心报告。

4.药品不良反应监测程序

(1)药品不良反应监测报告实行逐级定期报告制度。

(2)我国目前医院报告不良反应的程序:由临床医师、护士或临床药师填写报告表,交给本院药剂科,对收集的报表进行整理、加工,对疑难病例由医院药品不良反应监测组分析评定,然后全部上报地区中心。地区中心定期向各医院反馈本地区不良反应发生的情况,并将收集到的不良反应报告上报国家药品不良反应监测中心。国家药品不良反应监测中心将有关报告上报世界卫生组织国际药物监测合作中心。

(3)世界卫生组织国际药物监测合作中心要求各成员国每三个月以报告卡或磁盘向该中心报告所收集到的不良反应。该中心将报告汇总分类后定期向各成员国反馈不良反应信息资料。

5.药品不良反应判断

据不完全统计,目前各国进行因果关系评定的方法有20多种,但是在准确性、可靠性方面从具体病例的临床症状和用药情况出发,尚没有一种能为各国所公认的最好方法。

WHO所采用的因果关系评定标准是目前大多数国家所采用的,我国也采用这种评价标准。

(1)五条评定准则。①时间方面的联系:开始用药时间和不良反应出现的时间有无合理的先后关系;②过往史:所怀疑的不良反应是否符合该药已知的不良反应类型,以往是否已有对该药反应的报道和评述;③混杂因素:所怀疑的药品是否可用并用药品的作用、患者的临床状态或其他疗法的影响来解释;④撤药后的结果:停药或减量后,反应是否消失或减轻;⑤再次用药的结果:不良反应症状消除后再用药出现同样的反应。

(2)五条分级标准:该法将因果关系的确实程度分为肯定、很可能、可能、怀疑、不可能这五级。①肯定:时间顺序合理;该反应与已知药品不良反应相符合,无法用并用药、患者的疾病来合理解释停药后反应停止;重新用药,反应再现。②很可能:时间顺序合理,该反应与已知药品不良反应相符合,无法用并用药、患者的疾病来合理地解释停药后反应停止,没有重复用药。③可能:时间顺序合理,与已知药品不良反应符合,患者的疾病或其他治疗也可造成这样的结果。④可疑:时间顺序合理,与已知药品不良反应相符合,不能合理地以并用药和患者的疾病来解释。⑤不可能:仅能以并用药和患者的疾病来解释,不符合上述其他项标准。

(3)计分推算法:计分推算法简单易行,便于临床判断药品不良反应的可疑程度,在表 3-3 中予以简单介绍。

表 3-3 计分推算法

问题	记分		
	是	否	不知道
该反应以前是否已有报告	+1	0	0
该药品的不良反应是否在使用所疑药品后出现	+2	−1	0
停用所疑药品后,使用特异的对抗剂之后不良反应是否改善	+1	0	0
再次服用所疑药品,药品不良反应是否再出现	+2	−1	0
是否有其他原因(药品之外)引起这种反应	−1	+2	0
给安慰剂后这种反应是否能再出现	−1	+1	0
血(或其他体液)的药品浓度是否为已知的中毒浓度	+1	0	0
当增大药品剂量时反应是否加重,当减少药品剂量时,反应是否减轻	+1	0	0
患者以前用过相同或类似的药品是否也有相似的反应	+1	0	0
该不良反应是否有客观检查,予以确认	+1	0	0

注:总分＞9 分为肯定有关,总分 5～8 分为很可能有关,总分 1～4 分为可能有关,总分＜0 分为可疑。

6.药品不良反应监测信息反馈

(1)信息反馈的方式:可以通过通讯、杂志、磁盘、光盘、互联网等进行国内外的信息交流。

(2)信息反馈的对象:①尽快将有关的不良反应情报有效地传递给医药界;②向厂家提供资料,促使其修改说明书;③向药政部门提供药品再评价数据;④为国家保健部门提供数据。

六、基层医疗机构用药风险管理

用药风险是指用药过程中导致用药个人或群体面临损害或者损失的可能性。用药风险管理是药物警戒的重要工作内容。用药风险主要涉及药品的合理使用及所用药品的质量状况,风险因素主要包括药品不良反应、用药错误、使用假劣药品和问题药品、超量用药(临床大剂量冲击疗法除外)、药物相互作用或相互配伍、药物与食品的相互作用、扩大临床用药适应证等。

鉴于基层医疗机构用药风险的实际,必须加强药物警戒工作,建立完善药物警戒体系,强化用药风险管理。应重点做好以下几方面的工作。

(一)重视和规范药品不良反应监测

由于医疗机构是药品不良反应监测数据的主要来源,也是药物警戒工作的基础性工作,应有专门人员负责药品不良反应监测,配合当地药品监督管理部门搞好药品不良反应监测工作,要注意对监测数据的分析评价和公开警示。

(二)加强对重点品种的监测

在普遍性监测的基础上,要针对重点药物类型、重点品种进行药品不良反应监测,基层特别要加强对注射剂品种(包括生物制品和其他易导致过敏的药物品种)、抗菌药物、新引进药品等高风险品种的监测。

(三)加强对特殊药品的管理

基层应加强对抗菌药物、生物制品、运动兴奋剂、麻醉药品和精神药品及激素应用的管理,严格按有关规定合法用药、合理用药。

(四)规范药品关键环节管理

基层医疗机构应加强对药品采购、验收、仓储和使用环节的规范管理,避免购进假劣药品和药品在存贮过程中的变质失效,特别要加强对生物制品、效期药品等易变质药品的养护,强化对特殊管理药品(麻醉药品和第一类精神药品)的管理。

(五)建立合理用药制度

应加强对基层临床合理用药的管理,建立合理用药的管理制度,采取有效的干预措施,促进临床合理用药。临床医生要特别注意依法行医,按说明书用药,按适应证用药,严禁超剂量用药。

(六)加强风险的评估和警示

通过相应的药物警戒活动,有效识别药物的风险,并对风险进行分析、评价和警示,对药物风险及其环节进行有效干预,切实降低用药风险,促进安全用药。

七、注射剂用药风险管理

(一)注射剂风险因素

注射剂是用药风险很高的品种类型,应加强其用药风险管理。注射剂的风险因素主要表现在以下几个方面。

(1)注射用药直接破坏了机体的皮肤屏障,药物直接进入血液,一旦药物出现问题,对机体可构成致命威胁。

(2)在调配注射用药期间,可能导致污染,造成感染性疾病的发生;注射剂输注液污染内毒素可以导致输液反应;输液中加入其他药物或者溶媒变化有可能产生微粒,输注可导致一些刺激性发热反应;注射剂用药存贮过程中或者药物保管不当,药物可发生化学变化,使杂质大幅度增加,注射用药风险剧增。

(3)注射剂生产过程中或多或少地含有微粒杂质,长期注射可导致肉芽肿、血管栓塞等药源危害。

(4)注射用药的近期疗效好,也助长了一些患者对注射用药的需求,随意要求使用注射剂,进一步加大注射用药风险。注射用药较口服和其他途径用药的危害大得多,应加强注射用药的风险管理。

(二)注射剂的用药风险管理

基层医疗机构中注射剂的使用极其普遍,使用率较高。基层广泛使用注射用药与医师、患者对注射用药的危害认识不足,患者治病心切、不懂病情发展规律,以及厂商不规范商业行为等因素有关。加强基层医疗机构注射用药的管理应注意以下几个方面。

(1)要加强宣传教育,说明不规范使用注射用药的危害性,自觉地不随意使用注射剂。

(2)临床用药应严格掌握注射用药的指征,应优先考虑非注射用药途径给药。能口服不注射,能肌内注射不静脉注射。

(3)加强对注射剂质量的管理。对于注射用药物一定要符合质量标准的要求,严禁使用过期失效的注射剂。保管品种的重点是生物制品、血液制品、重组基因品种以及一些其他不稳定容易氧化分解变质的品种。

（4）注射用药易出现变态反应，特别是容易分解氧化的药物品种，应加强注射用药后反应的观察，以防出现药害过敏甚至休克等不良事件；应加强对需要皮试的药品品种的管理，严格按皮试方法进行皮试，皮试合格后方可用药。

（5）加强对中药注射剂的用药风险管理。中药注射剂普遍质量标准不高，处方组成和生产工艺科学性存在不足，制剂质量不稳定，变态反应发生率高，极易出现药害事件。

（6）从正规渠道购药，确保所购药品为合格药品，避免购进和使用假劣药品而引起药害事件。

八、皮试药物的用药风险防范

皮试药物是指需要皮试呈阴性反应方可应用的一些注射剂。使用需要皮试的药物的风险较使用一般注射用药风险更高。需要皮试的药物主要包括生物制品（包括疫苗）、血液制品、抗毒素、抗血清、某些抗菌药物及一些说明书规定需要皮试的药物。皮试药物的风险极高，基层医疗机构抢救措施单一，用药风险大，因此，基层医疗机构加强对皮试药物的用药风险管理极为重要。

（一）基层医疗机构防范皮试药物用药风险的方法

（1）执行一般注射剂的相关风险管理方法，详见注射剂的用药风险管理。

（2）用药前必须对注射剂用药患者行皮试过敏试验（以下简称皮试），试验结果为阴性者才能用药。

（3）皮试的方法和结果判断：皮试的影响因素很多，如针头大小、注射药物的量、饮酒、注射部位。这些因素易导致皮试结果出现假阳性或者假阴性。因此，应规范皮试的操作，避免外部因素对结果的影响，提高皮试判断结果的准确性。

（4）对于高敏体质需要应用药物的患者可采用脱敏注射方法，慎重使用药物。

（5）做好相应的救治准备：尽管皮试是阴性结果，但是仍应积极做好救治准备，防止出现变态反应等药害事件。

（二）药物皮试的相关问题

药品说明书具有法定文书性质，医师处方应以此为依据。对于药品是否进行皮试可以遵从药品说明书的要求。

（1）生物制品：一些生物制品（如破伤风抗毒素、破伤风抗毒血清、抗狂犬病血清、抗蛇毒血清）的药品说明书要求进行皮试并给出了具体的皮试方法，用药前应按说明书要求和方法进行皮试。

（2）青霉素药物的皮试问题：青霉素类药物的过敏发生率较高，用药前对每个患者均必须按药品说明书要求进行皮试。目前临床实际皮试液的选择有青霉素稀释液和患者注射用品种稀释液，但更为合理的是选择注射用品种的稀释液进行皮试，这已被越来越多的机构接受。不同青霉素品种的皮试液的配制可以参考青霉素钠皮试液的配制方法，浓度为 $300 \sim 500 \ \mu g/mL$。

（3）对青霉素过敏者应慎用头孢类抗菌药物，用前必须询问过敏史。有过敏史者慎用或禁用。注射用头孢菌素说明书只规定在特定条件下须做皮试，其特定条件通常是指"有青霉素过敏史的患者"或者"有青霉素过敏性休克史者"使用前必须行皮试，皮试阳性者禁用本品。对于说明书上明确规定必须做皮试的品种，则必须按说明书执行。对可用注射用药物品种稀释配制，浓度为300～500 μg/mL。

(4)关于头孢类含酶抑制剂品种的皮试问题:由于酶抑制剂与主药成分的结构有相似性,避免酶抑制剂被 β-内酰胺酶破坏,同时酶抑制剂的比例比主药成分的比例低。对头孢类含酶抑制剂品种的皮试液可参照头孢类皮试液配制。

(5)皮试存在的问题:目前,皮试尚存在许多不规范的问题。这些问题主要包括:药品皮试品种的问题,哪些药物必须做皮试;不同人群的皮试要求,如婴儿皮试、高敏人群的皮试、体质虚弱患者的皮试;皮试液的规范化配制问题,缺乏具体规定;皮试假阳性和假阴性的判断方法以及皮试风险的防范办法等。这些问题没有统一的规定,应由有关部门制定相关的规范指引,进行规范皮试。

(周伟杰)

第四章　神经系统疾病常用药

第一节　镇　痛　药

镇痛药是一类作用于中枢神经系统,选择性地消除或缓解疼痛的药物。该类药物镇痛作用强,反复应用易产生依赖性和成瘾性,造成用药者精神变态而出现药物滥用及停药戒断症状,因此,该类药物又称为麻醉性镇痛药。临床上常用的麻醉性镇痛药包括阿片生物碱类镇痛药和人工合成镇痛药。

一、阿片生物碱类镇痛药

吗啡是阿片中的主要生物碱。通过激活体内的阿片受体而发挥作用。

(一)中枢神经系统作用

1.镇痛镇静

吗啡有强大的选择性镇痛作用,对各种疼痛均有效,对持续性、慢性钝痛的作用大于间断性锐痛。吗啡具有明显的镇静作用,消除由疼痛引起的焦虑、紧张、恐惧等情绪,使患者在安静的环境中易入睡,可产生欣快感。

2.抑制呼吸

治疗量的吗啡能抑制呼吸中枢,急性中毒时呼吸频率可减慢至3～4次/分钟。

3.镇咳作用

吗啡有强大的镇咳作用,对多种原因引起的咳嗽有效,常被可待因代替。

4.其他作用

吗啡有缩瞳作用,中毒时瞳孔缩小如针尖。吗啡还可引起恶心、呕吐。

(二)兴奋平滑肌

1.胃肠道

该药能提高胃肠道平滑肌和括约肌张力,肠蠕动减慢,可引起便秘。

2.胆管

该药能使胆管括约肌张力提高,胆汁排出受阻,胆囊内压力升高。

3.其他

该药能使膀胱括约肌张力提高,致排尿困难、尿潴留;能使支气管平滑肌张力提高,诱发哮喘。

(三)心血管系统作用

吗啡可扩张血管平滑肌,引起直立性低血压。吗啡抑制呼吸,于是二氧化碳潴留,脑血管扩张,引起颅内压升高。

(四)用途

1.镇痛

由于成瘾性大,吗啡仅用于其他镇痛药无效的急性锐痛,如严重创伤、烧伤。心肌梗死引起剧痛,血压正常情况下可用吗啡止痛。

2.心源性哮喘

对左心衰竭突发性的急性肺水肿而引起的呼吸困难(心源性哮喘),除应用强心苷、氨茶碱及吸氧外,静脉注射吗啡可产生良好效果。可能作用机制是:①吗啡扩张外周血管,降低外周阻力,心脏负荷降低,有利于肺水肿消除,②其镇痛作用消除患者的焦虑、恐惧情绪。③降低呼吸中枢对二氧化碳的敏感性,使呼吸由浅快变深慢。

(五)不良反应

1.不良反应

不良反应有恶心、呕吐、呼吸抑制、嗜睡、眩晕、便秘、排尿困难、胆绞痛等。

2.耐受性和成瘾性

连续多次给药而产生耐受性和成瘾性,可耐受正常量的 25 倍而不致中毒,成瘾后一旦停药即出现戒断症状,表现为兴奋、失眠、流泪、流涕、出汗、震颤、呕吐、腹泻甚至虚脱、意识丧失等。成瘾者为获得使用吗啡后的欣快感及避免停药后戒断症状的痛苦,常不择手段地去获得吗啡,对社会造成极大的危害。

3.急性中毒

用量过大可引起急性中毒,表现为昏迷、瞳孔极度缩小如针尖、呼吸抑制、血压下降、尿量减小、体温下降。患者可因呼吸麻痹而死亡。抢救可采用人工呼吸、吸氧、注射吗啡阻滞剂纳洛酮等措施,必要时给予中枢兴奋药尼可刹米。

(六)用药注意事项

(1)本品属于麻醉药品,必须严格按照《麻醉药品管理条例》进行管理和使用。

(2)胆绞痛、肾绞痛时需与阿托品合用,单用本品反而加剧疼痛。

(3)疼痛原因未明前慎用,以防掩盖症状,贻误诊治。

(4)禁忌证为支气管哮喘、肺心病、颅脑损伤、颅内高压、昏迷、严重肝功能不全、临产妇和哺乳期妇女等。

二、人工合成镇痛药

(一)作用

1.镇痛镇静

其镇痛作用为吗啡的 1/10,起效快,持续时间短。镇静作用明显,可消除患者紧张、焦虑、烦躁不安疼痛引起的情绪反应,使患者易入睡。

2.抑制呼吸

抑制呼吸中枢,但作用弱,持续时间短。

3.兴奋平滑肌

提高胃肠道平滑肌及括约肌张力,减少推进性肠蠕动,但作用时间短,不引起便秘,也无止泻作用;兴奋胆管括约肌,甚至引起痉挛,使胆管内压力升高;治疗量对支气管平滑肌无影响,大剂量引起支气管平滑肌收缩;对子宫收缩无影响,不对抗催产素兴奋子宫的作用,用于分娩止痛不影响产程。

4.扩张血管

能扩张血管,引起直立性低血压。由于呼吸抑制,使体内二氧化碳蓄积,致脑血管扩张,颅内压升高。

(二)用途

1.镇痛

哌替啶对各种疼痛有效,用于各种剧痛。

2.心源性哮喘

哌替啶可替代吗啡治疗心源性哮喘。

3.人工冬眠

哌替啶与氯丙嗪、异丙嗪组成冬眠合剂,用于人工冬眠疗法。

4.麻醉前给药

麻醉前给药可消除患者的术前紧张和恐惧感,减少麻醉药的用量。

(三)不良反应和用药注意事项

(1)不良反应有眩晕、恶心、呕吐、出汗、心悸、直立性低血压等,大剂量可抑制呼吸。久用人工合成镇痛药可产生成瘾性,较吗啡弱,仍需控制使用。

(2)剂量过大可引起呼吸抑制、震颤、肌肉痉挛、反射亢进甚至惊厥等中毒症状,解救时可配合使用抗惊厥药。

(3)胆绞痛、肾绞痛者需合用人工合成镇痛药与阿托品等解痉药。

(4)新生儿对哌替啶抑制呼吸中枢作用极为敏感,故产前2～4 h不宜使用哌替啶。

(5)禁忌证与吗啡相同。

（闫培元）

第二节　镇静药、催眠药和抗惊厥药

一、巴比妥类

(一)苯巴比妥(Phenobarbital)

1.剂型规格

(1)片剂:每片15 mg;30 mg;100 mg。

(2)注射剂:每支0.1 g。

2.作用用途

本品属于长效催眠药,具有镇静、催眠、抗惊厥、抗癫痫作用。合用本品与解热镇痛药可增加其镇痛作用。本品还用于麻醉前给药,也用于治疗新生儿高胆红素血症。常用本品的钠盐。

3.用法用量

(1)口服:镇静、抗癫痫,每次 0.015～0.03 g,每天 3 次。催眠,睡前服 0.03～0.09 g。

(2)肌内注射(钠盐):抗惊厥,每次 0.1～0.2 g,必要时 4～6 h 重复 1 次,极量为 0.2～0.5 g。麻醉前给药,术前 0.5～1 h,肌内注射 0.1～0.2 g。

4.注意事项

不良反应可见头晕、嗜睡等,久用可产生耐受性及成瘾性,多次连用应警惕蓄积中毒。少数患者可发生变态反应。用于抗癫痫时不可突然停药,以免引起癫痫发作。肝、肾功能不良者慎用。密闭避光保存。

(二)异戊巴比妥(Amobarbital)

1.剂型规格

片剂:每片 0.1 g。胶囊剂:每粒 1 g。注射剂:每支 0.1 g;0.25 g;0.5 g。

2.作用用途

本品为中效巴比妥类催眠药,作用快而持续时间短。临床主要用于镇静、催眠、抗惊厥,也可用于麻醉前给药。

3.用法用量

(1)口服:催眠,于睡前半小时服 0.1～0.2 g。镇静,每次 0.02～0.04 g。极量:每次 0.2 g,每天 0.6 g。

(2)静脉注射或肌内注射(钠盐):抗惊厥,每次 0.3～0.5 g。极量:每次 0.25 g,每天 0.5 g。

4.注意事项

肝功能严重减退者禁用。久用本品可产生耐受性、依赖性。老年人或体弱者使用本品可能产生兴奋、精神错乱或抑郁,注意减少剂量。注射速度过快易出现呼吸抑制及血压下降,应缓慢注射,每分钟不超过 100 mg,小儿不超过 60 mg/m²,并严密监测呼吸、脉搏、血压,若有异常应立即停药。不良反应有头晕、困倦、嗜睡等。

(三)司可巴比妥(Secobarbital)

1.剂型规格

胶囊剂:每粒 0.1 g。注射剂:50 mg;100 mg。

2.作用用途

本品为短效巴比妥类催眠药,作用快,持续时间短(2～4 h),适用于入睡困难的失眠者,也可用于抗惊厥。

3.用法用量

成人用法如下。

(1)口服:催眠,每次 0.1 g;极量为每次 0.3 g。镇静,每次 30～50 mg,每天 3～4 次。麻醉前给药,每次 0.2～0.3 g,术前 1～2 h 服用。

(2)肌内注射:催眠,0.1～0.2 g。

(3)静脉注射:催眠,每次 50～250 mg。镇静,每次 1.1～2.2 mg/kg。抗惊厥,每次 5.5 mg/kg,需要时每隔 3～4 h 重复注射,静脉注射速度不能超过 50 mg/15 s。

4.注意事项

严重肝功能不全者禁用。对老年人及体弱者酌情减量。久用本品易产生耐受性、依赖性。

二、其他催眠药

(一)格鲁米特(Glutethimide)

1.剂型规格

片剂:每片 0.25 g。

2.作用用途

本品主要用于催眠,服后 30 min 可入睡,持续 4～8 h。对于夜间易醒和焦虑、烦躁引起的失眠效果较好,可代替巴比妥类药物,或与巴比妥类药物交替使用,可缩短快波睡眠时相(REM),久用之后停药能引起反跳,故不宜久用。本品还可用于麻醉前给药。

3.用法用量

口服:①催眠,每次 0.25～0.5 g。②镇静,每次 0.25 g,每天 3 次。③麻醉前给药,前一晚服 0.5 g,麻醉前 1 h 再服 0.5～1 g。

4.注意事项

有时出现恶心、头痛、皮疹等。久用能致依赖性和成瘾性。

(二)水合氯醛(Chloral Hydrate)

1.剂型规格

溶液剂:10%的溶液 10 mL。水合氯醛合剂:由水合氯醛 65 g、溴化钠 65 g、琼脂糖浆 500 mL、淀粉 20 g、枸橼酸 0.25 g、浓薄荷水 0.5 mL、蒸馏水适量共配成 1 000 mL。

2.作用用途

本品具有催眠、镇静、抗惊厥作用,多用于神经性失眠、伴有显著兴奋的精神病及破伤风痉挛、士的宁中毒等。本品在临床上主要用于催眠,特别是顽固性失眠及其他药物无效时。

3.用法用量

口服:临睡前 1 次口服 10 mL 10%的溶液。以水稀释为原来的 2～3 倍后服用或服其合剂(掩盖其不良臭味和减少刺激性)。灌肠:抗惊厥,将 15～20 mL 10%的溶液稀释为原来的 2～3 倍后一次灌入。

4.注意事项

胃炎、消化性溃疡患者禁用,严重肝、肾、心脏病患者禁用。本品的致死量在 10 g 左右,口服 4～5 g 可引起急性中毒,可见到针尖样瞳孔,其他症状类似巴比妥类药物中毒的症状。长期应用可产生依赖性和成瘾性,突然停药可出现谵妄、震颤等戒断症状。本品的刺激性较大,易引起恶心、呕吐。偶尔见过敏,如红斑、荨麻疹、湿疹样皮炎,偶尔发生白细胞计数减少。

(三)咪达唑仑(Midazolam)

1.剂型规格

片剂:每片 15 mg。注射剂:每支 5 mg(1 mL);15 mg(3 mL)。

2.作用用途

本品具有迅速镇静和催眠的作用,还具有抗焦虑、抗惊厥和肌松作用,适用于各种失眠症,特别适用于入睡困难及早醒,亦可作为术前及诊断时的诱眠用药。

3.用法用量

（1）成人用法用量如下。

口服：①失眠症，每晚睡前 7.5～15 mg。从低剂量开始，治疗时间为数天（不超过 2 周）。②麻醉前给药，每次 7.5～15 mg，麻醉诱导前 2 h 服。③镇静、抗惊厥，每次 7.5～15 mg。

肌内注射：术前用药，一般为 10～15 mg（0.1～0.15 mg/kg），术前 20～30 min 给药。可单用，也可与镇痛药合用。

静脉给药：①全麻诱导，0.1～0.25 mg/kg，静脉注射。②全麻维持，分次静脉注射，剂量和给药间隔时间取决于患者当时的需要。③局部麻醉或椎管内麻醉辅助用药，0.03～0.04 mg/kg，分次静脉注射。④对重症加强护理病房（ICU）患者镇静，先静脉注射 2～3 mg，再以 0.05 mg/（kg·h）静脉滴注维持。

（2）老年人：推荐剂量为每天 7.5 mg，每天 1 次。

（3）儿童：肌内注射，术前给药，为 0.15～0.2 mg/kg，麻醉诱导前 30 min 给药。

4.注意事项

有精神病和严重抑郁症的失眠症患者禁用。器质性脑损伤、严重呼吸功能不全者慎用。长期持续大剂量应用易引起成瘾性。④极少有遗忘现象。

（四）溴替唑仑（Brotizolam）

1.剂型规格

片剂：每片 0.25 mg。

2.作用用途

本品为短效苯二氮䓬类镇静催眠药，具有催眠、镇静、抗惊厥、肌肉松弛等作用。本品在临床上用于治疗失眠症，还可用于术前催眠。口服吸收迅速而完全，血药浓度达峰时间为 0.5～2 h。本品经肝脏代谢，大部分经肾由尿排出，其余随粪便排出，半衰期为 3.6～7.9 h。

3.用法用量

口服：①治疗失眠症，推荐剂量为每次 0.25 g，睡前服。②术前催眠，每次 0.5 mg。③用于失眠症，老年人的推荐剂量为每次 0.125 mg，睡前服。④用于长时间飞行后调整时差，每次 0.25 mg。⑤用于倒班工作后改善睡眠，每次 0.125 mg。

4.注意事项

精神病（如抑郁症）患者、急性呼吸功能不全者、重症肌无力患者、急性闭角型青光眼患者、孕妇、哺乳期妇女、18 岁以下患者禁用。肝硬化患者慎用。本品可产生药物耐受性或短暂性遗忘。本品可使高血压患者的血压下降，使用时应注意。用药期间不宜驾驶车辆或操作机器。

（五）佐匹克隆（Zopiclone）

1.剂型规格

片剂：每片 7.5 mg。

2.作用用途

本品为环吡咯酮类催眠药，具有很强的催眠和抗焦虑作用，并有肌松和抗惊厥作用。其作用迅速，能缩短入睡时间，延长睡眠时间，减少夜间觉醒和早醒次数。本品在临床上主要用于失眠症及麻醉前给药。

3.用法用量

口服：每次 7.5 mg，临睡前服，连服 21 d。肝功能不全者、年龄超过 70 岁者每次 3.75 mg。

手术前服7.5～10 mg。

4.注意事项

15 岁以下儿童、孕妇、哺乳期妇女、对本品过敏者禁用。肌无力，肝、肾功能、呼吸功能不全者慎用。驾驶员、高空作业人员、机械操作人员禁用。偶尔见嗜睡、口苦等。少数患者可出现便秘、倦怠、头晕等。

（闫培元）

第三节 抗癫痫药

癫痫是一种由各种原因引起的脑灰质的偶然、突发、过度、快速和局限性放电而导致的神经系统临床综合征。尽管近年来手术方法对难治性癫痫的治疗取得了很大进展，但 80% 的癫痫患者仍然可通过抗癫痫药物获得满意疗效。随着对抗癫痫药物的体内代谢和药理学参数研究的深入，临床医师能更加有效地使用抗癫痫药物，使抗癫痫治疗的效益和风险比达到最佳水平。

根据化学结构可将抗癫痫药物分为以下几类。①乙内酰脲类：苯妥英、美芬妥英等。②侧链脂肪酸类：丙戊酸钠、丙戊酰胺等。③亚氨基芪类：卡马西平。④巴比妥类：巴比妥钠、异戊巴比妥、甲苯比妥、扑米酮。⑤琥珀酰亚胺类：乙琥胺、甲琥胺、苯琥胺等。⑥磺胺类：乙酰唑胺、舒噻美等。⑦双酮类：三甲双酮、双甲双酮等。⑧抗癫痫新药：氨乙烯酸、氟氯双胺、加巴喷丁、拉莫三嗪、非尔氨酯、托吡酯。⑨激素类：促肾上腺皮质激素（ACTH），泼尼松。⑩苯二氮䓬类：地西泮、氯硝西泮等。

一、苯妥英钠

苯妥英钠别名大仑丁、二苯乙内酰脲、Dilantin、Diphenylhydantoin。

（一）药理作用与应用

该药能稳定细胞膜，调节神经元的兴奋性，抑制癫痫灶内发作性电活动的传播和扩散，阻断癫痫灶对周围神经元的募集作用。该药对于全身性强直阵挛发作、局限性发作疗效好，对精神运动性发作次之，对小发作无效，是临床上应用广泛的抗癫痫药物之一。口服主要经小肠吸收，成人单剂口服后达峰时间（t_{max}）为 3～8 h，长期用药后半衰期（$t_{1/2}$）为 10～34 h，平均 20 h。有效血浓度为 10～20 $\mu g/mL$，开始治疗后达到稳态所需时间为 7～11 d。

（二）不良反应

1.神经精神方面

神经症状有眩晕、构音障碍、共济失调、眼球震颤、视力模糊和周围神经病变。精神症状包括智力减退、人格改变、反应迟钝和神经心理异常。

2.皮肤、结缔组织和骨骼

可有麻疹样皮疹、多形性红斑、剥脱性皮炎和多毛。齿龈增生常见于儿童和青少年。小儿长期服用苯妥英钠可引起钙磷代谢紊乱、骨软化症和佝偻病。

3.造血系统

可发生巨红细胞贫血、再生障碍性贫血、白细胞计数减少等。

4.代谢和内分泌

该药可作用于肝药酶,加速皮质激素分解,也可抑制胰岛素分泌,降低血中三碘甲状腺原氨酸(T_3)的浓度。

5.消化系统

可有轻度厌食、恶心、呕吐和上腹疼痛,饭后服用可减轻症状。

6.致畸作用

癫痫母亲的胎儿发生颅面和肢体远端畸形的危险性增加,但是否与服用苯妥英钠有关目前尚无定论。

(三)注意事项

服用该药的患者应定期检查血常规和齿龈的情况,长期服用时应补充维生素 D 和叶酸。妊娠期妇女、哺乳期妇女和肝、肾功能障碍者慎用。

(四)禁忌证

对乙内酰脲衍生物过敏者禁用。

(五)药物相互作用

(1)合用苯妥英钠与卡马西平,可使两者的浓度交互下降。

(2)合用苯妥英钠与苯巴比妥,可降低苯妥英钠的浓度,降低疗效。

(3)合用苯妥英钠与扑米酮,有协同作用,可增强扑米酮的疗效。

(4)合用苯妥英钠与丙戊酸钠,可使苯妥英钠的血浓度降低。

(5)合用苯妥英钠与乙琥胺和三甲双酮,可抑制苯妥英钠的代谢,使其血浓度升高,增加毒性作用。

(6)合用苯妥英钠与三环类抗抑郁药,可使两者的作用均增强。

(7)合用苯妥英钠与地高辛,可增加地高辛的房室传导阻滞作用,引起心动过缓。地高辛能抑制苯妥英钠的代谢,增加其血浓度。

(8)不宜合用苯妥英钠与氯霉素、西咪替丁、磺胺甲噁唑。

(9)合用苯妥英钠与地西泮、异烟肼、利福平时,应监测血浓度,并适当调整剂量。

(10)合用苯妥英钠与孕激素类避孕药时可降低避孕药的有效性。

(六)用法与用量

成人,50～100 mg,每天 2～3 次,一般 200～500 mg/d,推荐每天给药 1 次,最好晚间服用,用超大剂量时可每天 2 次。儿童每天 5～10 mg/kg,分 2 次给药。静脉用药时,缓慢注射(低于 50 mg/min),成人15～18 mg/kg,儿童 5 mg/kg,注射时须做心电图监测。

(七)制剂

(1)片剂:100 mg。

(2)注射剂:5 mL：0.25 g。

(3)粉针剂:0.1 g,0.25 g。

二、乙苯妥英

乙苯妥英别名皮加隆、乙妥英。

(一)药理作用与应用

乙苯妥英的药理作用与苯妥英钠类似,但作用及不良反应均比苯妥英钠小。乙苯妥英在临

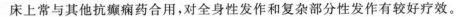

床上常与其他抗癫痫药合用,对全身性发作和复杂部分性发作有较好疗效。

(二)不良反应

其不良反应比苯妥英钠少,有头痛、嗜睡、恶心、呕吐,共济失调、多毛和齿龈增生少见。

(三)用法与用量

口服,成人开始剂量 0.5～1 g/d,每 1～3 d 增加 0.25 g,最大可达 3 g/d,分 4 次服用。儿童,1 岁以下 0.3～0.5 g/d,2～5 岁 0.5～0.8 g/d,6～12 岁 0.8～1.2 g/d。

(四)制剂

片剂:250 mg;500 mg。

三、美芬妥英

美芬妥英别名甲妥英、Methoin。

(一)药理作用与应用

其药理作用与苯妥英钠相似,但有镇静作用,主要用于对苯妥英钠效果不佳的患者,对小发作无效。

(二)不良反应

毒性较苯妥英钠强。不良反应有嗜睡、粒细胞计数减少、再生障碍性贫血、出皮疹、中毒性肝炎反应。

(三)用法与用量

成人,50～200 mg,每天 1～3 次。儿童,25～100 mg,每天 3 次。

(四)制剂

片剂:50 mg;100 mg。

四、丙戊酸钠

丙戊酸钠别名二丙二乙酸钠、抗癫灵、戊曲酯。

(一)药理作用与应用

该药可能通过增加脑内抑制性神经递质 γ-氨基丁酸(GABA)的含量,降低神经元的兴奋性,或直接稳定神经元细胞膜而发挥抗癫痫作用。口服吸收完全,血药浓度达峰时间为 1～4 h,$t_{1/2}$ 为 14 h,达到稳态所需时间为 4 d,有效血浓度为 67～82 μg/mL。该药是一种广谱抗癫痫药,对各型小发作、肌阵挛发作、局限性发作、大发作和混合型癫痫均有效,对复杂部分性发作、单纯部分性发作和继发性全身发作的效果不如其他一线抗癫痫药。此外该药还可用于治疗小舞蹈病、偏头痛、心律失常和顽固性呃逆。

(二)不良反应

1.消化系统症状

消化系统症状有恶心、呕吐、厌食、消化不良、腹泻、便秘等。治疗过程中还可发生血氨水平升高,少数患者可发生脑病。在小儿中使用丙戊酸钠以及合用丙戊酸钠与抗癫痫药的情况下容易发生肝、肾功能不全,表现为头痛、呕吐、黄疸、水肿和发热。一般情况下肝毒性的发生率很低,约为 1/50 000。严重肝毒性致死者罕见。

2.神经系统

神经系统常见震颤,也可有嗜睡、共济失调和易激惹症状。认知功能和行为障碍罕见。

3.血液系统

血液系统不良反应是由血小板计数减少和血小板功能障碍导致的出血时间延长、皮肤紫斑和血肿。

4.致畸作用

妊娠初期服药可致胎儿神经管发育缺陷和脊柱裂等。

5.其他

偶尔见心肌劳损、心律不齐、脱发、内分泌异常、低血糖、急性胰腺炎。

(三)注意事项

服用 6 个月以内应定期查肝功能和血常规。有先天代谢异常者慎用。

(四)禁忌证

肝病患者禁用。

(五)药物相互作用

(1)丙戊酸钠为肝药酶抑制剂,合用时能使苯巴比妥、扑米酮、乙琥胺的血浓度升高,而苯巴比妥、扑米酮、苯妥英钠、乙琥胺、卡马西平又可诱导肝药酶,加速丙戊酸钠的代谢,降低其血浓度。

(2)合用丙戊酸钠与阿司匹林可使游离丙戊酸钠血浓度显著升高,半衰期延长,导致丙戊酸钠蓄积中毒。

(六)用法与用量

1.抗癫痫

成人维持量为 600～1800 mg/d,儿童体重为 20 kg 以上时,每天不超过 30 mg/kg,体重＜20 kg 时可用至每天 40 mg/kg,对每天剂量一般分 2 次口服。

2.治疗偏头痛

1 200 mg/d,分 2 次口服,维持 2 周可显效。

3.治疗小舞蹈病

口服,每天 15～20 mg/kg,维持 3～20 周。

4.治疗顽固性呃逆

口服,初始剂量为每天 15 mg/kg,以后每 2 周每天剂量增加 250 mg。

(七)制剂

(1)丙戊酸钠片剂:100 mg;200 mg;250 mg。

(2)糖浆剂:5 mL：250 mg;5 mL：500 mg。

(3)丙戊酸胶囊:200 mg;250 mg。

(4)丙戊酸氢钠(肠溶片):250 mg;500 mg。

(5)丙戊酸/丙戊酸钠(控释片):500 mg。

五、丙戊酸镁

(一)药理作用与应用

丙戊酸镁是新型广谱抗癫痫药,药理作用与丙戊酸钠相同。该药适用于各种类型的癫痫发作。

（二）不良反应

不良反应有嗜睡、头昏、恶心、呕吐、厌食、胃肠道不适，多为暂时性。

（三）注意事项

孕妇、肝病患者和血小板计数减少者慎用。用药期间应定期检查血象。

（四）药物相互作用

合用该药与苯妥英钠和卡马西平可增加肝脏毒性，应避免合用。

（五）用法与用量

口服，成人每次 200～400 mg，每天 3 次，最大可用至 600 mg，每天 3 次。儿童每天 20～30 mg/kg，分 3 次服用。

（六）制剂

片剂：100 mg；200 mg。

六、丙戊酰胺

丙戊酰胺别名丙缬草酰胺、癫健安、二丙基乙酰胺。

（一）药理作用与应用

其抗惊厥作用比丙戊酸钠的抗惊厥作用强。该药是一种作用强见效快的抗癫痫药，在临床上用于各型癫痫。

（二）不良反应

不良反应有头痛、头晕、恶心、呕吐、厌食和出皮疹，多可自行消失。

（三）用法与用量

口服，成人，0.2～0.4 g，每天 3 次。儿童每天 10～30 mg/kg，分 3 次口服。

（四）制剂

片剂：100 mg；200 mg。

七、唑尼沙胺

唑尼沙胺别名 Exogran。

（一）药理作用与应用

该药分子具有磺酰胺结构。该药对碳酸酐酶有抑制作用，对癫痫灶放电有明显的抑制作用。口服易吸收，t_{max} 为 5～6 h，$t_{1/2}$ 为 60 h。该药在临床上主要用于全面性发作、部分性发作和癫痫持续状态。

（二）不良反应

主要不良反应为困倦、焦躁、抑郁、产生幻觉、头痛、头晕、食欲缺乏、呕吐、腹痛、白细胞计数减少、贫血和血小板计数减少。

（三）注意事项

不可骤然停药，肝功能与肾功能不全者、机械操作者、孕妇和哺乳期妇女慎用。定期检查肝功能与肾功能和血常规。

（四）用法与用量

成人初量 100～200 mg，分 1～3 次口服，逐渐加量至 200～400 mg，分 1～3 次口服。每天最大剂量为 600 mg。儿童 2～4 mg/kg，分 1～3 次口服，逐渐加量至 8 mg/kg，分 1～3 次口服，每天最大剂量为12 mg/kg。

（五）制剂

片剂：100 mg。

八、三甲双酮

（一）药理作用与应用

三甲双酮在体内代谢成二甲双酮起抗癫痫作用，机制不明。三甲双酮口服吸收好，t_{max} 为 30 min 以内，其代谢产物二甲双酮的 $t_{1/2}$ 为10 d或更长。三甲双酮主要用于其他药物治疗无效的失神发作，也用于肌阵挛和失张力发作。

（二）不良反应

不良反应有骨髓抑制、嗜睡、行为异常、脱发，还有出现皮疹、胃肠道反应、肾病综合征、肌无力综合征。该药有严重的致畸性。

（三）禁忌证

孕妇禁用。

（四）用法与用量

口服，成人维持量为 750～1 250 mg/d，儿童每天 20～50 mg/kg。

（五）制剂

（1）片剂：150 mg。

（2）胶囊剂：300 mg。

（闫培元）

第四节 抗肾上腺素药

肾上腺素受体阻滞剂能阻断肾上腺素受体从而拮抗去甲肾上腺素能神经递质或肾上腺素受体激动剂的作用。这类药物按对 α、β 肾上腺素受体选择性的不同，分为 α 受体阻滞剂、β 受体阻滞剂及 α、β 受体阻滞剂三大类。

一、α 肾上腺素受体阻滞剂

α 受体阻滞剂能选择性地与 α 肾上腺素受体结合，阻断神经递质或肾上腺素受体激动剂与 α 受体结合，从而产生抗肾上腺素作用。它们能将肾上腺素的升压作用翻转为降压作用，这种现象被称为"肾上腺素作用的翻转"。这是因为 α 受体阻滞剂选择性地阻断了与血管收缩有关的 α 受体，与血管舒张有关的 β 受体未被阻断，所以肾上腺素的血管收缩作用被取消，而血管舒张作用充分地表现出来。对主要作用于血管 α 受体的去甲肾上腺素，它们只取消或减弱其升压效应而无"翻转作用"。对主要作用于 β 受体的异丙肾上腺素的降压作用则无影响（图 4-1）。

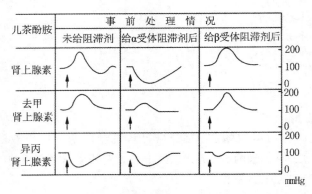

图 4-1　给肾上腺素受体阻滞剂前、后儿茶酚胺对犬的血压的作用

根据这类药物对 α_1、α_2 受体的选择性不同,可将其分为三类:①非选择性 α 受体阻滞剂,如酚妥拉明、酚苄明。②α_1 受体阻滞剂,如哌唑嗪。③α_2 受体阻滞剂,如育亨宾(常作为科研的工具药)。

(一)非选择性 α 受体阻滞剂

以酚妥拉明为例,下面介绍酚妥拉明的具体内容。

1.药理作用

酚妥拉明为竞争性 α 受体阻滞剂,对 α_1、α_2 受体具有相似的亲和力。该药与 α 受体结合力较弱,易于解离,作用温和,作用维持时间短。

(1)血管:静脉注射能使血管舒张,使肺动脉压和外周血管阻力降低,血压下降。其主要机制是对血管平滑肌 α_1 受体的阻断作用和直接舒张血管作用。

(2)心脏:具有心脏兴奋作用,使心肌收缩力增强,心率加快,心排血量增加。这是由于血管舒张、血压下降可反射性兴奋交感神经;加上该药可阻断神经末梢突触前膜 α_2 受体,反馈性地促进去甲肾上腺素释放,激动心脏 β_1 受体。偶尔可致心律失常。

(3)其他作用有拟胆碱和拟组胺样作用,使胃肠平滑肌兴奋、胃酸分泌增加,出现恶心、呕吐、腹痛等症状。

2.临床应用

(1)治疗外周血管痉挛性疾病,如雷诺综合征、血栓闭塞性脉管炎。

(2)治疗静脉滴注去甲肾上腺素发生外漏时所造成的血管痉挛,也用于肾上腺素等拟交感胺药物过量所致的高血压。

(3)用于肾上腺嗜铬细胞瘤的鉴别诊断、骤发高血压危象的治疗及手术前的控制性降压。曾有致死的报告,故应特别慎重。

(4)抗休克:由于该药具有增加心排血量、扩张血管、降低外周阻力、解除微循环障碍等作用,适用于感染性、心源性和神经源性休克。但给药前必需补足血容量。目前主张合用酚妥拉明与去甲肾上腺素以对抗去甲肾上腺素的强大的收缩血管作用,保留其加强心肌收缩力的作用。

(5)治疗急性心肌梗死及充血性心力衰竭。在心力衰竭时,因心排血量不足,交感张力增加,外周阻力增大,肺充血,肺动脉压力升高,易产生肺水肿。酚妥拉明既可扩张小动脉、降低外周阻力,使心脏后负荷明显降低;又可扩张小静脉,使回心血量减少,减轻心脏的前负荷;总的效果是心排血量增加,心力衰竭得以减轻。

3.不良反应

常见的不良反应有胃肠平滑肌兴奋所致的腹痛、腹泻、呕吐和诱发溃疡病。静脉给药可引起严重的心律失常和心绞痛。胃炎,胃、十二指肠溃疡病,冠心病患者慎用。

酚苄明,口服仅有 20％～30％ 吸收。因刺激性强,故不做肌内或皮下注射,仅做静脉注射。该药的脂溶性高,大剂量用药可积蓄于脂肪组织中,缓慢释放,故作用持久。该药主要经肝代谢,经肾及胆汁排泄。一次用药,作用可维持 3～4 d。酚苄明可与受体形成牢固的共价键,属于非竞争性 α 受体阻滞剂。药理作用与临床应用和酚妥拉明相似。其扩张血管降压作用与血管的功能状态有关。当交感神经张力高、血容量低或取直立体位时,其扩张血管及降压作用明显。该药在临床上用于治疗外周血管痉挛性疾病,也可适用于休克及嗜铬细胞瘤所致高血压的治疗。不良反应有直立性低血压、反射性心动过速、心律失常及鼻塞。口服可致恶心、呕吐、思睡及疲乏等。

(二)α$_1$ 受体阻滞剂

α$_1$ 受体阻滞剂对动脉和静脉的 α$_1$ 受体有较高的选择性阻断作用,对去甲肾上腺素能神经末梢突触前膜 α$_2$ 受体亲和力极弱,因此在拮抗去甲肾上腺素和肾上腺素的升压作用的同时,并不促进神经末梢释放去甲肾上腺素。

临床常用哌唑嗪、特拉唑嗪及多沙唑嗪等,主要用于良性前列腺增生及高血压病的治疗。

(三)α$_2$ 受体阻滞剂

α$_2$ 受体在介导交感神经系统反应中起重要作用。育亨宾为选择性 α$_2$ 受体阻滞剂,易进入中枢神经系统,阻断 α$_2$ 受体,可促进去甲肾上腺素的释放,增加交感神经张力,导致血压升高,心率加快。育亨宾主要用作实验研究中的工具药。

二、β肾上腺素受体阻滞剂

β肾上腺素受体阻滞剂能选择性地和 β 受体结合,竞争性阻断去甲肾上腺素能神经递质或肾上腺素受体激动剂与 β 受体结合,从而拮抗其拟肾上腺素作用。可将 β 肾上腺素受体阻滞剂分为非选择性的 β$_1$、β$_2$ 受体阻滞剂和选择性的 β$_1$ 受体阻滞剂这两类。该类药物中有些除了具有 β 受体阻断作用外,还具有一定的内在拟交感活性,因此上述两类药物又可分为有内在拟交感活性及无内在拟交感活性。

β肾上腺素受体阻滞剂的种类较多,但基该药理作用相似。

(一)药理作用

1.β受体阻断作用

(1)心血管系统:由于阻断心脏 β$_1$ 受体,心率减慢,心肌收缩力减弱,心排血量减少,心肌耗氧量下降,血压略降。由于其对血管 β$_2$ 受体也有阻断作用,加上心脏功能受到抑制,反射地兴奋交感神经引起血管收缩和外周阻力增加,肝、肾和骨骼肌等血管的血流量减少,冠脉血流量也减少。

(2)支气管平滑肌:因阻断支气管平滑肌上的 β$_2$ 受体,支气管平滑肌收缩而增加呼吸道阻力。但这种作用较弱,对正常人的影响较小,但对支气管哮喘或慢性阻塞性肺疾病患者,则可诱发或加重哮喘的急性发作。选择性 β$_1$ 受体阻滞剂此作用较弱。

(3)代谢:可抑制糖原分解及脂肪代谢,对正常人的血糖水平无影响,但可抑制阿尔茨海默病引起的高血糖反应,延缓用胰岛素后血糖水平的恢复。甲状腺功能亢进时,β 受体阻滞剂可抑制甲状腺素(T$_4$)转变为三碘甲腺原氨酸(T$_3$),有效控制甲状腺功能亢进症状。

（4）肾素：β受体阻滞剂通过阻断肾小球球旁细胞的 $β_1$ 受体而抑制肾素的释放，这可能也是其降血压机制之一。

2.内在拟交感活性

药物对受体的阻断作用和激动作用并非截然分开，有些β肾上腺素受体阻滞剂与β受体结合后除能阻断受体外，对β受体还有部分激动作用，也称内在拟交感活性（ISA）。由于这种作用较弱，一般被其β受体阻断作用所掩盖。ISA 较强的药物在临床应用时，其抑制心肌收缩力，减慢心率和收缩支气管作用一般较不具 ISA 药物为弱。

3.膜稳定作用

实验证明，有些β受体阻滞剂具有局部麻醉作用和奎尼丁样作用，即降低细胞膜对钠离子的通透性，产生膜稳定作用，所需浓度为β受体阻滞剂有效血浓度的 $50\sim100$ 倍，此外，无膜稳定作用的β受体阻滞剂对心律失常仍然有效，因此这种作用被认为在常用量时与其治疗作用的关系不大。

4.其他

普萘洛尔有抗血小板聚集作用。另外，β受体阻滞剂尚有降低眼内压的作用，这可能是由减少房水的形成所致。

（二）临床应用

1.心律失常

该类药对多种原因引起的快速型心律失常有效，如窦性心动过速、全身麻醉药或拟肾上腺素药引起的心律失常。

2.心绞痛和心肌梗死

该类药对心绞痛有良好的疗效。对心肌梗死，长期应用（两年以上）可降低复发率和猝死率。

3.高血压

该类药是治疗高血压的基础药物，能使高血压患者的血压下降，有效控制原发性高血压。合用其与血管扩张药和利尿药降压效果更好。

4.其他

该类药用于改善焦虑状态，辅助治疗甲状腺功能亢进及甲状腺危象，对控制激动不安，心动过速和心律失常等症状有效，并能降低基础代谢率。普萘洛尔亦试用于偏头痛、肌震颤、肝硬化的上消化道出血等的治疗。噻吗洛尔可减少房水形成，降低眼内压，常局部用药治疗原发性开角型青光眼。

（三）不良反应

主要不良反应有恶心、呕吐、轻度腹泻等消化道症状，停药后迅速消失。偶尔见过敏性皮疹和血小板计数减少。严重的不良反应常与用药不当有关，主要有下述几种。

1.诱发或加剧支气管哮喘

由于对支气管平滑肌的 $β_2$ 受体有阻断作用，非选择性β受体阻滞剂可使呼吸道阻力增加，诱发或加剧哮喘，选择性 $β_1$ 受体阻滞剂一般不引起上述的不良反应，但这类药物的选择性往往是相对的，故对哮喘的患者仍应慎重使用。

2.心血管反应

由于对心脏 $β_1$ 受体有阻断作用，心脏功能抑制，心功能不全、窦性心动过缓和房室传导阻滞的患者对该类药物的敏感性提高，会加重病情，甚至引起重度心功能不全、肺水肿、房室传导完全阻滞或停搏等严重后果。

3.反跳现象

长期应用β受体阻滞剂,突然停药,常引起原来的病情加重,医师一般认为这是长期用药后β受体上调对内源性儿茶酚胺的敏感性增大所致,因此长期用药者应逐渐减量。

4.其他

偶尔见眼、皮肤黏膜综合征,个别患者有幻觉、失眠和抑郁症状。

(四)禁忌证

该类药禁用于严重左心室功能不全、窦性心动过缓、重度房室传导阻滞和支气管哮喘的患者。

(五)常用药物

1.普萘洛尔

普萘洛尔是等量的左旋和右旋异构体的消旋品,左旋体的β受体阻断作用是右旋体的$50\sim100$倍。

(1)体内过程:口服吸收率大于90%,首过消除率为$60\%\sim70\%$。口服后血浆达峰时间为$1\sim3$ h,$t_{1/2}$为$2\sim5$ h。该药体内分布广泛,易于通过血-脑屏障和胎盘屏障,也可分泌于乳汁中。主要经肝脏代谢,其主要代谢产物4-羟普萘洛尔尚有一定β受体阻断作用。代谢产物的90%以上经肾排泄。不同个体口服相同剂量的普萘洛尔,血浆高峰浓度最大值为最小值的25倍,这是肝消除能力不同所致。因此临床用药需从小剂量开始,逐渐增加至适宜剂量。

(2)药理作用及临床应用:普萘洛尔具有较强的β受体阻断作用,对β_1和β_2受体的选择性很低,无内在拟交感活性。用药后心率减慢,心肌收缩力和心排血量减少,冠脉血流量下降,心肌耗氧量明显减少,可使高血压患者的血压下降。可用于治疗心律失常、心绞痛、高血压、甲状腺功能亢进等。

2.纳多洛尔

纳多洛尔对β_1和β_2受体的亲和力大致相同,阻断作用持续时间长,$t_{1/2}$达$10\sim12$ h,缺乏膜稳定性和内在拟交感活性。纳多洛尔β受体阻断作用与普萘洛尔相似,强度约为后者的6倍。且可增加肾血流量,所以在肾功能不全且需用β受体阻滞剂时可首选此药。纳多洛尔口服吸收少,生物利用度低,在体内代谢不完全,主要以原形从肾脏排泄。

三、α、β肾上腺素受体阻滞剂

该类药物对α受体和β受体均有阻断作用,但对β受体的阻断作用强于对α受体的阻断作用。其在临床上主要用于高血压的治疗,以拉贝洛尔为代表,目前开发出的新药还有布新洛尔、阿罗洛尔和氨磺洛尔等。

以拉贝洛尔为例。

(一)体内过程

拉贝洛尔的脂溶性较高,口服吸收好,部分被首过消除。拉贝洛尔的$t_{1/2}$为$4\sim6$ h,血浆蛋白结合率为50%。拉贝洛尔主要在肝脏代谢,仅有4%以原形经肾脏排出。

(二)药理作用及临床应用

拉贝洛尔是相对较新的α、β受体阻滞剂的代表。对β受体的阻断作用约为普萘洛尔的2/5,对α受体的阻断作用为酚妥拉明的$1/10\sim1/6$,对β受体的阻断作用强于对α受体的阻断作用。

有较弱的内在拟交感活性和膜稳定作用。

与普萘洛尔相比较,在等效剂量下,拉贝洛尔的降压作用出现得较快,而心率减慢作用较轻。由于具有对 β_2 受体的内在拟交感活性及药物的直接作用,拉贝洛尔可使血管舒张,可增加肾血流量,而普萘洛尔则使肾血流量减少。

拉贝洛尔多用于中度和重度高血压及心绞痛的治疗,静脉注射可用于高血压危象。

(三)不良反应

常见不良反应有眩晕、乏力、恶心等。少数患者可出现直立性低血压。哮喘及心功能不全者禁用。

按对 α、β 肾上腺素受体选择性的不同,肾上腺素受体阻滞剂分为 α 受体阻滞剂、β 受体阻滞剂及 α、β 受体阻滞剂三大类。α 受体阻滞剂在临床上用于治疗外周血管痉挛性疾病、抗休克、诊治嗜铬细胞瘤、对抗去甲肾上腺素外漏引起的血管收缩等的治疗。β 受体阻滞剂品种繁多,已成为治疗快速型心律失常、高血压、心绞痛、顽固性心功能不全等疾病的重要药物。α、β 受体阻滞剂作为强效降压药,临床上主要用于治疗中度至重度的各型高血压和心绞痛。

(闫培元)

第五节　抗　胆　碱　药

一、M 受体阻滞剂

常用的药物有阿托品、东莨菪碱、山莨菪碱、丙胺太林和哌仑西品等,以阿托品为例进行介绍。

(一)药物作用

该类药能选择性阻断 M 受体,对抗乙酰胆碱或拟胆碱药的 M 样作用。

(二)临床用途

1.解除平滑肌痉挛

该类药对过度兴奋的胃肠平滑肌松弛作用明显,用于缓解胃肠绞痛及膀胱刺激症状。

2.抑制腺体分泌

该类药对汗腺、唾液腺作用最明显,用于全麻前给药、严重盗汗和流涎症。

3.眼科用药

该类药散瞳、升眼压、导致远视(调节麻痹),在临床上可用于虹膜睫状体炎、虹膜晶状体粘连(与缩瞳药交替使用)和小儿验光。

4.兴奋心脏

剂量较大时该类药使心率加快和房室传导加快,常用于治疗窦性心动过缓和房室传导阻滞。

5.扩血管

剂量大时该类药能解除小血管痉挛,用于治疗感染中毒性休克。

6.对抗 M 样作用

该类药用于解救有机磷中毒。有机磷中毒的患者对阿托品的敏感性远比正常人低,其用量不受药典规定的极量限制,使用总量随中毒程度不同可相差很大。要及早、足量、反复注射阿托品,直至达到"阿托品化"。"阿托品化"的主要指征是:瞳孔扩大,口干及皮肤干燥,颜面潮红,肺部湿啰音消失,轻度躁动不安及心率加快等。对以上指征需全面观察,综合分析,灵活判断。

(三)不良反应

1.外周反应

常见口干,皮肤干燥、潮红,视近物模糊,瞳孔扩大,心率加快,体温升高等外周症状。

2.中毒反应

阿托品过量中毒除外周症状加重外,还可出现中枢兴奋症状,如烦躁、谵妄、出现幻觉甚至惊厥。严重中毒时由兴奋转入抑制而出现昏迷、呼吸麻痹。

(四)禁忌证

青光眼、前列腺肥大、高热患者禁用。

二、胆碱酯酶复活药

以氯解磷定为例进行介绍。氯解磷定又名氯磷定、氯化派姆。

(一)药物作用

1.使胆碱酯酶复活

该药与磷酰化胆碱酯酶中的有机磷结合,使胆碱酯酶与有机磷解离,恢复胆碱酯酶的活性。

2.与游离的有机磷结合

该药防止中毒进一步加深。

(二)临床用途

该药用于解救有机磷中毒。对有机磷的解毒作用有一定选择性。对内吸磷、对硫磷中毒的疗效较好,对敌敌畏、敌百虫中毒效果较差,对乐果中毒则无效。对轻度有机磷中毒,可单独应用氯解磷定或阿托品以控制症状;中度、重度中毒时则必须合并应用阿托品。

三、用药监护

(一)用药监测

(1)用治疗量的阿托品时应观察心率变化,心率每分钟高于100次,体温高于38 ℃及眼内压高的患者不宜用阿托品。

(2)用药期间注意监测阿托品化指征的出现。

(3)大剂量应用阿托品时应严密观察外周和中枢中毒症状的出现。若出现呼吸加快,瞳孔扩大,中枢兴奋症状及猩红热样皮疹,多为阿托品中毒,应及时向医师报告,及时处理。对外周症状可用拟胆碱药毛果芸香碱或新斯的明对抗治疗。有机磷中毒,使用阿托品过量时不能用新斯的明。中枢兴奋症状可用镇静药苯巴比妥或地西泮对抗治疗。

(4)应用解磷定期间应观察患者的体液平衡情况,如有脱水,需补充体液。

(二)用药护理

(1)应用阿托品常见外周轻症在停药后可逐渐消失,不需特殊处理。但在用药前应向患者或家属说明药物可能引起的不良反应,并介绍一些简便的防治措施,如口干可少量多次饮水,解除口腔黏膜干燥感。

(2)用阿托品滴眼时应压迫内眦,防止药液经鼻腔黏膜吸收而产生不良反应。

（3）应用阿托品等抗胆碱药前应劝患者排尿、排便，用药后多饮水及多食含纤维食物，减少尿潴留及便秘的发生。

（4）有机磷农药中毒时应及早使用胆碱受体阻滞剂，防止胆碱酯酶老化。

（5）胆碱酯酶复活药（氯解磷定）在体内迅速被分解，维持时间短（仅 1.5～2.0 h），应根据病情需要反复给药，彻底解毒。

（6）对阿托品中毒除按一般中毒处理外，必须及时用 4% 的鞣酸溶液清除体内过量药物，并皮下注射 0.25～0.50 mL 毛果芸香碱，每 10～15 min 1 次，至中毒症状消失。

（7）一旦怀疑有机磷酸酯类中毒，应立即除去被污染的衣物，用清水或肥皂水彻底清洗皮肤，减少农药经皮肤黏膜吸收；若为口服中毒，应马上用 2% 的 $NaHCO_3$ 或 1% 的盐水反复洗胃，再用硫酸镁导泻。敌百虫口服中毒不能用碱性溶液洗胃，对硫磷中毒，忌用高锰酸钾洗胃。

（8）抢救有机磷酯类中毒患者时，一定要保持患者的呼吸道通畅，防止肺水肿、脑水肿、呼吸衰竭，积极预防感染。

（闫培元）

第六节　拟　胆　碱　药

拟胆碱药可激动胆碱受体，产生与乙酰胆碱类似的作用。按药物作用机制可将拟胆碱药分为直接拟胆碱药和间接拟胆碱药。直接激动胆碱受体的是胆碱受体激动剂。抑制胆碱酯酶活性，间接升高受体部位乙酰胆碱的浓度，提高内源性乙酰胆碱的生物效应的是胆碱酯酶抑制剂（或称抗胆碱酯酶药）。若按药物对胆碱受体作用的选择性，分为 M、N 胆碱受体激动剂，M 胆碱受体激动剂和 N 胆碱受体激动剂。

一、M 胆碱受体激动剂

M 胆碱受体激动剂可分为两类，即胆碱酯类和天然的拟胆碱生物碱。胆碱酯类主要包括乙酰胆碱、卡巴胆碱、醋甲胆碱和贝胆碱。天然的拟胆碱生物碱有毛果芸香碱、槟榔碱和毒草碱。

（一）乙酰胆碱（ACh）

乙酰胆碱为胆碱能神经递质，性质不稳定，极易被体内乙酰胆碱酯酶（AChE）水解破坏。其能特异性作用于各类胆碱受体，选择性差，故无临床实用价值；但其为内源性神经递质，分布较广，具有非常重要的生理功能，因而必须熟悉该递质的作用。其作用如下所述。

1.M 样作用

激动 M 胆碱受体，表现出兴奋胆碱能神经全部节后纤维所产生的作用，如心脏抑制、腺体分泌增加、血管扩张、瞳孔缩小。

（1）扩张血管，降低血压。

（2）抑制心脏，减慢心肌收缩力和心率。

（3）兴奋内脏平滑肌，使其收缩。兴奋胃肠道、泌尿道平滑肌并可促进胃、肠分泌，导致恶心、嗳气、呕吐、腹痛及排便、排尿等症状。

（4）腺体分泌增加，如出汗、流涎。

(5)使瞳孔括约肌和睫状肌收缩,致瞳孔缩小,调节痉挛。

2.N样作用

(1)激动 N_N 受体(N_1 受体)相当于兴奋神经节,使节后神经兴奋。表现为交感神经和副交感神经同时兴奋所产生的作用,同时兴奋肾上腺素髓质分泌肾上腺素。总体表现为胃肠道、膀胱等处的平滑肌收缩加强,腺体分泌增加,心肌收缩力加强和小血管收缩,血压上升。

(2)激动 N_M 受体(N_2 受体):本品激动运动终板的 N_M 受体,使骨骼肌收缩。

(二)毛果芸香碱

毛果芸香碱属于 M 胆碱受体激动剂,是从毛果芸香属植物中提出的生物碱。本品选择性地激动 M 胆碱受体,产生 M 样作用。对眼和腺体的作用强,而对心血管的作用小。其作用和临床应用如下所述。

1.眼

滴眼后可引起缩瞳、降低眼内压和调节痉挛等作用(图 4-2)。

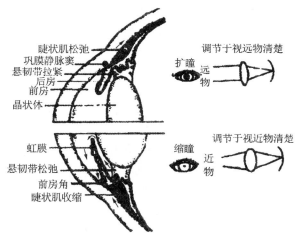

图 4-2 M 胆碱受体激动剂和阻滞剂对眼的作用

(箭头表示房水流通及睫状肌收缩或松弛方向。上:胆碱
受体阻滞剂对眼的作用;下:胆碱受体激动剂对眼的作用)

(1)缩瞳:激动虹膜瞳孔括约肌的 M 胆碱受体,使虹膜瞳孔括约肌收缩,瞳孔缩小。局部用药后作用可持续数小时至 1 d。

(2)降低眼内压:通过缩瞳作用可使虹膜向中心拉动,虹膜根部变薄,从而使处于虹膜周围的前房角间隙扩大,房水易于经滤帘进入巩膜静脉窦,使眼内压下降。

(3)调节痉挛:毛果芸香碱激动动眼神经支配的 M 受体。使睫状肌向瞳孔中心方向收缩,导致牵拉晶状体悬韧带松弛,晶状体由于本身有弹性而变凸,屈光度增加,此时远距离物体不能清晰地成像于视网膜上,故视远物模糊,视近物清楚。这种作用被称为调节痉挛。

2.腺体

毛果芸香碱激动腺体的 M 受体。皮下注射 $10 \sim 15$ mg 可使汗腺、唾液腺分泌明显增加。

3.临床应用

该药全身用于抗胆碱药(如阿托品)中毒的抢救,局部用于治疗青光眼。

(1)治疗青光眼:青光眼分为闭角型及开角型,毛果芸香碱均适用。可以用低浓度的毛果芸香碱(2%以下)滴眼,用于治疗闭角型青光眼(充血性青光眼)。该药对开角型青光眼(单纯性青光眼)的早期也有一定疗效,但机制未明,常用 1‰～2‰的溶液滴眼。

(2)治疗巩膜炎:与散瞳药阿托品交替使用,使瞳孔扩张、收缩交替出现,从而防止虹膜睫状体发炎时虹膜与晶状体粘连。

4.不良反应

该药的滴眼液浓度过高(2%以上)或过量吸收后出现 M 胆碱受体过度兴奋症状,可用阿托品拮抗。

5.用药注意及禁忌证

(1)滴眼时应压迫内眦,避免药液流入鼻腔后吸收中毒。

(2)禁用于急性虹膜炎。

(三)卡巴胆碱

卡巴胆碱对 M、N 胆碱受体的作用与乙酰胆碱相似,但卡巴胆碱不易被胆碱酯酶水解,作用时间较长。该药对膀胱和肠道作用明显,故可用于术后腹胀气和尿潴留,仅用于皮下注射,禁止静脉注射给药。该药的不良反应较多,且阿托品对它的解毒效果差,故目前该药主要用于局部滴眼来治疗青光眼。

二、抗胆碱酯酶药

胆碱酯酶是一种水解乙酰胆碱的特殊酶,主要存在于胆碱能神经元、神经肌肉接头及其他某些组织中,此酶对于生理浓度的乙酰胆碱作用最强,特异性也较高。抗胆碱酯酶药与胆碱酯酶的亲和力比乙酰胆碱大得多,分为易逆性抗胆碱酯酶药和难逆性抗胆碱酯酶药。

(一)易逆性抗胆碱酯酶药

1.新斯的明

(1)抑制胆碱酯酶,产生 M 和 N 样作用:新斯的明可与乙酰胆碱竞争与胆碱酯酶的结合,抑制胆碱酯酶的活性,使胆碱能神经末梢释放的乙酰胆碱破坏减少,突触间隙中的乙酰胆碱积聚,表现出 M 样和 N 样作用。

(2)直接激动 N_M 受体(N_2 受体):新斯的明除了有抑制胆碱酯酶的作用外,还能直接与骨骼肌运动终板上 N_M 受体结合,促进运动神经末梢释放乙酰胆碱,加强骨骼肌收缩作用,故对骨骼肌作用最强,对胃肠道和膀胱等平滑肌作用较强,对心血管、腺体、眼和支气管平滑肌作用较弱。

(3)治疗重症肌无力:该病为神经肌肉接头传递障碍所致慢性疾病,这是一种自身免疫性疾病,主要症状是骨骼肌呈进行性收缩无力,临床表现为受累骨骼肌极易疲劳。新斯的明为治疗重症肌无力常规使用药物,用来控制疾病的症状。

(4)治疗术后腹气胀及尿潴留:新斯的明能加快肠蠕动及增加膀胱张力,从而促进排气、排尿。

(5)用于阵发性室上性心动过速:新斯的明的 M 样作用使心率减慢。

(6)用于非去极化型肌松药的解毒:如用于筒箭毒碱中毒的解救。

(7)不良反应较少,过量可产生恶心、呕吐、腹痛、出汗、心动过缓、肌肉震颤和无力。

(8)治疗重症肌无力时,可口眼给药,也可皮下或肌内注射给药。静脉注射给药时有一定危险性,特别要防止剂量过大引起兴奋过度而转入抑制,致使肌无力症状加重。

(9)使用前应先测心率,如果心动过缓,先用阿托品使心率增至 80 次/分钟后再用本品。

(10)解救筒箭毒碱中毒时应先给患者吸氧,并备好阿托品。

(11)禁用于支气管哮喘、机械性肠梗阻、泌尿道梗阻及心绞痛等患者。

2.毒扁豆碱

毒扁豆碱是从西非毒扁豆的种子中提取的一种生物碱,现已人工合成。

(1)毒扁豆碱的作用与新斯的明相似,但无直接兴奋作用。眼内局部应用时,其作用类似于毛果芸香碱,但奏效快、作用强而持久,表现为瞳孔缩小,眼内压下降,可维持1~2 d。吸收后外周作用与新斯的明相似,表现为 M、N 胆碱受体激动作用;进入中枢后亦可抑制中枢 AChE 的活性而产生作用,表现为小剂量兴奋、大剂量抑制。

(2)局部用于治疗青光眼,常用 0.05%的溶液滴眼。

(3)用该药滴眼后可致睫状肌收缩而引起调节痉挛,出现头痛。大剂量中毒时可致呼吸麻痹。

(4)与毛果芸香碱相比,毒扁豆碱的刺激性较强,长期给药时,患者不易耐受。临床应用时,可先用该药滴眼数次,后改用毛果芸香碱维持疗效。滴眼时应压迫内眦,以免药液流入鼻腔后吸收中毒。

3.吡斯的明

吡斯的明的作用与新斯的明类似,口服吸收较差,故临床应用时剂量较大,起效缓慢,作用时间较长。吡斯的明主要用于治疗重症肌无力,疗程通常少于 8 周,亦可用于治疗麻痹性肠梗阻和术后尿潴留。不良反应与新斯的明相似,但 M 胆碱受体效应较弱。

4.加兰他敏

加兰他敏是一种从石蒜科植物中提取的生物碱,其作用类似新斯的明,用于治疗重症肌无力和脊髓灰质炎后遗症,也可用于治疗竞争性神经肌肉阻滞剂过量中毒。

5.安贝氯铵

安贝氯铵的作用类似新斯的明,但较持久。该药主要用于重症肌无力的治疗,尤其适用于不能耐受新斯的明或吡斯的明的患者。

(二)难逆性抗胆碱酯酶药

1.有机磷酸酯类

有机磷酸酯类能与胆碱酯酶牢固地结合,且结合后不易水解,因此酶的活性难以恢复,致使体内乙酰胆碱持久积聚而引起中毒。有机磷酸酯类对人、畜均有毒性,主要用作农作物及环境杀虫,常见的有敌百虫、马拉硫磷、乐果、敌敌畏等。有些剧毒物质(如沙林、塔崩及梭曼)还被用作化学战争的神经毒气,在应用时,如管理不妥或防护不严均可造成人畜中毒。因此必须掌握这些物质的中毒表现及防治解救方法。

2.烟碱

烟碱是 N 胆碱受体激动剂的代表,从烟草中提取,可兴奋自主神经节和神经肌肉接头的 N 胆碱受体。其对神经节的 N 受体作用呈双相性,小剂量激动 N 受体,大剂量却阻断 N 受体。烟碱对神经肌肉接头 N 受体作用与其对神经节 N 受体作用类似,由于烟碱作用广泛、复杂,无临床实用价值。

(闫培元)

第五章　心血管系统疾病常用药

第一节　强　心　苷

一、概述

强心苷主要包括洋地黄类制剂以及从其他植物提取的强心苷,如毒毛花苷K、羊角拗苷、羚羊毒苷、黄夹苷、福寿草总苷。洋地黄类制剂是一类具有选择性作用于心脏的药物,在临床上已经使用了200多年,积累了丰富的经验。虽然仍有许多问题有待进一步研究,但临床实践和研究表明,洋地黄类制剂仍是目前治疗心力衰竭的常用、有效的药物之一。尽管新的增强心肌收缩力的药物不断问世,但没有任何一种强心药物能取代洋地黄的位置。洋地黄类强心苷不但能减轻心力衰竭患者的症状,改善患者的生活质量,而且能降低心力衰竭患者的再住院率,对死亡率的影响是中性的,这是儿茶酚胺类和磷酸二酯酶类强心剂所不能比拟的。

洋地黄类制剂现已有300余种,但临床上经常使用的只有5～6种。在临床实践中,如果能掌握好一种口服制剂和一种静脉制剂,就能较好地处理充血性心力衰竭。为此,应掌握好洋地黄的负荷量、维持量、给药方法、适应证、特殊情况下的临床应用、中毒的临床表现及处理方法。

洋地黄类制剂是通过增强心肌收缩力的药理作用而发挥其治疗心力衰竭作用的,因此,它不能治疗那些只有心力衰竭症状和体征,但并非由心肌收缩力减小所致疾病的患者,它也不能用于治疗由舒张功能障碍所致心力衰竭的患者,特别是那些心腔大小和射血分数正常的患者;也就是说,使用洋地黄类制剂治疗心力衰竭只适用于那些心腔增大和射血分数降低的心力衰竭患者。使用洋地黄类制剂治疗室上性心动过速、心房扑动和心房纤颤时,必须排除预激综合征和室性心动过速,否则可能招致致命性后果。

本节重点介绍临床上常用、疗效肯定的一些制剂。

二、药理作用

(一)正性肌力作用

洋地黄的正性肌力作用是其抑制心肌细胞膜上的 Na^+,K^+-ATP 酶,抑制 Na^+ 和 K^+ 的主动转运,结果使心肌细胞内 K^+ 减少,Na^+ 增加。细胞内 Na^+ 增加能刺激 Na^+ 与 Ca^{2+} 交换增加。结果,进入细胞的 Ca^{2+} 增加,Ca^{2+} 具有促进心肌细胞兴奋-收缩偶联的作用,故心肌收缩力增强。已知心肌耗氧量主要取决于心肌收缩力、心率和室壁张力这 3 个因素。虽然洋地黄使心肌收缩力增强可导致心肌耗氧量增加,但同时又使衰竭的心脏排空充分,室腔内残余的血量减少,心脏容积随之缩小,室壁张力下降,这又降低了心肌耗氧量。而且,心肌收缩力增强,心排血量增加,又能反射性地使心率下降和降低外周血管阻力,使心排血量进一步增加,这都有利于进一步降低心肌耗氧量。因此,对心力衰竭来说,使用洋地黄后心肌总的耗氧量不是增加而是减少,心脏工作效率提高。

(二)电生理影响

治疗剂量的洋地黄略降低窦房结的自律性,减慢房室传导,降低心房肌的应激性,缩短心房肌的不应期而延长房室结的不应期。中毒剂量的洋地黄使窦房结的自律性明显降低、下级起搏点的自律性增强、浦肯野纤维的舒张期除极坡度变陡,形成后电位震荡幅度增大,窦房、房室间及心房内传导减慢,心房肌、房室结和心肌不应期延长。中毒剂量的洋地黄所引起的电生理改变,为冲动形成或传导异常所致的心律失常创造了条件。

(三)自主神经系统效应

洋地黄可通过自主神经系统作用于心肌,具有拟迷走和拟交感作用。其拟迷走神经系统作用使窦性心律减慢、房室传导减慢、心房异位起搏点自律性降低,心房不应期缩短。洋地黄的拟交感作用使心肌收缩力增强。大剂量的洋地黄还能兴奋中枢神经系统,并可因交感神经冲动增强而诱发异位性心律失常。

鉴于不同的洋地黄制剂的拟迷走神经和拟交感神经作用不同,故提出了极性和非极性洋地黄的概念。极性洋地黄(如毒毛花苷 K、毛花苷 C、地高辛)的拟迷走神经作用较强。非极性强心苷(如洋地黄叶、洋地黄毒苷)的拟交感作用较强,具有较强的正性肌力作用,但易诱发或加重异位激动形成。

(四)外周血管作用

洋地黄本身具有增加外周阻力的作用。但心力衰竭患者使用洋地黄后心肌收缩力增强,心排血量增加,故反射性地使交感神经活性降低,小动脉和小静脉扩张,外周阻力反较使用洋地黄前下降,因而有助于使心排血量进一步增加。

(五)对肾脏的作用

心力衰竭患者使用洋地黄后尿量增加。洋地黄对肾脏的作用可能是:①心排血量增加而使肾血流量增加,肾小球滤过率增加。②肾血流量增加后,肾素-血管紧张素-醛固酮系统活性下降,这既可以使外周阻力进一步下降,又可使尿量增加。尿量增加可能不是洋地黄对肾脏直接作用的结果。

(六)对心率的影响

治疗剂量的洋地黄可使心力衰竭患者的心率下降,其主要机制:洋地黄的拟迷走神经作用使窦房结的自律性降低;在心肌收缩力增加的同时,心排血量增加,通过颈动脉窦、主动脉弓的压力感受器的反射机制,使交感神经紧张性下降;心排血量增加使肾血流量增加,因而肾素-血管紧张素-醛固酮系统的活性降低。

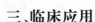

三、临床应用

(一)常用强心苷简介

临床上经常使用的强心苷有 5 种,分别是洋地黄叶、洋地黄毒苷、地高辛、毛花苷 C 和毒毛花苷 K。

使用上述任何一种洋地黄制剂,都需熟练掌握其剂量、负荷量、给药方法及维持量的补充方法,及时判断洋地黄的体存量是否不足或过量。这就要求用药医师随时观察心脏病患者用药后的治疗反应,必要时测定血液中洋地黄的浓度,以供用药时参考。

(二)有关强心苷的基本概念

近年来药代动力学研究表明,任何一种药物,只要用药剂量和时间间隔不变,那么经过该药的 5～6 个半衰期以后,该药在体内的血药浓度就会达到稳态水平,被称为坪值水平,即坪值浓度。此后,即使继续用药,体内的总药量也不会再改变。坪值是随着用药剂量和时间间隔变化的量。例如,每天用药剂量较大或用药间隔较短,坪值就高;反之则低。以地高辛为例,其半衰期为 36 h,每天服用0.25 mg,经过 7 d 就会达到坪值水平,此时地高辛的血清浓度为 1～1.5 ng/mL,是发挥强心作用的最佳水平。但是,药物的吸收、代谢、排泄受体内多种因素的影响,因此,药物的血浓度或坪值也不是绝对不变的。在定时定量服用地高辛一段时间后,有可能发生地高辛用量不足或过量中毒的情况。这就要求用药过程中密切观察患者的治疗反应,监测地高辛的血药浓度。

以往过分强调在短时间内给患者较大剂量的洋地黄,以达到最大疗效而不出现中毒反应,此时体内蓄积的洋地黄的量被称为"化量""饱和量"或"全效量"。近年来研究表明,洋地黄的作用与其血浓度的关系并非"全和无"的关系,而是小剂量(低浓度)小作用,大剂量(较高浓度)大作用,即两者呈线性关系。为此,研究者又提出"负荷量"的概念、"每天维持量"疗法、达到有效血浓度的给药方法。

(1)体存量:指患者体内洋地黄的蓄积量。

(2)化量、饱和量、全效量:三者的含义基本相似,指达到最大或最好疗效时洋地黄的体存量。

(3)有效治疗量、负荷量:两者的含义相近,指发挥较好疗效时最小的洋地黄体存量,相当于洋地黄化量的 1/2～2/3。临床上采用负荷量的概念后,大大减少了洋地黄中毒的发生率,而治疗心力衰竭的疗效并未降低。负荷量的概念及用药方法尤其适用于慢性充血性心力衰竭的患者。

(4)维持量及维持量疗法:维持量是指每天必须给适当剂量的洋地黄,以补充药物每天在体内代谢及排泄的量,从而保持洋地黄的有效血浓度相对稳定。

洋地黄的维持量疗法是指每天给予维持量的洋地黄,经过该药的 5 个半衰期后,体内的洋地黄浓度便达到有效治疗水平。然后继续给予维持量,以补充每天的代谢量和排泄量。显而易见,每天维持量疗法只适用于半衰期较短(如地高辛)的洋地黄制剂,而不适用于半衰期较长(如洋地黄叶)的洋地黄制剂,因为若采用地高辛每天维持量疗法,达到有效治疗浓度 7 d,而洋地黄毒苷则需要 28 d。每天维持量疗法只适用于那些轻、中度慢性充血性心力衰竭的患者。

(三)给药方法

1.速给法

在 24 h 内达到负荷量,以静脉注射为佳,亦可采用口服途径。速给法适用于急危重患者,如急性左心衰竭、阵发性室上性心动过速和快速性心房纤颤。

2.缓给法

缓给法在 2～3 d 达到负荷量,以口服为佳,适用于轻症和慢性患者。

3.每天维持量疗法

每天服用维持量的洋地黄,经过该药的 5 个半衰期以后,即可达到该药的有效治疗浓度。地高辛的半衰期短,所以每天口服 0.25 mg,5～7 d 即可达到负荷量的要求,而洋地黄毒苷的半衰期长,需经一个月才能达到负荷量的要求,故每天维持量疗法只适用于地高辛,而不适用于洋地黄毒苷。慢性或轻度心功能不全患者用这种方法较好。

4.补充维持量

五种洋地黄制剂的维持量不同。但每一例患者每天补充多少,维持给药多长时间,应根据患者的治疗反应来决定。例如,有的患者地高辛的维持量只需要 0.125 mg,而个别患者地高辛的维持量可达 0.5 mg。

(四)制剂的选择

1.根据病情轻重缓急选

病情紧急或危重者宜选用起效快,经静脉给药的制剂,如毛花苷 C、毒毛花苷 K;反之,可选用口服地高辛或洋地黄毒苷。

2.根据洋地黄的极性非极性特点选

极性强心苷包括毒毛花苷 K、毛花苷 C 和地高辛,其拟迷走神经作用较强,容易引窦性心动过缓,房室传导阻滞及恶心、呕吐等反应,因而适用于阵发性室上性心动过速、快速性心房纤颤或房扑等。非极性强心苷包括洋地黄毒苷、洋地黄叶,其拟交感作用较强,很少引起恶心、呕吐,发生窦性心动过缓或房室传导阻滞也较少,能更充分地发挥正性肌力作用,使心力衰竭的症状得到更好的改善。

(五)适应证和禁忌证

1.适应证

(1)患者有各种原因引起的急、慢性心功能不全。

(2)患者有室上性心动过速。

(3)患者有快速心室率的心房纤颤或心房扑动。

洋地黄是治疗收缩功能障碍所致心功能不全最好的强心药,大系列临床试验研究表明,洋地黄不但能显著改善心力衰竭的症状和体征,改善患者的生活质量,而且能减少住院率,对死亡率的影响为中性的。这是任何其他类别的强心剂所不能比拟的。目前医师认为,只要患者有心力衰竭的症状和体征,就应长期使用洋地黄治疗。

2.禁忌证

(1)预激综合征合并室上性心动过速、快速性心房纤颤或心房扑动(QRS 波群宽大畸形者)。

(2)患者有室性心动过速。

(3)患者有肥厚性梗阻型心肌病。

(4)患者有房室传导阻滞。

(5)患者有单纯二尖瓣狭窄、窦性心律时发生的肺淤血症状。

(6)患者处于电复律或奎尼丁复律时。

(六)特殊情况下强心苷的临床应用

(1)对高输出量心力衰竭患者,洋地黄的疗效较差,纠正原有的基础病变更为重要。高输出量心脏病常见于甲状腺功能亢进、脚气性心脏病、贫血性心脏病、动静脉瘘、慢性肺心病、急性肾小球肾炎、妊娠、类癌综合征和高动力性心血管综合征。

(2)肺心病患者由于慢性缺氧及感染,对洋地黄的耐受性很低,疗效较差,且易发生心律失常,故处理这种情况与处理一般心力衰竭有所不同。强心剂的剂量宜小,一般为常规剂量的 $1/2\sim2/3$,同时宜选用作用快、排泄快的强心剂,如毒毛花苷 K 或毛花苷 C。低氧血症和感染均可使心律增快,故不宜以心率作为衡量强心药疗效的指标。用药期间应注意纠正缺氧,防治低钾血症。应用洋地黄的指征是:①心力衰竭患者的感染已被控制,呼吸功能已改善,利尿剂不能取得良好疗效而反复水肿;②以右心衰竭为主要表现而无明显急性感染的诱因;③出现急性左心衰竭。

(3)预激综合征合并心房颤动或扑动时,由于大部分激动经旁路下传心室,故可引起极快的心室率。若此时使用洋地黄,则可使旁路不应期进一步缩短,使房室传导进一步减慢,心房激动大部分经旁路传到心室,可引起极快的心室率,使 R-R 间期有可能缩小到 $0.20\sim0.25$ s,此时室上性激动很容易落在心室易损期上,从而引起室颤。故凡有条件的医院在使用洋地黄以前应常规描记心电图,以排除房颤合并预激的可能。

(4)预激综合征合并室上性心动过速、QRS 波群宽大畸形者不宜使用洋地黄治疗,因为患者有可能转变为预激合并心房颤动,进而引起心室纤颤。

(5)治疗室性期前收缩一般不选用洋地黄治疗,但若室性期前收缩是由于心力衰竭引起且的确与洋地黄无关,则使用洋地黄治疗不但无害,反而有利于消除室性期前收缩。出现由洋地黄中毒引起的室性期前收缩,应立即停用洋地黄。

(6)对急性心肌梗死合并心房纤颤或室上性心动过速者,一般不首选洋地黄治疗,因洋地黄增加心肌耗氧量和心肌应激性,不仅可能引起梗死面积扩大,还可能引起室性心律失常或猝死。但急性心肌梗死合并心房纤颤及充血性心力衰竭时,仍可慎用洋地黄制剂。

(7)急性心肌梗死合并充血性心力衰竭时,若无快速性心房纤颤或阵发性室上性心动过速,头 24 h 内不主张使用洋地黄。还有的学者认为急性心肌梗死头 6 h 内为使用洋地黄的绝对禁忌证,12 h 内为相对禁忌证,24 h 后在其他治疗无效的情况下才考虑使用洋地黄。还有的学者认为,心肌梗死 1 周内使用洋地黄也不能发挥有益作用。急性心肌梗死后早期使用洋地黄治疗其合并的心力衰竭,疗效不佳的主要原因是心室尚未充分重塑,心室腔尚未扩大,此时心力衰竭的主要原因是心室舒张功能障碍所致,因此,使用洋地黄治疗无效,反而有害。

(8)室性心动过速是使用洋地黄的禁忌证,但若室性心动过速是由心力衰竭引起的,并且与洋地黄中毒无关,使用多种抗心律失常药物无效者,仍可使用洋地黄治疗。

(9)二尖瓣狭窄患者在窦性心律情况下发生心力衰竭,是二尖瓣口过小,导致肺淤血所致。此时使用洋地黄对二尖瓣口的大小无影响,却使右室心肌收缩力增强,右室排血量增多,故肺淤血更为严重。二尖瓣狭窄合并快速性心房纤颤时使用洋地黄,是为了控制心室率、延长心室充盈期,故心排血量增加。

(10)病窦综合征合并心功能不全的患者是否使用洋地黄治疗仍有争议。近年来的研究表明,洋地黄并不抑制窦房传导,反而促进其传导,缩短窦房结恢复时间,并可防治心力衰竭;特别是对慢快综合征的防治有重大作用。一般来说,病窦综合征患者快速性心律失常发作时,可使用洋地黄,但剂量宜偏小;如果是病窦综合征合并心力衰竭,应慎用洋地黄,对这种患者可选用非强心苷类正性肌力药物,如多巴胺或多巴酚丁胺,必要时应安置人工心脏起搏器。

(11)房室传导阻滞合并充血性心力衰竭是否可使用洋地黄仍有争议。研究者一般认为Ⅰ度房室传导阻滞的心力衰竭患者可以慎用洋地黄,Ⅱ度房室传导阻滞的心力衰竭患者最好不用洋地黄,以防发展为Ⅲ度房室传导阻滞;Ⅲ度房室传导阻滞的心力衰竭患者不应使用洋地黄。Ⅱ、Ⅲ房室传导阻滞的心力衰竭患者可使用多巴胺或多巴酚丁胺治疗;如果必需使用洋地黄治疗,应先安置人工心脏起搏器。

(12)室内传导阻滞常指左或右束支阻滞,或双束支阻滞。治疗剂量的洋地黄不抑制室内传导,因此,室内传导阻滞不是使用洋地黄的反指征。洋地黄不增加室内传导阻滞发展为Ⅲ度房室传导阻滞的发生率。

(13)肥厚型梗阻性心肌病患者一般禁忌使用洋地黄,因为洋地黄增强心肌收缩力,加重梗阻症状。但肥厚型心肌病合并快速性心房纤颤或心力衰竭时,可使用洋地黄,因此时心排血量下降,梗阻症状已不突出,故可使用洋地黄治疗,但剂量应减少。

(14)心内膜弹力纤维增生症合并心力衰竭时,强调长期使用洋地黄维持治疗,一直到症状、X线片、心电图恢复正常两年后才逐渐停药。不应突然停药,以防死亡。但患者对洋地黄的耐受性较低,易发生洋地黄中毒,故洋地黄的用量应偏小,并应密切观察治疗反应。

(15)法洛四联症患者应慎重使用洋地黄,因洋地黄可以加重右室漏斗部的肌肉痉挛,使右室进入肺动脉的血流进一步减少,加重缺血症状。

(16)心绞痛患者一般不使用洋地黄缓解症状。但夜间心绞痛患者发作前常有血流动力学改变,如肺毛血管嵌压和肺动脉压升高,外周血管阻力增加,心排血指数下降,提示夜间心绞痛可能与夜间心功能不全有关,故对夜间心绞痛可试用洋地黄治疗。卧位心绞痛可能与取卧位时迷走神经张力增大致冠状动脉痉挛有关,也可能与卧位时回心血量增多致心功能不全有关,故对卧位心绞痛仍可试用洋地黄治疗。此外,伴有心脏肥大及左室功能不全的患者,在发生心肌梗死前使用洋地黄能减少心肌缺血程度和减少心肌梗死面积。

(17)高血压病患者急性左心衰竭发作或伴有充血性心力衰竭时,不应首选洋地黄治疗。对这种患者应首先使用血管扩张剂和利尿剂,迅速降低心脏前、后负荷。若患者的血压降为正常水平以后仍有心力衰竭症状,才考虑使用洋地黄制剂。

(18)电复律及奎尼丁复律前必需停用地高辛 1 d 以上,停用洋地黄毒苷 3 d 以上,以防转复心律过程中发生严重室性心律失常或心室纤颤。

(19)缩窄性心包炎患者使用洋地黄不能缓解症状,但在行心包剥离术前使用洋地黄可防止术后发生严重心力衰竭和心源性休克。

(20)无心力衰竭的心脏病患者是否需要使用洋地黄应具体情况具体分析。医师一般认为心脏病患者分娩、输血、输液、并发肺炎时,可预防性给予洋地黄。感染性休克患者经补液、纠正酸中毒、合用抗生素和激素后,休克仍未满意纠正时,可给予洋地黄。有的学者认为,对心脏增大的幼儿,特别是心胸比例>65%者,应预防性给予洋地黄。

(21)快速性心房纤颤合并或不合并心力衰竭的患者,使用洋地黄控制心室率时,应将心室率控制在休息时 70~80 次/分钟,活动后不超过 100 次/分钟。单独使用洋地黄控制心室率疗效不好时,可用维拉帕米或普萘洛尔。近年来有的学者提出,合用维拉帕米与洋地黄可引起致命性房室传导阻滞,且维拉帕米有诱发洋地黄中毒的危险,故不主张合用这两种药;而合用普萘洛尔与洋地黄,有诱发或加重心力衰竭的危险,故有学者提出合用硫氮䓬酮与洋地黄疗效较好。使用洋地黄控制快速性心房纤颤患者的心室率时,洋地黄的用量可以稍大一些,例如,未使用过洋地黄的患者在头 24 h 内可分次静脉注射毛花苷 C,总量达 1.2 mg。此外,个别患者在静脉注射 0.2～0.4 mg 毛花苷 C 后,心室率反而较用药前增快,此时应做心电图检查,若排除预激综合征,再静脉注射 0.2～0.4 mg 毛花苷 C,可使心率明显下降。

(22)窦性心律的心力衰竭患者使用洋地黄时,不应单纯以心率的快慢来指导用药。若在使用比较足量的洋地黄以后心率仍减慢不明显,应注意寻找有无使心率加快的其他诱因,如贫血、感染、缺氧、甲状腺功能亢进、血容量不足、风湿活动、心肌炎、发热。心力衰竭患者达到洋地黄化的指标应是综合性的,下列指标可供用药时参考:窦性心律者,心率减少到 70～80 次/分钟,活动后为 80～90 次/分钟。心房纤颤者,心率应减少到 70～90 次/分钟。尿量增多,水肿消退,体重减轻;呼吸困难减轻,发绀减轻;肺水肿减轻,肺部啰音减退;肿大的肝脏缩小;患者的一般状况改善,如精神好转,体力增加,食欲增进。

(23)妊娠心脏病患者,在妊娠期间应避免过劳,保证休息,限盐,避免并治疗心力衰竭的其他诱因。学者一般认为,对风湿性心脏病心功能 Ⅱ～Ⅳ 级、过去有心力衰竭史、心脏中度扩大或严重二尖瓣狭窄、心房纤颤或心率经常在 110 次/分钟以上者,应给予适当剂量的洋地黄。在分娩期,若心率＞110 次/分钟,呼吸＞20 次/分钟,有心力衰竭先兆,为防止发生心力衰竭,应快速洋地黄化。孕妇已出现心力衰竭时,如果心力衰竭严重,应选择作用快速的制剂。使用快速制剂使症状改善后,可改用口服制剂。

(24)甲状腺功能亢进引起的心脏病绝大多数合并快速性心房纤颤,在使用洋地黄类制剂控制心室率的同时,应特别注意甲亢的治疗。这种患者对洋地黄的耐受性大,如果使用了足量的洋地黄以后,心室率控制仍不满意,加用 β 受体阻滞剂可收到良好疗效。如果甲亢合并心房纤颤的患者无心力衰竭,单独使用 β 受体阻滞剂控制心室率就可获得良效。

四、强心苷中毒

洋地黄的治疗量大,是洋地黄中毒量的 60％。洋地黄的中毒量,大是洋地黄致死量的 60％。心力衰竭患者洋地黄中毒的发生率可达 20％,洋地黄中毒是患者的死亡原因之一。洋地黄中毒的诱发因素很多,但最重要的是心功能状态和心肌损害的严重程度。有学者报告,正常人一次口服地高辛 100 片,经治疗后好转,治疗过程中未出现或仅出现一度房室传导阻滞等心脏表现;换言之,在常规使用洋地黄的过程中,若患者出现洋地黄中毒的心脏表现,常提示其心肌损害严重。下面讨论洋地黄中毒的诱因、临床表现及防治方法。

(一)强心苷中毒的诱发因素

1.洋地黄过量

洋地黄过量常见于较长期使用洋地黄而剂量未做适当调整的患者。只要剂量及用药间隔不变,其坪值应稳定在某一水平上。但洋地黄的吸收、代谢及排泄受许多因素的影响,特别是受肝、肾功能状态的影响,故长期服用固定剂量的洋地黄者可发生洋地黄不足或中毒。也有个别患者在短期内使用过多的洋地黄而引起中毒。

2.严重心肌损害

有严重心肌炎、心肌病、大面积心肌梗死及顽固性心力衰竭等严重心肌损害的患者,对洋地黄的耐受性降低,其中毒量与治疗量十分接近,有的患者的中毒量甚至小于治疗量,故很容易发生洋地黄中毒,并且其中毒表现几乎都是心脏方面的。健康人对洋地黄的耐受性很强,即使一次误服常用量十几倍的洋地黄(如地高辛),也很少发生心脏方面的毒性表现。

3.肝肾功能损害

洋地黄毒苷、毛花苷 C 等主要经肝脏代谢,例如,地高辛、毒毛花苷 K 主要经肾脏代谢。故肝肾功能不全的患者仍按常规剂量使用洋地黄时,易发生中毒。肝脏病变时使用地高辛,肾脏病变时使用洋地黄毒苷,可减少中毒的发生率。

4.老年人和瘦弱者

老年人和瘦弱者的身体肌肉总量减少,而肌肉可以结合大量洋地黄,故他们易发生洋地黄中毒。只要肥胖者和瘦弱者的肌肉净重相似,则他们的洋地黄治疗量和中毒水平也相似。老年人不但肌肉瘦弱,而且常有不同程度的肝、肾功能减退,故易发生洋地黄中毒。此外,老年人易患病窦综合征,也是容易发生中毒的原因之一。许多学者建议,老年心力衰竭患者服用洋地黄的剂量应减半,例如,每天口服 0.125 mg 地高辛。

5.甲状腺功能减退

甲状腺功能减退的患者对洋地黄的敏感性增大,故易发生中毒。使用洋地黄治疗甲状腺功能减退合并心力衰竭的患者时,应使用 1/2～2/3 的常规剂量,并且同时加用甲状腺素。应从小剂量开始服用甲状腺素,若剂量过大,反而会诱发或加重心力衰竭。

6.电解质紊乱

低钾、低镁、高钙时易发生洋地黄中毒。故使用洋地黄过程中应避免低钾、低镁和高钙血症。使用排钾性利尿剂时,应注意补钾。只要不是高镁血症,常规静脉补镁还有助于纠正心力衰竭。长期使用糖皮质激素的心力衰竭患者容易发生低钾血症,故这种患者使用洋地黄过程中,一般不宜补钙,以防诱发洋地黄中毒甚至发生心室纤颤。但若患者发生明显的低钙症状,如低钙抽搐,则可以补钙。低钙患者经补钙后还可以提高洋地黄的疗效。补钙途径可经口服、静脉滴注或静脉注射,但应避免同时静脉注射洋地黄和钙剂,如果需要静脉注射这两种药物,则两药间隔应为3～6 h,最好在 8 h 以上。

7.缺氧

缺氧可使心肌对洋地黄的敏感性增大,从而诱发洋地黄中毒。肺心病患者洋地黄的治疗量应较一般患者减少 1/2。

8.严重心力衰竭

严重心力衰竭提示心肌损害严重,故易发生洋地黄中毒。心力衰竭的程度越重,使用洋地黄越要小心谨慎。

9.风湿活动

有风湿活动的患者常合并风湿性心肌炎,使心肌损害进一步加重,故易发生洋地黄中毒。风湿性心脏瓣膜病合并风湿活动常不易诊断,下列各项指标提示合并风湿活动:常患感冒、咽炎并伴有心悸、气短;出现不明原因的肺水肿;血沉增快或右心衰竭时血沉正常,心力衰竭好转时血沉反而增快;有关节不适感;常出现心律失常,如期前收缩、阵发性心动过速、心房纤颤;低热或体温正常但伴有明显的出汗;心功能恶化,无任何其他原因;出现新的杂音或心音改变(需除外感染性心内膜炎);洋地黄的耐受性低,疗效差,容易中毒。

(二)强心苷中毒的表现

1.胃肠道反应

胃肠道反应包括厌食、恶心、呕吐,有的患者表现为腹泻,极少表现为呃逆。上述症状若发生在心力衰竭一度好转后或发生在增加洋地黄剂量后,排除其他药物的影响,应考虑为洋地黄中毒。

2.心律失常

在服用洋地黄的过程中,心律突然转变,例如,由规则转变为不规则,由不规则转变为规则,突然加速或显著减慢,都是诊断洋地黄中毒的重要线索。强心苷中毒可表现为各种心律失常,其中房室传导阻滞的发生率为42%。但具有代表性的心律失常是房性心动过速伴房室传导阻滞及非阵发性交界性心动过速伴房室分离。房室传导阻滞伴异位心律提示与洋地黄中毒有关。心房纤颤患者若出现成对室性期前收缩,应视为洋地黄中毒的特征性表现。多源性室性期前收缩呈二联律及双向性或双重性心动过速也具有诊断意义。

3.心功能再度恶化

经洋地黄治疗后心力衰竭一度好转,但在继续使用洋地黄的过程中,心功能再度恶化,无明显原因,应疑及强心苷中毒。

4.神经系统表现

表现为头痛、失眠、忧郁、眩晕、乏力甚至精神错乱。

5.视觉改变

黄视、绿视及视觉改变。

在服用洋地黄的过程中,心电图可出现鱼钩形的 ST-T 变化,这并不表示为洋地黄中毒的毒性作用,只表示患者已使用过洋地黄。而且,在洋地黄中毒引起心律失常时,心电图上一般不出现这种特征性的 ST-T 改变。

应用洋地黄制剂治疗心力衰竭时,测定其血清浓度,对诊断洋地黄中毒有一定参考价值。一般地高辛治疗浓度在 0.5~2.0 ng/mL。地高辛浓度为 1.5 ng/mL,多表示无中毒。但患者的病情各异,心肌对洋地黄的敏感性和耐受性差异很大。因此,不能单凭测定其血清浓度得出有无中毒的结论,必须结合临床表现进行全面分析。

(三)强心苷中毒的处理

1.停用强心苷

若有低钾、低镁等电解质紊乱,应停用利尿剂。胃肠道反应常于停药后 2~3 d 消失。

2.补钾

洋地黄中毒常伴有低钾,但血清钾正常并不代表细胞内不缺钾,故低钾和血钾正常者都应补钾。心电图上明显 u 波与低钾有关,但低钾并不一定都出现高大 u 波;心电图上 u 波高大者一般提示低钾,故 u 波高大者可以补钾。补钾可采用口服或静脉滴注,静脉补钾的浓度不宜超过 0.5%,最好不超过 0.3%。补钾量应视病情及治疗反应而定。补钾时切忌静脉注射,以防发生严重心律失常而死亡。但有学者报告 2 例患者因低钾(血清钾分别为 2.0 mmol/L 及 2.2 mmol/L)发生心室纤颤,各种治疗措施(包括反复电除颤)均不能终止室颤发作,最后将 1~2 mL10% 的氯化钾加入 20 mL5% 的葡萄糖溶液中静脉注射而终止了心室纤颤发作。

3.补镁

镁是 ATP 酶的激动剂,缺镁时钾不易进入细胞内,故顽固性低钾经补钾治疗仍无效时,常表明患者缺镁,此时应补镁。有的学者认为洋地黄中毒时,不论血钾水平如何,也不论心律失常的性质如何,只要不是高镁血症,均可补镁。补镁后洋地黄中毒症状常很快消失。补镁还有助于纠正心力衰竭、增进食欲。对肾功能不全、神志不清和呼吸功能抑制者应慎重补镁,以防加重昏迷及诱发呼吸停止。补镁方法为将 10 mL25％的硫酸镁稀释后静脉注射或静脉滴注,但以静脉滴注较安全,每天一次,7～10 d 为 1 个疗程。

4.苯妥英钠

苯妥英钠为治疗洋地黄中毒引起的各种过期前收缩动和快速性心律失常最安全、有效的药物,治疗室速更为适用。服用洋地黄患者必需紧急电复律时,也常在复律前给予苯妥英钠,以防引起更为严重的心律失常。给药方法:将 100～200 mg 苯妥英钠溶于 20 mL 注射用水中,静脉注射。每分钟50 mg。必要时每隔 10 min 静脉注射 100 mg,但总量为 250～300 mg。继之口服,每次 50～100 mg,每 6 h 一次,维持 2～3 d。

5.利多卡因

利多卡因适用于室性心律失常。常用方法:首次剂量为 50～100 mg,将其溶于 20 mL10％的葡萄糖溶液中,静脉注射;必要时每隔 10～15 min 重复注射一次,但总量为 250～300 mg。继之以 1～4 mg/min 静脉滴注。

对洋地黄中毒引起的快速性心律失常也可以选用美西律、普萘洛尔、维拉帕米、普鲁卡因胺、奎尼丁、溴苄胺、阿普林定等治疗。有学者报告使用酚妥拉明、胰高血糖素及氯氮等治疗亦有效。

6.治疗缓慢型心律失常

一般停用洋地黄即可,若心律<50 次/分钟,可皮下、肌内或静脉注射 0.5～1.0 mg 阿托品或 10 mg 山莨菪碱,或口服心宝等。一般不首选异丙肾上腺素,以防引起或增加室性异位搏动。

7.考来烯胺

考来烯胺在肠道内络合洋地黄,打断洋地黄的肝-肠循环,从而减少洋地黄的吸收和血液浓度。用药方法:每次 4～5 g,每天 4 次。

8.特异性地高辛抗体

该药用于治疗严重的地高辛中毒,它可使心肌地高辛迅速转移到抗体上,形成失去活性的地高辛片段复合物。虽然解毒效应迅速而可靠,但可致心力衰竭的恶化。

9.电复律和心脏起搏

对洋地黄中毒引起的快速性心律失常一般不采用电复律治疗,因为电复律常引起致命性心室纤颤。只有在各种治疗措施均无效时,才把电复律作为最后一种治疗手段。在电复律前应静脉注射利多卡因或苯妥英钠,复律应从低能量(5 J)开始,无效时逐渐增加除颤能量。洋地黄中毒引起的严重心动过缓(心室率<40 次/分钟),伴有明显的脑缺血症状或发生晕厥等症状,药物治疗无效时,可考虑安置人工心脏起搏器。为预防心室起搏时诱发严重心律失常,宜同时使用利多卡因或苯妥英钠。

五、与其他药物的相互作用

(一)抗心律失常药物

1.奎尼丁

合用地高辛与奎尼丁,可使 90％以上患者的血清地高辛浓度升高,并可由此引起洋地黄中毒的症状及有关心电图表现。奎尼丁引起血清地高辛浓度升高的机制是竞争组织结合部,使地高辛进入血液；减少地高辛经肾脏及肾外的排出；可能增加胃肠道对地高辛的吸收速度。合用两种药时，为避免发生地高辛中毒，应将地高辛的剂量减半，或采用替代疗法，即将地高辛改为非糖苷类强心剂，或将奎尼丁改为普鲁卡因胺或丙吡胺等。

2.普鲁卡因胺

合用普鲁卡因胺与地高辛时，血清地高辛浓度无明显改变。普鲁卡因胺可用于治疗洋地黄中毒引起的快速性心律失常。但普鲁卡因胺为负性肌力、负性频率及负性传导药物，合用其与地高辛仍应慎重，特别是静脉注射时更应注意。

3.利多卡因

合用洋地黄与利多卡因，无不良相互作用。利多卡因常用于洋地黄中毒引起的快速性室性心律失常。

4.胺碘酮

合用胺碘酮与地高辛，血清地高辛浓度升高 69％，最高可达 100％。血清地高辛浓度升高值与胺碘酮的剂量及血药浓度呈线性关系，停用胺碘酮两周，血清地高辛浓度才逐渐降低。胺碘酮使血清地高辛浓度升高的机制是减少肾小管对地高辛的分泌；减少地高辛的肾外排泄；将组织中的地高辛置换出来，减少了地高辛的分布容积。合用两种药时，地高辛的用量应减少 1/3，并密切观察治疗反应 1～2 周。

5.美西律

美西律对地高辛的血清浓度无明显影响，故美西律常用于治疗已使用地高辛患者发生的室性心律失常。

6.普萘洛尔

合用地高辛与普萘洛尔治疗快速性心房纤颤时有协同作用，但可发生缓慢失常；对心功能不全者可能会加重心力衰竭，合用两种药时，普萘洛尔的剂量要小，逐渐增加剂量，并应密切观察治疗反应。

7.苯妥英钠

苯妥英钠是目前治疗地高辛中毒引起的各种快速性心律失常的首选药物。苯妥英钠为肝药酶诱导剂，合用其与洋地黄毒苷时可促进洋地黄毒苷的代谢，因地高辛主要经肾脏代谢，故苯妥英钠对其代谢影响较小。

8.丙吡胺

丙吡胺属于ⅠA类抗心律失常药物，药理作用与普鲁卡因胺相似，对房室交界区有阿托品样作用，可使不应期缩短。因此，合用两种药治疗快速性心房纤颤时，有可能使地高辛失去对心室律的保护作用和使心室律增加，故不宜合用两种药。丙吡胺对地高辛的血清浓度并无明显影响。

9.普罗帕酮

合用普罗帕酮与地高辛，可使地高辛的血清浓度增加 31.6％，这是由于普罗帕酮可降低地高辛的肾清除率。

10.溴苄胺

溴苄胺具有阻滞交感神经、提高心肌兴奋阈值的作用，可用于消除地高辛所致的各种快速性心律失常，如室性期前收缩二联律、多源性室性期前收缩、室性心动过速、心室纤颤。但亦有报告，合用两种药引起新的心律失常。

11.阿义马林

合用地高辛与阿义马林,血清地高辛浓度无明显改变。

12.哌甲酯

合用地高辛与哌甲酯,血清地高辛浓度无明显改变。

13.西苯唑林

西苯唑林的药理作用与奎尼丁相似。合用西苯唑林与地高辛时,血清地高辛浓度改变不明显,合用两种药时不必调整剂量。

(二)抗心肌缺血药物

1.硫氮䓬酮

合用硫氮䓬酮与地高辛后,地高辛血清浓度增加 22%~30%。这是由于硫氮䓬酮可使地高辛的体内总清除率降低,半衰期延长。

2.硝苯地平

合用硝苯地平与地高辛,地高辛的肾清除率减少 29%,血清地高辛浓度增加 43%。但有学者认为硝苯地平对血清地高辛浓度无明显影响。

3.维拉帕米

动物实验和临床观察表明,合用维拉帕米与地高辛 7~14 d 后,地高辛的血清浓度增加 70%以上,因而可诱发洋地黄中毒。中毒的主要表现是房室传导阻滞和非阵发性结性心动过速。临床上合用两种药的主要适应证是单用地高辛仍不能较好地控制快速性心房纤颤的心室率。为防止合用两种药时发生洋地黄中毒,应将这两种药物适当减量。由于维拉帕米抑制肾脏对地高辛的清除率,肾功能不全时合用两种药后更易致地高辛浓度显著而持久地升高。合用维拉帕米和洋地黄毒苷,也可使洋地黄毒苷的血药浓度升高,但不如合用洋地黄毒苷与地高辛时那样显著,是因洋地黄毒苷主要经肝脏代谢。

4.硝酸甘油

合用硝酸甘油与地高辛后,肾脏对地高辛的清除率增加 50%,血清地高辛浓度下降。故合用两种药时应适当增加地高辛的剂量。

5.普定拉明

普定拉明属于钙离子通道阻滞剂,具有扩血管作用,合用其与地高辛未见不良反应,并且普定拉明可抵消地高辛对室壁动脉血管的收缩作用。

6.潘生丁

潘生丁能改善微循环,扩张冠状动脉,有利于改善心功能,增强地高辛治疗心力衰竭的效果。但潘生丁有冠脉窃血作用,故合用两种药时应注意心电图变化。

7.吗多明

吗多明具有扩张冠状动脉和舒张血管平滑肌的作用,故能减轻心脏前、后负荷。合用其与地高辛适用于缺血性心肌病合并心力衰竭的治疗。

(三)抗高血压药物

1.利血平

利血平具有对抗交感神经、相对增强迷走神经兴奋性、减慢心律和传导的作用。合用其与地高辛时可引起严重心动过缓及传导阻滞,有时还能诱发异位节律。但在单用地高辛控制快速性心房纤颤的心室率不够满意时,加用适量利血平可获得一定疗效。

2.肼屈嗪

肼屈嗪具有扩张小动脉、减轻系统血管阻力和心脏后负荷的作用。合用其与地高辛治疗心力衰竭有协同作用。肼屈嗪可增加肾小管对地高辛的总排泄量,合用两种药后地高辛的总清除率增加50%。但长期合用两种药是否需要增加地高辛的剂量尚无定论。

3.利尿剂

氢氧噻嗪不改变地高辛的药代动力学,但合用非保钾性利尿药与地高辛后,可因利尿剂致低钾血症而增加地高辛的毒性。低钾能降低地高辛的清除率,使其半衰期延长,当血钾水平低至2～3 mmol/L 时,肾小管几乎停止排泄地高辛。故合用时应注意补钾。螺内酯能抑制肾小管分泌地高辛,口服100 mg 螺内酯,可使血清地高辛浓度平均升高20%,但个体差异很大。

4.卡托普利

合用卡托普利与地高辛治疗充血性心力衰竭具有协同作用。但合用两种药两周后血清地高辛浓度增加,使地高辛中毒的发生率明显增加。这是由于卡托普利抑制地高辛的经肾排泄,并且能把地高辛从组织中置换到血液中。合用两种药时应尽量调整地高辛的剂量。

5.胍乙啶

胍乙啶能增强颈动脉窦压力感受器对地高辛的敏感性,合用两种药后易发生房室传导阻滞。

(四)血管活性药物

1.儿茶酚胺类

合用肾上腺素、去甲肾上腺素、异丙肾上腺素与地高辛,易引起心律失常。若使用洋地黄的患者发生病窦综合征或房室传导阻滞,静脉滴注异丙肾上腺素可获得一定疗效,但应密切观察治疗反应。

2.非糖苷类强心剂

合用多巴胺、多巴酚丁胺与地高辛治疗充血性心力衰竭,可取得协同强心作用。低剂量的多巴胺(不超过每分钟2 μg/kg)还具有减小外周阻力、增加肾血流量的作用。但合用地高辛与易诱发心律失常。合用洋地黄与磷酸二酯酶抑制剂(如氨力农、米力农)可取得协同强心作用,且氨力农还具有扩张外周血管、减轻心脏负荷作用。合用胰高血糖素与地高辛,不仅可取得治疗心力衰竭的协同作用,还可抑制地高辛中毒所致的心律失常。

3.酚妥拉明

合用酚妥拉明与地高辛治疗心力衰竭可取得协同疗效(患者心律的改变也不明显),但有时可引起快速性心律失常。

4.硝普钠

合用硝普钠与地高辛,可使肾小管排泄的地高辛增多,血清地高辛浓度下降。但合用两种药是否需补充地高辛的剂量,尚有不同看法。

5.抗胆碱能药物

同服阿托品、山莨菪碱、东莨菪碱、溴丙胺太林、胃疡平等抗胆碱能药物与地高辛,由于前者抑制胃肠蠕动,延长地高辛在肠道内的停留时间,肠道吸收的地高辛增多,血清地高辛浓度增加。合用抗胆碱能药物与地高辛,治疗急性肺水肿可能有协同作用,但应注意不能使患者的心率过快。该类药物还用于治疗洋地黄中毒诱发的缓慢心律失常。由于该类药物能阻断地高辛的胆碱能反应,故有进一步加强心肌收缩力和增加心排血量的作用。

6.糖皮质激素

合用糖皮质激素与地高辛治疗顽固性心力衰竭所致水肿有一定疗效。这是由于糖皮质激素能反馈性抑制垂体分泌抗利尿激素,从而产生利尿作用;抑制心肌炎性反应,改善心肌对洋地黄的治疗反应。糖皮质激素具有保钠排钾倾向,长期使用可引起低钾血症,增加对洋地黄的敏感性,故合用两种药时应注意补钾。

7.氯丙嗪

氯丙嗪能阻断肾上腺素能受体和M-胆碱能受体,具有利尿和减轻心脏负荷的作用,合用氯丙嗪与洋地黄,可加强心力衰竭治疗效果。但氯丙嗪可引起血压下降,老年人尤其应注意。氯丙嗪可增加肠道对地高辛的吸收量,致使血清地高辛浓度升高,以致诱发洋地黄中毒。有人认为不宜合用这两种药;必需合用强心苷时,可选用毒毛花苷K。

(五)钾、镁、钙盐

1.钾盐

钾离子与洋地黄竞争洋地黄受体,减弱强心苷的作用。低钾时,心肌对洋地黄的敏感性增强,易发洋地黄中毒,长期使用利尿剂和洋地黄的患者应注意补钾。已发生洋地黄中毒的患者只要不是高钾血症或伴有严重肾衰竭者,均应补钾。

2.镁盐

长期心力衰竭患者易发生缺镁。缺镁是低钾血症不易纠正、洋地黄效果不佳和易发生洋地黄中毒的重要原因之一。洋地黄中毒患者只要没有高镁血症,无昏迷及严重肾功能障碍,均可补镁治疗。

3.钙盐

洋地黄的正性肌力作用是通过钙而实现的,低钙可致洋地黄疗效不佳,高钙又能诱发洋地黄中毒。使用洋地黄的患者发生低钙抽搐时应补钙。补钙时应注意:首先测定血钙浓度,明确为低钙血症时再补钙;补钙以口服最为安全。但口服起效慢,故紧急情况下仍以静脉补钙为佳,一般先静脉注射,继之给以静脉滴注;静脉注射洋地黄和钙剂绝不能同时进行,可于静脉注射洋地黄制剂后4~6 h再注射钙制剂,或在静脉注射钙剂1~2 h后再使用洋地黄。

(六)洋地黄自身

不同的洋地黄类制剂的用药剂量、用药途径及半衰期不同,但治疗心力衰竭的机制无本质区别。临床上选择洋地黄制剂的种类,主要依据病情的轻重缓急和医师本人的经验。心力衰竭患者对一种洋地黄制剂的治疗反应不佳时,换用另一种制剂或加用另一种制剂并不能提高疗效,反而使问题复杂化。下列情况可出现先后使用两种洋地黄制剂的情况。

(1)长期口服一定剂量的地高辛,但心力衰竭在近期内恶化,估计为地高辛用量不足时,慎重静脉注射毛花苷C 0.2 mg或毒毛花苷K 0.125 mg,若心力衰竭症状好转,则证实为地高辛用量不足,可继续口服地高辛并相应增加剂量。但如果能测定血清地高辛浓度,则应先测定之,证实为地高辛浓度未达到治疗浓度时,再注射上述药物,则更为安全可靠。

(2)对两周内未使用过洋地黄的急性心力衰竭患者,可先静脉注射毛花苷C等快效制剂,待心力衰竭控制后,再给予口服地高辛维持治疗效果。

(3)长期使用地高辛控制快速性心房纤颤的心室率,心室率突然加速,估计地高辛剂量不足,可静脉注射毛花苷C 0.2~0.4 mg,常可使心室率满意控制。

(七)其他药物

1.甲巯咪唑

对顽固性心力衰竭,常规治疗效果不佳时可加用甲巯咪唑联合治疗。联合用药时,地高辛的剂量维持不变,甲巯咪唑的用法为每次 10 mg,口服,每天 3 次,连用两周。

2.抗凝剂

在使用地高辛治疗心力衰竭的基础上,每天静脉滴注肝素 50～100 mg,对心力衰竭治疗有一定疗效。有人报告,合用强心苷与口服抗凝剂或肝素时,可减弱抗凝剂的作用。故合用两种药时应注意监测凝血指标的变化。

3.抗生素

同服地高辛与青霉素、四环素、红霉素、氯霉素等时,由于肠道内菌丛变化,地高辛在肠道内破坏减少,吸收增加,生物利用度增加,使血清地高辛浓度升高至原来的 2 倍以上。同服地高辛与新霉素,因新霉素损伤肠黏膜,减少肠道对地高辛的吸收,故地高辛的血清浓度下降 25%。

4.甲氧氯普胺

合用地高辛与甲氧氯普胺等促进胃肠道蠕动的药物,因肠蠕动加快,地高辛在肠道内停留时间缩短,减少了地高辛在肠道内的吸收率,故血清地高辛浓度下降,其疗效也随之减弱。

5.考来烯胺

洋地黄毒苷参与肠肝循环,考来烯胺在肠道内与洋地黄结合,干扰其肝肠循环,影响洋地黄毒苷的吸收,使其血药浓度下降,疗效减弱。考来烯胺亦可与地高辛发生络合反应,减少其吸收,降低其生物利用度。如需口服两种药,应间隔 2～3 h。

6.琥珀胆碱

琥珀胆碱能释放儿茶酚胺并引起组织缺氧。合用其与洋地黄制剂易发生室性期前收缩。

7.苯巴比妥、保泰松、苯妥英钠

上述三种药均为肝药酶诱导剂,合用它们与洋地黄制剂时血药浓度降低。由于洋地黄毒苷主要经肝脏代谢,地高辛主要经肾脏排泄,故上述三种药对洋地黄毒苷的影响远大于对地高辛的影响。

8.抗结核药物

利福平为肝药酶诱导剂。合用其与洋地黄制剂后,可加速洋地黄制剂的代谢,使其血药浓度下降。异烟肼和乙胺丁醇也可使洋地黄毒苷的血药浓度下降,但它们对地高辛的影响较小。

9.抗酸剂

同服氢氧化铝、三硅酸镁、碳酸钙、碳酸铋等抗酸剂与地高辛时,均能减少肠道对地高辛的吸收。为避免这种不良的相互影响,服用两种药的间隔应在 2 h 以上。

10.西咪替丁

合用西咪替丁与地高辛,对地高辛的血药浓度无明显影响。合用西咪替丁与洋地黄毒苷,前者延缓洋地黄毒苷的经肝代谢,致使洋地黄毒苷的血药浓度升高。故合用两种药时应减少洋地黄毒苷的剂量。

（康玉燕）

第二节 非强心苷类强心药物

目前已用于临床的非强心苷类强心药有儿茶酚胺类、磷酸二酯酶抑制剂、钙增敏剂等。

一、儿茶酚胺类强心药

肾上腺素受体分为 α 类和 β 类。α-受体分为 α_1-受体、α_2-受体。β-受体分为 β_1-受体、β_2-受体。α_1-受体位于血管平滑肌和心肌内,兴奋时引起血管收缩,并有轻度正性肌力作用和负性频率作用。α_2-受体多位于突触前,被激活时可引起血管(主要是静脉)收缩,也位于血管平滑肌,兴奋时减少神经末梢释放去甲肾上腺素,使小动脉和小静脉扩张。β_1-受体位于心肌内,兴奋时引起心率加快,心肌收缩力增强和传导改善。β_2-受体主要位于血管平滑肌,也位于窦房结内,兴奋时引起外周血管(主要是动脉)扩张和心率加快。

多巴胺受体分为 DA_1 和 DA_2 亚型。DA_1 主要分布于血管平滑肌突触后,激动时可引起肾、肠系膜、脑及冠状血管舒张,减少水、钠的再吸收。DA_2 分布于交感神经的各部位,激活时导致交感神经系统抑制,减少去甲肾上腺素和醛固酮释放。因此,多巴胺受体激动剂的药理效应为心率减慢,血压下降,水、钠的排泄量增加。

肾上腺素受体激动剂的正性肌力作用是由于它们兴奋心肌 β_1-受体,使腺苷酸环化酶活化,催化 ATP 转化为 cAMP,激活蛋白激酶,使心肌蛋白磷酸化,促使钙离子通道开放,钙离子跨膜内流增加,心肌收缩力加强。此外,该类药物还可以激动 β_2-受体或多巴胺受体,产生扩血管作用。

儿茶酚胺类强心剂包括 β-受体激动剂和部分激动剂、多巴胺受体激动剂及 α-受体激动剂。近年来 β-受体阻断剂也用于治疗心力衰竭。典型的儿茶酚胺类正性肌力药(如肾上腺素、去甲肾上腺素、异丙肾上腺素)虽然对心肌有强大的正性肌力作用,亦有不同程度的心肌松弛作用,但其正性肌力作用的选择性不高,而且对心率、传导、自律性和血管平滑肌有明显的作用,增加心肌耗氧量,加快心率,不能口服,作用短暂又易产生耐受性,故不适合于慢性充血性心力衰竭的长期治疗。临床上常用的儿茶酚胺类强心剂为多巴胺类及 β-受体激动剂。

短期应用肾上腺素受体激动剂可以改善血流动力学,但长时间应用可引起心肌细胞 β_1-受体数目减少或密度下调,腺苷酸环化酶失活,疗效降低,并引起心动过速等。临床报告显示,该类药物并不能提高患者的存活率,甚至使病死率增加,因此,该类药物主要用于急性心功能不全和顽固性心力衰竭的短期治疗。

(一)多巴胺及其同系物

1.药理作用

多巴胺对多巴胺受体及 β_1-受体均有激动作用,剂量大时对 α-受体也有较弱的激动作用。其特点是增强心肌收缩力,改善末梢循环,增加尿量,对心率无明显影响。

(1)激动 β_1-受体,增强心肌收缩力,使心排血量增多,对心率无明显影响,一般不引起心动过速或心律失常。

(2)激动 α_1-受体,用治疗剂量时,对外周血管有收缩作用,升高动脉血压,但外周血管阻力变化不大或略有下降。剂量大时外周血管阻力增大,肾血流量减少。

(3)激动多巴胺受体,舒张内脏血管,如肾和肠系膜动脉,防止休克时内脏重要器官供血不足,防止肾衰竭。

多巴胺对不同受体的激动顺序是:DA 受体＞β_1-受体＞α-受体。多巴胺作用具有多样性和剂量依赖性。用低剂量时(每分钟 $0.2\sim2~\mu g/kg$)可产生血管扩张作用,增加心排血量、肾血流量和尿钠排出量。用中等剂量时(每分钟 $5~\mu g/kg$)心肌收缩力增强,心排血量增加,血压轻度升高,肾、肠系膜及冠状动脉等血管仍呈扩张。用大剂量时(每分钟多于 $10~\mu g/kg$)血压升高,外周阻力增加,由于多巴胺主要兴奋 α_1-受体,其兴奋 DA 受体和 β_1-受体的作用在很大程度上被抵消。

2.临床应用

(1)适应证:①治疗顽固性充血性心力衰竭,对伴有顽固性水肿者,采用小剂量多巴胺静脉滴注,加用呋塞米,口服或静脉注射,可收到良好疗效。②治疗急性心肌梗死、创伤、败血症、心脏手术、肾衰竭、心力衰竭等引起的休克综合征。

(2)用法与用量:见表 5-1。一般疗程 $3\sim4$ d,不超过 7 d。

表 5-1　多巴胺及其同系物的作用机制及用药方法

药名(制剂)	作用机制(激动的受体)	用药剂量及方法
多巴胺(注射剂:20 mg/2 mL)	β_1,β_2,α_1,DA_1,DA_2	静脉滴注,每分钟 $1\sim5~\mu g/kg$,$5\sim10~\mu g/kg$,高于 $10~\mu g/kg$ 时其效果不一
异波帕明(片剂:100 mg)	DA_1、DA_2＞＞β_1、β_2＞＞α-受体	口服,每次 100 mg,一天 3 次,肝、肾功能障碍者每次 50 mg。本品对心力衰竭自然病程无不利影响,可引起消化道症状,无明显促心律失常作用
地诺帕明(片剂:15 mg)	β_1	口服,成人每天 $15\sim30$ mg,分次服用。可引起消化道症状,不易引起心律失常;儿童的安全性未定
多培沙明(注射剂:50 mg/5 mL)	DA_1＞β_2＞DA_2	静脉滴注,开始时每分钟 $0.5~\mu g/kg$,逐渐增至 $1.0~\mu g/kg$,最高可达每分钟 $10~\mu g/kg$,不能突然停药。血小板减少者禁用;缺血性心脏病、高血糖和低血钾者慎用

注:＞＞表示对前者作用机制远大于后者,＞表示对前者作用机制大于后者。

3.不良反应与防治

(1)可引起恶心、呕吐、头晕、胸痛、中枢神经系统兴奋、呼吸困难、全身软弱无力。

(2)因可促进房室传导,故可使心房扑动或心房纤颤患者的心室率加速。剂量过大可引起室性心律失常,甚至猝死。

(3)因增加心肌耗氧量,故可引起心绞痛。

(4)用药时间为 $4\sim7$ d,可使心肌细胞膜 β-受体数目减少,产生耐受性,疗效降低;停药 $2\sim3$ d再用药,仍有效。

(5)抑制新生儿及儿童的垂体功能,降低危重患者的生长素水平,长期应用还可逆转催乳素的分泌。

(6)药液外渗至组织后,需在外渗部位注射酚妥拉明 $5\sim10$ mg 对抗其血管收缩作用。长期大量在同一部位注射本品,可引起局部缺血和坏死。

4.注意事项

(1)禁用于心动过速、心室纤颤、嗜铬细胞瘤患者,慎用于动脉栓塞、动脉粥样硬化、血栓闭塞性脉管炎、冻伤、糖尿病性动脉内膜炎、雷诺氏病患者等。

(2)治疗休克时,需补足血容量。治疗急性肾衰竭应配合使用利尿剂。

(3)孕妇及哺乳期妇女应用时必须慎重。

5.药物相互作用

(1)合用该药与多巴酚丁胺治疗顽固性心力衰竭,有协同作用,并且可减少两种药物的剂量和不良反应。

(2)合用该药与硝普钠治疗心力衰竭有协同作用,可避免硝普钠引起的血压下降。

(3)合用该药与地高辛,呈现协同强心作用,但易促发心律失常发生。合用两种药时应减少两种药的剂量。

(4)合用该药与酚妥拉明治疗心力衰竭有协同作用。但两种药合用后有协同血管扩张作用,故需监测血压变化。

(5)合用该药与酚苄明,扩血管作用增强。

(6)合用该药与异丙肾上腺素治疗伴有缓慢心律失常的心源性休克。

(7)合用该药与硝酸甘油治疗心力衰竭的疗效较好;有人认为合用两种药治疗无心脏扩大及房性心律失常的心力衰竭,其疗效比强心苷好。

(8)合用该药与卡托普利治疗心力衰竭可取得协同疗效,并可减少多巴胺的剂量。

(9)普萘洛尔可拮抗多巴胺的强心作用,并能拮抗其外周的 β 兴奋作用。

(10)合用该药与单胺氧化酶抑制剂,使多巴胺的代谢灭活受阻,故其作用强度和时间延长,甚至引起高血压危象。常用的单胺氧化酶抑制剂:①肼类抗抑郁药,如甲苯肼、异丙肼、苯乙肼、苯异丙肼、异卡波肼。②抗肿瘤药,如丙卡巴肼。③抗高血压药,如帕吉林。④抗生素,如异烟肼、呋喃唑酮,必须合用多巴胺与单胺氧化酶抑制剂时,多巴胺的剂量应减少至常规剂量的 1/10。

(11)该药不能与碱性药物配伍。

(12)合用该药与间羟胺,升压作用增强,但易引起后继性血压过度升高。故合用两种药时应注意血压变化,必要时减少两种药的剂量。

(二)β-受体激动剂

该类药物包括多巴酚丁胺、布托巴胺、普瑞特罗、扎莫特罗等。该类药物是典型的正性肌力剂,具有极强的正性肌力、正性变时性和正性变律性作用。这里主要介绍多巴酚丁胺。

1.药理作用

多巴酚丁胺主要激动心肌 β_1-受体,对 β_2-受体和 α_1-受体的作用较弱,不激动多巴胺受体。其主要特点是增加心肌收缩力作用较强,而增加心率作用较弱,很少引起心律失常。

(1)治疗剂量的多巴酚丁胺主要激动 β_1-受体,使心肌收缩力增加;同时对 β_2-受体亦有一定激动作用,使外周血管阻力下降,心室充盈压降低,心脏体积缩小,室壁张力下降,故本品不增加心肌耗氧量。

(2)剂量大时,对 β_2-受体的激动作用增强,引起心率加快;同时也激动 α_1-受体,引起血管收缩,血压升高。

2.临床应用

(1)适应证:本品主要用于治疗急性心肌梗死并发的左心衰竭、各种心脏病引起的难治性或顽固性心力衰竭、心脏手术后低心排血量综合征、舒张功能不全性心力衰竭、伴有房室传导阻滞的心力衰竭及病窦综合征并心力衰竭。

本品治疗心力衰竭(尤其是慢性心力衰竭)的疗效比多巴胺好。其正性肌力作用远比洋地黄强。对各种难治性或顽固性心力衰竭,短疗程应用多巴酚丁胺和硝普钠治疗数天,常可取得明显疗效,有时可巩固数周。但本品同多巴胺一样,用药时间不宜超过 7 d,长期应用可产生耐受性,并且不提高患者的生存率。

(2)用法与用量:静脉注射,成人滴速为每分钟 $2.5\sim10~\mu g/kg$,个别情况下可达 $40~\mu g/kg$。给药剂量应个体化,从小剂量开始,逐渐加量。

3.不良反应与防治

(1)滴注速度过快或剂量过大,可增加心率及心肌耗氧量,抵消其有益的治疗效应,且可诱发室性心律失常,引起猝死。用药过程中应使心率增加幅度不超过基本心率的 10%。

(2)可引起恶心、头痛、心悸、心绞痛、呼吸困难、收缩压升高及室性心律失常,加速房颤时的心室率。

(3)能增加糖尿病患者的胰岛素需求量。

4.药物相互作用

(1)β-受体激动剂与地高辛治疗心力衰竭有协同作用,但合用两种药后易引起心律失常,故合用时应酌减剂量。

(2)β-受体激动剂与多巴胺治疗心力衰竭和心源性休克,可取长补短,获得良好治疗作用。合用两种药可加速房室传导,故应慎用于心房纤颤和心房扑动的患者。

(3)β-受体激动剂与硝普钠治疗心力衰竭有协同作用,有时合用本品与硝普钠、多巴胺治疗顽固性心力衰竭效果更好。

(4)β-受体激动剂与硝酸甘油可改善心功能。

(5)β-受体激动剂与依诺西蒙具有协同扩血管作用。

(6)β-受体激动剂与三氯乙烯治疗潜在性心功能不全者,可避免在麻醉过程中发生心力衰竭。

(7)β-受体激动剂不能与碱性药物配伍。

5.注意事项

(1)肥厚型梗阻性心肌病患者禁用。

(2)下列情况下慎用:①心房纤颤患者如需要使用本品,应先给予洋地黄制剂;②患者有高血压病(用大剂量时);③心瓣膜严重机械性梗阻,如重度主动脉瓣狭窄;④可能加重低血容量,故用药前应先对血容量进行纠正;⑤室性心律失常;⑥心肌梗死后,若大量使用本品,可因增加心肌耗氧量而加重缺血。

(3)用药期间应监测心电图、血压、心排血量等。

6.制剂与规格

常用制剂及使用方法见表 5-2。

表 5-2　常用具有强心作用的 β-受体激动剂

药名及制剂	作用机制	用药方法
多巴酚丁胺（注射剂：250 mg/5 mL；250 mg/20 mL）	$\beta_1 \gg \beta_2$，α_1-受体	每分钟 2.5～10 μg/kg
普瑞特罗（片剂：10 mg；注射剂：5 mg；10 mg）	$\beta_1 \gg \beta_2$ 受体	口服，成人每天 20～200 mg，分 3～4 次口服，从小剂量开始。静脉注射，每次 0.25～10 mg，时间 10 min，注射时心率不宜超过 100 次/分钟
扎莫特罗（片剂：200 mg）	β_1-受体部分激动剂在交感神经张力低下时，激动 β_1-受体；交感神经张力高时，表现为β-受体拮抗作用	口服，每天 2 次，每次 200 mg，可连服数周

二、磷酸二酯酶抑制剂

该类药物包括二氢吡啶类和咪唑类。该类药物通过抑制磷酸二酯酶（PDE）活性，减少环磷酸腺苷（cAMP）的灭活，从而提高细胞内 cAMP 含量而发挥强心作用，且兼有血管扩张作用。有人称该类药物为强心扩血管药。cAMP 能激活多种蛋白激酶，使肌膜钙离子通道开放，促进 Ca^{2+} 内流，或增加肌浆网释放 Ca^{2+}，而使细胞内 Ca^{2+} 增多，同时也通过激活肌浆网膜的钙依赖性 ATP 酶，加快肌浆网对 Ca^{2+} 的回收，故表现出特征性的正性肌松弛效应。在急性期用该类药物疗效肯定，但远期疗效并不优于对照组，甚至增加病死率。

磷酸二酯酶抑制剂为新型正性肌力药物，用于临床只有 20 余年历史，其正性肌力作用比洋地黄强，但长期应用不良反应较多，且可能对心力衰竭的自然病程产生不利影响。目前临床常用的这类药物有氨力农和米力农等。

（一）氨力农

1.药动学

健康成人静脉注射 0.68～1.2 mg/kg 时分布容积为 1.2 L/kg，血浆蛋白结合率为 10%～49%，消除方式为以原形经肾脏排泄（约占 30%）和经肝脏代谢。心力衰竭患者体内分布容积为 1.2～1.6 L/kg。本品静脉注射 2 min 起效，10 min 内作用达高峰，血浆分布半衰期约 4.6 min；作用可持续 60～90 min。口服后 0.5～1 h 起效，达峰时间为 1～4 h，作用维持 4～6 h，半衰期为 8 h。

2.药理作用

通过抑制磷酸二酯酶的活性，提高心肌细胞内 cAMP 浓度，呈现正性肌力作用，并舒张外周血管。故用药后心排血量增加而心脏前、后负荷减低，心功能改善，但平均动脉压和心率无明显改变。肾血流量和肾小球滤过率增加。本品在增加心肌收缩力的同时，并不增加心肌耗氧量。

3.临床应用

（1）适应证：本品可用于难治性心力衰竭及心脏术后低心排血量综合征等，但仅限于洋地黄、利尿剂或血管扩张剂等常用药物治疗无效的心力衰竭患者的短期治疗。短期静脉注射氨力农可改善血流动力学，缓解症状，提高患者的运动耐受能力。临床对氨力农口服制剂长期疗效的试验表明，它对心力衰竭的症状、运动耐受能力及对左心室功能的影响与安慰剂并无差别，且胃肠道反应重，无法耐受，血小板减少症的发生率高达 20%，故本品已不做口服应用。本品不能降低病死率。

（2）剂量与用法：静脉注射：每次 0.75 mg/kg，每天 1～2 次。单次剂量不超过 2.5 mg/kg，缓慢注射并注意观察心律变化。静脉滴注：先于 2～3 min 静脉注射首剂量 0.75 mg/kg（一般不超过 50 mg），然后以每分钟 5～10 μg/kg 的速度静脉滴注维持，必要时 30 min 后再静脉注射一次，每天可滴注 10 h，总剂量为 3.6～6 mg/kg，24 h 总剂量不超过 10 mg/kg。

4.不良反应与防治

（1）由于具有扩血管作用，故用量过大或血容量不足可引起低血压；用药过程中应监测血压。

（2）可诱发心律失常，血钾过低可加重此种作用。

（3）可引起血小板减少，呈剂量依赖性，减药或停药后可好转。

（4）胃肠道刺激症状有恶心、呕吐、腹痛、厌食。

（5）若出现肝脏毒性，如血清谷丙转氨酶水平升高，并伴有临床症状，应立即停药。

（6）过敏，可表现为心包炎、胸膜炎、腹水、心肌炎、血沉升高、黄疸等。

（7）出现发热、胸痛、注射部位烧灼痛等。

（8）有学者认为，本品可减少冠状动脉血流，故急性心肌梗死、缺血性心脏病患者慎用，孕妇、哺乳期妇女及小儿慎用。严重主动脉或肺动脉瓣狭窄者、对亚硫酸盐过敏者禁用。

（9）本品口服疗效与对照组无差别，且胃肠道反应大，血小板减少症的发生率高达 20%，故已不做口服用药。

5.药物相互作用

（1）合用氨力农与洋地黄、儿茶酚胺类强心剂可增加疗效。

（2）合用氨力农与血管紧张素转化酶抑制剂、硝酸酯类药物，对于心力衰竭患者可取得协同作用。

（3）合用氨力农与丙吡胺可致血压过低。

（4）合用氨力农与肼屈嗪治疗心力衰竭疗效增强，并能减少不良反应。

（5）本品不能与呋塞米配伍用，亦不能与葡萄糖、低分子右旋糖酐配伍。

6.注意事项

急性心肌梗死或其他缺血性心脏病者慎用；孕妇及哺乳期妇女慎用，小儿慎用；有严重主动脉或肺动脉瓣膜疾病者、对亚硫酸盐过敏者禁用。

7.制剂与规格

片剂：100 mg。注射剂：50 mg；100 mg。

（二）米力农

1.药动学

口服一般 30 min 起效，达峰时间为 1～3 h，作用可维持 4～8 h。生物利用度为 85%～92%，表观分布容积为 0.47～0.56 L/kg，半衰期约为 1 h。严重心力衰竭患者的生物利用度 76%，分布容积为 0.33～0.47 L/kg，半衰期 1.7～2.7 h，80%～85% 的药物以原形经肾脏排泄，肾清除率与肌酐清除率明显相关。

2.药理作用

参阅氨力农的药理作用。

3.临床应用

（1）适应证：米力农为第二线治疗心功能不全药物，适用于常规药物治疗无效的重症充血性心力衰竭。其临床用药指征与氨力农相同，可静脉注射或口服。单独应用米力农时效果不比地高辛好。本品不降低心力衰竭患者的病死率。

（2）剂量与用法：静脉注射：每次 12.5～75 μg/kg，速度为每分钟 0.5 mg，静脉输注的负荷量为 50 μg/kg，维持量为每分钟 0.375～0.75 μg/kg，日总剂量不超过 1.13 mg/kg。口服：每天 3～4 次，每次 2.5～7.5 mg。依患者反应而定疗程，通常为 48～72 h。

4.不良反应与防治

参见氨力农的不良反应与防治。

5.药物相互作用

参见氨力农的药物相互作用。合用米力农与洋地黄无疗效相加作用。

6.注意事项

室性心律失常者禁用；心肌梗死早期患者禁用；对本品过敏者禁用；心力衰竭患者用药期间应经常注意血压、心率变化，肾功能不全者适当减量；孕妇应用本品应权衡利弊；室性心律失常、心肌梗死早期及对本品过敏者禁用。

7.制剂与规格

注射剂：10 mg（10 mL）。

三、钙增敏剂

（一）匹莫苯

1.药动学

给健康中国人静脉注射 5 mg 匹莫苯外消旋体，血浆药浓-时间曲线符合二室开放模型，（＋）-匹莫苯和（－）-匹莫苯的消除半衰期分别为 1.81 h、1.86 h，清除率分别为每分钟 13.5 mL/kg、14.4 mL/kg，分布容积分别为 1.74 L/kg、2.34 L/kg，血浆蛋白结合率均为 97.6％。本品口服吸收良好，口服 7.5 mg 外消旋匹莫苯，血浆浓度-时间曲线亦符合二室模型，（＋）-匹莫苯和（－）-匹莫苯的绝对生物利用度分别为 0.51、0.55，达峰浓度分别为 15.8 ng/mL、16.8 ng/mL，达峰时间为 1.2 h。口服或静脉注射药物后，红细胞内药物达峰浓度与血浆达峰浓度之比，（＋）-匹莫苯和（－）-匹莫苯浓度之比分别为 6.5、10.2，在红细胞内的分布容积为 0.42 L/kg、0.24 L/kg。慢性心力衰竭患者口服后达峰时间为 1.5 h，血浆终末半衰期为（1.44±0.94）h，在体内迅速代谢成苯环上甲氧基被羟基取代的活性产物，其达峰时间比母体药物滞后 1～2 h，经肾脏排泄。

2.药理作用

本品兼有磷酸二酯酶抑制作用和钙敏作用，是一种新型的正性肌力药物。作用机制：对磷酸二酯酶Ⅲ的活性具有选择性抑制作用，减慢 cAMP 的水解，使细胞内的 cAMP 浓度提高，从而促进细胞外 Ca^{2+} 跨膜内流速度加快，使肌浆网内 Ca^{2+} 释放加快；同时，它使心肌收缩纤维丝对 Ca^{2+} 的敏感性提高，从而发挥强而持久的正性肌力作用，这种正性肌力作用主要决定于心肌的肌钙蛋白对 Ca^{2+} 的亲和力增强，而较少依赖于对磷酸二酯酶活性的抑制。另外，本品还有直接舒张血管的作用，使外周血管压力下降，减轻心脏的前、后负荷，在增加心肌收缩力的同时，不增加心肌耗氧量。

不影响冠状动脉血流动力学。血儿茶酚胺、血管紧张素Ⅱ和醛固酮水平没有明显改变，血浆肾素活性轻微增加但不影响其降低心脏前、后负荷。同多巴酚丁胺相比，匹莫苯增强心肌收缩力作用与之相似，但收缩效率和冠状动脉扩张作用略强。尽管二者均提高心脏做功，但它们不影响心肌能量代谢和碳水化合物代谢，匹莫苯的钙敏作用亦不减少收缩期的耗氧量。同卡托普利相比，二者扩张体动脉血管的作用相同，匹莫苯扩张肺动脉的作用较明显，并且仅匹莫苯具有扩张静脉血管的作用。

3.临床应用

(1)适应证:适用于急性、慢性充血性心力衰竭和轻、中度高血压,对肺楔压高的患者也有效。连续用药 6 个月仍能得到良好的疗效,不易引起心律失常,优于单纯的磷酸二酯酶抑制剂,连续用药 3～6 个月能提高运动耐受力和生活质量,降低中、重度慢性心力衰竭患者的住院率,但长期应用对病死率的影响有待继续观察。

(2)剂量与用法:对Ⅱ、Ⅲ或Ⅳ级的心功能患者,常用量为每次 2.5～5 mg,静脉注射或口服,每天 2 次,连续应用一般无蓄积。

4.不良反应与防治

偶尔见头晕、头痛、低血压、心动过速、腹部不适、恶心、呕吐、腹泻。对本品过敏者慎用。合并使用其与洋地黄制剂应慎重。肝功能受损者应用时应从小剂量开始。

5.制剂与规格

片剂:5 mg;10 mg。注射剂:5 mg;10 mg。

(二)左旋赛敏坦

1.药理作用

本品为一种新型钙离子增敏剂,具有扩张血管和正性肌力作用。其作用机制如下。

(1)通过和肌钙蛋白 C 结合而增加心肌中 Ca^{2+} 的敏化,但仅在细胞内 Ca^{2+} 浓度升高时才增加 Ca^{2+} 的增敏作用,因此,不损伤心肌的舒张功能。

(2)能活化心肌和平滑肌细胞内 ATP 依赖的通道,故具有扩张血管效应。

(3)能选择性地拮抗磷酸二酯酶Ⅲ,而不增心肌中 ATP 酶活性和/或细胞内 cAMP 的水平。同时无磷酸二酯酶抑制剂和 β-受体激动剂的致心律失常作用和减敏作用。临床研究表明,口服该药 1～4 mg 后,血浆内皮素(ET-1)水平降低 27%,去甲肾上腺素水平无显著变化;对 Q-T 间期的影响甚微。用药后,室上性心动过速和室性心律失常的发生率没有增加,故其诱发潜在性威胁生命的心律失常的可能性很小。

2.临床应用

(1)适应证:主要用于充血性心力衰竭,能产生与多巴酚丁胺、米力农等相似的血流动力学效应,而无致心律失常和减敏等不良反应。

(2)剂量与用法:口服 1～4 mg 后,肺毛细血管楔压(PCWP)降低 18%,心排血量(CO)增加 22%～27%,左心房压力降低 40%。舒张压(DBP)仅下降 0.7 kPa(5 mmHg)。静脉滴注剂量为 6～24 μg/kg。快速静脉注射[0.6 μg/(kg·min)]不适合于常规用药,因为能明显降低血压和增加心率。

3.制剂与规格

片剂:1 mg。注射剂:1 mg。

(杨 婷)

第三节 抗心律失常药

心律失常的治疗目的是减轻症状或延长生命,只有症状明显时心律失常才需要治疗。而对心律失常的有效治疗则来源于对心律失常的发生机制及心脏电生理特性的了解。

一、心脏电生理特性及其离子流基础

根据生物电特性,心肌细胞可分为快反应细胞和慢反应细胞,前者包括心房肌细胞、心室肌细胞和浦肯野细胞等;后者包括窦房结 P 细胞、房室结细胞。心肌细胞的电生理特性包括自律性、兴奋性和传导性,其基础都是细胞膜的离子运动。静息状态下心肌细胞内电位比膜外电位要小(窦房结-60 mV,房室结-90 mV),称静息电位(resting membrane potential,RMP),主要是钾离子跨膜运动达到膜内外电位平衡形成的。当心肌受到刺激引起兴奋便可出现动作电位(action potential,AP),通常按时间顺序分为 0、1、2、3、4 五相。

(1)0 相:为除极化期。快钠通道开放,大量Na^+由细胞外快速进入细胞内(快钠内流,I_{Na}),膜内电位由负值迅速变为$+20\sim+30$ mV。慢反应细胞的 0 相除极则依赖于Ca^{2+}为主的缓慢内向电流。

(2)1 相:为快速复极初期。钠通道关闭,K^+外流,Cl^-离子内流,使膜内电位迅速降至 0 mV。

(3)2 相:为缓慢复极期、平台期。慢通道开放,Ca^{2+}及少量Na^+内流,与外流的K^+处于平衡状态,使膜内电位停滞于 0 mV。

(4)3 相:为快速复极期。Ca^{2+}内流停止,K^+外流增强,膜内电位较快地恢复到静息水平。

(5)4 相:静息期。细胞膜通过离子泵Na^+、Ca^{2+}主动转运机制排出Na^+、Ca^{2+},摄回K^+,使细胞内外各种离子浓度恢复到兴奋前状态。非自律细胞的膜电位维持相对稳定的水平;而自律细胞在复极达到最大舒张电位(MDP)后开始逐渐递增的缓慢自动除极,直至膜电位达到阈电位形成一次动作电位。这种舒张期自动除极的形成,在慢反应细胞以K^+外向电流的衰减为基础,有超极化激活的非特异性Na^+内向离子流(If)及Na^+、Ca^{2+}交换引起的缓慢内向电流($I_{Na/ca}$)参与形成;在快反应细胞则主要是Na^+内向离子流($I f$)引起。

心肌细胞传导性的重要决定因素是 0 相上升速度与幅度,快反应细胞 0 相取决于Na^+的内流速度。0 相上升速度快,振幅大,除极扩布的速度(即激动传导速度)也快。

心肌细胞的自律性取决于舒张期自动除极化速度,常以 4 相坡度表示。快反应细胞 0 相主要是Na^+内向离子流引起的,慢反应细胞 0 相则以K^+外向电流的衰减及Ca^{2+}内流为基础。

心肌细胞的兴奋性呈周期性变化,动作电位时程(APD)代表了心肌除极后膜电位的恢复时间,可分为以下各期:从 0 相开始到复极达-60 mV 的期间刺激心肌细胞不能引起可以扩布的动作电位,称为有效不应期(ERP),ERP 代表了心肌激动后兴奋性的恢复时间。ERP 延长,ERP 与 APD 的比值增大,折返兴奋到达时不应期尚未完毕,利于折返激动消除。从 ERP 完毕至复极基本完成(-80 mV)为相对不应期(RRP),强化刺激可引起扩布性期前兴奋,但其传导慢,不应期短。RRP 开始的很短时间内心肌各细胞群的应激性恢复不同,故易形成折返而引起心肌颤动,称易损期。RRP 延长,易损期亦延长,是易致心律失常因素。从$-80\sim-90$ mV 为超常期,表现为兴奋性增强。

临床心律失常的产生可由于激动起源和/或传导异常引起，不管其机制如何，最终均与心肌细胞膜上离子转运过程的异常有关，而绝大多数的抗心律失常药也是通过对不同的离子通道的不同作用达到治疗目的。

根据电生理特性和功能的不同，国际药理联合会对钠离子、钾离子、钙离子通道进行了最新命名。其中钠离子通道分为Ⅰ、Ⅱ、Ⅲ、μ_1和h_1型，除h_1型外，其他均对河豚毒素敏感，当细胞电位低于-90 mV时很容易激活，而高于-50 mV时则迅速灭活。在一定的刺激下表现为较大的快速内向电流，与动作电位0相除极的产生和传导密切相关。

细胞膜钙离子通道分为L、N、T、P型，N型和P型主要存在于神经系统组织中，在心血管系统中意义不大。T型通道是低电压（通常为$-100\sim-60$ mV）时Ca^{2+}进入细胞的通道，与细胞的自律性和起搏有关。L型通道是高电压激活的通道，当膜电位处于-40 mV时很容易激活，是细胞Ca^{2+}内流的主要通道，也是迄今为止研究最多的钙离子通道。

细胞膜钾离子通道种类很多，已命名的功能明确的亚型有十余个，其活性也多受膜电位影响，例如，延迟整流钾离子通道（RV）的主要功能是启动复极化过程，在膜电位高于-50 mV时方能激活；快速延迟整流性钾流（I_{Kr}）是心动过缓时主要复极电流，而缓慢延迟整流性钾流（I_{Ks}）则在心动过速时加大；再如内向整流钾电流I_R（IR），随着超极化程度的增加，内向电流的幅度增加，而除极化时，则变为外向电流，这对保持稳定的膜电位水平至关重要。另外，除了瞬间外向钾离子通道（K_A）外，多数钾离子通道不能自动失活，必须使膜电位复极化导致通道失活。

每种离子通道均具有激活、灭活和静息状态，与此相对应，心肌细胞也经历应激、绝对不应期和相对不应期的周期性改变。药物可选择性地作用于一种或多种状态的离子通道，并表现其阻断特性。这种阻断作用可随离子通道的开、关频率而改变，称为频率依赖性或使用依赖性。一般地说，钠离子通道阻滞剂对舒张期时处于静息状态的钠离子通道亲和力低，而对激活或灭活状态下（相当于动作电位的平台期）的通道亲和力高。每次激动可使药物与通道受体结合，而静息时从结合中解离。不同的药物对钠离子通道受体的结合和解离速率亦不一样，以利多卡因为代表的I_b类药物的动力学速率最大，为1 s；以氟卡尼为代表的I_c类药的动力学速率最小，为16 s；以奎尼丁为代表的I_a类药物则处于中间，为$5\sim10$ s。因此心率越快可使越多的药物与通道结合，而没有足够的时间解离，从而使最大反应速度下降，兴奋性和传导性降低，使心律失常终止。钙离子通道阻滞剂维拉帕米与L型通道的结合部位位于L型通道细胞膜的内侧，在除极化刺激引起通道开放时，维拉帕米经通道进入细胞膜，与通道蛋白结合并阻塞通道，因此心率增快，钙离子通道开放频率增加，药物的通道阻断作用增加。

二、抗心律失常药物分类

目前国际上应用最为广泛的抗心律失常药物的分类方法是1970年由Vaughan Williams提出的，1983年经Harrison改良，主要根据药物对心肌细胞的电生理效应特点，将众多药物划分为4大类：膜稳定剂、β受体阻滞剂、延长动作电位时程药及钙离子通道阻滞剂。需要指出的是，许多抗心律失常药物的作用不是单一的，例如，奎尼丁是Ⅰ类药的代表性药物，又有Ⅲ类药物作用，索他洛尔既是β受体阻滞剂（Ⅱ类），同时兼具延长Q-T间期作用（Ⅲ类）。

三、抗心律失常的药物治疗选择

(一)心律失常的处理原则

心律失常的治疗目的是减轻症状或延长生命,因此治疗时必须做到以下几点。

(1)对极快或极慢的严重心律失常,应尽快明确其性质、发生机制,选择有效治疗措施尽快终止发作。选择何种药物进行治疗,应根据医师自己对心律失常的认识水平及对使用药物的掌握情况而定。

(2)寻找病因和诱发因素,给予及时的治疗,并避免再发。

(3)及时纠正心律失常引起的循环障碍和心肌供血不足,减少危害,避免发生严重后果。

(4)有些心律失常需选用非药物治疗,如射频消融术(适用于阵发性室上性心动过速、室上性心动过速伴预激综合征、室速、房扑、房颤),改良窦房结术,电复律术(室颤、室扑、房颤、房扑、室速、室上性心动过速等),人工心脏起搏术(缓慢心律失常),以及带有自动除颤功能的起搏器(AICD)。

(二)抗心律失常的药物选择

1.窦性心动过速

可用镇静剂、β受体阻滞剂、维拉帕米、地尔硫草。心功能不全者,首选洋地黄制剂。

2.期前收缩

(1)无自觉症状,无心脏病者的良性、偶发期前收缩,可不治疗。必须时可服用镇静剂、小檗碱、β受体阻滞剂、普罗帕酮、安他唑啉等,安他唑啉每次 0.1~0.25 mg,一天 3 次。

(2)伴有心力衰竭患者的期前收缩,首选洋地黄制剂。

(3)风湿性心脏病二尖瓣病变后期发生的频发房性期前收缩可能是心房纤颤的先兆,如果有心功能不全,首选洋地黄制剂。若心功能尚好,可选用维拉帕米、胺碘酮、β受体阻滞剂、丙吡胺、奎尼丁,亦可选用妥卡因、安他唑啉、普罗帕酮等。

(4)频发、连发、多形、多源、R-on-T 形室性期前收缩,明确不伴有器质性心脏病的不主张常规抗心律失常药物治疗,可使用镇静剂或小剂量β受体阻滞剂。个别需要者可短时间选用美西律、阿普林定、丙吡胺、安他唑啉、普罗帕酮等。伴有器质性心脏病的患者应首先治疗原发病,消除诱发因素,在此基础上可选用β受体阻滞剂、胺碘酮,非心肌梗死的器质性心脏病患者可选用普罗帕酮、美心律。

(5)急性心肌梗死急性期伴发的室性期前收缩,首选β受体阻滞剂、利多卡因。以后可选用胺碘酮、索他洛尔等;不宜选用Ⅰc类药物。

(6)洋地黄中毒引起的室性期前收缩,首选苯妥英钠,亦可选用利多卡因、美西律等。

3.阵发性室上性心动过速

终止发作应首选非药物治疗方法。用抗心律失常药物,首选维拉帕米、普罗帕酮。亦可选用ATP、β受体阻滞剂、阿普林定、丙吡胺、普鲁卡因胺和毛花苷 C 等。用上述药物无效者,可选用胺碘酮,还可联合用药。预激综合征合并室上性心动过速时,不宜使用洋地黄制剂及维拉帕米。

4.心房纤颤

控制心室率时,可选用洋地黄制剂(如静脉注射毛花苷 C)、β受体阻滞剂、维拉帕米、地尔硫草等。若合用洋地黄与维拉帕米或地尔硫草,洋地黄的剂量应减少 1/3。药物转复心房纤颤时,有器质性心脏病的患者可首选胺碘酮,不伴有器质性心脏病的患者可首选Ⅰ类药。

5.心房扑动

药物治疗原则与房颤的药物治疗原则相同。洋地黄制剂转复成功率为 40%～60%,奎尼丁转复成功率为 30%～60%。减慢心室率可选用洋地黄制剂、β 受体阻滞剂或维拉帕米等。

6.室性心动过速

室速伴明显血流动力学障碍,对抗心律失常药物治疗反应不佳者,应及时行同步直流电转复。药物复律胺碘酮安全有效,心功能正常者可选用利多卡因、普罗帕酮、普鲁卡因胺。无器质性心脏病的患者可选用维拉帕米、普罗帕酮、β 受体阻滞剂、利多卡因。尖端扭转型室性心动过速的病因各异,治疗方法各不相同,发作时首先寻找并处理诱发因素,药物转律首选硫酸镁,其次为利多卡因、美心律或苯妥英,无效时行心脏起搏。获得性 Q-T 延长综合征、心动过缓所致扭转型室性心动过速无心脏起搏条件者可慎用异丙肾上腺素。

7.心室纤颤

首选溴苄胺。亦可选用胺碘酮、利多卡因,但心室纤颤波纤细者可选用肾上腺素,使其转变为粗颤波。对心室纤颤最有效的治疗方法是非同步电除颤。

8.缓慢心律失常

可选用阿托品、山莨菪碱、异丙肾上腺素。病窦综合征患者还可选用烟酰胺、氨茶碱、硝苯砒啶、肼屈嗪等。

四、抗心律失常药物的致心律失常作用

早在 20 世纪 60 年代学者已认识到奎尼丁所致晕厥是由于尖端扭转型室速、心室颤动引起,多发生于用药早期。20 世纪 80 年代初期,临床及电生理检查证实,应用抗心律失常药物后患者可出现新的心律失常,或原有的心律失常恶化,并可危及生命。1987 年美国心脏病学会会议将其命名为致心律失常作用,但以往这种作用的发生率低而被忽视。1989 年心律失常抑制试验(cardiac arrhythmia suppression trial,CAST)结果发表,对心脏病学界产生了强烈震动,使传统的药物治疗观念发生了明显改变。CAST 的目的是评价心肌梗死后抗心律失常药物的治疗效果及对预后的影响,美国 10 个心血管病研究中心选择恩卡尼、氟卡尼和莫雷西嗪治疗心肌梗死后 6 个月～2 年伴有室性心律失常的患者,经过长期、随机、双盲对照观察,结论是用药组室性心律失常能被有效控制,但死亡率是对照组的 4 倍。这种结果提示致心律失常作用并非只发生在用药初期,某些短期应用疗效很好的药物却在长期治疗中室性期前收缩明显减少时诱发致命性心律失常,并引起死亡率增加。

迄今为止,还没有一种药物只有抗心律失常作用而没有致心律失常作用,致心律失常作用的发生率为 5%～15%,并且药物促发的心律失常可以表现为所有的心律失常的临床类型,如缓慢性心律失常(窦性心动过缓、窦性停搏、窦房传导阻滞、房室传导阻滞等)和快速性心律失常(室上性和室性)。大多数的抗心律失常药物均可以引起缓慢性心律失常,如 β 受体阻滞剂,钙离子通道阻滞剂。I 类及 III 类药物、洋地黄常引起在传导障碍基础上的快速心律失常,有代表性的是房性心动过速伴房室传导阻滞、非阵发性交界性心动过速伴房室分离及多形性室性期前收缩二联律。引起室性心律失常的药物多为延长 Q-T 间期药物(如 I a 类和 III 类)。室性心动过速是最常见的表现,特别是尖端扭转型室性心动过速,常常有致命的危险。Dhein 等实验观察常用抗心律失常药物低、中、高治疗浓度的致心律失常作用,证实致心律失常作用的排列顺序是氟卡尼＞普罗帕酮＞奎尼丁＞阿吗灵＞丙吡胺＞美西律＞利多卡因＞索他洛尔,并发现普萘洛尔可降低氟

卡尼的致心律失常作用。近年来加拿大及欧洲相继应用胺碘酮治疗心肌梗死后伴室性期前收缩患者，观察结果令人鼓舞，认为可显著抑制室性期前收缩，并可降低死亡率。

致心律失常作用的发生机制涉及心律失常产生的所有机制，如冲动的产生异常和/或传导异常。主要机制有两种：①Q-T间期延长（Ⅰa类药物及Ⅲ类药物），Q-T间期延长本身是药物有效治疗作用的一个组成部分，但若延长超过500 ms或Q-Tc＞440 ms，尤其是合并电解质紊乱（如低血钾、低血镁）或合用该类药与其他延长Q-T间期的药物，可引起早期后除极触发尖端扭转型室速。②传导减慢促使折返发生，Ⅰc类药物可强有力地抑制快钠通道，导致心肌电生理效应的不均一性增加，产生折返活动，形成单向宽大畸形的室性心动过速。

致心律失常作用的诱发因素包括以下几方面。①心功能状态：心力衰竭时抗心律失常药物的疗效减弱，而致心律失常作用的发生率明显增加，可能与组织器官灌注不足，药物在体内分布、代谢与排泄受阻有关。因此心力衰竭合并心律失常时治疗应着重于改善患者的心功能，纠正缺氧、感染、低钾、低镁及冠脉供血不足等诱发因素，确实需要使用抗心律失常药物时，应在严密观察下选用有关药物。②电解质紊乱：低钾、低镁等可引起Q-T间期延长、增强异位节律点的自律性，诱发包括扭转型室速、室颤在内的恶性心律失常。低钾也可引起房室传导阻滞。低钾、低镁患者服用Ⅰa类药物、胺碘酮或洋地黄时，致心律失常作用明显增加。③药物的相互作用：联合应用抗心律失常药物时，致心律失常作用明显增加。已知合用奎尼丁、维拉帕米、胺碘酮等与地高辛，可明显增大地高辛的血浓度，诱发洋地黄中毒。合用维拉帕米与胺碘酮、合用维拉帕米与普萘洛尔、合用硫氮草酮与地高辛或美西律，都有诱发窦性停搏等严重心律失常的报告。合用Ⅰa类与Ⅰc类、合用Ⅰa类与Ⅲ类药、合用洋地黄与钙离子通道阻滞剂以及合用抗心律失常药与强利尿剂都有可能发生致心律失常作用。④血药浓度过高：包括药物剂量过大或加量过快，或虽按常规剂量给药，但患者存在药物代谢及排泄障碍。例如，肝、肾功能不全时，易发生药物蓄积作用。⑤急性心肌缺血、缺氧：例如，急性心肌梗死早期，由于存在心肌电不稳定性，易发生药物致心律失常作用。肺心病患者由于有明显低氧血症，抗心律失常药也极易出现致心律失常作用。⑥其他：包括心脏自主神经功能紊乱及药物的心脏致敏作用。

致心律失常作用的诊断主要根据临床表现。在应用某种药物的过程中，出现新的心律失常或原有的心律失常加重或恶化，特别是其发生与消失同药物剂量的改变、药代动力学密切相关时，应高度怀疑是药物的致心律失常作用。当出现以下情况时，则大致可以肯定为致心律失常作用：室性期前收缩增加为原来的3～10倍，室性心动过速的周期缩短10%，出现多形性室速或扭转型室速，非持续性室速变为持续性室速及用药过程中出现的病窦综合征、房室传导阻滞等。

为预防药物致心律失常作用的发生应严格掌握抗心律失常药物的适应证，对无器质性的心脏病的室性心律失常，经长期观察无血流动力学症状者不应抗心律失常治疗。对潜在致命性或致命性室性心律失常应积极治疗，包括纠正心力衰竭、心肌缺血和电解质紊乱等，但预后不良。对有可能发生致心律失常作用和心律失常猝死的患者，应最大限度地限制使用抗心律失常药物。由于β受体阻滞剂是目前唯一被证实对心肌梗死后室性心律失常和死亡率有积极作用的抗心律失常药，有人建议心肌梗死患者应首选β受体阻滞剂，其次为胺碘酮，无效可分别依次试用Ⅰa、Ⅰc类药物，仍无效可以分别联合应用Ⅰb类药物与上述药物或考虑非药物治疗。用药"个体化"，根据病情慎重选择药物及剂量，防止不恰当的联合用药。用药过程中应密切监测血钾、血镁、血钙及血药浓度，常规监测心电图Q-T间期、QRS间期、P-R间期及心率与心律的改变。

一旦确定致心律失常作用，应立即停用有关药物，注意纠正可能的诱发因素，如心肌缺血、低氧血症、心功能不全,应迅速纠正低钾、低镁。对症处理,缓慢心律失常,可给予阿托品或异丙基肾上腺素,无效应考虑安置人工心脏起搏器。尖端扭转型室速,应用缩短 Q-T 间期的药物,如异丙肾上腺素和硫酸镁,但注意异丙肾上腺素对缺血性心脏病和先天性 Q-T 间期综合征属于禁用药,临时心脏起搏器对尖端扭转型室速效果肯定、安全。若快速性室性心律失常伴有明显血流动力学障碍,应尽快电复律,并坚持持续人工心肺复苏,才可能挽救患者的生命。

五、妊娠期间抗心律失常药物的选择

(一)妊娠期间药代动力学变化

妊娠期间影响药物浓度的主要因素如下。

(1)妊娠期间孕妇的血容量增加,要达到治疗水平的药物血浆浓度就必须增加药物的负荷剂量。

(2)血浆浓度下降可减少药物—蛋白的结合,导致药物总浓度下降,而其游离的药物浓度不变。

(3)妊娠期间,随着心排血量增加,肾血流量增加,肾脏的药物清除率上升。

(4)孕酮的激活使肝脏的代谢增加,故也增加了某些药物的清除率。

(5)胃肠吸收发生变化,从而导致药物血浆浓度升高或降低。

妊娠期间没有任何药物是绝对安全的,所以应尽量避免药物治疗。但是,若药物治疗是必须的,则最好静脉治疗,这样可使药物迅速达到有效治疗浓度,妊娠期间使用抗心律失常药物的最大顾虑是药物的致畸作用。胚胎期间(即受精后的前 8 周)药物的致畸危险性最大,以后因胎儿的器官已基本形成,对胎儿的危险性也就降低了。

(二)妊娠期间抗心律失常药物的选择

1.Ⅰ类抗心律失常药物

奎尼丁、普鲁卡因胺、利多卡因、氟卡尼、普罗帕酮比较安全,苯妥英钠有致畸作用,故禁止在妊娠期间使用。

2.Ⅱ类抗心律失常药物

β受体阻滞剂可用于妊娠妇女,$β_1$阻断剂(美托洛尔和阿替洛尔)更适合于妊娠期间使用。但有报告普萘洛尔可引起胎儿宫内生长迟缓、心动过缓、低血糖、呼吸暂停、高胆红素血症,并能增加子宫活力,有引起早产的可能,但与对照组比较差异无显著性。

3.Ⅲ类抗心律失常药物

索他洛尔比较安全;溴苄胺对胎儿的影响所知甚少;胺碘酮可引起胎儿甲低、生长迟缓和早产,故不宜使用。

4.Ⅳ类抗心律失常药物

维拉帕米已用于治疗母子室上性心动过速,但可引起母体或胎儿心动过缓、心脏传导阻滞、心肌收缩抑制和低血压,并可使子宫的血流量减少,故妊娠期间应尽量避免使用,尤其是在使用过腺苷的情况下。

5.其他药物

地高辛相当安全,腺苷也常用于母子室上性心动过速,其剂量为 6～18 mg 于半分钟内静脉注射。

六、各类抗快速性心律失常药物

(一)膜稳定剂

膜稳定剂亦称钠离子通道阻滞剂。主要作用是抑制钠离子通道的开放,降低细胞膜对 Na^+ 的通透性,使动作电位最大反应速度降低,传导延缓,应激阈值增大,心房和心室肌的兴奋性降低,延长有效不应期,使 ERP 与 APD 的比值增大,使舒张末期膜电位的负值更大,有利于折返激动的消除。通过阻滞 Na^+ 的 4 相回流,减慢几乎所有自律细胞的舒张期自动除极化速度,抑制细胞自律性而消除异位心律。

因为窦房结的正常起搏活动主要通过缓慢的内向钙离子流完成,所以大多不受Ⅰ类药物影响。

1.药理作用

对钠离子通道、钾离子通道同时具有较强的抑制作用。其抑制钠离子通道开放的作用,可使快反应纤维的动作电位最大反应速度减慢,异位起搏点细胞动作电位 4 相坡度减小;而钾离子通道的阻滞使细胞复极化减慢,同时延长 ERP 和 APD,但在延长程度上 APD<ERP,ERP 与 APD 的比值增大,变单向阻滞为双向阻滞。对受损的或快反应心肌细胞部分除极引起的缓慢传导,Ⅰa类药物的抑制作用更为明显,因而可使发生于缺血部位心肌的折返活动得到终止。另外,此类药物还可使房室附加通路(旁路)的不应期延长,传导速度减慢,抑制预激综合征合并的室上性心动过速,在预激综合征伴房扑或房颤时可减慢心室率。

钾离子通道的阻滞作用可使 APD 延长,导致 Q-T 间期延长,T 波增宽、低平,在某些敏感患者可能诱发尖端扭转型室性心动过速或多形性室性心动过速,最为严重的反应即为"奎尼丁晕厥"。

Ⅰa类药物均可竞争性抑制毒蕈碱型胆碱受体,具有抗迷走神经作用和轻度的 α 受体阻滞作用,其电生理效应明显受其受体阻断作用影响。对于慢反应纤维,电生理作用微弱,抗胆碱作用较明显,尤其是在血药浓度较低时,可以引起窦性心动过速,促进房室传导,在房扑或房颤时增加心室率。当血药浓度达到稳态后,其对快反应纤维的电生理作用趋于优势,但其抗胆碱效应常成为临床不良反应的主要原因。

Ⅰa类药物可抑制心肌收缩力,其作用以丙吡胺的作用最强,奎尼丁的作用次之,普鲁卡因胺只有轻度的抑制作用。对心功能损害的患者可引起左室舒张末压的明显升高和心排血量的降低,而导致严重的心力衰竭。只有 N-乙酰卡尼作用相反,其具有正性肌力作用。

Ⅰa类药物对外周血管的作用并不一致,奎尼丁与普鲁卡因胺可抑制血管平滑肌,引起外周血管阻力降低,这种外周血管的扩张作用部分是由于 α-肾上腺素受体的阻断。外周血管阻力降低伴心排血量减少可使动脉压降低。丙吡胺对外周血管有直接收缩作用,可使外周血管阻力增加,尽管同样的心脏抑制作用使心排血量降低,但动脉血压仍可得到良好的维持。

2.临床应用

Ⅰa类药物具有广谱的抗心律失常作用,可用于消除房性、交界性和室性期前收缩;转复和预防房扑、房颤;对许多包括预激综合征在内产生的室上性心动过速有效,在预激综合征并房扑或房颤时可减慢心室率;还可用于预防和终止室性心动过速。

根据 Hondeghem 的调节受体理论,Ⅰa类药物与钠离子通道的结合与解离相对较为缓慢,因此药物与受体结合的动力状态不同,决定了临床效应亦有所不同。奎尼丁主要阻滞激活状态的钠离子通道,结合于动作电位 0 位相,常作为转复房扑和房颤的药物,并用于复律后维持正常窦律。普鲁卡因胺、丙吡胺等对失活钠离子通道的亲和力最大,对房性心律失常作用较弱,而主要用于治疗各种室性期前收缩和室性心动过速(在美国丙吡胺仅被允许用于室性心律失常),可预防室速/室颤的发生,对急性心肌梗死患者的疗效不亚于利多卡因,也可用于治疗预激综合征合并的心律失常,预防复发性房性心律失常,包括房颤电转复后的复发。

Ⅰa 类药物的禁忌证:Q-T 间期延长引起的室性心律失常、严重窦房结病变、房室传导阻滞、双束支或三束支室内传导阻滞、充血性心力衰竭和低血压、洋地黄中毒、高血钾、重症肌无力及妊娠期妇女。

3.不良反应与防治

Ⅰa 类药物的心脏毒性作用主要包括抑制心血管及促心律失常作用。其负性肌力作用对于已有心功能损害的患者可能诱发或加重心力衰竭。外周血管舒张引起低血压常发生于静脉用药时,主要是由过量和/或给药速度过快所致。对心肌传导的抑制可引起室内传导阻滞、心室复极明显延迟、室性心律失常,严重者出现尖端扭转型室性心动过速,可发展为室颤或心脏停搏,而导致患者晕厥或心律失常性猝死。其发生可能与低血钾、心功能不全或对药物敏感等因素有关,与剂量关系不明确。预防的方法是用药期间连续测定心电图的 QRS 时间和 Q-T 间期,若前者超过 140 ms 或较用药前延长 25%,Q-T 间期或 QTC 超过 500 ms 或较用药前延长 35%～50% 应停药。注意补钾、补镁。一旦发生尖端扭转型室性心动过速,应立即进行心肺复苏,静脉应用异丙基肾上腺素、阿托品、硫酸镁、氯化钾治疗,对持续发作者可临时心脏起搏或电复律治疗。

用治疗剂量时常见的不良反应是胃肠道反应(腹泻、恶心、呕吐等)和神经系统症状(头晕、头痛等),个别患者可有皮疹、血小板计数减少、白细胞计数减少、低血糖、肝功能损害等。

(二)β 受体阻滞剂

β 受体阻滞剂的出现是近 30 年来药理学的一大进展,迄今已有 20 余种,且新品还在不断研制成功。此类药物通过竞争性阻断心脏 β-肾上腺素受体,抑制外源性及内源性交感胺(儿茶酚胺)对心脏的影响而间接发挥抗心律失常作用。其共同的药理特征是通过抑制腺苷酸环化酶的激活,抑制了钙离子通道的开放,使心肌细胞,尤其是慢反应细胞 4 相自动除极化速率降低,最大反应速度减慢,激动的传导减慢,缩短或不改变 APD,相应延长 ERP(尤其是房室结),使 ERP 与 APD 的比值增加,所以能消除由自律性增大和折返激动所致的室上性及室性心律失常,抑制窦性节律和房室结传导。此作用是通过竞争性阻滞出现的,因此用药期间安静状态下窦性心律无明显下降,只有当交感神经明显兴奋(如运动和紧张状态)时,窦性心律升高才被抑制。对希浦系统及心室肌的不应期及传导性影响不大,但在长期用药、大剂量或缺血缺氧状态下可使之有意义地延长及减慢,明显提高心室致颤阈值。其中的某些药物尚具有直接膜抑制性,但需要较高的浓度才可出现,在抗心律失常作用中可能具有一定的临床意义。心脏选择性、内源性拟交感活性对抗心律失常作用的意义不大。唯一的一个例外是索他洛尔,它具有抑制复极化、延长动作电位时程的作用,已归于Ⅲ类抗心律失常药物范围。

β 受体阻滞剂还具有抑制心肌收缩力,降低心肌耗氧量作用,常用于治疗心绞痛和高血压。

(1)作为抗心律失常药物,β 受体阻滞剂适用于下列情况:①不适当的窦性心动过速;②情绪激动或运动引起的阵发性房性心动过速;③运动诱发的室性心律失常;④甲状腺功能亢进和嗜铬细胞瘤引起的心律失常;⑤遗传性 Q-T 间期延长综合征;⑥二尖瓣脱垂或肥厚型心肌病引起的快速性心律失常;⑦心房扑动、心房颤动时用以减慢心室率。另外,β 受体阻滞剂特别适用于高血压、劳累性心绞痛和心肌梗死后患者的心律失常。虽然β受体阻滞剂抑制心室异位活动的作用较弱,近期效果不如其他抗心律失常药,但经过几个大系列的临床试验,被发现其不良反应少,几乎没有致心律失常作用,特别是它可明确减少心肌梗死后心律失常事件、缺血事件的发生率和死亡率,是目前确认的可降低急性心肌梗死存活者猝死率的抗心律失常药,因此若无禁忌证,可广泛应用。但需注意长期用药不可突然停药以避免发生突然停药综合征。

(2)β受体阻滞剂禁用于缓慢性心律失常,如严重窦性心动过缓、窦房传导阻滞、窦性静止、慢快综合征、高度房室传导阻滞。β受体阻滞剂禁用于心源性休克。非选择性药物(如普萘洛尔)禁用于支气管哮喘。重度糖尿病、肾功能不全患者应慎用。慢性充血性心力衰竭与低血压不是β受体阻滞剂的禁忌证,但应用宜谨慎。

(3)常用β受体阻滞剂的用法用量如下。①普萘洛尔 10～20 mg,3～4 次/天。②美托洛尔 12.5～100 mg,2 次/天,静脉注射总量 0.15 mg/kg,分次注射。③阿替洛尔 12.5～200 mg,1 次/天。每次静脉注射 2.5 mg,总量<10 mg。④比索洛尔 2.5～20 mg,1 次/天。⑤醋丁洛尔 100～600 mg,2 次/天。⑥噻吗洛尔 5～10 mg,2 次/天,可增至 40 mg/d。⑦吲哚洛尔 5～10 mg,2～3 次/天,最大量 60 mg/d。⑧氧烯洛尔 40～80 mg,2～3 次/天,最大量 480 mg/d。⑨阿普洛尔 25～50 mg,3 次/天。最大量 400 mg/d。每次静脉注射 5 mg,注射速度<1 mg/min。⑩艾司洛尔:负荷量 0.5 mg/kg,1 min 内静脉注射,继以每分钟 50 μg/kg 滴注维持,无效 5 min 后重复负荷量,并将维持量增加 50 μg。最大维持量 200 μg/(kg·min),连续应用不超过 48 h。⑪氟司洛尔:静脉注射每分钟 5～10 μg/kg。

(三)延长动作电位时程药物

1.药理作用

延长动作电位时程药又称复极化抑制剂,对钾、钠、钙离子通道均有一定抑制作用,对电压依赖性钾离子通道的抑制作用最强。主要通过对延迟整流钾离子流 Ik(平台期外向钾流)的阻滞作用,可使 2 相平台期延长,动作电位时程延长,同时 ERP 也随心肌复极过程的受抑制而延长,尤其是原来 APD 较短的组织延长更为明显,从而使心肌细胞间的不应期差异缩小,动作电位趋于一致,有利于消除折返性心律失常。该类药物对房室旁路组织的作用更强,无论是前传还是逆传都受到抑制。临床上该类药物常作为预激综合征的治疗用药。该类药物还可提高心室致颤阈值,预防恶性室性心律失常转为心室颤动或猝死。另外,该类药物往往兼有其他的作用效应,例如,胺碘酮同时具有Ⅰ、Ⅱ、Ⅲ、Ⅳ类药物的作用特点,索他洛尔兼有Ⅱ、Ⅲ类抗心律失常药的作用特点。而溴苄胺的突出特点是提高心室致颤阈而具有化学性除颤作用,它对交感神经具有双重作用。

Ⅲ类药物对血流动力学的影响不尽一致。胺碘酮对血管平滑肌有特异性松弛作用,大剂量静脉注射时有负性肌力作用,口服剂量对心功能无明显影响。索他洛尔兼有β受体阻滞剂的作用,但有轻度的正性肌力作用,可能由动作电位延长,钙内流时间增加,胞质内钙增高所致。溴苄胺亦可增加心肌收缩力,但对心肌梗死患者可导致心肌耗氧增加而加重心肌缺血,其对交感神经的双重作用可能导致暂时的血压升高,但以延迟出现的低血压更为常见,对心排血量及肺毛细管楔压并无明显影响。

2.临床应用

Ⅲ类药物属于广谱抗心律失常药物,是迄今被认为最有效的抗心律失常药,对预防致命性室速、室颤、复发性心房扑动、心房颤动、阵发性室上性心动过速及预激综合征伴发的心律失常均高度有效。CAST 试验显示 I 类药物用于心肌梗死后患者,非但没有降低死亡率,反而增加了死亡的危险性。多项临床药物研究均显示 III 类药物可使心肌梗死后猝死率降低。

III 类药物的禁忌证:显著心动过缓、心脏传导阻滞、Q-T 延长综合征、低血压、心源性休克患者禁用。另外,甲状腺功能障碍及碘过敏患者禁用胺碘酮。

3.不良反应与防治

III 类药物的不良反应与剂量大小及用药时间长短成正比。窦性心动过缓很常见,窦房传导阻滞、房室传导阻滞亦有发生。索他洛尔由于具有相反的频率依赖性,当心动过缓时,APD 的延长更明显,因此比较容易引起尖端扭转型室速。静脉注射 III 类药物过快可导致低血压,加重心力衰竭相对罕见。

III 类药物的主要心外不良反应为消化道症状(恶心、便秘、口干、腹胀、食欲缺乏、肝损害、肝大等)和中枢神经系统反应(头痛、头晕、乏力等)。

(四)钙离子通道阻滞剂

这一类药品种繁多,达几十种,主要用于抗高血压等。用于抗心律失常的钙离子通道阻滞剂主要包括苯烷基胺类(如维拉帕米)、苯噻氮䓬类(如地尔硫䓬)以及苄普地尔,它们能选择性阻滞细胞膜 L 型通道,防止细胞外 Ca^{2+} 进入细胞内,阻止细胞内储存的 Ca^{2+} 释放。慢反应细胞的电生理活动主要依赖缓慢内向的 Ca^{2+} 流,因而它们的电生理作用表现为抑制窦房结、房室结,降低 4 相自动除极斜率,升高除极阈值,使窦房结的自律性下降,心率减慢(这一作用可因外围血管扩张,血压下降,交感神经张力反射性升高而抵消)。抑制最大反应速度,减慢冲动的传导,延长房室结有效不应期,变单向阻滞为双向阻滞,从而终止折返激动,但对房室旁路无明显抑制作用。抑制触发激动,阻断早期后除极的除极电流,减轻延迟后除极的细胞内钙超负荷,对部分由于触发激动而产生的室性心律失常有效。当心房肌细胞因缺血等致膜电位降低而转变为慢反应细胞时,钙离子通道阻滞剂亦有一定疗效。苄普地尔对房室旁路有抑制作用,同时具有膜稳定作用,尚可抑制钾外流而延长动作电位时程及不应期,因而抗心律失常作用较强。

钙离子通道阻滞剂还具有扩张外周血管及冠状动脉,抑制心肌收缩力的作用,可用于降血压及冠心病心绞痛(尤其是变异性心绞痛)的治疗,但可能会使心力衰竭加重。

(1)钙离子通道阻滞剂主要用于室上性心律失常,终止房室结折返所致的阵发性室上性心动过速极为有效,对预激综合征合并的无 QRS 波群增宽的室上性心动过速亦有较好疗效。对房性和交界性期前收缩有一定效果。对心房扑动和心房颤动可减慢心室率,但复律的可能性较小。对触发活动导致的室性心律失常,如急性心肌梗死、运动诱发的室性心律失常,分支型室性心动过速(无心脏病证据,发作时心电图呈右束支传导阻滞合并电轴左偏图形,或呈左束支传导阻滞伴电轴右偏或左偏),静脉注射维拉帕米可取得理想效果。地尔硫䓬则被认为对迟发后除极引起的室性心律失常有效,尤其是心肌缺血引起者。对大多数折返机制引起的室性心律失常,钙离子通道阻滞剂无效甚至有害(苄普地尔除外)。

(2)钙离子通道阻滞剂的禁忌证:病态窦房结综合征、II 度或 III 度房室传导阻滞、心力衰竭、心源性休克。预激综合征合并房扑、房颤时,由于钙离子通道阻滞剂仅抑制房室结传导而不影响旁路的传导,从而使更多的心房激动经旁路传入心室导致心室率增加,患者的血流动力学状态恶化,甚至诱发心室颤动,因此应属于禁忌。

(3)常用钙离子通道阻滞剂的用法用量如下。①维拉帕米:40~120 mg,每天 3 次,可增至 240~320 mg/d。缓释剂 240 mg,每天 1~2 次。最大剂量 480 mg/d。静脉注射每次 5~

10 mg,缓慢注射,必要时 15 min 后可重复 5 mg,静脉注射。②地尔硫䓬:每次 30～90 mg,每天 3 次。静脉注射 0.25～0.35 mg/kg,稀释后缓慢注射,随后以 5～15 mg/h 静脉滴注维持,静脉应用过程中应监测血压。

(五)其他治疗快速性心律失常药物

1.洋地黄类

洋地黄类药物的品种繁多,历史久远,其药理作用与临床应用见前文强心苷相关内容,对心律失常的治疗作用主要源自其电生理效应和拟自主神经作用,治疗剂量的洋地黄可增强迷走神经张力和心肌对乙酰胆碱的敏感性,降低窦房结自律性,降低心房肌的应激性,缩短心房肌的不应期,而延长房室结细胞的有效不应期,减慢房室传导(延长 A-H 间期);缩短房室旁路的有效不应期增加其传导;降低浦肯野细胞和心室肌细胞膜 K^+ 的通透性,延长复极时间。大剂量可刺激交感神经、释放心源性儿茶酚胺使窦房结以下起搏点自律性明显增强,浦肯野纤维及心室肌细胞膜 K^+ 的通透性增加,复极加快,舒张期除极坡度变陡,后电位振荡幅度增大,而诱发异位性心律失常。

(1)洋地黄适用于阵发性室上性心动过速、快速室率的心房颤动或扑动以及心力衰竭所致的各种快速性心律失常。

(2)洋地黄可使房室旁路的传导增快,因此禁用于预激综合征伴发的室上性心动过速、房颤或房扑。洋地黄还禁用于病窦综合征,二、三度房室传导阻滞,室性心动过速,肥厚型梗阻性心肌病等。

(3)常用洋地黄的用法用量如下。①毛花苷 C:0.4～0.8 mg,静脉注射,必要时 2～4 h 重复注射 0.2～0.4 mg。24 h 不超过 1.2 mg。②地高辛:0.25 mg,每天 1～2 次,维持量 0.125～0.25 mg/d。③甲基地高辛:负荷量 0.9 mg,分 2～3 d 服用,维持量 0.1～0.2 mg/d。

2.镁制剂

Mg^{2+} 是人体中含量仅次于 K^+、Na^+、Ca^{2+} 位居第 4 位的阳离子,是细胞内含量仅次于钾的重要阳离子,可激活多种酶系,参与体内多种代谢过程,是心肌细胞膜上 Na^+,K^+-ATP 酶的激活剂,具有阻断钾、钙离子通道,保持细胞内钾含量,减少钙流的作用。其对心肌细胞的直接电生理作用是抑制窦房结的自律性和传导性,抑制房内、室内及房室结的传导性,抑制折返和触发活动引起的心律失常。镁对交感神经有阻滞作用,可提高室颤、室性期前收缩阈值,有利于控制异位心律。

(1)镁制剂对洋地黄中毒引起的快速性心律失常及尖端扭转型室性心动过速疗效甚好,有人认为对尖端扭转型室速可首选硫酸镁。镁制剂对房扑和房颤可部分转复,对各种抗心律失常药物疗效不佳的顽固性室性期前收缩可能有效,对原有低镁血症者疗效更佳。

(2)镁制剂禁用于肾功能不全、高镁血症、昏迷和呼吸循环中枢抑制的患者。

(3)临床常用的镁制剂为硫酸镁,一般采用 20 mL 10%～20% 的硫酸镁稀释为原来的 2 倍后缓慢注射,以后 2～3 g/d,静脉滴注,连用几天。

(4)镁盐使用过量可致中毒,引起血压下降,严重者导致呼吸抑制、麻痹甚至死亡。钙剂是镁中毒的阻滞剂,可对抗镁引起的呼吸、循环抑制。用法:10% 的葡萄糖酸钙或氯化钙 10 mL,稀释后静脉注射。

七、治疗缓慢心律失常药物

(一)抗胆碱能药物

抗胆碱能药物阻断 M 型胆碱反应,消除迷走神经对心脏的抑制作用,缩短窦房结恢复时间,改善心房内和房室间传导,从而使心率增加,适用于迷走神经兴奋性增强所致的窦性心动过缓、窦性静止、窦房传导阻滞和房室传导阻滞及 Q-T 间期延长所伴随的室性心律失常。

用药方法:阿托品 0.3～0.6 mg,口服,每天 3 次;1 mg,皮下或静脉注射。山莨菪碱 5～10 mg,口服,每天3 次;10～20 mg,静脉注射或静脉滴注。溴丙胺太林 10～30 mg,口服,每天3 次。

(二)β 受体激动剂

β 受体激动剂增强心肌收缩力,加快心率和房室传导,增加心排血量,降低周围血管阻力。此外尚有扩张支气管平滑肌的作用。其适用于窦房结功能低下所致的缓慢心律失常,如窦性心动过缓、窦性静止、窦房传导阻滞及房室传导阻滞。其中异丙肾上腺素兴奋心脏作用强烈,可消除复极不匀,促使延长的 Q-T 间期恢复,还可用于治疗缓慢室性心律失常和 Q-T 间期延长引起的尖端扭转性室性心动过速。沙丁胺醇的心脏兴奋作用较弱,仅为异丙肾上腺素的 1/7～1/10,而作用时间较长,宜口服。

用药方法:异丙肾上腺素 1～2 mg 入液,静脉滴注,滴速为 1～3 μg/min;每天 10 mg 吞下含化,每天 3～4 次。沙丁胺醇 2.4 mg,口服,每天 3～4 次。

(三)糖皮质激素

糖皮质激素具有抑制炎症反应,减轻局部炎症水肿的作用,故临床上常用于治疗急性病窦综合征、急性房室传导阻滞等。常用药物有地塞米松,将 10～20 mg 加入液体中静脉注射,一天 1～2 次。首次最大剂量可用至 80 mg。连用不应超过 7 d,否则应逐渐减量,缓慢停药。亦可给予相当剂量的氢化可的松,静脉滴注或口服泼尼松。

(康玉燕)

第四节　钙离子通道阻滞剂

钙离子通道阻滞剂是一类选择性作用于慢通道、抑制 Ca^{2+} 跨膜内流,进而影响 Ca^{2+} 在细胞内作用而使整个细胞功能发生改变的药物。自 20 世纪 60 年代该类药物问世以来,其作用机制、药理及临床应用取得了重大进展,现钙离子通道阻滞剂已广泛用于高血压、冠心病、心绞痛、心律失常及肥厚型心肌病等心血管疾病的治疗。此外,人们在临床实践中还发现钙离子通道阻滞剂对多种器官均可产生效应,提示钙离子通道阻滞剂具有潜在广泛的治疗作用。尽管近年来某些临床资料提出了一些不利于钙离子通道阻滞剂的观点和证据,从而引发了对钙离子通道阻滞剂临床应用的争议和再评价,但此类药物仍是心血管疾病治疗中最为常用的药物之一。

一、分类

钙离子通道阻滞剂种类繁多,由于具有共同的钙拮抗作用而被归在一起,但其化学结构、与慢通道结合程度、相对选择性及对组织器官的药效应等方面均有所不同甚或差异极大,因而目前尚缺乏令人满意的分类方法。较常用的分类法如下。

（一）按化学结构分类

1.苯烷胺类

该类药物如维拉帕米、盖洛帕米、泰尔帕米、地伐帕米、阿尼帕米、依莫帕米、法利帕米、罗尼帕米。

2.二氢吡啶类

该类药物如硝苯地平、尼群地平、尼卡地平、非洛地平、伊拉地平、达罗地平、尼鲁地平、尼莫地平、尼索地平、尼伐地平、马尼地平、贝尼地平、拉西地平、巴尼地平、地普地平、奥索地平、利奥地平、氟地平、非洛地平、碘地平、甲硫地平、替米地平。

3.苯噻氮唑类

该类药物如地尔硫䓬、福斯地尔。

4.其他

该类药物如氟桂利嗪、桂利嗪、利多氟嗪、哌克昔林、苄普地尔、普尼拉明、特罗地林、芬地林、匹莫齐特、五氟利多、氟斯匹灵。

（二）按有无电生理作用分类

分为有电生理作用与无电生理作用两大类。前者具有负性变时、负性变力及负性变传导作用，可减轻心肌收缩力和降低氧耗量，主要药物有维拉帕米、盖洛帕米、硫氮䓬酮、苄普地尔等，常用于快速性心律失常及伴有心率增快的高血压或冠心病患者；后者无或有轻微电生理作用，对心脏传导系统和心肌收缩力无明显影响，其中某些药物可因扩血管作用而反射性地引起心率增快，主要药物有硝苯地平及其二氢吡啶类药物、氟桂利嗪、哌克昔林等，可用于高血压及血管痉挛性疾病的治疗。此种分类法虽然过于笼统和简单，但对于临床选择用药尚有一定指导意义。

（三）按作用部位及用途分类

（1）主要作用于心肌细胞：如维拉帕米。

（2）主要作用于窦房结和房室结：如维拉帕米、硫氮䓬酮。

（3）主要作用于血管平滑肌：①主要作用于冠状动脉，如硝苯地平、硫氮䓬酮；②主要作用于脑血管，如尼卡地平、尼莫地平；③主要作用于周围血管，如利多氟嗪、氟桂利嗪。

（四）按生化及电生理特点分类

1982 年 Fleckenstein 提议分为两类，以后又增补为 3 类。

（1）A 类：药效及特异性高，对电压依赖性通道选择性强，可抑制 90% 的 Ca^{2+} 内流而不影响 Na^+ 及 Mg^{2+} 内流，包括维拉帕米、甲氧帕米、硫氮䓬酮、硝苯地平及其他二氢吡啶类衍生物。

（2）B 类：选择性稍差，可抑制 50%～70% 的 Ca^{2+} 内流，同时可抑制 Na^+、Mg^{2+} 内流，包括普尼拉明、哌克昔林、维拉帕米、芬地林、氟桂利嗪、桂利嗪、特罗地林、双苯丁胺。

（3）C 类：有轻度钙拮抗作用的某些局麻、除颤及抗心律失常药物，如氯丙嗪及某些 β 受体阻滞剂。

（五）WHO 分类法

1985 年，WHO 专家委员会按钙离子通道阻滞剂的结合部位及选择性、精确的细胞与药理学作用机制将这类药物分为两组 6 个亚类，包括以下几种。

（1）对慢通道有选择性作用者Ⅰ类为维拉帕米及其衍生物，Ⅱ类为硝苯地平及其他二氢吡啶衍生物，Ⅲ类为硫氮䓬酮类。

（2）对慢通道呈非选择性作用者Ⅳ类如氟桂利嗪、桂利嗪，Ⅴ类如心可定类，Ⅵ类如哌克昔林、苄普地尔。

（六）其他分类法

1992 年，Spedding 和 Paoletti 又提出如下分类法，将钙离子通道阻滞剂分为 5 大类。

（1）Ⅰ类：选择性作用于 L 型通道上明确位点的药物，又细分为以下几种。①1,4-二氢吡啶类结合点（受体）：硝苯地平、尼群地平、尼卡地平等。②苯噻氮唑类结合位点：硫氮草酮等。③苯烷胺类结合位点：维拉帕米、盖洛帕米、泰尔帕米等。

（2）Ⅱ类：作用于 L 型通道上未知位点的化合物，如 SR33557、HOE166、McN6186。

（3）Ⅲ类：选择性作用于其他亚型电压依赖性通道（voltage dependent Ca^{2+} channel，VDC）的药物（迄今未发现对此类通道具有高选择性的药物）。①T 型通道：氟桂利嗪、粉防己碱等。②N 型通道：ω-芋螺毒素；③P 型通道：漏斗网型蜘蛛毒素。

（4）Ⅳ类：非选择性通道调节药物，如芬地林、普尼拉明、苄普地尔。

（5）Ⅴ类：作用于其他类型钙离子通道的药物如下。①肌浆网 Ca^{2+} 释放通道：兰诺丁。②受体控制性钙离子通道（receptor operated Ca^{2+} channel，ROC），可被相应受体阻滞剂阻断：兴奋性氨基酸通道、α 受体偶联通道、血管紧张素偶联通道、核苷酸/核苷酸偶联通道。

二、作用机制与药理效应

（一）作用机制

钙离子通道阻滞剂作用的精确部位及机制尚不十分清楚，但它们的化学结构各不相同、立体构型也不一样，提示钙离子通道阻滞剂之间不可能以任何相同机制或简单的构效关系作用于单一受体部位。钙离子通道阻滞剂可能对 Ca^{2+} 转运与结合的所有环节与调控机制均有抑制和影响。目前已知细胞内、外 Ca^{2+} 的平衡与调节（离子转运）有以下几种方式：①经慢通道发生慢内向离子流（SIC）。慢通道对 Ca^{2+} 的通透性除受 Ca^{2+} 浓度的控制外，还受神经介质的调控，因而慢通道又分为 VDC 和 ROC。VDC 有两个闸门，外闸门受电位控制，内闸门则受环磷酸腺苷（cAMP）的调节。当细胞膜去极到一定水平（如在心肌细胞电位为 $-40\sim+10$ mV）时此通道即被激活开放，产生 SIC，形成动作电位平台，被激活后由于内向 Ca^{2+} 电流增加与膜电位降低，随即开始较激活速率更慢的失活过程，即该通道存在"开""关"和"静息"状态。VDC 至少存在 4 个亚型：L、T、N、P，它们的电生理与药理学特征有所不同，其中 L 亚型最受重视，因为该亚型是主要对 Ca^{2+} 兴奋或阻滞剂敏感的钙离子通道亚型，其活化阈值高（-10 mV）、灭活慢，与心血管系统、平滑肌、内分泌细胞及某些神经元的兴奋-收缩偶联有关。L 亚型通道又由 α_1、α_2、β、γ、δ 5 个亚单位组成，α_1 亚单位具有钙离子通道及受体结合功能，α_2 及 β 亚单位具有通道阻滞作用；ROC 存在于多种细胞尤其是血管平滑肌的胞质膜上，能对去甲肾上腺素、组胺、5-羟色胺等发生反应，产生 Ca^{2+} 内流及细胞内贮存 Ca^{2+} 的释放，ROC 激活后对后者作用更大。②Ca^{2+} 渗入：当胞外 Ca^{2+} 浓度低时，可使胞质膜通透性改变，发生"渗漏"，增加 Ca^{2+} 流入，这可能与某些血清 Ca^{2+} 不足所并发的高血压有关。③Na^+ 与 Ca^{2+} 交换：具有双向性，取决于细胞内外两种离子浓度梯度，当胞内 Na^+ 浓度高而胞外 Ca^{2+} 浓度高时两者可发生交换，此机制与心肌糖苷的正性肌力作用有关。④胞质膜上 Ca^{2+}-ATP 酶，可利用 ATP 分解的能量将 Ca^{2+} 逆离子梯度由胞内泵到胞外。⑤肌浆网系膜上的 Ca^{2+}，Mg^{2+}-ATP 酶将 Ca^{2+} 泵入肌浆网，而跨膜 Ca^{2+} 内流可触发肌浆网（SR）按离子浓度释放 Ca^{2+}（SR 内 Ca^{2+} 10^{-4}M，胞质内为 10^{-7}M），这一过程与心肌纤维的兴奋-收缩偶联有关。⑥线粒体可吸收胞质内 Ca^{2+}，而通过 Na^+、Ca^{2+} 交换释放 Ca^{2+}。以上为 Ca^{2+} 的平衡与调控机制，其中①②③④为 Ca^{2+} 细胞内外的跨膜转运，⑤⑥为细胞内转运过程；不同类型的组织中，这些机制有不同的重要性。心肌和内脏平滑肌肌浆内 Ca^{2+} 的浓度正是基于上述转运系统的精确调控，才得以发挥正常的心脏血管效应。钙离子通道阻滞剂也正是通过对 Ca^{2+} 运转的影响，使细胞内 Ca^{2+} 减少，可兴奋细胞电位发生改变或钙与心肌内收缩蛋白、血管平滑肌内钙调蛋白等钙敏蛋白的结合受抑或 Ca^{2+}-蛋白复合物的调节作用减弱，从而发挥一系列的药理学效应。

尽管理论上推测钙离子通道阻滞剂的作用部位绝非一处，但绝大部分钙离子通道阻滞剂是通过阻滞慢钙离子通道和慢钙-钠离子通道而减少 Ca^{2+} 进入胞内的，事实上，只有对钙离子通道有阻滞作用的药物也才真正具有治疗价值。现已有足够的证据表明，钙离子通道阻滞剂实际上具有药理学与治疗学的抑制部位仅是 VDC 中的 L 通道。不同钙离子通道阻滞剂对通道蛋白的结合位点可能不同，有学者认为硝苯地平等二氢吡啶类衍生物作用于通道外侧的膜孔蛋白，维拉帕米作用于通道内侧的膜孔蛋白而与外侧膜孔蛋白受体的亲和力极低，硫氮草酮则主司通道的变构部位，从而改变钙离子通道的构象等。当然这一学说有待于更进一步证实。

各种不同组织及相同组织的不同部位（如心肌、冠状动脉、脑血管及外周血管）Ca^{2+} 转运途径不同，钙离子通道被活化的途径不一（VDC 或 ROC），活化机制迥异（有的以 Ca^{2+} 内流为主，有的以胞内贮存 Ca^{2+} 释放为主），膜稳定性不同（钙离子通道存在"静息""开放"和"灭活"3 种状态），以及与药物的亲和力、离散度有差异，构成了钙离子通道阻滞剂对不同组织敏感性及临床适应证不同的基础，也是钙离子通道阻滞剂效应不一的重要原因。

（二）药理作用

钙不但为人体生理功能所必需，而且参与或介导许多病理过程。细胞内 Ca^{2+} 过多（亦称钙"超载"），在高血压起病、心律失常形成、动脉粥样硬化发病及血管与心肌的脂氧化损伤等病理过程中起着重要作用。虽然钙离子通道阻滞剂作用不尽相同、作用机制未完全明了，但多种钙离子通道阻滞剂在不同程度上具有下述作用：①抑制心肌 Ca^{2+} 跨膜 SIC，使胞质内游离 Ca^{2+} 浓度下降，心肌收缩力减弱，呈负性肌力作用，降低心肌耗能及耗氧。应当指出，不同的钙离子通道阻滞剂在整体动物实验中表现出来的负性肌力作用差异甚大，例如，硝苯地平由于舒张血管作用较强甚至出现反射性增强心肌收缩力。②抑制窦房结自律性及减慢房室传导，呈现负性变时及负性变传导作用。③防止心肌细胞内 Ca^{2+}"超负荷"，保护心肌免遭脂氧化损伤，对缺血心肌有保护作用。④扩张冠状动脉、脑血管及肾动脉，促进冠状动脉侧支循环形成，改善心、脑、肾等重要脏器供血。⑤扩张肺及周围血管，降低总外周阻力，使血压、肺动脉压降低及心脏前、后负荷减轻。总体来讲，钙离子通道阻滞剂舒张动脉血管的作用强于舒张静脉血管的作用。⑥在某种程度上可减轻血管及心脏的重塑作用，使管壁的顺应性增加、靶器官结构改变及功能损害减小。⑦抑制支气管、肠道及泌尿生殖道平滑肌，缓解平滑肌痉挛。⑧抑制血小板聚集，改善低氧血症时血流变异常，增加红细胞的变形能力。⑨对血脂代谢无不良影响，某些钙离子通道阻滞剂可升高高密度脂蛋白胆固醇（HDL-ch）浓度或降低低密度脂蛋白胆固醇（LDL-ch）浓度。⑩改善胰岛素抵抗，增加组织对胰岛素的敏感性。⑪可抑制血管平滑肌细胞增殖及向内膜下迁移，此与抑制动脉粥样硬化有关，二氢吡啶类药物有抑制和延缓粥样硬化进程的作用。⑫抑制兴奋-分泌偶联，影响多种腺体的分泌。⑬抑制内皮素分泌，减少前嘌呤物质丧失，维持细胞 Ca^{2+}、Na^+、K^+ 平衡，减轻血管切应力损伤。⑭逆转心室肥厚及有轻度利钠，利尿作用。⑮硝苯地平、硫氮草酮、氨氯地平和维拉帕米对高血压患者的肾功能有短期良好作用。硫氮䓬酮对胰岛素依赖型和非依赖型糖尿病、肾病患者有减少尿蛋白分泌的作用。

需要指出的是,钙离子通道阻滞剂的上述作用除因药物不同而表现各异外,其在体内的净效应还取决于各种作用的相对强度,以及用药途径、剂量、体内反射机制等影响因素。

三、临床应用

近年来,随着临床与基础研究的不断深入,钙离子通道阻滞剂的应用范围越来越广,已由最初单纯治疗心血管疾病发展到应用于多个系统的多种疾病。

(一)高血压病

目前,钙离子通道阻滞剂已广泛用于高血压病的治疗,尤其是二氢吡啶类药物,由于其显效快、效果明显,血压下降平稳,长期使用有效,且对血脂、血糖、尿酸、肌酐及电解质等无不良影响,已被列为高血压治疗的一线药物。与其他降压药相比,钙离子通道阻滞剂更适合于年龄大、基础血压高、低肾素型及外周血管阻力高者,一般单用钙离子通道阻滞剂 50%～70% 的患者即可获得满意效果。钙离子通道阻滞剂与 β 受体阻滞剂、ACEI 及利尿剂配伍应用时其降压效果更好,可根据病情酌情选用。对高血压合并冠心病、心绞痛、心律失常、脑血管疾病及外周血管病者,选用相应的钙离子通道阻滞剂不但能降低血压,而且对其合并症治疗也十分有效,但远期应用钙离子通道阻滞剂能否降低心血管并发症的发生率与死亡率,国际上尚未取得一致意见,仍有待于前瞻性大规模长效钙离子通道阻滞剂抗高血压临床试验加以验证。国内近期已结束的一项临床多中心研究观察了尼群地平对老年单纯收缩期高血压的影响,初步表明钙离子通道阻滞剂有降低高血压病脑血管并发症的发生率的作用,但对心血管并发症发生的影响似乎不明显。

近来,有人认为在预防高血压患者的主要心血管事件中,钙离子通道阻滞剂的作用不及 β 受体阻滞剂或小剂量噻嗪类利尿剂。美国一权威性荟萃资料分析了 9 个临床试验共 27 743 例患者,结果发现在降低血压方面,钙离子通道阻滞剂与 β 受体阻滞剂、ACEI 及噻嗪类利尿剂没有明显差异;但服用钙离子通道阻滞剂组的患者中,急性心肌梗死和心力衰竭发生的危险性分别增加了 26%,主要心血管事件的危险性增加了 11%。因此,Furberger 等认为,β 受体阻滞剂、ACEI 及小剂量噻嗪类利尿剂仍然是治疗高血压的首选药物,只有在这些药物治疗失败或患者不能耐受时,才考虑换用钙离子通道阻滞剂。然而,2000 年公布的 NORDIL 试验便很快否定此说。NORDIL 试验证实,硫氮䓬酮在治疗高血压时与利尿剂、β 受体阻滞剂比较,不但同样具有显著减少心血管事件发生和死亡的效果,而且比利尿剂、β 受体阻滞剂减少了 20% 的脑卒中发生率。硫氮䓬酮的良好疗效,可能与其逆转左心室肥厚、交感神经激活作用小及抑制心律失常等发生有关。针对伴有至少一项心血管高危因素的高血压患者进行治疗的 INSIGHT 试验更进一步证实,拜新同(一种长效的硝苯地平制剂)组和利尿剂(氢氧噻嗪和米吡嗪联用)组的终点事件(包括心肌梗死、中风、心血管病死亡和心力衰竭等)的发生率没有差别,总的事件的发生率均为 12%,且拜新同单药治疗即可有效控制血压,长期用药无增加癌症和严重出血的危险性,从而确立了钙离子通道阻滞剂用药的安全性。上述资料充分说明,钙离子通道阻滞剂仍是可供选用的一线抗高血压药物,特别是其价格低廉、疗效可靠,更适合于国内治疗高血压病的应用。

目前,对钙离子通道阻滞剂降压应用的新趋势是:①第三代二氢吡啶类药物(如氨氯地平、非洛地平)降压有效而作用时间长。②非二氢吡啶类药物(如维拉帕米,尤其是其缓释型制剂)虽然对心脏的选择性强,但能降低血浆去甲肾上腺素水平,因此,对应激状态及扩张周围血管有独特作用。③短效的硝苯地平在降压治疗中对无明显并发症的老年人疗效较好,由于其有交感激活作用,对大多数中青年患者不适用,已有两项前瞻性的临床试验对短效硝苯地平及利尿剂与ACEI的降压效果进行比较,发现三类药物的降压作用相同,但前者防止心血管事件的发生明显较后两者减少。此外,医师在临床实践中还发现,若二氢吡啶类药物降压无效,通常加服利尿剂不能增强其疗效;相反,高钠饮食可加强其疗效,可能与钙离子通道阻滞剂有内源性钠利尿作用有关,当摄取钠增加、体内 Na^+ 增多时也可调节钙离子通道阻滞剂受体的结合率。

降压谷峰值比率(T∶P)是 1988 年由美国食品与药物管理局(FDA)提出的一项评价降压药优劣的指标,近年来已被作为降压药筛选与审批新药的标准。T∶P 亦即降压药最小与最大疗效之比率,提出此概念的目的在于强调稳态给药结束后血压应控制满意且降压作用须平稳维持24 h 之久,以避免血压的过大波动。FDA 认为,理想的降压药谷值效应至少应为峰值效应的50%,即 T∶P≥50%。据报道缓释硝苯地平 10～30 mg,每天 1 次,T∶P 为 50%;氨氯地平 5～10 mg,每天一次,T∶P 为 66%;拉西地平的 T∶P≥60%,提示钙离子通道阻滞剂是一类较为理想的降压药物。

(二)快速型心律失常

目前,用于治疗心律失常的钙离子通道阻滞剂均为有电生理效应的药物,如维拉帕米、盖洛帕米、硫氮䓬酮及哌克昔林。其中,维拉帕米可抑制慢反应细胞的最大反应速度,延缓房室结慢径路的传导,从而终止房室结双径路的折返激动,已成为目前治疗房室结内折返性心动过速的首选药物。对于房性心动过速、心房扑动和心房颤动患者,钙离子通道阻滞剂可通过抑制房室传导而减慢其心室率,一部分患者可转复为窦性心律。此外,钙离子通道阻滞剂尚可减轻延迟后除极的细胞内 Ca^{2+} 超负荷,阻断早期后除极的除极电流,抑制触发活动性心律失常,对部分室性心律失常有效。近年来屡有报道,维拉帕米或硫氮䓬酮对缺血性再灌注心律失常有预防作用,对左心室肥厚所合并的恶性室性心律失常也有潜在的治疗价值,可防止患者猝死。

(三)缺血性心绞痛及动脉粥样硬化

大多数钙离子通道阻滞剂具有扩张冠状动脉、解除冠状动脉痉挛、增加冠脉血流的作用,并能降低心脏前、后负荷及减弱心肌收缩力,从而减少心肌氧耗量、恢复氧供需平衡,因此可用于各种类型的心绞痛治疗,尤其对变异性心绞痛效果较好。目前,多数学者更趋向于选择维拉帕米、硫氮䓬酮及长效二氢吡啶类制剂,已较少应用短效的硝苯地平,因有报道称部分患者用硝苯地平后心绞痛症状加重,这可能与用药后血压下降太大、冠状动脉血流灌注减少或反射性心率加快、不利于氧供求平衡有关,也可能是冠状动脉侧支循环再分布产生"窃血现象"所致。近年来某些实验及临床研究提示,钙离子通道阻滞剂有心血管保护作用,可抑制氧自由基所致的脂质过氧化作用,减轻缺血与再灌注损伤。已有资料证实,钙离子通道阻滞剂用于经皮冠脉腔内血管成形术(PTCA)及溶栓后的缺血再灌注治疗取得较好效果。

1981 年国外学者 Henry 和 Bentley 首次报道硝苯地平对实验性动脉粥样硬化的抑制作用后,10 余年间钙离子通道阻滞剂的抗动脉粥样硬化作用日益受到关注。动脉粥样硬化是缓慢的发病过程,其病理改变主要为动脉管壁的 Ca^{2+} 沉积(钙化)及由 Ca^{2+} 作为信息物质所介导的内皮细胞损害、脂质沉积、动脉中层平滑肌细胞增殖及迁移、血小板聚集甚或血栓形成。钙离子通道阻滞剂通过减少 Ca^{2+} 沉积及细胞内 Ca^{2+} 超负荷,可有效地保护血管内皮细胞,维持胞膜的完整性与通透性,抑制血栓烷素 A_2(TXA$_2$)及内皮素(ET)形成,刺激前列环素(PGI$_2$)的释放,以此延缓或减轻动脉粥样硬化的发病。维拉帕米、硫氮䓬酮及大多数二氢吡啶类钙离子通道阻滞剂的抗动脉粥样硬化作用均曾有报道。国际硝苯地平抗动脉粥样硬化研究（INTACT）发现，与安慰剂组比较，治疗 3 年时冠状动脉粥样硬化新生病灶的危险性降低 28%，继续治疗 3 年则新生病灶的危险性进一步减少 78%，证实硝苯地平可有效抑制冠状动脉粥样硬化的进程。

（四）心肌肥厚

钙离子通道阻滞剂应用于高血压性心脏病或肥厚型心肌病，不但能增加心肌活动的顺应性、改善心脏舒张功能，而且可减轻甚或逆转心肌肥厚。目前已证实对心肌纤维增殖有抑制作用的药物中，钙离子通道阻滞剂中较大多数药物作用强而仅次于 ACEI 类。对于肥厚型梗阻性心肌病，钙离子通道阻滞剂治疗时并不增加其收缩期流出道的压力阶差。

（五）脑血管及中枢神经系统疾病

正常情况下大脑具有稳定的较高的氧代谢，维持人体中枢机能必须有充足的脑血流，否则，脑灌注不足经一定时间可迅速产生乳酸，酸中毒又使脑血流调节功能丧失，进而引起脑细胞代谢衰竭甚至导致坏死。已知休息时神经元细胞内 Ca^{2+} 较胞外低，胞内 Ca^{2+} 浓度常在脑缺血损伤时增加，而胞内 Ca^{2+} 超负荷则又加剧脑细胞损伤死亡，从而形成恶性循环。近年来大量研究证实钙离子通道阻滞剂可抑制这个过程，并通过脑血管扩张作用改善脑血流供应，因而用于脑缺血、蛛网膜下腔出血、脑复苏及偏头痛取得一定效果。几组大型临床试验已就尼莫地平对缺血性脑卒中的作用得出肯定结论。最近，ASCZEPIOS 试验及 FIST 试验正分别对伊拉地平和氟桂利嗪的作用进行观察，希望不久即可得出结论。

（六）肺与肺动脉疾病

许多呼吸道疾病、肺循环障碍及急性微血管性肺损伤的病理生理均与 Ca^{2+} 有关，例如，过敏性哮喘时 IgE 介导的肥大细胞释放化学物质及炎症介质（兴奋-分泌偶联）、气管平滑肌痉挛与收缩（兴奋-收缩偶联）、某些血管活性介质的合成及神经冲动的传导均受细胞内外 Ca^{2+} 的调节。Ca^{2+} 还影响某些趋化作用物质（如白细胞介素）的合成与释放，因而，钙离子通道阻滞剂对呼吸系统疾病的治疗及预防价值受到广泛重视。实验研究及临床观察发现钙离子通道阻滞剂可抑制化学递质及气管平滑肌组胺的释放、TXA_2 和 PGF_2 等所诱发的气道平滑肌痉挛，并能抑制冷空气及运动诱导的支气管痉挛，从而减轻支气管哮喘发作。但总的说来，钙离子通道阻滞剂对呼吸道平滑肌的舒张效应较小，现今仍不能作为一线药物应用。不过，其新一代制剂（尤其是气雾剂）可能有更大作用。

目前，钙离子通道阻滞剂对原发性或继发性肺动脉高压的作用报告不多，对病程及预后的影响尚缺乏长期对照研究。钙离子通道阻滞剂（尤其是硝苯地平）治疗慢性阻塞性肺病的肺动脉高压，可降低肺血管阻力，在选择性病例中可改善症状及血流动力学效应。研究较多的药物为硫氮草酮，但关于药物的选用剂量及投药方式各家报道不一，尚有待于进一步探讨。

（七）其他

钙离子通道阻滞剂对肾脏的保护作用、在胃肠道及泌尿生殖系统疾病中的应用等也受到广泛重视，这些研究取得重大进展，但仍需不断完善资料及进行长期的对照观察。

四、钙离子通道阻滞剂在某些心脏疾病应用中的争议与评价

（一）心肌梗死

关于钙离子通道阻滞剂能否用于急性心肌梗死（AMI），目前意见不一。部分学者认为，钙离子通道阻滞剂用于 AMI 早期可限制或缩小梗死面积。1990 年的丹麦维拉帕米二次心肌梗死

试验(DAVITⅡ)表明维拉帕米可减少再梗死;DAVITⅠ及DAVITⅡ的汇集资料证实了维拉帕米治疗组患者的心血管事件、死亡率及再梗死率均降低,其疗效类似于多数β受体阻滞剂。对于心电图显示的无Q波性心肌梗死,早期(24～72 h)应用硫氮䓬酮可显著减少再次心肌梗死及梗死后难治性心绞痛的发生率,目前已引起临床广泛注意。新近有人观察了维拉帕米与非洛地平对AMI后心率变异性的影响,提示维拉帕米能增加副交感神经的活性,恢复交感与副交感神经的平衡,对AMI早期心率变异性有较好的影响,而非洛地平则无此作用,这可能是维拉帕米改善AMI患者预后的重要原因之一。但也有报道认为,钙离子通道阻滞剂非但不能减少心肌梗死患者死亡与再梗死的危险,反而能增加其死亡率。1995年3月,Psaty等在美国第35届心血管病流行病学与预防年会上提出,使用硝苯地平者与用利尿剂、β受体阻滞剂比较,心肌梗死的危险增加60%。Furberger等也收集了16个硝苯地平用于冠心病治疗的随机二级预防试验资料,于同年9月再次报告中等到大剂量的短效钙离子通道阻滞剂硝苯地平能增加冠心病死亡率,有学者并由此推及其他钙离子通道阻滞剂(特别是二氢吡啶类)也有类似的不良作用,曾一度引起学者们的关注。尽管Braun等曾于次年在世界著名的《美国学院心脏病杂志》撰文不支持所谓钙离子通道阻滞剂在治疗各类慢性冠心病时将会增加其死亡危险比率或对心肌梗死患者的存活有不利影响的观点。Norman认为将大剂量短效硝苯地平(每天用量≥80 mg)的假定危险等同于已被证实对高血压和心绞痛有效而安全的合理剂量的长效钙离子通道阻滞剂的危险,这种盲目扩大及不合理应用是错误的,但对于心肌梗死患者应用钙离子通道阻滞剂,医药界目前已重视并持审慎态度。多数学者认为,AMI早期除非有适应证,否则不应常规使用钙离子通道阻滞剂,如需选用,应充分估计所选药物的负性肌力以及其对心率、血压及传导系统的影响。

(二)心功能不全

维拉帕米、硫氮䓬酮等有负性肌力的药物一般应避免应用于有收缩功能障碍的充血性心力衰竭(CHF)患者,这早已成为医师的共识。已有研究证实维拉帕米可使CHF恶化,MDPIT试验表明硫氮䓬酮可增加心肌梗死后伴有左室功能不全患者的病死率。然而,二氢吡啶类钙离子通道阻滞剂能否应用于CHF仍存有较大争议。起先医师认为,钙离子通道阻滞剂可使血管扩张,降低心脏前、后负荷以利于心脏做功,且可改善心肌缺血、防止心肌病变时的心肌细胞内Ca^{2+}积聚及局部微血管痉挛而出现的心肌局灶性坏死,因而钙离子通道阻滞剂可能有助于CHF的治疗,钙离子通道阻滞剂曾被推荐为治疗轻、中度CHF的首选药物,寄希望于CHF早期应用能阻止原发病的进一步发展恶化,在晚期则可降低心脏后负荷,改善心脏做功能力,使CHF缓解,有学者观察到氨氯地平、非洛地平等可改善CHF患者的血流动力学效应,不过,随后的进一步观察却发现硝苯地平及某些二氢吡啶类药物使心功能恶化,究其原因时许多学者把钙离子通道阻滞剂对CHF的不利影响归咎于其负性肌力作用及反射性兴奋交感神经和激活肾素-血管紧张素系统的作用。目前尚无大规模的临床试验评价硝苯地平对CHF的远期影响。初步研究表明,新一代的血管选择性钙离子通道阻滞剂可缓解症状、提高运动耐量,其神经内分泌激活不明显。前瞻性随机氨氯地平存活评价(prospective randomized amlodipine survival evaluation,PRAISE)及PRAISE2分别对氨氯地平在严重充血性心力衰竭中的作用及氨氯地平用于治疗心力衰竭患者的高血压或心绞痛的安全性进行了评价,试验结果提示人们:①尽管氨氯地平未加重患者的心力衰竭及增加心肌梗死、致命性心律失常或因严重心血管事件的住院率,但该药亦未能进一步改善心力衰竭患者预后,因而,在充分使用心力衰竭现代药物治疗的基础上,不宜将氨氯地平作为针对心力衰竭的常规治疗药物。②心力衰竭患者常合并控制不满意的高血压或心绞痛,此时,应首选 ACEI、利尿剂、β 受体阻滞剂等进行治疗。如果这些药物仍不能控制心力衰竭患者的高血压或心绞痛,或患者不能耐受这些药物,使用长效钙离子通道阻滞剂氨氯地平是安全的,它与传统的短效钙离子通道阻滞剂不同,该药并不恶化心力衰竭患者的心功能或预后。

近些年来,随着对心脏功能研究的不断深入,对心功能不全的认识水平也有了较大提高,心脏舒张功能障碍及无症状心功能不全逐渐受到重视。肥厚型心肌病或高血压、冠心病的早期,心脏收缩功能可能正常,而心脏舒张功能已有损害,此时洋地黄等正性肌力药物的应用受到限制,越来越多的研究表明,维拉帕米、硫氮草酮及氨氯地平等可改善患者的舒张功能,显示了钙离子通道阻滞剂在改善心脏舒张功能方面的良好应用前景。

五、药物介绍

(一)维拉帕米及其同系物

本品为人工合成的罂粟碱衍化物,系最早被研究应用的钙离子通道阻滞剂,1962 年由 Hass 首先合成并用于临床。

1.化学结构

维拉帕米的化学结构如图 5-1 所示。

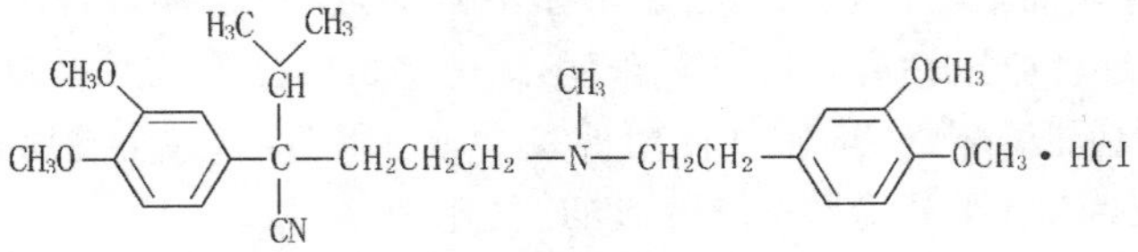

图 5-1　维拉帕米的化学结构

2.理化性质

本品为白色或类白色结晶性粉末,无臭、味苦,熔点为 141 ℃～145 ℃。本品溶于水、乙醇或丙酮,易溶于甲醇、氯仿,不溶于乙醚。5%的水溶液 pH 为 4.5～6.5。

3.药动学

静脉给予维拉帕米后 1～2 min 即可测出血流动力学效应(血压降低)和电生理效应(P-R 间期延长),但前者效应时间短暂,5 min 时低血压效应即达高峰,10～20 min 作用消失。后者作用时间较长,其负性传导作用 10～20 min 为顶峰,6 h 时仍可测出,提示房室结组织对该药有明显的亲和力。维拉帕米血浆浓度＞75 ng/mL 时,阵发性室上性心动过速即可转复为窦性心律,一次静脉给药 0.1～0.15 mg/kg 即可达此浓度,然后按每分钟 0.005 mg/kg 静脉滴注,能较长时间地维持血浆治疗浓度。

口服维拉帕米几乎从胃肠道完全吸收,但由于通过肝脏时有首过效应,其生物利用度已降至 10%～35%,因此,欲得到与静脉注射给药相等的药理效果,口服剂量与静脉注射剂量应有明显差别,即口服剂量为静脉注射剂量的 8～10 倍才能达到相应的血液浓度。血清中 90%的维拉帕米与蛋白质结合,半衰期为 3～7 h 不等。口服或静脉注射药物的 70%以代谢产物的形式由肾脏排泄,15%经胃肠道排出,只有 3%～4%以原形在尿中出现。维拉帕米经肝脏通过 N-脱甲基作用和 N-脱羟基作用产生多种代谢产物,其主要代谢物去甲基维拉帕米的血流动力学效应和冠状动脉扩张作用强度较弱,活性仅为母体成分的 20%。此外,服用相同剂量的维拉帕米时,患者血浆药物浓度可有差异,但血浆药物浓度＞100 ng/mL 时,血浆药物浓度与疗效之间的相关性已甚小。

4.治疗学

(1)室上性快速型心律失常：维拉帕米抑制心肌细胞膜钙离子慢通道，使钙内流受阻，可抑制窦房结和房室结慢反应细胞动作电位4位相自动除极化速率，降低其自律性并抑制动作电位0相除极速度和振幅，减慢冲动传导，延长房室传导时间，尤其使房室结有效不应期显著延长，使单向阻滞变为双向阻滞，从而消除折返，临床上用于阵发性室上性心动过速(PSVT)，能有效地使其转复为窦性心律(有效率达80%～90%)，尤其是对房室结折返性PSVT更为有效，是紧急治疗PSVT患者的首选药物。对心房扑动或心房纤颤患者，维拉帕米可减慢其心室率，个别患者可转复为窦性心律(心房纤颤转复率仅2%～3%)。

用法及用量：一般于PSVT发作时，首次静脉给予维拉帕米3～5 mg(小儿)和5～10 mg(成人)，将药稀释于10～20 mL葡萄糖注射液中缓慢静脉推注，如无效，20～30 min可重复注射，总量不宜超过20 mg。频繁发作PSVT的患者，继后之每天口服320～480 mg，可有效地预防复发；心房纤颤或心房扑动患者，于初始注射5～10 mg后通常能减慢心室率至80～110次/分钟，此后可继续静脉滴注或口服维持此心率。

Fleckenstein曾观察过18例心房扑动患者静脉注射维拉帕米10 mg的治疗效果，发现用药后15例心室率减慢(其中4例转为窦性心律)，有效率为83.3%，心房扑动转复率为22.2%(4/18)。注意静脉注射给药期间应严密监测血压与心电图。对预激综合征合并的快速心律失常应根据电生理检查结果决定是否选用，该药对预激综合征并发PSVT而QRS波群不增宽者(心房激动经房室结正向传入心室)疗效较好，可中止发作，否则应避免使用。对心房纤颤或心房扑动合并预激综合征，由于该药可使更多的心房激动经旁路传入心室，以致心室率增快甚或诱发心室纤颤，故应忌用。该药对房性期前收缩有一定效果，对室性心律失常的效果较差。

(2)缺血性心脏病：维拉帕米通过Ca^{2+}拮抗作用松弛血管平滑肌，能有效地降低血管阻力，减轻心脏射血负荷及预防冠状动脉痉挛；另外，该药的负性变时及负性变力作用有利于减少心肌氧耗及增加舒张期冠状动脉血流灌注，对缺血性心脏治疗有效，临床可用于劳力性心绞痛、变异性心绞痛及不稳定型心绞痛。劳力性心绞痛患者，平均每天剂量为240～480 mg，可有效地缓解劳力性心绞痛，其用量每天320～480 mg的疗效类似或优于β受体阻滞剂，对变异性心绞痛(平均口服剂量每天450 mg)及不稳定型心绞痛(口服剂量每天320～480 mg)也收到良好效果，心绞痛发作次数和硝酸甘油用量减少，暂时性ST段偏移得以改善。一般应用方法：开始口服维拉帕米40～80 mg，每8 h一次，以后递增至每天240～360 mg或更大耐受剂量。

(3)肥厚型心肌病：临床研究证实，维拉帕米不但降低心脏后负荷、左心室与流出道间压力阶差及直接抑制心肌收缩力，而且能减轻甚或逆转心肌肥厚。近期一项研究观察了7例肥厚型心肌病患者每天口服维拉帕米360 mg，连服1年、1年半及2年时的治疗效果，发现不但患者的临床症状(心前区疼痛、劳力性呼吸困难、晕厥)减轻，左心室顺应性改善，而且经电镜检查显示治疗后心肌细胞结构较之前清晰、肌束走向紊乱变轻、肌原纤维排列仅轻度异常。还有研究报告称维拉帕米在减轻左室肥厚的同时可减少74%的室性心律失常，并降低其严重性。

(4)轻、中度高血压：维拉帕米尤其适合于老年高血压患者的治疗。一般治疗剂量为每天80～320 mg。治疗初期可口服维拉帕米40 mg，一天3次，若1周后无效逐渐增至80 mg，一天4次，一般于用药4周后血压趋于稳定，处于正常水平，其总有效率可达92.5%，心率由治疗前平均86次/分钟降至72次/分钟。血压稳定4周后可逐渐减至最小有效剂量维持治疗。

(5)应激状态或窦性心动过速：心率增加是处于应激状态的重要指标之一，心率增快常与高血压、总胆固醇(TC)水平及甘油三酯(TG)水平升高、体重指数升高、胰岛素抵抗、血糖水平升高及 HDL-ch 水平降低等密切相关,故心率增快是心血管病和死亡的一个独立危险因素。人心率的快慢与寿命的长短呈反比,故控制心率、消除应激状态十分必要。目前医师认为使用维拉帕米控制心率较使用 β 受体阻滞剂可能更好,因维拉帕米不会引起继发性血儿茶酚胺或去甲肾上腺素水平升高。用药方法:口服维拉帕米,使心率控制在 50～60 次/分钟。

(6)特发性室性心动过速:特发性室性心动过速主要指无器质性心脏病基础的分支性室性心动过速。室速发作时常表现为左束支阻滞合并电轴左偏或右偏。该类室速有时对其他抗心律失常药物反应不佳,而对维拉帕米的治疗反应良好,故有人又称之为"维拉帕米敏感性室速"。

5.药物相互作用

(1)合用其与地高辛:维拉帕米可使地高辛的肾脏和非肾脏清除减少,它虽不影响肾小球滤过率,但可使地高辛的肾小管分泌量明显下降,合用两种药时,地高辛总清除率平均减少 35%,血药浓度增加 40%。有人指出,地高辛的血药浓度增加发生在合用两种药的 7～14 d。血清地高辛浓度的增加易导致洋地黄中毒,故有人主张应避免联合用药。若必须合用,应减少各自的用量,或减少 35% 的地高辛。

(2)合用其与普萘洛尔:维拉帕米和普萘洛尔均有 Ca^{2+} 拮抗作用,前者可阻碍 Ca^{2+} 通过细胞膜,后者能抑制 Ca^{2+} 在肌浆网内被摄取和释放,故合用两种药时可产生相加的负性肌力、负性频率及负性传导作用,易诱发低血压、呼吸困难、心动过缓、心力衰竭甚或心脏停搏。一般应于维拉帕米停药 2 周后方可应用普萘洛尔。

(3)合用其与硝酸酯类:合用维拉帕米与硝酸甘油,后者增加心率的不良反应可为前者所抵消,而治疗作用相加,故合用两者对治疗难治性心绞痛效果较好,但合并用药可引起血压轻度下降,应用时宜注意。

(4)合用其与某些抗心律失常药:合用维拉帕米和奎尼丁时可发生直立性低血压,合用两者治疗肥厚型心肌病时更是如此。这种不良反应可能是奎尼丁、α 肾上腺素的阻滞效应和维拉帕米周围血管扩张联合作用的结果。同理合用丙吡胺与维拉帕米时也应小心。合用维拉帕米与胺碘酮,由于两者均可抑制窦房结自律性、房室传导和心肌收缩,故可诱发心率减慢、房室传导阻滞、低血压和心力衰竭。

(5)合用其与其他药物:维拉帕米增加血清卡马西平浓度,对血清卡马西平浓度稳态患者应避免长期使用。长期口服锂剂治疗者应用维拉帕米后血清锂浓度常可降低。维拉帕米还可增加异烷的心肌抑制作用及神经肌肉阻滞剂的作用,亦增加茶碱的血浓度。转氨酶诱导剂(如利福平、巴比妥类、苯妥英钠、扑痫酮和卡马西平)可使维拉帕米的血浓度降低。磺唑酮明显增加维拉帕米的清除率,口服维拉帕米的生物利用度可从 27% 降低至 10%。使用 COPD(环磷酰胺、长春新碱、丙卡巴肼和泼尼松)或 VAC(长春地辛、阿霉素和顺铂)化学治疗(简称化疗)方案,合用上述药物与维拉帕米合用时,维拉帕米的浓度-时间曲线下面积(AUC)降低 35%。

6.不良反应与防治

不良反应发生率为 9%～10%,严重反应需停药者仅占 1%。口服维拉帕米耐受良好,不良反应轻微,较常见的为胃部不适、便秘、眩晕、面部潮红、头痛、神经过敏和瘙痒。其中便秘和无症状的 I 度房室传导阻滞常超过半数,出现这两种不良反应无须改变其用药,对便秘可用缓泻剂(如麻仁丸)加以控制,其余不良反应大多较轻,可稍减量或加用其他药物。个别患者可伴发踝部水肿,通常并非充血性心力衰竭的表现,可用缓和的利尿剂治疗。

静脉注射维拉帕米时,血压常有一过性轻度下降,偶尔可发生严重的低血压和房室传导障碍。有窦房结功能不良、传导系统疾病或已给予 β 受体阻滞剂的患者,静脉注射给药可引起严重的窦性心动过缓、心脏传导阻滞甚或心脏停搏。此外,对充血性心力衰竭患者,维拉帕米可引起血流动力学恶化。上述情况一旦发生,应立即进行抢救。在大多数情况下,静脉注射阿托品(1 mg)可改善房室传导,静脉注射葡萄糖酸钙 1～2 g(以 25％的葡萄糖注射液稀释至 10～20 mL,以小于 2 mL/min 的速度注射)然后以 5 mmol/h 静脉滴注维持,有助于改善心力衰竭。血压低者可静脉滴注多巴胺,发生严重心动过缓时可肌内注射或静脉滴注异丙肾上腺素。药物治疗无效时应采用胸外心脏按压及心脏起搏暂时维持,直到维拉帕米短时间的作用消失。

充血性心力衰竭、病窦综合征、Ⅱ～Ⅲ度房室传导阻滞、洋地黄中毒和低血压患者应忌用。曾有维拉帕米引起肝脏毒性的报道,因此肝功能不良者应慎用。

7.制剂

(1)片剂:40 mg。

(2)注射剂(粉):5 mg。

(二)硝苯地平及其他二氢吡啶衍生物

1.化学结构

硝苯地平的化学结构如图 5-2 所示。

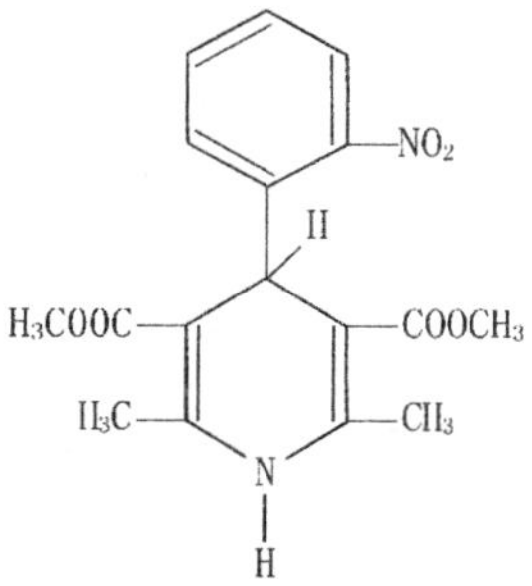

图 5-2　硝苯地平的化学结构

2.理化性质

本品为黄色针状结晶或结晶粉末,无臭、无味,熔点为 171.5 ℃～173.5 ℃。本品不溶于水,微溶于甲醇、乙醇、乙醚,易溶于丙酮、氯仿、醋酸乙酯,遇光不稳定。

3.药动学

口服或舌下含服硝苯地平后几乎完全被吸收(＞90％),仅 20％～30％经门静脉为肝脏所摄取代谢,生物可用度达 65％以上。口服给药 15 min 起效,1～1.5 h 血药浓度达高峰,作用时间可持续 4～8 h;舌下给药 2～3 min 起效,15～20 min 达高峰。硝苯地平大部分与蛋白质结合,转变为无活性的极性形式,其中绝大部分经氧化而成为一种“游离酸”,小部分被转变为内环酯。代谢产物几乎 80％经肾排泄(其中 90％在 24 h 内排出);也有一部分经肠肝循环而被吸收,经胃肠道排泄的代谢产物占 15％;只有微量的原形硝苯地平在尿中出现。生物半衰期为 4～5 h,需多次给药才能达到有效血浓度。长期服用期间该药或其代谢产物无蓄积作用,对其他药物血浆浓度也不构成明显影响,故可合用其与硝酸盐、β 受体阻滞剂、地高辛、呋塞米、抗凝剂、抗高血压药及降血糖药。

拜新同控释片具有推拉渗透泵系统,可使药物恒定释放 16～18 h,口服吸收好,一次给药后

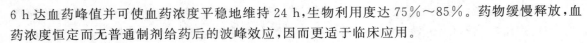

6 h 达血药峰值并可使血药浓度平稳地维持 24 h,生物利用度达 75%～85%。药物缓慢释放,血药浓度恒定而无普通制剂给药后的波峰效应,因而更适于临床应用。

4.治疗学

(1)药理作用:与维拉帕米不同,硝苯地平对心肌电生理特别是对传导系统没有明显的抑制作用,所以缺乏抗心律失常作用。它在整体条件下也不抑制心脏,其直接负性肌力作用可为交感神经系统反射性兴奋所完全抵消甚或表现出正性肌力作用。硝苯地平的突出效应在于松弛血管平滑肌,降低周围血管阻力,使动脉压下降,减轻左心室工作负荷及心室壁张力,从而降低心肌氧耗;同时使冠状动脉扩张,增加冠状动脉血流,改善对心肌的供氧。此外,硝苯地平尚有促进冠状动脉侧支循环及抗血小板聚集作用。

(2)临床应用如下。①轻、中度高血压及急症高血压:降压作用强大、迅速而完全,一般在给药后 30～60 min 见效,维持时间达 3 h。一般高血压患者,每天 20～60 mg,分 3～4 次口服,控释片 30～60 mg,每天 1 次;高血压危象或高血压伴有急性左心衰竭者,可立即舌下含服 10～20 mg,血压下降并平稳后改为口服维持。②各种类型的心绞痛:硝苯地平广泛应用于变异型心绞痛,疗效好,能显著减少心绞痛的发作次数和硝酸甘油用量,长期口服治疗可控制 50% 心绞痛患者的发作,90% 的患者的症状得以减轻;对慢性稳定型心绞痛效果亦佳,可使 70% 的患者心绞痛改善,运动耐量增加 30%;不稳定型心绞痛(冠状动脉阻塞兼痉挛)患者,当住院用 β 受体阻滞剂或静脉滴注硝酸甘油无效时,选用硝苯地平通常可收到良好效果。此外,伴有窦房结功能不良、房室传导障碍的心绞痛患者不适于用维拉帕米治疗,仍可选用硝苯地平。剂量与用法:舌下、口服及静脉给药均可。舌下含服每次 10 mg,10 min 即可起效;口服每次 10～20 mg,每天 3 次;静脉注射每次 1 mg。控释片每天 1 次,给药 30～90 mg。③肺动脉高压:适于伴左至右分流的先心病肺动脉高压及原发性肺动脉高压,患者舌下含服硝苯地平 1 h 后,肺动脉压、肺总阻力指数及肺血管阻力指数明显下降,心排血量、心排血指数及氧输送量明显增加,血流动力学指标有所改善。推荐用药剂量为体重＜30 kg 者一次 10 mg,30～60 kg 者一次 20 mg,体重＞60 kg 者一次 30 mg,碾碎舌下含化或口服,若耐受良好可长期服用,每天 120～240 mg,分次口服。④雷诺病:口服硝苯地平,每次 10～20 mg,每天 3 次,有效率可达 60%～88%。

5.不良反应与防治

不良反应主要由其扩张周围动脉所致。5% 的长期用药的患者出现头痛,其他不良反应尚有头晕、面色潮红、低血压、肢端麻木、恶心、呕吐、乏力、精神不振、牙龈肿胀及踝部水肿。因反应轻微,一般无须停药。对硝苯地平所致的钠潴留,加服利尿剂大多可以防止。长期用药只有 4.7% 的患者因不良反应严重而停药。少数患者服用硝苯地平 30 min 后心绞痛或心肌缺血加重,可能系严重的冠状动脉固定性狭窄再加上血压下降或心率加快,使冠状动脉灌注不足致心肌氧供求失衡,也可能是冠状动脉"窃血"所致。偶尔有硝苯地平可引起红斑性肢痛和粒细胞缺乏症的报道。硝苯地平唯一的绝对禁忌证是低血压。

6.药物相互作用

(1)合用其与 β 受体阻滞剂:合用两种药时,由于 β 受体阻滞剂减弱了硝苯地平的反射性心动过速作用,常有良好效果且不良反应减少,适用于高血压或缺血性心脏病的治疗。

(2)合用其与硝酸酯类:两者均可引起头痛、面红、心率加快及血压下降,当合用治疗心绞痛时虽正性作用相加,但同时不良反应加重,故一般不提倡合用两者。

(3)合用其与阿司匹林:能明显增强阿司匹林的抗血小板聚集和抗血栓形成作用,并减少其用量和不良反应。合用两者的体内效果优于体外效果,这可能与硝苯地平促使 PGI_2 生成、抑制 Ca^{2+} 内流及扩张血管作用有关,但亦应注意,合用两者易诱发出血倾向。

（4）合用其与其他药物：可使血清奎尼丁浓度明显降低,从而减弱奎尼丁的抗心律失常作用,但停用硝苯地平后,血清奎尼丁浓度会反跳性增加;动物实验中,硝苯地平与氟烷对离体大鼠心肌有相加的负性变力作用;西咪替丁可降低肝血流量,是肝细胞微粒体药物代谢氧化酶的强力抑制剂,与硝苯地平联用时可降低硝苯地平的清除率,合用时硝苯地平的剂量应减少 40%。

7.制剂

（1）片剂：10 mg。

（2）控释片：20 mg;30 mg。

（闫培元）

第五节　β受体阻滞剂

肾上腺素 β 受体阻滞剂的出现是近代药理学的一项重大进展,是药理学发展的典范。自第一代 β 受体阻滞剂——普萘洛尔问世以来,新的 β 受体阻滞剂不断涌现,加速了受体学说的深入发展。目前 β 受体阻滞剂治疗指征已扩大到多种器官系统疾病,近年来又有重要进展。

β 受体阻滞剂属于抗肾上腺素药,能选择性地与肾上腺素受体中的 β 受体相结合,从而妨碍去甲肾上腺素能神经递质或外源性拟肾上腺素药与 β 受体结合,产生抗肾上腺素作用。根据 β 受体的药理特征可将其分为选择性和非选择性两类,部分 β 受体阻滞剂具有内源性拟交感活性。

一、β受体阻滞剂的药理作用及应用

（一）药理作用

1.受体选择性

受体选择性也称心脏选择性作用。β 受体分布于全身器官血管系统。中枢 β 受体兴奋时,心率加快,肾交感神经冲动增加,尿钠减少;突触前膜 β 受体兴奋时,可使血压升高。突触后膜 β 受体包括心脏 β 受体和血管 β 受体。肠道、心房和心室以 β_1 受体为主,左心室的 β_2 受体占全部 β 受体的 1/4。心脏 β 受体兴奋时,使心率加快,心肌收缩力增强;肠道 β_1 受体兴奋时,肠道松弛。血管床、支气管、子宫和胰岛等部位的 β 受体以 β_2 受体为主,当 β_2 受体兴奋时,支气管和血管床扩张,子宫松弛,胰岛素分泌增加。β 受体经典地被分为心肌内的 β_1 受体和支气管及血管平滑肌上的 β_2 受体,目前对某些 β 受体尚难分类。近年来研究表明,β_2 受体与腺苷酸环化酶的偶联效率高于 β_1 受体,但由于 β_1 在数目上比 β_2 多,且最重要的心脏神经递质——去甲肾上腺素与 β_1 的亲和力是与 β_2 受体亲和力的 $30\sim50$ 倍,因此调节正常心肌收缩力的主要受体是 β_1 受体。位于细胞膜上的 β 受体是腺苷酸环化酶系统的一部分。它们与鸟苷酸调节蛋白(G),共同组成腺苷酸环化酶系统(RGC 复合体:受体-G 蛋白-腺苷酸环化酶)。动物离体心房和离体气管试验表明普拉洛尔、阿替洛尔、美托洛尔等对心房肌的效应为对气管平滑肌效应的 $10\sim100$ 倍,故它们为选择性 β_1 受体阻断剂。非选择性 β 受体阻滞剂(如普萘洛尔)对不同部位的 β_1、β_2 受体的作用无选择性,故被称为非选择性β受体阻滞剂。它还可以增强胰岛素的降血糖作用和延缓血糖恢复的作用,并可致外周血管痉挛。这些不良反应都与β_2受体阻断有关。而β_1受体选择性阻断却不同,例如,阿替洛尔没有增强胰岛素降血糖和延缓血糖恢复的作用,普拉洛尔的肢端动脉痉挛反应较普萘洛尔少。

2.内源性拟交感活性(ISA)

内源性拟交感活性指其部分激动肾上腺素能受体的能力。在交感神经张力很低的情况下,某些β受体阻滞剂(如氧烯洛尔、吲哚洛尔、醋丁洛尔)具有部分内源性交感激动活性。其激动过程缓慢而弱,激动作用远低于纯激动剂,例如,吲哚洛尔的部分激动作用足以抗衡静息时阻断交感神经冲动所引起的心脏抑制作用,而在运动时交感神经活动增加,β阻断作用表现得较强,于是 ISA 就显示不出来。

3.膜稳定作用

一些β受体阻滞剂(如普萘洛尔、醋丁洛尔)具有局部麻醉作用,在电生理研究中表现为奎尼丁样稳定心肌细胞电位作用,即膜稳定效应。表现为抑制细胞膜上 Na^+ 运转,降低 O 相上升速度,而对静息电位和动作电位时间无影响。膜稳定作用与β受体阻滞剂作用及治疗作用无关,其主要临床意义仅在于局部滴眼用以治疗青光眼时,局部麻醉作用成为不良反应。因此不具有膜稳定作用、β受体阻断作用较强的噻吗洛尔就成为适宜的治疗青光眼的滴眼剂。

β受体阻滞剂的分类方法很多,国内多采用杨藻宸的受体亚型的选择性和 ISA 为纲的分类方法。近年来许多学者根据药物对受体的阻断部位而分为 3 代β受体阻滞剂,例如,β受体无选择性为第一代,β_1受体选择阻断剂为第二代,β_1受体$+\alpha_1$或α_2受体阻断剂为第三代。这种分类方法已被广大临床医师所接受。

(二)临床应用

各种β受体阻滞剂的药效学和药代动力学不同,作用机制大致相似。目前对β受体阻滞剂的研究旨在寻找不良反应少,特别是对脂质代谢无不良影响的高效品种,寻找对心脏有选择性、兼有α受体阻断活性和直接扩张血管作用的β受体阻滞剂以及半衰期短的超短效品种。

β受体阻滞剂可用于治疗下列疾病。

1.心律失常

β受体阻滞剂抗心律失常机制,主要是通过阻断儿茶酚胺对心脏β受体介导的肾上腺素能作用,从而延长房室结不应期;其次是阻断细胞 Ca^{2+} 内流,这与β受体阻断效应无关。β受体阻滞剂既有轻度镇静作用,又可阻断儿茶酚胺的心脏效应。具有膜稳定作用的β受体阻滞剂比具有 ISA 者更有优越性,因为后者对β受体的内在轻度兴奋作用不利于室性心律失常的控制。现已证明,β受体阻滞剂对于因运动而增加的或由运动引起的室性期前收缩具有显著的抑制作用。长程普萘洛尔或美托洛尔的治疗,可减少急性心肌梗死后 3 个月内室性期前收缩次数及其复杂心律失常的发生率,并可抑制短阵室性心动过速复发,使梗死后 1 年内死亡率降低 25%。而β受体阻滞剂对溶栓再灌注早期心律失常未见明显效果,但不排除降低再通后室颤发生的可能性。β受体阻滞剂还可用于治疗窦性心动过速、快速性室上性心动过速(包括心房纤颤、心房扑动)。

2.心绞痛

用β受体阻滞剂治疗心绞痛时欲达到临床满意的效果,用量必须足以产生明显的β受体阻断效应。一般而论,β受体阻滞剂抗心绞痛作用是通过减慢心率、降低血压及抑制心肌收缩力,从而降低心肌需氧量而实现的。所有β受体阻滞剂治疗心绞痛的疗效可能是同等的,因此对没有其他疾病的患者选用何种药物不重要。理论上,β受体阻滞剂对变异型心绞痛不利,这是因为它使α受体的生物活性不受拮抗,导致血管收缩。心外膜大的冠脉内α受体数量多于β受体,用药后由于β受体被抑制,而α受体相对活跃,冠状动脉痉挛。

3.心肌梗死

目前临床越来越趋向将β受体阻滞剂用于急性心肌梗死的早期,特别是采用静脉给药的方法,β受体阻滞剂可能降低心室颤动的危险性,也可能使梗死面积不同程度地缩小,长程治疗可明显减少猝死,降低死亡率。β受体阻滞剂通过降低心率、心肌收缩力和血压而减少心肌耗氧量,还通过降低缺血心脏的儿茶酚胺水平,促使冠脉血流发生有利的再分布。据文献报道,早期(胸痛开始4~12 h)静脉注射,后改口服,可降低磷酸激酶峰值。普萘洛尔、普拉洛尔和美托洛尔可改善心肌细胞的缺血损伤,减轻 ST 段抬高,阿替洛尔可保护 R 波,普萘洛尔和噻吗洛尔可减少 Q 波的发生,缩小梗死面积。

4.高血压

β受体阻滞剂被广泛用作降压药,单独应用时降压效果与利尿剂相同,但降压的确切机制至今仍然不是十分明确,可能是早期抑制肾素释放及其活性,以减少心排血量。对于高肾素型高血压,特别是β受体功能较强的年轻高肾素型患者的疗效较好。有血管扩张作用的β受体阻滞剂可降低全身血管阻力,如具有 ISA 效应的β受体阻滞剂。无血管扩张作用的常规β受体阻滞剂后期使血管阻力下降,其作用可能是抑制突触前膜的β受体。对心动过缓、肢体血管病变或老年人更为适宜。在高血压合并心绞痛时,减慢心率者似乎更为可取。此外,长期使用β受体阻滞剂治疗高血压病可降低高血压患者的心血管病事件的发生率。

研究显示高血压病患者外周血淋巴细胞β受体密度较正常人明显增加,但受体亲和力不变。外周淋巴细胞β受体密度与心肌细胞β受体密度呈显著正相关,两者均受内源性儿茶酚胺的动态调节。

研究观察到Ⅰ、Ⅱ期高血压病患者的β受体密度明显上调(30.8%与56.7%),对羟甲叔丁肾上腺素的敏感性显著增加(较对照组分别下降20.7%与37.9%),其中并发左心室肥厚者上述两项指标均明显高于无左心室肥厚者。提示心肌β受体密度及功能的变化可能与高血压及其并发左心室肥厚有关。在高血压适应性初期阶段,循环内分泌系统(交感-儿茶酚胺系统与肾素-血管紧张素系统)的活化启动了一系列临床型病理生理过程。Lands 报道,原发性高血压(EH)患者心血管系统代偿阶段心肌β受体密度的上调与血浆肾上腺素及去甲肾上腺素浓度增加有关。心肌肥厚的实验显示血管紧张素转化酶抑制剂(ACEI)的 mRNA 转录,加速 AngⅡ合成,通过三磷酸肌醇(IP)和二酯酰甘油(DAG)激活蛋白激酶 C,促使转录因子蛋白磷酸化并与 DNA 相互作用,导致心肌蛋白与受体合成增加,心肌受体数目增加,循环内分泌中靶激素的心血管细胞生物活化作用随之增强,通过增加细胞内 cAMP 与蛋白激酶 A 含量,激活转录因子蛋白而参与心肌肥厚的病理过程。

Ⅲ期 EH 患者的β受体密度明显下调,敏感性显著降低。Stiles 等发现,随着循环内分泌的持续激活,心肌β受体可能对靶激素或对 cAMP 及蛋白激酶 A 发生同源或异源脱敏,导致其数目减少,敏感性降低。Katz 提出,超负荷状态下心肌蛋白基因表达异常,也可引起心肌细胞寿命缩短,质量降低。Lejemtel 等则认为,心肌细胞生化异常与能量耗竭是导致心肌受体数目减少、功能减退的主要原因。

这些研究结果为临床上使用β受体阻滞剂治疗高血压病提供了理论依据。β受体阻滞剂的降压机制如下。

(1)心排血量降低:服用非内源性拟交感的β受体阻滞剂后,心排血量降低15%,周围血管自行调节使末梢血管阻力降低,血压下降。使用内源性拟交感作用的β受体阻滞剂后,心排血量仅轻度降低,但长期服药治疗可使末梢血管阻力明显降低,血压下降。

(2)肾素分泌受抑制:β受体阻滞剂可使肾素释放减少60%,血管紧张素Ⅱ及醛固酮分泌减少,去甲肾上腺素分泌受抑制。其中醛固酮的分泌受抑制可能是主要降压机制。

(3)中枢性降压作用:脂溶性β受体阻滞剂容易通过血-脑屏障,刺激中枢α肾上腺素能受体,局部释放去甲肾上腺素,使交感神经张力降低,血压下降。

(4)拮抗突触前膜β受体:突触前膜β_2受体被阻滞后,去甲肾上腺素释放受抑制;但选择性β_1受体阻断剂无此作用。

(5)其他:普萘洛尔的降压效果能被吲哚美辛所抑制,故其降压作用可能与前列腺素分泌有关。

5.心肌病

(1)肥厚型心肌病:β受体阻滞剂可减轻肥厚心肌的收缩,改善左心室功能,减轻流出道梗阻程度,减慢心率,从而增加心搏出量,改善呼吸困难、心悸、心绞痛症状。目前普萘洛尔仍为标准治疗药物,大剂量普萘洛尔(平均每天462 mg)被认为可减少室性心律失常。较低剂量的β受体阻滞剂(平均每天280 mg的普萘洛尔或相当剂量的其他β受体阻滞剂)对心律失常无效。对可能发生猝死的患者,可能需用其他抗心律失常药物。

(2)扩张型心肌病:近年来研究表明,长期服用β受体阻滞剂对某些扩张型心肌病患者有效,能够逆转心力衰竭及提高远期生存率。Swedberg讨论了扩张型心肌病β受体阻滞剂应用的经验,认为传统的洋地黄和利尿剂治疗基础上加用β受体阻滞剂可以改善扩张型心肌病患者的临床症状,提高心肌功能和改善预后。详细机制不明,这可能与其心肌保护作用有关。而Yamada认为,心肌纤维化的程度和类型可能是判断β受体阻滞剂治疗扩张型心肌病是否有效的重要预测指标。

6.慢性心力衰竭

20世纪以来,心力衰竭的治疗决策经历了4个不同的阶段,尤其20世纪80年代以来β受体阻滞剂用于治疗心力衰竭,提高了心力衰竭患者的远期生存率,降低了病死率。研究证明,心力衰竭不仅是血流动力学的紊乱,还是神经元介质系统的紊乱,心脏和血管的多种激素系统被激活,如交感神经系统、肾素-血管紧张素-醛固酮系统,故用正性肌力药物有时会有害无利,加重心肌缺氧缺血而使心力衰竭恶化。

在心力衰竭病理状态下,β_1受体减少,这时β_2受体密度不变或变化不明显,此时,β_2受体可能发挥重要的代偿作用。使用RT-PCR技术研究证明,心力衰竭时,左室β_2受体mRNA水平无变化,β_1受体mRNA水平下降,且下降程度和心力衰竭的严重程度呈正相关。研究还证明,β_1受体RNA水平的下降和受体蛋白的下降密切相关,说明β受体改变主要是其mRNA水平变化引起的β受体的改变,通过G蛋白(GS)下降——腺苷酸环化酶活性下降,使水解蛋白激酶不激活或少激活,从而减弱正性肌力作用。

激动剂与受体结合引起信号传导与产生生物效应的同时,往往会发生对激动剂敏感性下降。这种负反馈机制在精确调节受体及自我保护中具有重要意义。β受体对激动剂的反应敏感性降低,心肌收缩力减弱,这种改变叫β受体减敏。β受体对儿茶酚胺的减敏,可维持应激情况下心肌细胞活力,减轻高浓度去甲肾上腺素引起钙超载后对心肌的损伤。但心力储备能力因此下降,使心力衰竭进一步恶化。

导致 β 受体敏感性下调的原因有两种:①受体数量下调;②受体功能受损。

受体数量下降过程较慢,常为激动剂刺激数小时到数天,一般 24 h 后才能达到高峰。引起 β 受体数量下降的主要原因有:①受体生成减少减慢,系因基因转录成 mRNA 减少,且受体 mRNA 的半衰期也缩短,导致合成减少。②受体降解增多增快。至于为什么只有 β_1 受体 mRNA 水平下降,而 β_2 受体改变不明显,这主要是由于 β_1 受体对肾上腺素的亲和力远远小于对去甲肾上腺素的亲和力,而 β_2 受体则相反。心力衰竭时,交感神经兴奋,β_1 受体受到交感神经末梢释放的去甲肾上腺素的强烈刺激,使 β_1 受体数目显著减少,而 β_2 受体仅受到血循环中肾上腺素的轻微刺激,数目减少不明显,故仅表现为轻微功能受损。β 受体功能受损主要因为与 G 蛋白分离,使受体快速减敏,通过这种机制可使受体功能下降 70%。另一种途径是通过蛋白激酶 A 使受体磷酸化,从而直接引起受体脱联与减敏。在受体快速减敏中上述两种酶的活性作用分别占 60% 和 40%。

β_1 受体数量下降和功能抑制,导致 β 受体反应性下降,尽管这种下降会保护心肌,避免过度刺激,但同时会使心脏对活动的耐受性降低,使心力衰竭进一步恶化。

据此提出心力衰竭用 β 受体阻滞剂治疗的理论:①上调心肌细胞膜的 β 受体数目,增加对儿茶酚胺的敏感性。Heilbram 报告 14 例原发性心肌病并重度心力衰竭患者,使用美托洛尔治疗 6 个月后 β 受体上调到 105%,对 β 受体激动剂的反应性明显提高,使心肌收缩力加强。②降低肾素、血管紧张素 II 和儿茶酚胺的水平。③增加心肌修复中的能量,防止心肌细胞内 Ca^{2+} 超负荷。④改善心肌舒张期弛张、充盈和顺应性。⑤有抗缺血和抗心律失常作用。还可能有通过部分交感神经作用调节免疫功能。近年来许多学者认为,β 受体阻滞剂,特别是具有额外心脏作用的第三代 β 受体阻滞剂(如卡维地洛、拉贝洛尔),可能使心力衰竭的患者血流动力学和左心室功能改善。卡维地洛治疗心力衰竭的机制除了与 β 受体阻滞剂效应有关以外,还与其 α 受体阻断剂效应及抗氧化作用和保护心肌作用有关。目前至少已有 20 个较大系列临床试验证明,β 受体阻滞剂治疗慢性充血性心力衰竭,可降低病死率,延长患者的寿命,改善患者的生活质量,减少住院率。临床上经常使用的 β 受体阻滞剂有康克、倍他乐克和卡维地洛等。β 受体阻滞剂适用于缺血性和非缺血性心力衰竭患者,但 NYHA Ⅳ 级严重心力衰竭患者暂不适用于本品,应待心功能达 Ⅱ、Ⅲ 级后再加用本品。使用时,应自小剂量开始(如康可 1.25 mg/d,倍他乐克每次 6.25 mg),逐渐增加剂量(每 1~2 周增加一次剂量),发挥最好疗效需 3 个月,故短期内无效者不宜轻易停药。若用药过程中病情恶化则可减量或暂停 β 受体阻滞剂,待心功能好转后,再恢复用药。现主张,慢性心力衰竭患者应坚持长期甚至终身服用 β 受体阻滞剂,洋地黄、利尿剂、ACEI 及 β 受体阻滞剂是目前治疗慢性充血性心力衰竭的常规四联疗法。

β 受体阻滞剂治疗心力衰竭的作用机制为:①减慢心室率;②减少心肌耗氧和左心室做功;③使循环中儿茶酚胺浓度不致过度升高,并能对抗其毒性作用;④有一定抗心律失常作用;⑤有膜稳定作用;⑥上调心肌 β 肾上腺素能受体,使受体密度及反应性增加。

β 受体阻滞剂治疗收缩性和舒张性心力衰竭均有一定疗效,可试用于下列疾病:①瓣膜性心脏病,特别是合并心室率明显增快者;②冠心病或急性、慢性心肌梗死合并轻中度心功能不全者;③原发性心肌病,包括扩张型、肥厚型和限制型;④高血压性心脏病;⑤甲状腺功能亢进性心脏病等。合并下列疾病者不宜使用:①支气管哮喘;②明显的心动过缓;③慢性阻塞性肺病;④周围血管疾病;⑤心功能Ⅳ级症状极严重者。

1999年8月在巴塞罗那召开的第21届欧洲心脏病学会会议及1999年6月在瑞典哥登伯格举行的欧洲心脏病学会心力衰竭组第三届国际会议上均充分肯定了β受体阻滞剂治疗充血性心力衰竭的疗效。会议主要围绕以下几个问题进行了讨论。

(1)β受体阻滞剂治疗心力衰竭的疗效。与对照组相比,β受体阻滞剂治疗组全因死亡率降低34%,猝死率下降44%,全因住院率下降20%,因心力衰竭恶化住院率下降36%。

(2)β受体阻滞剂治疗心力衰竭的适应证:①各种原因(包括缺血性和非缺血性)引起的充血性心力衰竭;②无年龄限制(各种年龄组,最高年龄达80岁);③无性别差异;④不论是否合并糖尿病或高脂血症;⑤各种级别的心功能(NYHA分级),但严重的Ⅳ级心功能患者除外。

(3)作用机制:①对抗交感神经及儿茶酚胺类物质的不良作用;②有减慢心率作用;③减轻心肌缺血;④有抗心律失常作用,尤其是减少猝死的发生率;⑤有心肌保护作用;⑥减少肾素分泌;⑦改善外周阻力。

(4)用药方法:在具体用药过程中应注意以下几点。①首先使用洋地黄、利尿剂和/或ACEI作为基础治疗,待患者的症状及体征改善后,再使用β受体阻滞剂。②应从小剂量开始用β受体阻滞剂,如康可1.25 mg/d,倍他乐克每次6.25 mg,阿替洛尔每次6.25 mg,逐渐增加剂量。经过15周加至最大剂量,如康可10 mg/d,倍他乐克每次25～50 mg。③β受体阻滞剂治疗心力衰竭发挥疗效较慢,常需3～6个月,故短时期内无效或病情轻微加重时,不宜贸然停药。④部分心力衰竭患者用药过程中,病情明显加重,此时应给β受体阻滞剂减量或停药,待心力衰竭症状改善后再使用β受体阻滞剂。⑤需长期甚至终身服用β受体阻滞剂。⑥β受体阻滞剂与ACEI均可降低心力衰竭患者的死亡率,但β受体阻滞剂优于ACEI;若合用两种药则优于单用任一种药物,故合用两种药疗效更好。

值得注意的是一种无内源性拟交感活性的非选择性β受体阻滞剂——卡维地尔,近年来在心力衰竭的治疗中倍受重视。目前至少已有4组临床试验,都在使用洋地黄、ACEI和利尿剂的基础上加用卡维地尔,剂量从3.125～6.25 mg,每天2次开始,逐渐加量至25～50 mg,每天2次,6～12个月,结果卡维地尔组死亡危险性较对照组降低65%,住院危险性降低27%,显示了良好的临床效果。卡维地尔治疗充血性心力衰竭的主要机制有β受体阻断作用、α受体阻断作用、抗氧化作用。卡维地尔主要适用于慢性充血性心力衰竭NYHAⅡ～Ⅲ级患者;忌用于严重或需住院治疗的心力衰竭患者,高度房室传导阻滞、严重心动过缓者,休克患者,哮喘患者,慢性阻塞性肺病患者,肝功能减退患者。目前医师认为,使用卡维地尔治疗充血性心力衰竭应在使用洋地黄、利尿剂和ACEI的基础上进行,剂量大小应以患者能耐受为准。卡维地尔不宜与硝苯地平合用,以防引起血压突然下降;卡维地尔还能掩盖低血糖症状,故糖尿病患者使用卡维地尔应监测血糖。

7.其他心脏病

(1)二尖瓣狭窄并心动过速:β受体阻滞剂在休息及活动时都使心率减慢,从而使舒张期充盈时间延长,改善工作耐量。但合并心房纤颤的患者,有时需加用地高辛来控制心室率。

(2)二尖瓣脱垂综合征:β受体阻滞剂已成为治疗此病伴随的室性心律失常的特效药。

(3)夹层动脉瘤:夹层动脉瘤高度紧急状态时,静脉注射β受体阻滞剂,可改善高儿茶酚胺状态,降低血压,减慢心率,阻止夹层扩展,减少临床死亡率。

(4)法洛四联症:应用普萘洛尔,每天2次,每次2 mg/kg,往往可有效地控制发绀的发作,可能是抑制了右心室的收缩力。

(5)Q-T间期延长综合征:神经节间失调是Q-T间期延长的重要原因,而普萘洛尔预防性治疗可使病死率由71%降至6%。通常应从小剂量开始,无效时逐渐加量,直至有效或不能耐受。

8.非心脏作用

(1)甲状腺毒症:合用β受体阻滞剂与抗甲状腺药物或放射性碘或单独应用β受体阻滞剂。β受体阻滞剂可作为手术前的重要用药。β受体阻滞剂已成为手术前治疗甲状腺毒症的常用药物。因它能控制心动过速、心悸、震颤和神经紧张,减轻甲状腺内的多血管性,故有利于手术治疗。

(2)偏头痛:偏头痛的机制目前尚不清楚,原发性血小板、5-羟色胺(5-HT)异常学说在偏头痛理论中占据重要位置,广谱的β受体阻滞剂普萘洛尔作为防治偏头痛的一代药已使用多年。而血小板膜表面是β_2受体,故近年又有学者提出用β_2受体阻滞剂和美托洛尔(β_1受体阻滞剂)治疗偏头痛同样收到良好的临床效果。

(3)门静脉高压及食道静脉曲张出血:是肝硬化患者的重要死亡原因之一,死亡率高达28%～80%。既往曾应用普萘洛尔治疗以降低门脉压力,减少食道静脉曲张再次破裂出血的危险性,但有一定的不良反应,如可使血氨水平升高、诱发或加重肝性脑病。近年临床使用纳多洛尔治疗效果较普萘洛尔好,不良反应少。

9.抗精神病作用

β受体阻滞剂能与去甲肾上腺素或拟交感药物竞争β受体,可抑制交感神经兴奋引起的脂肪和糖原分解,从而能促进胰岛素降血糖的作用。普萘洛尔的脂溶性高,故其易通过血-脑屏障,因而在中枢能发挥β受体阻断作用。它不仅作用于突触后膜,亦可作用于突触前膜的β受体,故可减少中枢神经系统去甲肾上腺素的释放。

(1)配合胰岛素治疗精神病:可减少精神患者的心动过速、多汗、焦虑、躁动不安、震颤、癫痫样发作等症状。

(2)躁狂性精神病的冲动行为:普萘洛尔可使行为障碍明显减轻,因而可试用于难治性精神分裂症的患者,与氯丙嗪有协同作用。

(3)慢性焦虑症:患者不但伴有自主神经功能紊乱的精神症状,而且往往伴有明显的躯体症状,两者可相互促进构成恶性循环。普萘洛尔对缓解躯体症状(如肌紧张、心律失常、震颤)及精神症状(如易怒、伤感、恐惧)均有一定效果。

(4)震颤综合征:普萘洛尔对各种震颤均有治疗效果,它们包括药源性震颤(尤其是锂盐和异丙肾上腺素所致的震颤)、静止性震颤、老年性及家族性震颤、脑外伤及酒精中毒戒断后震颤。

(5)可卡因吸收过量:可卡因是表面麻醉剂,吸收过量主要表现为心血管及精神方面的症状,普萘洛尔可起到挽救患者生命的作用。

10.蛛网膜下腔出血

在蛛网膜下腔出血早期,经普萘洛尔治疗长期随访显示有益的疗效,近几年钙离子通道阻滞剂有取代β受体阻滞剂的趋势。

11.青光眼

青光眼表现为眼内压升高,视神经萎缩,视神经乳头变化及视野丧失。对原发性开角型青光眼及高眼压症,静脉注射β受体阻滞剂或滴眼可降低眼内压,但滴眼作用更明显。目前临床常用药物有噻吗洛尔、倍他洛尔、左布洛尔等。

二、β受体阻滞剂的不良反应

(一)心功能不全

心功能不全初期,交感神经兴奋以维持心排血量,但与此同时,也开始了神经内分泌激素等对心肌的损害过程,因此当心功能不全时,须首先用正性肌力的药物或利尿剂、扩血管药初步纠正心功能不全,然后尽早使用β受体阻滞剂。如果心功能不全严重,则慎用β受体阻滞剂。当心功能为NYHAⅡ～Ⅲ级时,可自小剂量开始使用β受体阻滞剂,以后逐渐加量,达到最大耐受量或靶剂量后,继续维持治疗。严重心脏反应常在治疗开始时发生,这可能是由于维持心脏正常功能的β受体机制突然被阻断,即使开始用小剂量β受体阻滞剂,有时也会发生。但近年来新的阻断剂(如具有β受体和α受体双重阻断作用的第三代β受体阻滞剂)更适用于心功能不全的患者,其特点:①选择性阻断β受体;②通过阻断α_1肾上腺素能作用,扩张血管平滑肌;③有抗氧化和保护心肌作用。

(二)哮喘

无选择性β受体阻滞剂禁用于哮喘患者,即使对β_1受体选择性药和具有ISA的吲哚洛尔也应慎用。正在发作和近期发作的哮喘患者禁用任何β受体阻滞剂。

(三)停药反应

长期应用β受体阻滞剂,突然停药,可使心绞痛加剧,甚至诱发心肌梗死。其可能发病机制有:①心绞痛患者长期应用β受体阻滞剂特别是无选择性的药物,突然停药导致运动耐受量降低,心血管交感神经阻断作用终止,引起心肌需氧量急剧增加。②长期应用β受体阻滞剂可增加β受体数量,突然停药,β效应升高。因此,心脏缺血患者长期应用β受体阻滞剂停药时必须逐渐减量。减药过程以2周为宜。

(四)外周血管痉挛

主要表现为四肢冰冷、脉细弱或不能触及以及雷诺氏现象等,可能是由心排血量减少和外周血管收缩所致。应用选择性作用于β_1受体和具有ISA的或第三代β受体阻滞剂可能会好一些。

(五)低血糖

人的肌糖原分解主要经β_2受体调节,而肝糖原分解除β受体外,尚有α受体参与。受体阻滞剂可使非糖尿病和糖尿病患者的糖耐量降低,使餐后血糖水平升高20～30 mg/L,诱发高渗性高血糖昏迷。停用β受体阻滞剂后,其对血糖的影响可持续达6个月之久。β受体阻滞剂影响糖代谢的主要机制是直接抑制胰岛β细胞分泌胰岛素,其可能的原因是β受体阻滞剂影响微循环血流,从而干扰了β细胞的去微粒过程;也可能是β受体阻滞剂改变了机体细胞膜的稳定性,使其对胰岛素的敏感性减弱。β受体阻滞剂还可以使低血糖持续的时间延长,甚至加重低血糖。这是由于β受体阻滞剂可掩盖患者震颤和心动过速的症状。在使用β受体阻滞剂过程中若发生低血糖,由于α刺激效应缺乏β刺激效应的拮抗,患者可发生严重高血压危象。健康人用普萘洛尔对血糖无影响,只有运动所致血糖水平升高可被普萘洛尔抑制。对于胰岛素所致低血糖及饥饿或疾病等原因引起的肝糖原降低,普萘洛尔可延缓血糖恢复正常。选择性β_1受体和具有ISA的阻断剂,影响血糖作用可能较轻。

(六)血脂水平的影响

β受体阻滞剂影响脂代谢的机制,多数学者认为是肾上腺素能机制起的作用。脂蛋白代谢时有几种主要酶参加,其中脂蛋白酯酶(LPL)和卵磷脂-胆固醇酰基转移酶剂(LCAT)被抑制,对脂蛋白代谢产生不利的影响。LPL 能促进血浆蛋白的甘油三酯（TG）分解，LCAT 能够使卵磷脂β位的脂酰基转移到胆固醇的分子并分别生成溶血卵磷脂和胆固醇。激活人体内α受体时将抑制 LPL 和 LCAT 的活性。使用β受体阻滞剂尤其是使用部分激动活性的β受体阻滞剂较大剂量时，将使β受体明显抑制，而α受体的活性相对增强，继而抑制了 LPL 和 LCAT 的活性，产生对脂代谢的不利影响。Day 早在 1982 年对β受体阻滞剂影响脂代谢的解释是组织中 LPL 被抑制也许就是α受体相对兴奋的结果，因而延长了 TG 的清除时间，使血浆 TG 水平升高，同时降低肝脏产生高密度脂蛋白（HDL）水平。使用β受体阻滞剂还减少胰岛素的分泌，使糖代谢紊乱，间接使脂代谢发生变化。而兼有α、β阻断作用的拉贝洛尔对脂代谢无影响，这进一步提示肾上腺素能机制。

(七)中枢神经系统反应

脂溶性高的β受体阻滞剂（如普萘洛尔、丙烯洛尔）可引起神经系统反应，因为它们较易透过血-脑屏障。长期应用大剂量普萘洛尔可致严重的抑郁症、多梦、幻觉、失眠等。

(八)消化道反应

用β受体阻滞剂可致腹泻、恶心、胃痛、便秘、腹胀等不良反应。

(九)骨骼肌反应

普萘洛尔具有神经肌肉阻滞作用，发生长时间的箭毒样反应，可能与阻断骨骼肌 β_2 受体有关。此外吲哚洛尔、普萘洛尔和普拉洛尔都可致肌痛性痉挛，其机制不明。

(十)眼、皮肤综合征

此综合征主要表现为眼干燥症、结膜炎、角膜溃疡伴有皮肤病变（如牛皮癣样皮疹），少数患者尚有硬化性腹膜炎。

(十一)心动过缓和房室传导阻滞

β受体阻滞剂降低窦房结和房室结细胞的自律性，引起窦性心动过缓和心脏传导阻滞。所以心脏传导阻滞（如二度以上传导阻滞）、病窦或双结病变患者应禁忌使用。

(十二)β受体阻滞剂停药综合征

β受体阻滞剂停药综合征是指服用β受体阻滞剂的患者突然停服药物后出现的一组临床症状和体征。

1.产生机制

产生机制可能与下列因素有关：①使用β受体阻滞剂后，体内β受体数目增加，即向上调节；一旦停用β受体阻滞剂，则数目增多的β受体对儿茶酚胺的总反应增加、敏感性增强。②突然停用β受体阻滞剂，心肌耗氧量增加，血小板的黏着性和聚积性增加，血液循环中的儿茶酚胺和甲状腺素水平升高，氧离解曲线移位，血红蛋白向组织内释放氧减少，肾素-血管紧张素-醛固酮系统活性增强。

2.临床表现

患者可表现为焦虑、不安、神经质、失眠、头痛、心悸、心动过速、乏力、震颤、出汗、厌食、恶心、呕吐、腹痛，有的患者还可出现严重的高血压、脑疝、脑血管意外、甲状腺功能亢进、快速性心律失常、急性冠状动脉供血不足、原有的冠心病恶化（如心绞痛由稳定型转变为不稳定型），甚至发生急性心肌梗死及猝死等。本征可发生在停药后 1~2 d 或延迟到数周。

3.防治方法

(1)避免突然中断使用的β受体阻滞剂。需要停药者应在 2 周内逐渐减量，最后完全停药。

（2）在减量及停药期间应限制患者活动，避免各种精神刺激。

（3）一旦发生停药综合征，要立即给予使用过的β受体阻滞剂，剂量可比停药前的剂量小一些，并根据临床表现给予相应处理。

（十三）中毒

服用过量的β受体阻滞剂可引起心动过缓、血压下降、室性心律失常、眩晕、思睡及意识丧失等。中毒症状一般在服药后半小时开始出现，12 h 最为严重，可持续 72 h。

（十四）其他

少数患者出现乏力、血肌酸磷酸肌酶（CPK）水平升高、谷草转氨酶（SGOT）水平升高、白细胞总数下降、感觉异常、皮疹、尿素氮（BUN）水平升高等。妊娠期使用β受体阻滞剂，可使胎儿生长迟缓、呼吸窘迫、心动过缓、低血糖。

三、β受体阻滞剂与其他药物的相互作用

（一）洋地黄

洋地黄为正性肌力药物，β受体阻滞剂为负性肌力药物，合用两种药对心肌收缩有拮抗作用。

（1）合用地高辛与艾司洛尔可使地高辛血清浓度增加 9.6%，因此合并用药时应慎重，以防洋地黄中毒。

（2）合用阿替洛尔与地高辛治疗慢性心房纤颤，可以控制快速的心室率，使患者的静息及运动心室率平均减少 24%，心功能改善，不良反应轻微。

（二）酸酯类

1.异山梨酯

合用β受体阻滞剂与异山梨酯适用于治疗心绞痛。普萘洛尔剂量较大时可减少心绞痛的发作及异山梨酯用量，并能增加运动耐受量，能对抗异山梨酯引起的反射性心动过速，而异山梨酯能对抗普萘洛尔引起的心室容积增加及心室收缩时间延长。两种药的作用时间相似，合用可提高抗心绞痛的疗效。但合用两种药剂量不宜过大，否则会使压力感受器的反应、心率、心排血量调节发生障碍，导致血压过度下降，冠脉血流反而减少，从而加剧心绞痛。

2.硝酸甘油

使用β受体阻滞剂的心绞痛患者仍发作心绞痛时，可舌下含化或静脉滴注硝酸甘油，一般可取得满意疗效。合用两种药应注意发生直立性低血压（初次试用时宜取坐位）。近来有人报告合用艾司洛尔与硝酸甘油治疗心绞痛疗效好，不良反应少。

不宜合用硝酸甘油与具有内源性拟交感活性的β受体阻滞剂，以防出现心率明显加速的不良反应。

（三）钙离子通道阻滞剂

1.硝苯地平

许多临床研究证实普萘洛尔与硝苯地平是治疗心绞痛的有效药物，合用β受体阻滞剂与硝苯地平为治疗心绞痛患者的有效联合。普萘洛尔可抵消硝苯地平反射性增快心率的作用，硝苯地平可抵消普萘洛尔增加的外周阻力，合用两种药特别对劳力性心绞痛有效，单用疗效较差时，合用疗效更佳。

2.维拉帕米

有报道称合用β受体阻滞剂与维拉帕米,可引起低血压、心动过缓、房室传导阻滞,甚至导致不可逆性房室传导阻滞和猝死,故禁忌合用两种药。但有的学者仍认为合用对高血压病、心绞痛有效,且具有安全性,但只限于服用普萘洛尔未引起严重左心功能不全、临界低血压、缓慢心律失常或传导阻滞者。

3.硫氮草酮

β受体阻滞剂与硫氮草酮均具有负性肌力和负性传导作用,合用两种药可诱发心力衰竭、窦性心动过缓、窦性静止、房室传导阻滞、低血压等。对已有心功能不全、双结病变者不宜合用这两种药物,以防引起严重后果。

(四)抗心律失常药物

1.美西律

合用普萘洛尔与美西律治疗心律失常有明显的协同作用。治疗无效的室性期前收缩、室性心动过速,合用两种药有协同效果。有学者报道,单用美西律治疗室性期前收缩,其有效率为14%,合用普萘洛尔有效率为30%。

2.利多卡因

β受体阻滞剂可减少心排血量及肝血流,β受体阻滞剂对肝微粒体药物代谢酶有抑制作用,特别是拉贝洛尔、氧烯洛尔、噻吗洛尔、美托洛尔等的抑制作用更为明显;而阿替洛尔、索他洛尔的抑制作用较小。故合用β受体阻滞剂与利多卡因后,利多卡因经肝脏代谢减弱,半衰期延长,血药浓度升高,甚至出现毒性反应。合用两者时,应减少利多卡因的剂量。此外,利多卡因又能使β受体阻滞剂减弱心肌收缩力的作用进一步加重,合用两者时,应注意心功能变化。

3.奎尼丁

合用普萘洛尔与奎尼丁常用于心房纤颤的复律治疗。普萘洛尔对心肌细胞的电生理作用与奎尼丁有相似之处,故合用两种药可减少奎尼丁的用量,并增加其安全性。普萘洛尔可加快心肌复极,缩短动作电位时程及 Q-T 间期,故可抵消奎尼丁所致的 Q-T 间期延长。普萘洛尔可抑制房室结,减慢房室传导,并延长房室结的不应期,因而可避免单用奎尼丁在复律前由心房纤颤变为心房扑动时出现的心室率加快现象。合用两种药治疗预激综合征伴室上性心动过速有明显疗效,治疗室性心动过速亦有协同作用。但两种药均有负性肌力作用,心功能不全者禁用。

4.普鲁卡因胺

临床上合用普鲁卡因胺与普萘洛尔较少。使用奎尼丁转复心房纤颤时,如果出现奎尼丁引起的金鸡纳反应(耳鸣、恶心、呕吐、头晕等),可用普鲁卡因胺代替奎尼丁。有关普鲁卡因胺与普萘洛尔相互作用可参阅奎尼丁与普萘洛尔的相互作用。

5.丙吡胺

合用普萘洛尔和丙吡胺,对心肌的抑制作用增强,可使心率明显减慢,有发生心搏骤停和死亡的危险。有学者报道,使用普萘洛尔 10 mg 和丙吡胺 80 mg,静脉注射治疗心动过速,1 例恶化,1 例死亡。故合用两种药应慎重。

6.胺碘酮

合用普萘洛尔与胺碘酮可引起心动过缓、传导阻滞,甚至心脏停搏。Derrida 报告对 1 例心房扑动用胺碘酮+洋地黄后心室率仍快,服用一次剂量普萘洛尔后,引起心搏骤停。另一例急性心肌梗死静脉注射胺碘酮后口服普萘洛尔,两次发生严重心动过缓迅即转为室颤。

7.氟卡尼

索他洛尔为新型β受体阻滞剂。单用氟卡尼疗效不佳的复杂性室性期前收缩,用索他洛尔后室性期前收缩减少 85％。合用普萘洛尔与氟卡尼,两种药的血浆浓度均有增加(低于 30％),半衰期无改变,患者的P-R间期延长,心率无明显改变,血压有所下降。

8.普罗帕酮

普罗帕酮属于Ⅰ类抗心律失常药物,能抑制动作电位 O 相上升速度,延长动作电位时程,延长P-R、QRS和Q-T间期。合用其与美托洛尔可防止Ⅰ类药物提高儿茶酚胺的水平和由此而产生不利影响,因此,美托洛尔能增强普罗帕酮的抗心律失常作用。

9.妥卡因

合用普萘洛尔与妥卡因,治疗室速的疗效满意。Esterbrooks 报告,合用两种药治疗 6 例室速,5 例急性期得到控制,其中 4 例的远期疗效满意。

(五)利尿剂

合用普萘洛尔与氢氯噻嗪治疗高血压病有良好疗效。两种药的作用方式不同,普萘洛尔为弱碱性药物,氢氯噻嗪为弱酸性药物。两种药的药动学及药效学互不相干,从不同的组织部位产生协同降压作用。合用苄氟噻嗪与普萘洛尔治疗高血压病,可互相克服各自限制降压的代偿机制。利尿剂可拮抗普萘洛尔引起的体液潴留,普萘洛尔又可减弱利尿剂引起的血浆肾素水平升高及低血钾症;合用两种药后甚至不必补钾。

噻嗪类利尿剂有使血脂和血糖水平升高的不良反应,合用其与普萘洛尔后可使血脂水平升高更为明显。合用两种药可促进动脉硬化,近年新型β受体阻滞剂问世克服了这方面的不良反应,例如,波吲洛尔、美托洛尔、醋丁洛尔和西利洛尔等药对血脂、血糖均无影响,甚至西利洛尔还有降低低密度脂蛋白水平和轻度升高高密度脂蛋白水平的作用。

(六)调节血压药物

1.甲基多巴

有报道称合用普萘洛尔与甲基多巴治疗高血压病,可取得满意疗效。但有人观察服用甲基多巴的高血压患者静脉注射普萘洛尔后血压升高,并出现脑血管意外。动物实验证明,普萘洛尔能增强甲基多巴的代谢产物 α-甲基去甲肾上腺素的升压作用,故合用两种药应慎重。必需合用时,应适当调整剂量。

2.α-肾上腺素阻断剂

可分别将妥拉苏林、酚苄明与普萘洛尔合用治疗嗜铬细胞瘤,以防血压急剧上升。普萘洛尔能减弱妥拉苏林解除外周动脉痉挛的作用,这可能是普萘洛尔阻滞了可使外周血管舒张的$β_2$受体所致。

哌唑嗪是一种高度选择性突触后膜 $α_1$-肾上腺素能受体阻断剂,具有良好的降压作用。由于它降低血胆固醇和甘油三酯浓度,使高密度脂蛋白与低密度脂蛋白水平的比例上升,故目前它被认为是治疗高血压的理想药物。合用哌唑嗪与普萘洛尔降压效果增强,前者可改变后者对血胆固醇和甘油三酯水平的不良影响。但普萘洛尔可加重哌唑嗪的首剂效应,即引起急性直立性低血压和心动过速等。相互作用的发生机制可能是普萘洛尔抑制哌唑嗪的代谢,故合用两种药时应调整哌唑嗪的首次量。

3.利血平

利血平可使儿茶酚胺耗竭,导致普萘洛尔的β阻断作用增加,于是可发生广泛的交感神经阻滞,故合用两种药时应密切注意患者的反应。

4.可乐定

普萘洛尔主要阻断心脏和肾脏的 β 受体,降低心脏泵血速率和肾素水平,因而发挥降压作用。可乐定主要通过兴奋中枢 α 受体、阻断交感胺的释放而降压。合用两种药具有协同降压作用。但一旦停用可乐定可出现血压反跳现象,有时血压可超过治疗前水平。血压反跳的主要原因是普萘洛尔阻断了外周 β 扩血管作用,使 α 缩血管作用占优势。基于上述理由,目前临床上不主张合用两种药。

5.肼屈嗪

普萘洛尔对抗肼屈嗪增快心率的不良反应。由于肼屈嗪减少肝血流量,故可减少普萘洛尔的经肝代谢,增加其生物利用度。合用两种药时,可先用普萘洛尔,再加用肼屈嗪,以提高抗高血压的疗效。

6.肾上腺素

普萘洛尔能增强肾上腺素的升压作用,引起反射性迟脉和房室传导阻滞。这是由于普萘洛尔阻断 β 受体的扩血管作用后,再注射肾上腺素可兴奋 α 受体,引起血压上升、血流量减少、血管阻力增加,因而出现反射性心动过缓,有致命的危险。已使用普萘洛尔的非选择性 β 受体阻滞剂的患者,再使用肾上腺素时,必须注意血压的变化。

7.二氮嗪

二氮嗪是治疗高血压危象的有效和安全药物,但本品可引起心率加快,导致心肌缺血,使血浆肾素活性增强。加用普萘洛尔可使心率减慢、血浆肾素活性下降,减少心肌耗氧量及减轻心肌缺血。合用两种药不会引起严重低血压,并能有效地控制心率,对伴有心绞痛或心肌梗死的患者尤为有利。

8.氯丙嗪

普萘洛尔与氯丙嗪合用可同时阻断 α 和 β 受体,故降压作用增强。合用两种药后对彼此的药物代谢均有抑制作用,故合用两种药时,剂量都要相应减少。有报道称普萘洛尔可逆转氯丙嗪所致的心电图异常。

9.卡托普利

卡托普利治疗高血压的机制是抑制血管紧张素 I 转变为血管紧张素 II,从而使外周血管的 α 受体兴奋性减弱。普萘洛尔为非选择性 β 受体阻滞剂,在阻滞心脏 β_1 受体而使心肌收缩力减小的同时,又阻断外周血管的 β_2 受体,这样就会使 α 受体兴奋占相对优势。因此,合用卡托普利与普萘洛尔治疗高血压的疗效不佳。已使用卡托普利治疗高血压病过程中,若加用普萘洛尔,有时可使降低的血压升高。而合用普萘洛尔与选择性 β 受体阻滞剂,则可使降压效果增强。这是由于选择性 β 受体阻滞剂对外周血管的 β_2 受体阻断作用很轻微。

10.异丙肾上腺素

异丙肾上腺素为 β 受体激动剂,β 受体阻滞剂可抑制异丙肾上腺素的作用,故不宜同时使用这两种药。对需要使用 β 受体阻滞剂的支气管哮喘患者,可选用选择性 β_1 受体阻断剂。

(七)内分泌有关的药物

1.胰高血糖素

β 受体阻滞剂有抑制胰高血糖素分泌和对抗胰高血糖素升高血糖的作用,故合用两种药对低血糖者恢复正常血糖不利。

胰高血糖素具有促进心肌收缩力和提高心率的作用,能对抗普萘洛尔的抑制心肌作用,故对普萘洛尔引起的心力衰竭具有良好治疗效果。

2.口服降糖药

普萘洛尔能增加低血糖的发生率和严重程度,由于 β 受体阻滞剂的作用,低血糖的有关症状(如心悸、焦虑)表现不明显,从而使低血糖恢复时间延长、血压升高、心率减慢。故有人建议正在使用磺胺类降糖药的患者,不应再使用非选择性 β 受体阻滞剂;必需使用 β 受体阻滞剂时,可考虑使用选择性 β 受体阻滞剂。

3.胰岛素

糖尿病患者使用胰岛素过量可发生低血糖反应,严重者可危及生命。低血糖时,反射性肾上腺素释放增多,从而使血糖升高、血压升高及心率增快。非选择性 β 受体阻滞剂可抑制肾上腺素的升高血糖作用,阻断 β_2 受体作用及减弱 β_1 受体对心脏的兴奋,因而可掩盖低血糖症状和延缓低血糖的恢复。长期服用普萘洛尔,特别是合用其与噻嗪类利尿剂时,可致糖耐量降低,加重糖尿病的病情,使胰岛素的治疗效果不佳。β 受体阻滞剂可抑制胰岛素分泌,不仅使血糖水平升高,还可加重糖尿病患者的外周循环障碍,偶尔可引起肢体坏疽。对于必需使用 β 受体阻滞剂的糖尿病患者,可选用 β_1 受体阻断剂,因其对胰腺分泌和外周血管的不良影响减小。

4.抗甲状腺药物

合用普萘洛尔与甲巯咪唑等抗甲状腺药物治疗原发性甲亢和甲状腺毒症时疗效增强,不但可使心悸多汗、神经过敏等症状改善,震颤和心动过速得到控制,而且血清 T_3 和 T_4 水平下降较快而明显。对甲状腺毒症患者进行甲状腺部分切除时,合用普萘洛尔可与卢戈液以做术前准备。

(八)中枢性药物

1.二氮䓬类

普萘洛尔减少肝血流量,抑制肝微粒体药物氧化酶的活性,从而降低安定等二氮䓬类的代谢清除率,延长其半衰期。普萘洛尔对劳拉西泮和阿普唑仑的药动学过程影响较小,只是减慢其胃肠道的吸收率。合用普萘洛尔与地西泮治疗焦虑症的疗效优于单用地西泮。

2.三环类抗抑郁剂及氯丙嗪

合用普萘洛尔与三环类抗抑郁药,抗焦虑作用增强。合用普萘洛尔与氯丙嗪,互相促进血药浓度升高,引起低血压。

3.左旋多巴

普萘洛尔可对抗多巴胺 β 肾上腺素能作用,从而产生左旋多巴样作用。对伴有震颤的帕金森氏综合征,普萘洛尔可提高左旋多巴的疗效。普萘洛尔还可使左旋多巴诱导的生长激素分泌增多,长期合用者应定期监测血浆生长激素水平。

4.吗啡

(1)合用吗啡与艾司洛尔,特别是当心肌梗死并发心律失常时联合用药,吗啡可增强艾司洛尔的稳态血浆浓度,所以艾司洛尔的静脉输注速度应当减慢。因艾司洛尔的半衰期极短,安全性可以得到保证。

(2)普萘洛尔能增强吗啡对中枢神经系统的抑制作用,甚至引起死亡。

5.奋乃静

合用普萘洛尔与奋乃静,普萘洛尔的代谢受到影响。

6.苯妥英钠

合用普萘洛尔与苯妥英钠,心脏抑制作用增强。如需合用,特别是静脉注射苯妥英钠时,应特别慎重。

7.巴比妥类

巴比妥类可使β受体阻滞剂代谢加快。已服用普萘洛尔的患者,开始或停用巴比妥类药物时,应注意其对β受体阻滞剂经肝代谢的影响,而相应调整β受体阻滞剂的用量。巴比妥类对于以原形经肾脏排泄的β受体阻滞剂(如索他洛尔)的影响不大,故可以合用。

8.麻醉剂

合用β受体阻滞剂与箭毒碱,神经肌肉阻断作用增强;特别是应用较大剂量的普萘洛尔时,应注意临床反应。

(1)长期应用β受体阻滞剂患者,使用丁卡因、丁哌卡因做脊椎麻醉时,不应在麻醉前停用β受体阻滞剂,否则可引起心动过速、心律不齐和心绞痛。

(2)已使用普萘洛尔等β受体阻滞剂的患者,使用麻醉剂时,最好不要使用含有肾上腺的局麻药物。

(3)β受体阻滞剂不宜用于治疗那些由抑制心肌的麻醉剂(如氯仿和乙醚)所致的心律失常。非心肌抑制麻醉剂产生的心律失常可用普萘洛尔的治疗,但要注意可能发生低血压。

(九)非甾体抗炎药

1.阿司匹林

有报道普萘洛尔每次 20 mg,阿司匹林每次 0.5～1.0 g,均每天 3 次口服,治疗偏头痛的有效率达 100%。合用两种药治疗偏头痛有协同作用。方法安全有效,服用时间越长,效果越好,连服 6 个月疗效更显著。心率低于 60 次/分钟者应停药。

2.吲哚美辛

β受体阻滞剂的抗高血压作用与前列腺素有关,吲哚美辛是前列腺素抑制剂。所以,合用两种药时,在开始使用或停用吲哚美辛时,应注意β受体阻滞剂降压作用的改变,并相应调整β受体阻滞剂的用量。

3.其他抗炎药

普萘洛尔能使氨基比林、水杨酸类、保泰松、肾上腺皮质激素等的抗炎作用减弱或消失。

(十)胃肠道药物

1.H_2受体阻断剂

(1)西咪替丁可使肝微粒体酶系对普萘洛尔等β受体阻滞剂的代谢减慢,减弱肝脏对普萘洛尔的首过效应。故合用两种药时普萘洛尔的半衰期延长,血药浓度升高至原来的 2～3 倍。西咪替丁还能增加β受体阻滞剂降低心率的作用,结果产生严重的心动过缓、低血压等。因此,使用普萘洛尔、拉贝洛尔等β受体阻滞剂者,使用及停用西咪替丁时,应注意患者的反应。

(2)合用雷尼替丁与普萘洛尔,雷尼替丁对普萘洛尔的代谢和药物影响很小。故必须合用普萘洛尔与 H_2 受体阻断剂时,为减少药物相互作用,可选用雷尼替丁。

2.氢氧化铝凝胶

合用氢氧化铝凝胶与β受体阻滞剂,可使β受体阻滞剂吸收减少,从而影响β受体阻滞剂的疗效,故不宜同时服用这两种药。

（十一）其他药物

1.氨茶碱

β受体阻滞剂可抑制肝微粒体药物代谢酶系,故合用氨茶碱与普萘洛尔或美托洛尔时,氨茶碱的清除率下降。但氨茶碱的药理作用为抑制磷酸二酯酶、影响环磷酸腺苷的灭活、兴奋β肾上腺素能受体,故可对抗普萘洛尔的作用。同时,普萘洛尔可因阻滞β受体而引起支气管平滑肌痉挛,加剧哮喘,合用两种药发生药理拮抗。若必须合用氨茶碱类药与β受体阻滞剂,可选用β_1受体阻断剂。

2.抗组胺药

普萘洛尔与抗组胺药有拮抗作用。氯苯那敏对抗普萘洛尔有阻断作用,这是因为氯苯那敏可阻断肾上腺素神经摄取递质。但氯苯那敏可加强普萘洛尔的奎尼丁样作用,合用两种药对心肌的抑制作用增强。

3.呋喃唑酮

不宜同时服用呋喃唑酮与普萘洛尔,应在停服呋喃唑酮2周后再服用普萘洛尔。

4.麦角生物碱

麦角生物碱具有动脉收缩的作用,临床上经常用于治疗偏头痛,而β受体阻滞剂亦用于预防和治疗偏头痛,不良反应是抑制血管扩张,引起肢体寒冷。合用两种药时可致协同效应,故合用这两种药物应谨慎。

5.降脂酰胺

合用降脂酰胺与普萘洛尔后,普萘洛尔的β阻断作用减弱;而停用普萘洛尔时,又易发生普萘洛尔停药综合征,表现为心绞痛加重,患者可发生心肌梗死。

6.利福平

利福平可促进美托洛尔的经肝代谢,已使用美托洛尔的患者,再使用或停用利福平时,应注意其对美托洛尔的影响,并适当调整美托洛尔的剂量。

7.乙醇

乙醇对普萘洛尔的血浆浓度无显著影响。合用两种药对心率的抑制作用并不比单用普萘洛尔时更强,对血压也无明显影响,有报道称β受体阻滞剂可用于治疗醉酒所引起的谵妄和震颤。

四、剂量与用法

（一）剂量

使用任何一种β受体阻滞剂均应从小剂量开始,然后逐渐增加剂量,直到取得满意疗效或出现较明显的不良反应。每一种β受体阻滞剂的常规剂量至今仍无统一的规定,而且每例患者的个体反应不同,也不可能规定统一的用药剂量。例如,国内报道普萘洛尔的用药剂量范围为30～240 mg/d,国外有报告高达400～800 mg/d。使用阿替洛尔治疗心绞痛的剂量达37.5～75 mg/d时,有的患者即可出现心动过缓;而治疗肥厚型心肌病时,用药剂量达300 mg/d时,患者未出现不适表现。无论使用多大剂量,都要密切观察治疗反应。逐渐加量和逐渐减量停药是使用β受体阻滞剂的重要原则。

（二）疗程

疗程应视治疗目的而定,例如,治疗心肌梗死的疗程为数月至数年,而治疗肥厚型心肌病和原发性Q-T间期综合征则可能需终身服药。

（晋利华）

第六节　抗休克药

一、概述

休克是由各种有害因素的强烈侵袭作用于机体内而导致的急性循环功能不全综合征,临床主要表现为微循环障碍、组织和脏器灌注不足,以及由此引起的细胞和器官缺血、缺氧、代谢障碍和功能损害。若不及时、恰当地进行抢救,休克可逐渐发展到不可逆阶段甚至引发死亡。因此,临床必须采取紧急措施进行处理。近年来,随着研究的逐渐深入,对休克复杂的病理生理过程的认识水平不断提高,尤其是休克病程中众多的体液因子(包括神经递质和体内活性物质、炎症介质及细胞因子等)在休克发生发展中作用的确立,使休克的治疗水平跃上了一个崭新的台阶。如今,对休克的治疗已不再单纯局限于改善血流动力学的处理,而是以稳定血压为主、全面兼顾的综合治疗措施。

(一)休克的病理生理与发病机制

休克的发生机制较为复杂,不同原因引起的休克的病理生理变化也不尽一致。然而,无论休克的病因如何,在休克初期均可因心排血量减少、循环血量不足或血管扩张而出现血压降低。于是,机体迅速启动交感肾上腺素能神经系统的应激反应,使体内儿茶酚胺分泌量急剧增加而引起细小动脉、细小静脉和毛细血管前括约肌、毛细血管后括肌痉挛,周围血管阻力增加并促进动静脉短路开放。此外,肾素-血管紧张素-醛固酮系统的兴奋、抗利尿激素分泌增多及局部缩血管物质的产生,均有助于血压和循环血量的维持,以及血流在体内的重新分配,以保证重要脏器供血(此阶段常被称为"微循环痉挛期",也被称为"休克代偿期")。若初期情况未能及时得到纠治,则微循环处于严重低灌注状态,此时,组织中糖的无氧酵解增强,乳酸等酸性代谢产物堆积而引起酸中毒。微动脉和毛细血管前括肌对酸性代谢产物刺激较为敏感,呈舒张效应,而微静脉和毛细血管后括肌则对酸性环境耐受性强而仍呈持续性收缩状态,因而毛细血管网开放增加,大量体液淤滞在微循环内,使有效循环血量锐减。随着组织细胞缺血、缺氧的加重,微血管周围的肥大细胞释放组胺增加,ATP分解产物腺苷及从细胞内释放出的 K^+ 也增加,机体应激时尚可产生内源性阿片样物质(如内啡肽),这些物质均有血管扩张作用,可使毛细血管的通透性增大,加之毛细血管内静水压显著升高,大量体液可渗入组织间隙,由此引起血液流变性能改变;此外,革兰氏阴性杆菌感染释放内毒素,机体各种代谢产物也加剧细胞和组织损伤,加重器官功能障碍(此阶段常被称为"微循环淤滞期",也被称为"休克进展期")。若此时休克仍未获治疗则继续发展进入晚期,由于持续组织缺氧和体液渗出,血液浓缩和黏滞性增大;酸性代谢产物和体液因素(如各种血小板因子激活、血栓素 A_2 释放)均可使血小板和红细胞易于聚集形成微血栓;肠、胰及肝脏的严重缺血可导致休克因子(如 MDF)的释放,进而加剧组织和器官结构及功能的损伤。此外,损伤的血管内皮细胞使内皮下胶原纤维暴露,进而可激活内源性凝血系统而引起弥散性血管内凝血(DIC),使休克更趋恶化,进入不可逆阶段(此期被称为"微循环衰竭期",也被称为"休克难治期")。

总之,休克是致病因子侵袭与机体内在反应相互作用的结果,机体在抵御这些侵害因素并作出调整、代偿和应激反应的过程中,常常伴发一系列的病理生理变化,同时,在这些病理生理过程中相随产生和释放的许多血管活性物质、炎症介质、休克因子等又反过来作用于机体,进一步加剧循环障碍及组织、器官功能损害,使休克进入恶性循环,这就是休克的发生机制。

(二)休克的治疗原则

1.一般治疗

(1)应将患者置于光线充足、温度适宜的房间,尤其冬季病房内必须温暖,或在患者两腋下及足部放置热水袋,但要注意避免烫伤。对急性心肌梗死患者应尽可能在冠心病监护病房(CCU)内监测,保持安静并避免搬动。

(2)除气喘或不能平卧者外,应使患者处于平卧位并去掉枕头,以有利于脑部供血。

(3)给氧,可低流量鼻导管给氧,或酌情采用面罩吸氧。

(4)镇痛,尤其是急性心肌梗死或严重创伤等并发剧烈疼痛引起休克时应注意止痛,一般可用吗啡 $5\sim10$ mg 或哌替啶 $50\sim100$ mg,肌内注射,必要时可给予冬眠疗法。

(5)对昏迷、病情持续时间较长或不能进食的重症患者最好尽早插入胃管,给予清淡饮食或混合奶,对能由胃管给的药尽量从胃管给。为防止呕吐,可给予甲氧氯普胺、吗丁啉或西沙必利。这样,不仅能使患者自然吸收代谢,有利于水、电解质平衡,增加患者的营养,减少因大量静脉输液而给心脏带来过度负荷以防心力衰竭,同时对保持肺部清晰、预防肺部感染、防止呼吸衰竭也有一定好处。另外,通过胃管给清淡饮食将胃酸或胃肠道消化液冲淡或稀释,对预防消化道应激性溃疡或消化道糜烂及消化道大出血也不无裨益。

2.特殊治疗

某些重要脏器的功能障碍或衰竭,往往成为休克的始动因素或其发展过程中的关键环节。在休克的治疗中,借助于某些特殊方法或在药物治疗难以奏效时将这些方法应用于休克,可能会起到令人满意的治疗效果。这些特殊治疗如下。

(1)机械辅助通气:机械通气给氧并不适于一般的休克患者,因使用机械通气,尤其是应用呼气末正压(PEEP)及持续气道正压(CPAP)时,由于胸腔压力增加,可明显减少回心血量及肺循环血量,从而可能加剧休克和缺氧。但若二氧化碳潴留及缺氧明显,出现顽固性低氧血症(如ARDS),以及由于中毒或药物作用出现呼吸抑制时,则应果断建立人工气道,进行机械通气。应用人工气道时要注意清洁口腔、固定插管、防止管道及气囊压迫造成黏膜损伤,合理选择通气模式及正确调控参数,并做好呼吸道湿化,及时吸除呼吸道分泌物,定时更换或消毒机器管道、插管、气管套管、雾化器等,以防止交叉感染。

(2)机械性辅助循环:对心源性休克或严重休克继发心功能衰竭者,可应用主动脉内气囊反向搏动术(intra-aortic ballon counterpulsation therapy,IABP)、左室或双室辅助循环,以帮助患者渡过难关、赢得时间纠治病因。

(3)溶栓及心脏介入性治疗:对急性心肌梗死并心源性休克者尽早行溶栓或经皮冠脉腔内成形术(PTCA)开通闭塞血管、挽救濒死心肌、改善心脏功能,新近应用证明已取得显著效果;单纯二尖瓣狭窄导致急性肺水肿、心源性休克时,可急诊行经皮球囊二尖瓣扩张术(PBMV);若明确心源性休克由心脏压塞引起时,应立即行心包穿刺抽液。

(4)血液净化疗法:休克并发肾衰竭时,除药物治疗外,可采用腹膜透析来纠正肾衰竭。

(5)手术治疗:对外科疾病导致的感染性休克(如化脓性胆管炎、肠梗阻、急性胃肠穿孔所致的腹膜炎、深部脓肿),必须争取尽早手术。对出血性休克患者,在经药物治疗难以止血时也应尽快手术;对心源性休克由急性心肌梗死、心脏压塞或二尖瓣狭窄引起者,一旦介入性治疗失败或不能介入治疗解决时,宜迅速行冠脉搭桥术(CABG)、心包切开术或二尖瓣闭式分离术。

3.药物治疗

药物治疗是休克处理中关键的措施之一,针对不同的休克类型及具体情况选择用药,及时消除病因,维持适宜的血压水平,在提高血压水平的同时维持好末梢循环,注意保持水、电解质及酸碱平衡,保证心、脑、肾等重要脏器的供血并预防 DIC 和多器官功能衰竭,这是各型休克药物治疗的共同原则,具体治疗措施有以下几项。

(1)消除病因和预防感染:休克发生后,针对病因及时用药可以阻止休克发展甚或使休克逆转,如失血性休克的止血、止痛,感染性休克的抗感染治疗,过敏性休克的抗过敏。应该指出,抗生素适用于感染性休克,对其他休克患者也应选用适当的抗生素预防感染,对病情较重或病程较长者,在选药中必须注意选择不良反应小、对肾脏无明显影响的抗生素,一般可选用哌拉西林2~4 g,静脉滴注,一天 2 次,也可选用其他抗生素。对感染性休克则应根据不同的感染原进行抗感染治疗。

(2)提高组织灌流量,改善微循环。

补充血容量:低血容量性休克存在严重的循环血量减少,其他各型休克也不同程度地存在血容量不足问题,这是因为休克患者向体外丢失液体,毛细血管内淤滞和向组织间隙渗出也使体液在体内大量分流,若不在短期内输液,则循环血量难以维持。因而,发生各型休克均需补充循环血量。对心源性休克患者补充液体虽有加重心脏负荷的可能,但也不能将心源性休克列为补液的禁忌。有条件者最好监测 CVP 和 PCWP 指导补液。一般说来,中心静脉压(CVP)<0.4 kPa 或 PCWP<1.1 kPa(8 mmHg)时,表明液量不足;CVP 在 0.3~0.9 kPa 时可大胆补液,PCWP<2.0 kPa(15 mmHg)时补液较为安全;但当 PCWP 达 2.0~2.4 kPa(15~18 mmHg)时补液宜慎重,若 CVP>1.5 kPa、PCWP >2.7 kPa(20 mmHg)时应禁忌补液。无条件监测血流动力学指标时,可根据患者的临床表现酌情补液,若患者感到口渴或口唇干燥,皮肤无弹性,尿量少,两下肢不肿,说明液体量不足,应给予等渗液;若上述情况好转,且两肺部出现湿啰音和/或两小腿水肿,表明患者体内水过多,宜及时给予利尿剂或高渗液,或暂停补液观察,切忌输入等渗或低渗液体。

合理应用血管活性药物:血管活性药物有稳定血压、提高组织灌注、改善微循环血流及增加重要脏器供血的作用,包括缩血管药和扩血管药。在实际应用过程中,应注意以下两点:①血管活性药物的浓度不同,作用迥异,应密切监测,并适时适度调整。例如,高浓度静脉滴注血管收缩药去甲肾上腺素及多巴胺时常引起血管强烈收缩,而低浓度时则可使心排血量增加,外周血管阻力降低。根据多年的临床经验,应低浓度静脉滴注去甲肾上腺素,以防血管剧烈收缩,加剧微循环障碍和肾脏缺血,诱发或加剧心、肾功能不全。②血管收缩药与血管扩张药的作用虽相反,但在一定条件下又可能是相辅相成的,将两者适度联用已广泛用于休克的治疗。多年的临床实践经验证明,单用血管收缩药或血管扩张药疗效不佳及短时难以明确休克类型和微循环状况,先后或同时应用这两类药物往往能取得较好效果。

纠正酸中毒、维持水电平衡:酸中毒是微循环障碍恶化的重要原因之一,纠正酸中毒可保护细胞、防止 DIC 的发生和发展。碱性药物可增强心肌收缩力、提高血管壁张力及增加机体对血管活性药物的反应。扩容时应一并纠正酸中毒。常用碱性药物为 5%的碳酸氢钠,一般每次静脉滴注150~250 mL,或根据二氧化碳结合力和碱剩余(BE)计算用量,先给 1/3~1/2,其余留待机体自身调整,过量则损害细胞供氧,对机体有害无益。此外,尚应注意水、电平衡,防止电解质紊乱。

应用细胞保护剂:除糖皮质激素外,细胞保护剂尚包括自由基清除剂、能量合剂、莨菪碱等。

其中,莨菪类药物(尤其是山莨菪碱)对感染性休克具有多方面作用,可提高细胞对缺氧的耐受性,稳定溶酶体膜,抑制血栓素 A_2 生成及血小板、白细胞聚集等,宜早期足量应用。辅酶 A、细胞色素 C、极化液等可为组织和细胞代谢提供能量,对休克有一定疗效。自由基清除剂也已用于休克的治疗,其疗效尚待评价。

纠正 DIC:DIC 一旦确立,应及早给予肝素治疗。肝素用量为 0.5~1.0 mg/kg,静脉滴注,每 4~6 h 一次,保持凝血酶原时间延长至对照的 1.5~2.0 倍,DIC 完全控制后可停药。感染性休克患者,早期应用山莨菪碱有助于防治 DIC。此外,预防性治疗 DIC 尚可给予潘生丁 25 mg,每天 3 次;或阿司匹林肠溶片 300 mg,每天 1 次;或华法林 2.5 mg,每天 2 次;或噻氯匹定 250 mg,每天 1~2 次。如果出现纤溶亢进,应加用抗纤溶药物治疗。

(3)防治多器官功能衰竭:休克时如出现器官功能衰竭,除了采取一般治疗措施外,尚应针对不同的器官衰竭采取相应措施,例如,出现心力衰竭时,除停止或减慢补液外,尚应给予强心、利尿和扩血管药物治疗;若发生急性肾功能不全,则可采用利尿甚或透析治疗;出现呼吸衰竭时,则应给氧或呼吸兴奋剂,必要时使用呼吸机,以改善肺通气功能;休克合并脑水肿时,则应给予脱水、激素及脑细胞保护剂等措施。

二、抗休克药物分类

抗休克药物是指对休克具有防治作用的许多药物的共称,过去常单纯指血管活性药物。所谓血管活性药物,可概括地分为收缩血管抗休克药(血管收缩剂)和舒张血管抗休克药(血管扩张剂)。目前,休克治疗中除选择性使用上述两类药物外,还常应用强心药物、糖皮质激素、阿片受体阻断剂等,此外,还有一些药物已试用于临床,初步结果表明效果良好,有的尚处于实验阶段或疗效不能肯定,距离临床应用仍有一段距离。

三、舒张血管抗休克药

(一)血管扩张药的抗休克作用

(1)扩张阻力血管和容量血管,使血管总外围阻力及升高的中心静脉压下降,心肌功能改善,每搏输出量及心排血指数增加,血压回升。

(2)可扩张微动脉、解除微循环痉挛,使血液重新流入真毛细血管,增加组织血流供应,减轻细胞缺氧,改善细胞功能,使细胞代谢障碍及酸血症的情况好转。

(3)促进外渗的血浆逆转至血管内,有助于恢复血容量,改善肺水肿、脑水肿及肾脏功能。

(4)使毛细血管内血流灌注量增加,流速增快,血液淤滞解除,血浆外渗减少,且代谢及酸血症状改善。从而使休克时血液浓缩,红细胞凝聚的现象得以纠正,有助于防治 DIC。

(二)血管扩张药的应用指征

(1)冷休克或休克的微血管痉挛期,常有交感神经过度兴奋,体内儿茶酚胺释放过多,毛细血管中的血流减少,组织缺血缺氧。临床表现为皮肤苍白、四肢厥冷、发绀、脉压低、脉细、眼底小动脉痉挛、少尿甚至无尿。

(2)补充血容量后,中心静脉压已达到正常值或升高至 1.47 kPa,无心功能不全的临床表现,且动脉血压仍持续低下,提示有微血管痉挛。

(3)休克并发心力衰竭、肺水肿、脑水肿、急性肾功能不全或发生 DIC。

(三)血管扩张药的应用注意事项

(1)用药前必须补足血容量,用药后血管扩张,血容量不足可能再现,此时应再补液。

(2)血管扩张后淤积于毛细血管床的酸性代谢物可较大量地进入体循环,导致 pH 明显下降,应补碱,适当静脉滴注碳酸氢钠注射液。

(3)用药过程中,应密切注意药物的不良反应,并注意纠正电解质紊乱。

(4)用药过程中如出现心力衰竭,可给予 0.4 mg 毛花苷 C,以 20 mL 25% 的葡萄糖注射液稀释后缓慢静脉注射。

(5)若用药后疗效不明显或病情恶化,应及时换用其他药物治疗。

四、血管收缩药

(一)血管收缩药的应用指征

(1)休克早期,限于条件无法补足血容量,而又需维持一定的血压,以提高心、脑血管灌注压力,增加其血流量。

(2)已用过血管扩张药,并采取了其他治疗措施而休克未见好转。

(3)由于广泛的血管扩张,血管容积和血容量间不相适应,全身有效循环血量急剧降低,血压下降,如神经源性休克和过敏性休克。

(二)血管收缩药在各类休克中选择应用

(1)低血容量休克早期,一般不宜应用血管收缩药。但在一些紧急情况下,由于血压急剧下降,而有明显的心、脑动脉血流量不足或伴有心、脑动脉硬化时,在尚未确立有效的纠正休克的措施之前,可应用小剂量血管收缩药,如间羟胺或去甲肾上腺素,以提高冠状动脉和脑动脉灌注压,防止因严重供血不足而危及生命。但此仅为一种临时紧急措施,不能依靠其维持血压,否则弊多利少。

(2)心源性休克时,心肌收缩力减弱,心排血量下降,全身有效循环血量减少。小剂量血管收缩药(间羟胺或去甲肾上腺素)对低阻抗型心源性休克,可避免外周阻力过度下降,且能使心排血量升高。但收缩压升至 11.97 kPa 以上,心排血量将降低。因此,收缩压必须控制在 11.97 kPa。对高阻抗型的心源性休克,可并用酚妥拉明治疗。

(3)对感染性休克使用血管收缩药,应注意以下几点:①应在积极控制感染、补充血容量、纠正酸中毒及维持心、脑、肾、肺等主要器官功能的综合治疗基础上适当选用;②除早期轻度休克或高排低阻型休克可单独应用外,凡中、晚期休克或低排高阻型休克,宜采用血管扩张药或将血管收缩药与血管扩张药并用;③血管收缩药单独应用时宜首选间羟胺,但也可以用去甲肾上腺素,两者的剂量均不宜大,以既能维持一定的血压又不使外周阻力过度上升并能保持一定尿量的最低剂量为宜;④血压升高不宜过度,宜将收缩压维持在 11.97~13.3 kPa(指原无高血压者),脉压维持在 2.66~3.99 kPa;⑤当病情明显改善,血压稳定在满意水平持续 6 h 以上,应逐渐减量(可逐渐减慢滴速或逐渐降低药物浓度),不可骤停。

(4)发生神经源性休克与过敏性休克时,由于小动脉扩张,外周阻力降低,血压下降。给予血管收缩药可得到很好的疗效。对神经源性休克可选用间羟胺或去甲肾上腺素,对过敏性休克应首选肾上腺素。由于这两类休克均有相对血容量不足,所以同时补充血容量是十分必要的。

五、阿片受体阻断剂

随着神经内分泌学的发展及对休克病理生理研究的不断深入,内源性阿片样物质在休克发病中的作用越来越受到重视。内源性阿片样物质包括内啡肽和脑啡肽等,前者广泛存在于脑、交感神经节、肾上腺髓质和消化道,休克时其在脑组织及血液内含量迅速增多,作用于 u、k 受体,可产生心血管抑制作用,表现为心肌收缩力减弱、心率减慢、血管扩张和血压下降,进而使微循环淤血加剧,因此,内啡肽已被列为一类新的休克因子。1978 年,Holoday 和 Faden 首次报道阿片受体阻断剂——纳洛酮治疗内毒素性休克取得较好疗效,其后,Gullo 等(1983 年)将纳洛酮应用于经输液、拟交感胺药物及激素治疗无效的过敏性休克患者也获得显著效果,使纳洛酮已成为休克治疗中重要而应用广泛的药物之一。

(一)治疗学

1.药理作用

(1)阻断内源性阿片肽与中枢和外周组织阿片受体的结合,抑制脑垂体释放前阿皮素和外周组织释放阿片肽。

(2)拮抗内源性阿片肽与心脏阿片受体的直接结合,逆转内阿片肽对心脏的抑制作用,加强心肌收缩力,增加心排血量,提高动脉压及组织灌注,改善休克的血流动力学。

(3)明显改善休克时的细胞代谢,预防代谢性酸中毒,对休克伴发的电解质紊乱(如高血钾)有调节作用,纠正细胞缺血缺氧。

(4)通过稳定组织细胞的溶酶体膜、抑制中性粒细胞释放超氧自由基对组织的脂氧化损伤,从细胞水平上发挥抗休克作用。

(5)纠正微循环紊乱,降低血液黏度,改善休克时细胞内低氧和膜电位,促进胞内 cAMP 增多,有利于心肌细胞的能量代谢。

纳洛酮通过上述机制逆转了 β-内啡肽大量释放产生的低血压效应,并防止低血容量和休克所致的肾功能衰退,增加重要器官的血流量,缩短休克病程,迅速改善休克症状并降低死亡率。

2.临床应用

纳洛酮对各种原因所致的休克均有效,尤其适用于感染中毒性休克,对经其他治疗措施无效的心源性、过敏性、低血容量性、创伤性及神经源性休克也有较好疗效。有研究认为早期、大剂量、重复使用,在休克出现 3 h 内使用效果最好。

3.用法及用量

首剂用 0.4～0.8 mg,稀释后静脉注射,然后可以将 4 mg 该药加入 5% 的葡萄糖注射液中持续静脉滴注,滴速为每小时 0.25～0.3 $\mu g/kg$。

(二)不良反应与防治

治疗剂量无明显的毒性作用,超大剂量应用时尚可阻断 δ 受体,对呼吸和循环系统产生轻微影响。偶尔见恶心、呕吐、血压升高、心动过速甚或肺水肿等。对于需要麻醉性镇痛药控制疼痛、缓解呼吸困难的病例,不宜使用本品,因为止痛效果可为本品对抗。

(三)药物相互作用

(1)儿茶酚胺类药物(如肾上腺素、异丙肾上腺素及 ACEI)对纳洛酮有协同效应;布洛芬干扰机体前列腺素合成,可加强纳洛酮的药理作用。

(2)胍乙啶(交感神经节阻断剂)、普萘洛尔(β 受体阻滞剂)可降低交感神经兴奋性和肾上腺素的作用,拮抗纳洛酮的药理效应。维拉帕米可阻滞细胞膜的钙离子通道而干扰纳洛酮的作用。

(四)制剂

注射剂:0.4 mg(1 mL)。

(薛子成)

第七节　调血脂和抗动脉粥样硬化药物

一、概述

动脉粥样硬化的发生和发展是一个复杂的动态过程,其始动步骤可能与动脉内皮功能障碍有关,涉及因素有血脂异常、高血压、吸烟及糖尿病等。其中,血脂异常最为重要。流行病学调查研究表明,不同国家或地区人群中的 TC 水平与冠心病的发病率和死亡率呈正相关。例如,芬兰 TC 水平最高,则冠心病发病率也最高;而日本 TC 水平最低,则冠心病发病率也最低。大系列临床研究和长时间随访观察表明,高胆固醇血症在动脉粥样硬化发生和发展过程中,所起的危害性作用,明显大于高血压和糖尿病,如果高胆固醇血症合并高血压和/或糖尿病,则其危害性增加。动脉内皮功能障碍导致其分泌一氧化氮、选择性通透、抗白细胞黏附、抑制平滑肌细胞增殖及抗凝与纤溶等功能受损,致使血浆中脂质与单核细胞积聚于内皮下间隙,低密度脂蛋白胆固醇氧化为 OX-LDL,单核细胞变为巨细胞,经清道夫受体成为泡沫细胞,形成脂质核心,而血管平滑肌细胞迁移到内膜而增殖形成纤维帽。脂质核心有很强的致血栓作用,纤维帽含致密的细胞外基质,它能使质核与循环血液分隔,从而保持斑块的稳定。

粥样斑块可分为两类:一类为稳定斑块,其特点是纤维帽厚、血管平滑肌细胞含量多,脂质核心小,炎症细胞少,不易破裂;另一类斑块脂质含量多(占斑块总体积的 40% 以上),纤维薄,胶原与血管平滑肌细胞少,炎症细胞多,故易于破裂。1995 年公布的 Falk 等 4 项研究分析表明,急性冠状动脉综合征(包括心肌梗死、不稳定型心绞痛)的主要原因是粥样斑块破裂或糜烂引起血栓形成,并最终导致冠脉血流阻断。在急性冠脉综合征患者中。其血管犯罪病变狭窄<50%者占 68%,而狭窄>70%者仅占 14%,这说明,稳定斑块可以减少心血管病事件。此外,多项临床试验证明,调脂治疗可使一部分冠状动脉粥样斑块进展减慢或回缩。因此,调脂治疗是防治动脉粥样硬化的重要措施之一。

血脂是指血浆或血清中的中性脂肪或类脂。中性脂肪主要是甘油三酯,而类脂主要是磷脂、非酯化胆固醇、胆固醇酯及酯化脂肪酸。

脂质必须与蛋白质结合成脂蛋白才能在血液循环中运转,脂蛋白是由蛋白质、胆固醇、甘油三酯和磷脂组成的复合体。脂蛋白中的球蛋白称为载脂蛋白(Apo)。正常血浆利用超速离心法可分出 4 种主要脂蛋白,即乳糜微粒(CM)、极低密度脂蛋白(VLDL)、低密度脂蛋白(LDL)和高密度脂蛋白(HDL),载脂蛋白的组成分为 ApoA、B、C、D、E。每一型又可分若干亚型,例如,ApoA 可分 AⅠ、AⅡ、AⅥ,ApoB 可分 B48、B100,ApoC 可分 CⅠ、CⅡ、CⅢ,ApoE 可分 EⅠ、EⅢ 等。用区带电泳法可将脂蛋白分为 CM、前 β(pre-β)、β 及 α 脂蛋白 4 种。

脂蛋白代谢需要酶的参与,主要的酶有脂蛋白脂酶(LPL)和卵磷脂胆固醇转酰酶(LCAT)。如果这些酶缺乏,就会产生脂代谢紊乱。血脂水平过高是由血浆脂蛋白移除障碍或内源性产生过多,或两者同时存在而引起。

血脂异常一般是指血中总胆固醇(TC)、低密度脂蛋白胆固醇(LDL-C)、甘油三酯(TG)水平超过正常范围和/或高密度脂蛋白胆固醇(HDL-C)水平降低,也常称高脂血症,主要是指 TC

和/或LDL-C和/或TG水平升高及HDL-C水平降低。

血脂异常是脂蛋白代谢异常的结果。研究表明,高胆固醇血症、低密度脂蛋白血症、ApoB水平升高和高密度脂蛋白水平降低、TG水平升高是冠心病的重要危险因素。血脂水平长期异常,冠心病事件的发生率增加。长期控制血脂于合适的水平,可以预防动脉粥样硬化,而控制血脂水平可以减轻动脉粥样硬化斑块,减少心血管病事件。北欧辛伐他汀生存研究(4S)表明,心肌梗死后和心绞痛患者,接受为期6年的辛伐他汀治疗,与安慰组相比较,治疗组主要冠状动脉性事件发作的危险性降低34%,死亡危险性降低30%,使需要接受冠脉搭桥手术的患者减少37%。Hebert等分析他汀类使LDL-C水平下降30%,非致死性和致死性冠心病下降33%,脑卒中下降29%,心血管疾病死亡率下降28%,总死亡率下降22%。最近Goud等汇总分析出现TC水平下降10%,冠心病死亡危险性下降15%,各种原因死亡危险性下降11%。

近年来,对高甘油三酯(TG)血症在动脉粥样硬化中的意义的认识正在加深。目前学者认为,单纯高甘油三酯血症也是心血管病的独立危险因素,降低血甘油三酯水平,可降低心血管病临床事件的发生率及死亡率。但当高甘油三酯血症伴有高胆固醇血症或低高密度脂蛋白血症时,则冠心病事件和死亡率显著增加。研究发现富含TG的脂蛋白(TRL)与富含胆固醇的脂蛋白(CRL)之间通过脂质交换机制取得平衡,每一种脂蛋白都有很大的变异。LDL-C为致动脉粥样硬化最强的脂蛋白,但其危害性因其颗粒大小而不同。LDL-C可分为三个亚型,LDL-C$_3$即为小而密LDL(SLDL),对LDL受体亲和力低于大而松的LDL-C$_1$和LDL-C$_2$,在血浆中停留时间长,不易从血液中清除,半衰期较其他亚型长,且易进入动脉内膜,易被氧化,被巨噬细胞吞噬形成泡沫细胞,成为动脉粥样硬化的脂肪,有高度的致动脉粥样硬化作用。而通过脂质交换机制,LDL-C大小及分型比例受TG水平的控制。当TG水平升高时,LDL-C亚型分布有变化,SLDL增加而HDL-C减少,形成TG高、HDL-C低及SLDL升高三联症。这种三联症有极强的致动脉粥样硬化作用。目前甘油三酯水平升高已被普遍认为是独立的心血管疾病危险因素。人们在以往使用他汀类或贝特类调血脂药物治疗血脂异常及冠心病一、二级预防中所获得的益处,很可能也是得益于这些药物在降低TC水平的同时,也降低了TG水平。

人们已经认识到HDL-C是种"好的胆固醇",这是因为HDL-C具有逆转运胆固醇的作用,它可以将动脉壁中多余的胆固醇直接或间接地转运给肝脏,经相应受体途径进行分解代谢。因此升高HDL-C水平不仅有降低TC水平的作用,还具有防治动脉粥样硬化的作用。VAHIT试验表明,吉非贝齐可使HDL-C上升,TG水平下降,使冠心病死亡率及心肌梗死下降22%。

二、血脂异常的分型

血脂异常可分为原发性和继发性两大类。

继发性血脂异常的基础疾病主要有甲状腺机能过低、糖尿病、慢性肾病和肾病综合征、阻塞性肝胆疾病、肝糖原贮存疾病、胰腺炎、乙醇中毒、特发性高血钙、退行球蛋白血症(多发性骨髓瘤、巨球蛋白血症及红斑狼疮)、神经性厌食症等。另外,还有一些药物(如噻嗪类利尿剂、含女性激素的口服避孕药、甲状腺素、促进合成代谢的类固醇激素、黄体内分泌素及某些β受体阻滞剂),也能引起继发性脂质代谢异常。妊娠血脂代谢的变化属于生理性。

(一)世界卫生组织(WHO)分型

将高脂血症分为以下五型,各型的实验室检查,其特点及其与临床的联系见表5-3。

表 5-3 　 高脂蛋白血症分型

表型	试管内血清状态(4 ℃冰箱过夜)	区带脂蛋白电泳谱	血脂	备注
Ⅰ	血清透明,顶端有"奶油层"	CM↑	TC↑,TG↑	不发或少发冠心病,易发胰腺炎
Ⅱa	血清透明,顶端无"奶油层"	LDL-C↑	TC↑↑	易发冠心病
Ⅱb	血清透明,顶端无"奶油层"	LDL-C↑, VLDL-C↑	TC↑↑,TG↑	易发冠心病
Ⅲ	血清透明,顶端有"奶油层"	介于 LDL-C 与 VLDL-C 间的 β-VLDL-C↑	TC↑↑,TG↑	易发冠心病,需超速离 心后才能确诊
Ⅳ	血清透明,顶端无"奶油层"	VLDL-C↑	TC↑,TG↑↑	易发生冠心病
Ⅴ	血清透明,顶端有"奶油层"	CM↑,VLDL-C↑	TC↑,TG↑↑	少发冠心病

(二)血脂异常简易分型

惯用的高脂蛋白血症分型并不是病因学诊断,它常可因膳食、药物或其他环境因素的改变而变化。它所要检测的项目繁多,个别类型的确诊还需复杂的技术和昂贵的设备。因此,除少数特别难治性顽固性血脂异常患者外,可不必进行高脂蛋白血症的分型,也无须烦琐地进行其他分类,仅作血脂异常简易分型即可。实际上,血脂异常简易分型已包括常见的与冠心病发病关系较大的高脂蛋白血症类型。血脂异常简易分型的主要目的在于指导临床医师有针对性地选用各种血脂调节药物。

三、血脂异常的治疗

高脂血症的治疗包括非药物治疗和药物治疗。非药物治疗包括饮食和其他生活方式的调节,例如,保持合适的体重;减少脂肪,尤其是胆固醇和饱和脂肪酸的摄入量,适当增加蛋白质和碳水化合物的比例,控制总热量;减少饮酒和戒烈性酒,运动锻炼和戒烟;注意抗高血压药物对血脂的影响;此外,血液净化亦用于高脂血症的治疗。

高脂血症的药物治疗包括一级预防和二级预防,以及已有动脉硬化疾病患者的血脂水平控制。

继发性血脂异常的治疗应以治疗基础疾病为主,当这些疾病被治愈或控制后,或停用某些有关药物后,血脂异常未改善或不满意时,应按原发性血脂异常作进一步处理。另外,若血脂异常继发于某种一时难以治愈或控制的疾病,可在治疗基础疾病的同时,进行调脂治疗。

(一)病因治疗

凡是能找到高脂血症病因的患者,均应积极对病因进行治疗。由于高血压病者、吸烟者的血管内皮受损,LDL-C 更容易进入血管壁内;而由于糖尿病患者的 LDL-C 被糖化,故容易黏附于血管壁上而进入血管壁内。肥胖和缺乏体力活动也是高脂血症的重要促发因素。

(二)一般治疗

非药物治疗是所有血脂异常患者治疗的基础。不论是冠心病的一级预防还是二级预防都需要非药物治疗。

1.饮食治疗

饮食治疗是治疗高脂血症的首选措施,目前是降低已升高的血清胆固醇水平,同时维持营养上的合理要求。饮食治疗的方案:脂肪酸的热量＜总热量的 30％,饱和脂肪酸占总热量的 7％～

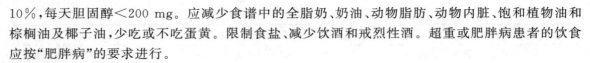

10％,每天胆固醇＜200 mg。应减少食谱中的全脂奶、奶油、动物脂肪、动物内脏、饱和植物油和棕榈油及椰子油,少吃或不吃蛋黄。限制食盐、减少饮酒和戒烈性酒。超重或肥胖病患者的饮食应按"肥胖病"的要求进行。

2.戒烟

吸烟可损伤血管内皮的天然屏障作用,降低血浆 HDL-C 水平,降低其自然抗氧化能力。

3.增加体力活动

体力活动可增加能量物质的消耗,促使血浆 LDL-C 及甘油三酯水平降低,同时升高 HDL-C 水平。每周步行 13 km,可提高 HDL-C 水平 10％。

4.减轻体重

体重超过标准的患者应减轻体重。减轻体重可降低 LDL-C 水平和提高 HDL-C 水平,降低高血压、糖尿病和冠心病的发病率。

(三)药物治疗

调血脂和抗动脉硬化药物可分为五大类,分别是胆酸螯合剂、贝特类、他汀类、烟酸类及其他。

药物治疗适用于不能进行饮食调节及非药物治疗后疗效不满意的患者。对于冠心病二级预防尤其是急性冠脉综合征患者,应以他汀类调脂药物治疗,越早开始治疗越好。原发性血脂异常常常与遗传因素及环境因素有关,治疗应该是长期的,尤其是冠心病二级预防,应根据患者的经济情况选择用药种类、剂量及时间,首要目标是达到靶目标。达到靶目标后,有条件者减量长期服用,无条件者应监测血脂水平,血脂水平异常后重新开始治疗。

联合应用两种或三种调血脂药物,较用单一药物的疗效更佳,而且联合用药时剂量减少而使不良反应减轻。故目前医师主张,对于较为明显的血脂异常,应尽早联合用药。下列联合用药方式可供参考。

(1)合用胆酸螯合剂与烟酸类:适用于 LDL-C 水平升高伴或不伴有 TG 水平升高者。

(2)合用贝特类与胆酸螯合剂:适用于 LDL-C 水平升高、HDL-C 水平降低伴或不伴有 TG 水平升高者。

(3)合用胆酸螯合剂与他汀类:适用于 LDL-C 水平升高者。

(4)联合应用胆酸螯合剂、烟酸类、他汀类:适用于严重家族性高胆固醇血症,可使 LDL-C 水平降低,HDL-C 水平显著升高。

(5)合用诺衡与美调脂:有增加发生肌炎的危险,故应慎用。

某些抗高血压药物可使血脂成分发生异常改变,故使用抗高血压药物过程中应注意其对脂代谢的不良影响。

四、调血脂药的临床应用

(一)胆酸螯合剂

该类药物包括考来烯胺、考来替泊和地维烯胺。

1.作用机制

该类药物为胆汁酸结合树脂,通过阻断胆酸肝肠循环,干扰胆汁重吸收,减少胆汁酸重返肝脏,刺激肝细胞内的胆固醇降解合成新的胆汁酸,从而降低肝细胞中胆固醇浓度。而肠道内的胆酸与药物结合后由大便排出,使血中胆酸量减少,促使肝细胞表面 LDL 受体从血液中摄取胆固醇以合成胆酸,因而降低血浆 LDL 水平,平均下降 15％～30％,同时升高 HDL-C 水平(升高 5%)。

2.临床应用

该类药物主要用于治疗单独 LDL-C 水平升高者(Ⅱa 型),对 LDL-C 轻、中度升高疗效较好;对严重升高者需合用其与其他类调血脂药物。可以合用该类药物与其他类调血脂药物治疗混合型高脂血症。

3.不良反应及注意事项

不良反应有异味、恶心、腹胀、食欲缺乏及便秘。多进食纤维素可缓解便秘。罕见的不良反应有腹泻、脂肪泻、严重腹痛及肠梗阻、高氯性酸中毒等。该类药物还有升高甘油三酯的作用,严重高甘油三酯血症患者禁用此类药物,因此时有诱发急性胰腺炎的可能。

4.药物相互作用

(1)该类药物可减少地高辛、噻嗪类利尿剂、四环素、甲状腺素、普萘洛尔及华法林的吸收。应在服用胆酸螯合剂前 1～4 h 或服用胆酸螯合剂后 4 h 服用上述药物。

(2)该类药物可干扰普罗布考、贝特类调血脂药物的吸收,服用两类药物应有 4 h 间隔。

(3)该类药物影响叶酸的吸收,故处于生长期的患者服用该类药物时,每天应补充 5 mg 叶酸。孕妇及哺乳期妇女需补充得更多一些。应于服药前 1～2 h 服叶酸。

(4)该类药物减少脂溶性维生素的吸收。长期服用该类药物者应适当补充维生素 A、维生素 D、维生素 K 及钙剂。

(二)他汀类调血脂药物

该类药物包括洛伐他汀、辛伐他汀、普伐他汀、氟伐他汀、阿伐他汀、西伐他汀等。

1.作用机制

该类药物通过对胆固醇生物合成早期限速酶 HMG-CoA(β-羟 β-甲基戊二酰辅酶 A)还原酶的抑制作用而起作用。在 HMG-CoA 还原酶的作用下,HMG-CoA 转变为甲基二羟戊酸,其为胆固醇生物合成的重要中间环节,从而减少了内源性胆固醇合成,使血浆总胆固醇水平下降,刺激 LDL 的肝摄取,降低 LDL-C 及 VLDL 的浓度。该类药物一般可降低 LDL30%～40%,是目前已知最强的降低胆固醇药物;还可轻度升高 HDL-C2%～10%。此外,某些他汀类药物显示抑制巨噬细胞中胆固醇的积聚。现已明确,他汀类药物有多向性效应。他汀类药物的非调脂作用主要包括改善血管内皮功能和细胞功能(平滑肌细胞的迁移、增生、分化)、抗氧化过程,加强斑块纤维帽,缩小富含脂质的核心,减轻炎症反应,抑制促凝活性,抑制血小板功能,从而防止斑块破裂、出血及血栓形成,终使斑块稳定,减少冠状动脉事件和减少心血管病死亡率。

2.临床应用

该类药物用于治疗严重的原发性高胆固醇血症、有冠心病或其他心血管病危险因素的中等度高胆固醇血症者。禁用于活动性肝病患者、妊娠及哺乳期妇女、对该药过敏者。

3.不良反应及注意事项

不良反应主要为肝脏损害和横纹肌溶解,后者随拜尔公司宣布在全球范围内暂停销售西立伐他汀钠(拜斯停),再度引起人们重视。近年来已多有报道指出他汀类药物(β-羟基-β-甲基戊二酰辅酶 A 还原酶,简称 HMG-CoA 还原酶抑制剂)中的洛伐他汀、辛伐他汀、普伐他汀及西立伐他汀单用或与烟酸、贝特类降脂药(如吉非贝齐)大环内酯类抗生素(如红霉素、克拉霉素)、环孢菌素 A、左甲状腺素、米贝地尔等合用时均引起危及生命的横纹肌溶解症。尤其是将他汀类药物与贝特类药物联用,可使横纹肌溶解的危险性增加已是公认的事实,故在美国已禁止合用这两类药物。据报道,全球有 600 万人服用过拜斯停,其中有 34 人怀疑因剂量过大或合用拜斯停与吉非贝齐导致横纹肌溶解而死亡。一旦疑及由他汀类药物引起的横纹肌溶解症应立即停药,停药后肌痛等症状多在 3 d 至 3 个月消失,肌酸激酶(CK)多在短期内恢复正常。肌无力可持续至 1 年消失。有人口服辅酶 Q_{10}(CoQ_{10})每天 250 mg,可较快减缓症状。国内有西立伐他汀引起肝功能损害的报道,但未见引起横纹肌溶解症的报道,可能与国内上市晚,使用例数少,剂量小有关。影响细胞存活的潜在试验表明,同等剂量的他汀类药物中,普伐他汀的毒性最小,其次为辛伐他汀,而洛伐他汀的肌毒性最大。当使用此类药物时,应尽量不将其与其他药物合用,并嘱患者注意乏力、肌无力、肌痛等症状,并应定期监测血清 CK 水平,一旦有横纹肌溶解症状或血清 CK 水平明显升高(横纹肌溶解症,血清 CK 水平可升高至正常值 10 倍以上),应即停药,预后多较好。

4.药物相互作用

(1)将其与免疫抑制剂(如环孢霉素)、吉非贝齐、烟酸合用,可引起肌病。

(2)将其与红霉素合用可致肾损害。

(3)可中度提高香豆素类药物的抗凝效果,故合用两种药时应适当减少香豆素类药物的用量。

(三)贝特类调血脂药物

该类药物包括氯贝丁酯、苯扎贝特、益多酯、非诺贝特、吉非贝齐等。

1.作用机制

(1)增强肌肉、脂肪、肝脏的 LPL 活性,加速 VLDL 中 TG 的分解代谢,使 VLDL 形成减少,降低血浆 TG 浓度。

(2)降低脂肪组织释放游离脂肪酸数量,并抑制 HMG-CoA 还原酶,减少细胞内胆固醇合成。

(3)增加肝细胞膜上 LDL 受体数量,加速 LDL 由血液中转移到肝细胞内,从而促进血液中胆固醇清除。

(4)改善葡萄糖耐量。

(5)诱导 HDL-C 产生,使胆固醇进入 HDL-C。

(6)降低血浆纤维蛋白原含量和血小板粘附性。

临床试验表明,诺衡能明显降低血浆甘油三酯(降低 40%～50%)、总胆固醇及 LDL-C 水平,并可升高 HDL-C 水平(升高 20%),使冠心病发病率减少 34%,病死率减少 26%,对癌症的发生没有影响。力平脂口服吸收良好,若合用其与胆酸螯合剂,对降低总胆固醇及 LDL-C 水平比辛伐他汀强,降低 VLDL 和甘油三酯水平的作用更突出。

2.临床应用

降低 TG 作用较降低 TC 作用强。临床上该类药物主要用于降低 TG 水平,如用于严重高甘油三酯血症(如Ⅲ、Ⅳ、Ⅴ型高脂血症)及复合性高脂血症患者。此外,该类药物还能减少血小板聚积,抑制血小板源生长因子,预防和延缓动脉粥样硬化进程。

3.不良反应及注意事项

不良反应有恶心、呕吐、食欲缺乏、一过性肝功能异常、肌炎、阳痿、中性粒细胞计数减少、皮疹等。可使胆石症的发病率增加。该类药物可通过胎盘,故孕妇禁用。有报道指出,氯贝丁酯可使非冠心病的各种疾病的病死率明显增加,故氯贝丁酯已不适用于临床应用,一些国家已禁用此药。目前主要应用诺衡和力平脂。

4.药物相互作用

该类药物有降低凝血作用,合用其与抗凝剂时要调整后者的剂量。合用其与他汀类可发生横纹肌溶解,甚至死亡,美国禁止将两类药合用。

(四)烟酸类调血脂药物

该类药物包括烟酸、烟酸肌醇和阿昔莫司。

1.作用机制

主要作用是增加脂肪细胞磷酸二酯酶活性,使 cAMP 减少,脂酶活性降低,脂肪分解减少,血浆游离脂肪酸浓度下降,肝脏合成及释放 VLDL 随之减少。同时,抑制肝脏酶活性,减少 HDL 异化作用,提高血 HDL 浓度。本品对 VLDL、IDL 及 LDL 水平过高的患者均有效。此外,烟酸还有较强的外周血管扩张作用。阿昔莫司调脂作用平缓,还有抑制血小板聚集及改善葡萄糖代谢等功能,故适用于糖尿病性血脂异常。常用剂量的烟酸类药物可使 LDL 降低 15%～30%,TG 水平下降 20%,HDL-C 水平升高 30%。

2.临床应用

该类药物可用于大多数类型的血脂异常,如Ⅱa、Ⅱb、Ⅲ、Ⅳ、Ⅴ型高脂血症,既可降低 LDL-C 及 TG 水平,又能升高 HDL-C 水平。合用其与其他调脂药物,效果更明显。

3.不良反应及注意事项

该类药物中以烟酸的不良反应较多见。

(1)出现皮肤潮红、皮疹、瘙痒及胃肠道反应,如呕吐、腹泻及消化不良。

(2)心悸,肝功能减退,视觉异常。

(3)该类药物可能刺激溃疡病发作,溃疡病患者禁用。

(4)该类药物可升高血糖水平及引起糖耐量异常,肝病、糖尿病及痛风患者慎用。

(5)长期治疗可出现色素过度沉着、黑色棘皮症及皮肤干燥。

(6)该类药物可能加强降压药引起的血管扩张作用,有可能引起直立性低血压。

(7)肾功能不全者慎用阿昔莫司。

（田红梅）

第八节　降血压药

一、雷米普利

(一)剂型规格

片剂:1.25 mg;2.5 mg;5 mg;10 mg。

(二)适应证

(1)该药用于原发性高血压,可单用或将其与其他降压药合用。

(2)该药用于充血性心力衰竭,可单用或将其与强心药、利尿药合用。

(3)该药用于急性心肌梗死(2～9 d)后出现的轻至中度心力衰竭(NYHA Ⅱ 和 NYHA Ⅲ)。

(三)用法用量

口服给药。

1.成人常规剂量

(1)原发性高血压:开始剂量为一次 2.5 mg,一天 1 次晨服。根据患者的反应,如有必要在间隔至少 3 周后将剂量增至 5 mg/d。维持量为一天 2.5～5 mg,最大用量为 20 mg。如果 5 mg 该药的降压效果不理想,应考虑合用利尿药等。

(2)充血性心力衰竭:开始剂量为一次 1.25 mg,一天 1 次,根据需要 1～2 周剂量加倍,一天 1 次或分 2 次给药。最大用量不超过 10 mg/d。

(3)急性心肌梗死后(2～9 d)轻到中度心力衰竭患者:剂量调整只能在住院的情况下对血流动力学稳定的患者进行。必须非常严密地监测合并应用抗高血压药的患者,以免血压过度降低。起始剂量常为一次 2.5 mg,早、晚各 1 次。如果患者不能耐受该起始剂量(如血压过低),应采用一次 1.25 mg,早、晚各 1 次。随后根据患者的情况,间隔 1～2 d 剂量可加倍,至最大剂量 10 mg/d,早、晚各 1 次。应在心肌梗死后 2～9 d 内服用该药,建议用药时间至少 15 个月。

2.肾功能不全时剂量

开始剂量为 1.25 mg/d,最大剂量为 5 mg/d。

3.肝功能不全时剂量

肝功能不全者对该药的反应可能升高或降低,在治疗初始阶段应密切监护。最大用量为 2.5 mg/d。

4.老年人剂量

老年患者(大于 65 岁)应考虑采用低起始剂量(1.25 mg/d),并根据血压控制的需要仔细调整用量。

5.其他疾病时剂量

有血压大幅度降低危险的患者(如冠状血管或者脑血供血管狭窄者)应考虑采用低起始剂量(1.25 mg/d)。

(四)注意事项

1.禁忌证

(1)对该药或其他 ACEI 过敏者禁用。

(2)禁用于血管神经性水肿,包括使用其他 ACEI 曾引起血管神经性水肿、遗传性血管性水肿、特发性血管性水肿。

(3)孕妇禁用。

(4)哺乳期妇女禁用。

(5)孤立肾、移植肾、双侧肾动脉狭窄而肾功能减退者禁用。

(6)原发性醛固酮增多症患者禁用。

(7)血流动力学相关的左心室流入流出障碍(如主动脉或二尖瓣狭窄)或肥厚型心肌病患者禁用。

(8)急性心肌梗死后出现轻至中度心力衰竭,伴有以下情况时禁用该药:①持续的低血压[收缩压低于 12.0 kPa(90 mmHg)]。②直立性低血压[坐位 1 min 后收缩压降低≥2.7 kPa(20 mmHg)]。③严重心力衰竭(NYHA Ⅳ)。④不稳定型心绞痛。⑤威胁生命的室性心律失常。⑥肺源性心脏病。

(9)因缺乏治疗经验,该药还禁用于下列情况:①正接受甾体、非甾体抗炎药,免疫调节剂和/或细胞毒化合物治疗的肾病患者。②透析患者。③原发性肝脏疾病或肝功能损害患者。④未经治疗的、失代偿性心力衰竭患者。⑤儿童。

2.慎用

(1)多种原因引起粒细胞计数减少者慎用,这些原因如中性粒细胞减少症、发热性疾病、骨髓抑制、使用免疫抑制剂治疗、自身免疫性疾病、系统性红斑狼疮。

(2)高钾血症患者慎用。

(3)脑或冠状动脉供血不足患者慎用。血压降低可加重缺血,血压如大幅度下降可引起心肌梗死或脑血管意外)。

(4)肾功能障碍(可致血钾水平升高、白细胞计数减少,并使该药潴留)患者慎用。

(5)严重心力衰竭或血容量不足患者慎用。

(6)肝功能不全患者慎用。

(7)严格饮食限制钠盐或进行透析治疗者慎用。首剂可能出现突然而严重的低血压。

(8)主动脉瓣狭窄或肥厚型心肌病患者慎用。

(9)缺钠的患者(应用该药可能突然出现严重低血压与肾功能恶化)慎用。

(10)外科手术/麻醉时慎用。

3.药物对儿童的影响

未对该药进行儿童用药的研究,故该药禁用于儿童患者。

4.药物对老年人的影响

老年患者(大于 65 岁)对 ACEI 的反应较年轻人明显,同时使用利尿药、有充血性心力衰竭或肝肾功能不全的老年患者,应慎用该药。

5.药物对妊娠的影响

该药用于孕妇(尤妊娠中晚期)可能导致胎儿损伤甚至死亡,故孕妇禁用该药。美国药品食品监督管理局(FDA)对该药的妊娠安全性分级为 C 级(妊娠早期)和 D 级(妊娠中晚期)。

6.药物对哺乳的影响

该药可通过乳汁分泌,哺乳期妇女禁用。

7.用药前后及用药时应当检查或监测

(1)建议短期内检查血清电解质、肌酸酐浓度和血常规(尤其是白细胞计数),尤其是在治疗开始时,以及处于危险中的患者(肾功能损害和结缔组织疾病患者),或者使用其他可能引起血常规变化的药物(如免疫抑制剂、细胞抑制剂、别嘌呤醇、普鲁卡因胺)治疗的患者。有肾功能障碍或白细胞缺乏者,在最初 3 个月内应每 2 周检查白细胞计数及分类计数 1 次,此后定期检查。用药期间,若有发热、淋巴结肿大和/或咽喉疼痛症状,应立即检查白细胞计数。

(2)尿蛋白检查,每月 1 次。

(3)用药前和用药期间,应定期检查肝功。

(4)在较高肾素-血管紧张素系统活性患者,由于 ACE 的抑制,存在突然明显血压下降和肾功能损害的危险。在这种情况下,如果第一次使用该药或者增加剂量,应严密监测血压,直到预期不会出现进一步的急性血压下降。

(五)不良反应

在使用该药或其他 ACEI 治疗期间,可能发生下列不良反应。

1.心血管系统

当该药和/或利尿药增量时,偶尔可见血压过度降低(低血压、直立性低血压),表现为头晕、注意力丧失、出汗、虚弱、视觉障碍等症状,尤其是在使用该药治疗的初始阶段和伴有盐和/或体液流失的患者(如已采用利尿治疗)、心力衰竭患者(尤其是急性心肌梗死后)和严重高血压患者。罕见晕厥。可能与血压明显下降相关的不良反应还有心动过速、心悸、心绞痛、心肌梗死、短暂性脑缺血发作(TIA)、缺血性脑卒中。可能出现心律失常或心律失常加重。血管狭窄引起的循环紊乱可以加重。还可能出现血管炎。

2.泌尿生殖系统

偶尔见肾损害或肾损害加重,个别病例可出现急性肾衰竭。罕见蛋白尿及蛋白尿伴肾功能恶化。有肾血管疾病(如肾动脉狭窄)、肾移植或伴有心力衰竭的患者容易出现这种情况。原来有蛋白尿的患者的尿蛋白可能增加,但糖尿病肾病患者蛋白的排泄也可能减少。使用该药也有出现阳痿和性欲降低的报道。

3.代谢/内分泌系统

偶尔见血钠水平降低及血钾水平升高,后者主要发生在肾功能不全者或使用保钾利尿药的患者。在糖尿病患者可观察到血钾浓度的升高。该药极少引起男子乳腺发育。

4.呼吸系统

可出现刺激性干咳,夜间和平卧时加重,在妇女和非吸烟者中更常见。少见支气管痉挛、呼吸困难、支气管炎、鼻窦炎或鼻炎、血管神经性水肿所致喉、咽和/或舌水肿(黑种人 ACEI 治疗期间血管水肿的发生率较非黑种人高)。还可能出现支气管痉挛(特别是刺激性咳嗽的患者)。

5.消化系统

可见胃痛、恶心、呕吐、上腹部不适(某些病例胰酶升高)和消化功能紊乱。少见呕吐、腹泻、便秘、食欲丧失、口腔黏膜炎症、舌或消化道炎症、口腔发干、口渴、肝功能异常(包括急性肝功能不全)、肝炎、胰腺炎和肠梗阻(不全梗阻)。罕见致命性肝坏死。如果出现黄疸或显著的转氨酶升高,必须停药并进行监护治疗。

6.皮肤

可见皮疹(个别病例为斑丘疹或苔藓样疹或黏膜疹)、风疹、瘙痒症,或者累及唇、面部和/或肢体的血管神经性水肿,此时需停药。也可能发生较轻微的非血管神经性的水肿,如踝关节周围水肿。少见多形性红斑、史-约综合征或者中毒性表皮坏死溶解。罕见天疱疮、银屑病恶化、银屑病样或天疱疮样皮肤或者黏膜病损、皮肤对光过敏、颜面潮红、脱发、甲癣及加重或诱发雷诺现象。某些皮肤反应可能伴有发热、肌肉痉挛、肌痛、关节痛、关节炎、血管炎、嗜酸粒细胞增多和/或抗核抗体滴度增加。如果发生严重的皮肤反应则应立即停药。

7.精神、神经系统

少见头痛和疲劳,罕见困倦和嗜睡、抑郁、睡眠障碍、性欲减退、感觉异常、平衡失调、意识模糊、焦虑、神经质、疲乏、颤抖、听力障碍(如耳鸣)、视物模糊和味觉紊乱或者短暂丧失。

8.血液

可出现红细胞计数和血红蛋白浓度或血小板计数下降,尤其发生在肾功能损害,有结缔组织病或同时服用别嘌醇、普鲁卡因胺或一些抑制免疫反应的药物的患者。罕见贫血、血小板计数减少、中性粒细胞计数减少、嗜酸性粒细胞增多,个别患者出现粒细胞减少症或全血细胞计数减少(可能为骨髓抑制所致)、葡萄糖-6-磷酸脱氢酶缺乏症(G-6-PD)H 缺乏相关的溶血及溶血性贫血。

9.其他

尚未发现该药有致突变或致癌作用。

（六）药物相互作用

1.药物-药物相互作用

（1）将该药与其他降压药合用时降压作用加强。将该药与引起肾素释放或影响交感活性的药物同用，较两者的相加作用大；将该药与β受体阻滞剂合用，较两者的相加作用小。

（2）将该药与催眠药、镇静药、麻醉药合用，血压明显下降。

（3）将该药与其他扩血管药合用可能导致低血压，如合用，应从小剂量开始。

（4）将该药与钾盐或保钾利尿药（如螺内酯、氨苯蝶啶、阿米洛利）合用可能引起血钾浓度过高，合用时须严密监测血钾浓度。

（5）该药能增强口服降糖药（如磺脲类及双胍类）和胰岛素的降糖效果，应注意有可能引起血糖过度降低。

（6）将该药与锂盐合用可减少锂盐的排泄，由此增强锂的心脏和神经毒性，故应密切监测血锂浓度。

（7）非甾体抗炎药、镇痛药（如吲哚美辛、阿司匹林）可能减弱该药的降压效果，还可能增加肾功能损害和血清钾浓度升高的危险。

（8）麻黄含麻黄碱和伪麻黄碱，可降低抗高血压药的疗效。使用该药治疗的高血压患者应避免使用含麻黄的制剂。

（9）该药与地高辛、醋硝香豆素无明显相互作用。

（10）氯化钠可减弱该药的降压作用和缓解心力衰竭症状的效果。

（11）拟交感类血管升压药（如肾上腺素）可能减弱该药的降压效果（推荐严密监测血压）。

（12）将该药与别嘌醇、普鲁卡因胺、细胞生长抑制剂、免疫抑制剂（如硫唑嘌呤）、有全身作用的皮质醇类和其他能引起血常规变化的药物合用，增加血液学反应的可能性，尤其是血白细胞计数下降。

（13）将该药与环孢素合用可使肾功能下降。

（14）将该药与别嘌醇合用可引起超敏反应。

（15）将该药与肝素合用，可能升高血清钾浓度。

（16）服用该药的同时使用昆虫毒素脱敏治疗，存在严重过敏样反应的危险（如威胁生命的休克）。

2.药物-酒精/尼古丁相互作用

乙醇可提高该药的降压能力，该药可加强乙醇的效应。

3.药物-食物相互作用

从饮食中摄取过量的盐可能会减弱该药的降压效果。

二、缬沙坦

（一）剂型规格

胶囊：40 mg；80 mg；160 mg。

（二）适应证

该药用于治疗各类轻至中度高血压，尤其适用于对 ACEI 不耐受的患者。可单独或与其他抗高血压药物(如利尿药)联合应用。

(三)用法用量

口服给药。

1.成人常规剂量

推荐剂量为一次 80 mg,一天 1 次,可以在进餐时或空腹服用,建议每天在同一时间用药(如早晨)。降压作用通常在服药 2 周内出现,4 周时达到最大疗效。对血压控制不满意的患者,2~4 周可增至一次 160 mg,一天 1 次,也可加用利尿药。维持量为一次 80~160 mg,一天 1 次。

2.肾功能不全时剂量

轻至中度肾功能不全患者无须调整剂量。

3.肝功能不全时剂量

非胆管源性及胆汁淤积性肝功能不全患者无须调整剂量。轻至中度肝功能不全患者的剂量不应超过 80 mg/d。

4.老年人剂量

老年患者不必调整给药剂量。

(四)注意事项

(1)禁忌证:①对该药或其他血管紧张素受体阻滞剂过敏者禁用。②孕妇禁用。③对严重肾衰竭(肌酐清除率<10 mL/min)患者禁用(尚无用药经验)。

(2)慎用:①肝、肾功能不全者。②单侧或双侧肾动脉狭窄者。③低血钠或血容量者。④胆汁淤积或胆管阻塞者。⑤主动脉瓣或左房室瓣狭窄患者。⑥血管神经性水肿患者。⑦冠状动脉疾病患者。⑧肥厚型心肌病患者。⑨需要全身麻醉的外科手术患者。

(3)药物对儿童的影响:该药在小儿中的用药安全性和疗效尚不明确。尚无儿童用药的经验。

(4)药物对老年人的影响:尽管该药对老年人的全身性影响大于年轻人,但并无任何临床意义。

(5)药物对妊娠的影响:动物试验中该药可致胎仔发育损害和死亡。尽管目前尚无人类用药经验,鉴于 ACEI 的作用机制,不能排除对胎儿的危害,胎儿从妊娠中期开始出现肾灌注,其肾灌注依赖于肾素-血管紧张素-醛固酮系统(RAAS)的发育,妊娠中、晚期应用该药,风险增加。因此,同任何直接作用于 RAAS 的药物一样,该药不能用于孕妇。美国药品和食品管理局(FDA)对该药的妊娠安全性分级为 C 级(妊娠早期)和 D 级(妊娠中、晚期)。

(6)药物对哺乳的影响:动物试验该药可经乳汁排泌,但尚不明确在人体是否如此,故哺乳期妇女不宜用药。

(7)用药前后及用药时应当检查或监测血压、肾功能。

(五)不良反应

患者对该药耐受良好,不良反应较少且短暂、轻微,一般不需要中断治疗。与 ACEI 比较,该药很少引起咳嗽。

(1)发生率大于 1% 的不良反应有头痛、头晕、病毒感染、上呼吸道感染、疲乏、眩晕、腹泻、腹痛、恶心、关节痛等。

(2)发生率小于 1% 的不良反应有水肿、虚弱无力、失眠、皮疹、性欲减退,尚不知这些反应是否与该药治疗有因果关系。

(3)罕见血管神经性水肿、皮疹、瘙痒及其他超敏反应(如血清病、血管炎等过敏性反应)。

（4）实验室检查发现，极个别患者发生血红蛋白和血细胞比容降低、中性粒细胞计数减少，偶见血清肌酐、血钾、总胆素和肝功能指标升高。

（5）尚未观察到该药有致突变、致畸或致癌作用。在临床试验中，极少数患者可出现关节炎、乏力、肌肉痛性痉挛、肌肉痛。

（6）其他：少数患者可导致病毒感染。

（六）药物相互作用

（1）合用该药与利尿药可增强降压作用。

（2）合用该药与保钾利尿药（如螺内酯、氨苯蝶啶、阿米洛利）、补钾药或含钾盐代用品时，可使血钾水平升高。

（3）该药可增加锂剂的毒性反应，可能是增加锂剂在肾脏近曲小管的重吸收所致。

（4）麻黄含有麻黄碱和伪麻黄碱，可降低抗高血压药的疗效。使用该药治疗的高血压患者应避免使用含麻黄的制剂。

（5）尽管该药有较高血浆蛋白结合率，但体外实验表明，该药与其他血浆蛋白结合率高的药物（如双氯芬酸、呋塞米和华法林）之间无血浆蛋白结合方面的相互作用。

（6）与地高辛、西咪替丁、阿替洛尔、氨氯地平、吲哚美辛、氢氯噻嗪、格列本脲等联合用药时，未发现有临床意义的相互作用。

（7）由于该药基本不被代谢，所以它与细胞色素 P450 酶系统的诱导剂或抑制剂通常不会发生有临床意义的相互作用。

（田红梅）

第九节 硝酸酯类药物

硝酸酯类药物是临床上应用的古老的心血管药物之一，问世 100 多年以来广泛应用于临床。1867 年，英国爱丁堡的一名医师 Lauder Brunton 发现亚硝酸戊酯有扩张小血管的作用，建议将其用于抗心肌缺血治疗。1879 年，William Murrell 首次将硝酸甘油用于缓解心绞痛发作，并首先在《柳叶刀》上发表了硝酸酯类药物缓解心绞痛的文章，这一年也因此被确立为硝酸酯的首次临床应用年，迄今已有 140 多年的历史。随着时间的推移，人们对硝酸酯类药物的作用机制不断有了新的认识，如扩张冠状动脉血管的作用、扩张静脉血管的作用和抑制血小板聚集作用。近年来随着内皮源性舒张因子（EDRF）的研究进展，一氧化氮（NO）的形成在硝酸酯类作用机制中的地位日益受到重视。

随着对其作用机制的逐步认识，硝酸酯类药物的临床应用也越来越广泛。最初其仅用于心绞痛的防治，后来扩大到心力衰竭和高血压的治疗。现在临床上硝酸酯类药物主要应用于心肌缺血综合征——心绞痛、冠状动脉痉挛、无痛性心肌缺血、急性心肌梗死等，充血性心力衰竭——急性或慢性，高血压——高血压急症、围术期高血压、老年收缩期高血压等。迄今为止，硝酸酯类药物仍是治疗冠心病中应用最广泛、疗效最可靠的一线药物。

硝酸酯类药物的常用剂型包括口服剂、舌下含化剂、吸入剂、静脉注射剂、经皮贴膜及贴膏等。目前国内外仍不断有新的不同硝酸酯剂型的研制，硝酸酯在临床的应用仍大有前途。

目前将一氧化氮（NO）和不含酯键的硝普钠称为无机硝酸盐,而将含有酯键的硝酸酯类药物称为有机硝酸盐。

一、硝酸酯的作用机制

(一)血管扩张作用

硝酸酯能扩张心外膜狭窄的冠状动脉和侧支循环血管,使冠脉血流重新分布,增加缺血区域尤其是心内膜下的血流供应。在临床常用剂量范围内,不引起微动脉扩张,可避免"冠脉窃血"现象的发生。同时硝酸酯能降低肺静脉压力和肺毛细血管楔压,增加左心衰竭患者的每搏输出量和心排血量,改善心功能。

不同剂量的硝酸酯类药物作用于血管可产生不同的效应。

1.小剂量

扩张容量血管(静脉),使静脉回流减少,左心室舒张末压(LVEDP)下降。

2.中等剂量

扩张传输动脉(如心外膜下的冠状动脉)。

3.大剂量

扩张阻力小动脉,可降低血压。

(二)血管受体作用

硝酸酯是非内皮依赖性的血管扩张剂,无论内皮细胞功能是否正常,均可发挥明确的血管平滑肌舒张效应。因此,"硝酸酯受体"可能位于平滑肌细胞而不是在内皮细胞。硝酸酯进入血液循环后,通过特异性的代谢酶转化为活性的一氧化氮分子(NO),与血管平滑肌细胞膜上 NO 受体结合后,激活细胞内鸟苷酸环化酶(sGC),使环磷酸鸟苷(cGMP)浓度增加,Ca^{2+} 水平下降,引起血管平滑肌舒张。

(三)降低心肌氧耗量

硝酸酯扩张静脉血管,使血液贮存于外周静脉血管床,从而减少回心血量,降低心脏前负荷和室壁张力;扩张外周阻力小动脉,使动脉血压和心脏后负荷下降,从而降低心肌氧耗量。

(四)抗血小板作用

硝酸酯具有抗血小板聚集、抗栓、抗增殖、改善冠脉内皮功能和主动脉顺应性、降低主动脉收缩压等机制,亦可能在硝酸酯的抗缺血和改善心功能等作用中发挥协同效应。

新近研究表明,以治疗剂量静脉滴注硝酸甘油,可抑制健康志愿者、不稳定型心绞痛患者及急性心肌梗死患者的血小板聚集,但临床并未能证实其改善了心肌梗死患者的预后,说明硝酸酯这种抗血栓的作用临床意义十分有限。除静脉滴注给药途径外,硝酸甘油贴片亦可有效抑制血小板聚集,但口服硝酸甘油给药途径未能证实有抑制血小板聚集的作用。

二、硝酸酯类药物的分类与特点

(一)硝酸酯的生物利用度和半衰期

不同的硝酸酯剂型有不同的特点,因区别很大必须区别对待。作为一类药物,硝酸酯可以从黏膜、皮肤和胃肠道吸收。其基本剂型硝酸甘油的药代动力学特点很独特,半衰期仅有几分钟,该药可迅速从血液中消失,大部分在肝脏外转化为更长效的活性二硝基硝酸酯——二硝基异山梨醇酯。但是后者必须首先在肝脏转化为单硝基硝酸酯(其半衰期变为 4~6 h)

并最终经肾脏排泄。因此单硝基硝酸酯制剂没有肝脏首过效应,生物利用度完全,目前被临床广泛应用。

(二)硝酸酯的分类与药代动力学特点

1.硝酸甘油

硝酸甘油经皮肤和口腔黏膜吸收,较少从消化道吸收,有舌下含片、口腔喷剂和透皮贴片等剂型。口服硝酸甘油,药物在肝脏内迅速代谢(首过效应),生物利用度极低,约为10%,因此口服硝酸甘油无效。舌下含服该药吸收迅速完全,生物利用度可达80%,2~3 min起效,5 min达最大效应,作用持续20~30 min,半衰期仅数分钟。硝酸甘油在肝脏迅速代谢为几乎无活性的两个中间产物1,2-二硝酸甘油和1,3-二硝酸甘油,经肾脏排出,血液透析清除率低。

(1)硝酸甘油含片性质不稳定,有效期约3个月,需避光保存于密闭的棕色小玻璃瓶中,每三个月更换一瓶新药。如果舌下黏膜明显干燥需用水或盐水湿润,否则含化无效。含服时应尽可能取坐位,以免加重低血压反应。心绞痛发作频繁者,应在大便或用力劳动前5~10 min预防性含服。

(2)硝酸甘油注射液须用5%的葡萄糖注射液或生理盐水稀释混匀后静脉滴注,不得直接静脉注射,且不能与其他药物混合。普通的聚氯乙烯输液器可大量吸附硝酸甘油溶液,使药物浓度损失达40%~50%,因而需适当增大药物剂量以达到其血药浓度,或选用玻璃瓶及其他非吸附型的特殊输液器,静脉给药时须尽量避光。静脉滴注硝酸甘油起效迅速,清除代谢快,易控制和调整剂量,加之直接进入血液循环,避免了肝脏首过效应等,因此在急性心肌缺血发作、急性心力衰竭和肺水肿等的治疗中占据重要地位,但大量或连续使用可导致耐药,因而需小剂量、间断给药。长期使用后需停药时,应逐渐减量,以免发生反跳性心绞痛等。因药物过量而导致低血压时,应抬高双下肢,增加静脉回流,必要时可补充血容量及加用升高血压药物。

(3)硝酸甘油贴膏是将硝酸甘油储存在容器或膜片中经皮肤吸收向血中释放,给药60~90 min达最大血药浓度,有效血药浓度一般可持续2~24 h。尽管贴膏中硝酸甘油含量不一样,但24 h内释放的硝酸甘油量取决于贴膏覆盖的面积而不是硝酸甘油的含量。无论其含量如何,在24 h内所释放的硝酸甘油总量是0.5 mg/cm²。

(4)硝酸甘油喷雾剂释放量为每次0.4 mg,每瓶含200次用量。

2.硝酸异山梨酯

硝酸异山梨酯的常用剂型包括口服平片、缓释片、舌下含片以及静脉制剂等。口服吸收完全,肝脏的首过效应明显,生物利用度为20%~25%,平片15~40 min起效,作用持续2~6 h。缓释片约60 min起效,作用可持续12 h。舌下含服生物利用度约60%,2~5 min起效,15 min达最大效应,作用持续1~2小时。硝酸异山梨酯母药分子的半衰期约1 h,活性弱,主要的药理学作用源于肝脏的活性代谢产物5-单硝酸异山梨酯(半衰期4~5 h),而另一个代谢产物2-单硝酸异山梨酯几乎无临床意义。代谢产物经肾排出,不能经血液透析清除。其静脉注射、舌下含服和口服的半衰期分别为20 min、1 h和4 h。

3.5-单硝基异山梨醇酯

5-单硝酸异山梨酯是新近研制的新一代硝酸酯药物,临床剂型有口服平片和缓释片。其在胃肠道吸收完全,无肝脏首过效应,生物利用度近乎100%。母药无须经肝脏代谢,直接发挥药理学作用,平片30～60 min起效,作用持续3～6 h,缓释片60～90 min起效,作用可持续约12 h,半衰期为4～5 h。在肝脏经脱硝基为无活性产物,主要经肾脏排出,其次为胆汁排泄。肝病患者无药物蓄积现象,肾功能受损对该药清除亦无影响,可由血液透析清除。

5-单硝酸异山梨酯口服无肝脏首过效应,静脉滴注的起效、达峰和达稳态的时间亦与同等剂量的口服片相似,因此5-单硝酸异山梨酯静脉剂型缺乏临床应用前景,欧美国家亦无该剂型用于临床。

三、硝酸酯的应用范围与选用原则

(一)冠状动脉粥样硬化性心脏病

1.急性冠状动脉综合征

硝酸酯在急性ST段抬高型、非ST段抬高型心肌梗死及不稳定型心绞痛中的使用方法相似。对无禁忌证者应立即舌下含服硝酸甘油0.3～0.6 mg,每5 min重复1次,总量不超过1.5 mg,同时评估静脉用药的必要性。在最初24～48 h,对进行性缺血、高血压和肺水肿患者可静脉滴注硝酸甘油,非吸附性输液器起始剂量5～10 $\mu g/min$(普通聚氯乙烯输液器25 $\mu g/min$),每3～5 min以5～10 $\mu g/min$递增剂量,剂量上限一般不超过200 $\mu g/min$。剂量调整主要依据缺血症状和体征的改善及是否达到血压效应。缺血症状或体征一旦减轻,则无须增加剂量,否则逐渐递增剂量至血压效应,既往血压正常者收缩压不应降至14.7 kPa(110 mmHg)以下,基础为高血压者平均动脉压的下降幅度不应超过25%。连续静脉滴注24 h,即可产生耐药,临床若需长时间用药,应小剂量间断给药,缺血一旦缓解,即应逐渐减量,并向口服药过渡。在应用硝酸酯抗缺血治疗的同时,应尽可能加用改善预后的β受体阻滞剂和/或ACEI。当出现血压下降等限制上述药物合用的情况时,应首先减停硝酸酯,为β受体阻滞剂或ACEI的使用提供空间。

在溶栓未成为急性心肌梗死常规治疗前的10个随机临床试验结果显示,硝酸酯可使急性心肌梗死病死率降低35%。而GISSI-3和ISIS-4两项大规模溶栓临床研究结果显示,在溶栓的基础上,加用硝酸酯没有进一步显著降低急性心肌梗死的病死率。PCI围术期应用硝酸酯能否降低心肌梗死的病死率尚需更多临床研究证实。但硝酸酯抗缺血、缓解心绞痛症状、改善心功能等作用明确,因此仍是目前急性心肌梗死抗缺血治疗不可或缺的药物之一。

2.慢性稳定性心绞痛

在慢性稳定性心绞痛的抗缺血治疗中,应首选β受体阻滞剂,当其存在禁忌证,或单药疗效欠佳时,可使用硝酸酯及或钙离子通道阻滞剂。临床实践中,通常采用联合用药进行抗心绞痛治疗。β受体阻滞剂与硝酸酯联合可相互取长补短。硝酸酯降低血压和心脏后负荷后,可反射性增加交感活性,使心肌收缩力增强、心率增快,削弱其降低心肌耗氧量的作用,而β受体阻滞剂可抵消这一不良反应;β受体阻滞剂通过抑制心肌收缩力、减慢心室率等,可显著降低心肌做功和耗氧量,但心率减慢,伴随舒张期延长,回心血量增加,使左室舒张末期容积和室壁张力增加,部分抵消了其降低心肌氧耗的作用,硝酸酯扩张静脉血管,使回心血量减少,可克服β受体阻滞剂的这一不利因素。因此,合用两者较单独使用其中的任何一种可发挥更大的抗缺血效应。表5-4列出了用于心绞痛治疗的常用硝酸酯药物及剂量。

表 5-4　常用硝酸酯的抗心绞痛剂量

药物名称及剂型	常用剂量	起效时间/min	作用持续时间
硝酸甘油舌下含服剂	0.3～0.6 mg	2～3	20～30 min
硝酸甘油喷剂	0.4 mg	2～3	20～30 min
硝酸甘油透皮贴片	5～10 mg	30～60	8～12 h
硝酸异山梨酯舌下含服剂	2.5～15 mg	2～5	1～2 h
硝酸异山梨酯口服平片	5～40 mg,2～3 次/天	15～40	4～6 h
硝酸异山梨酯口服缓释制剂	40～80 mg,1～2 次/天	60～90	10～14 h
5-单硝酸异山梨酯口服平片	10～20 mg,2 次/天	30～60	3～6 h
5-单硝酸异山梨酯口服缓释制剂	60～120 mg,1 次/天 或 50～100 mg,1 次/天	60～90	10～14 h

3.无症状性心肌缺血

无症状性心肌缺血亦称隐匿性心肌缺血,是指患者存在明确的缺血客观依据而无相应的临床症状,广泛存在于各类冠心病中。有典型心绞痛症状的心肌缺血仅是临床缺血事件的一小部分,大部分缺血事件均为隐匿性的,尤其多见于老年人、糖尿病患者、女性和合并心力衰竭时。大量研究证明,频繁发作的一过性缺血(大部分为隐匿性)是急性冠脉综合征近期和远期不良预后的一个显著独立预测因素,可使死亡、再梗和再次血管重建术的危险增加。因而,在临床实践中,尤其针对高危患者制定诊断和治疗策略时,只要缺血存在,无论是有症状的,还是隐匿性的,都应使用β受体阻滞剂、硝酸酯和/或钙离子通道阻滞剂等进行长期的抗缺血治疗。

预防和控制缺血发作是各类冠心病治疗的重要目标,硝酸酯是其中的重要组成部分,与改善生活方式,积极控制危险因素,合并使用抗血小板药、他汀类、β受体阻滞剂和 ACEI 或 ARB 等药物,以及在高危患者中实施血管重建手术等综合措施联合应用,可明确改善冠心病患者的生活质量和预后。

(二)心力衰竭

1.慢性心力衰竭

在β受体阻滞剂、ACEI 或 ARB 及利尿剂等标准治疗的基础上,对仍有明显充血性症状的慢性收缩性心力衰竭患者可加用硝酸酯,以减轻静息或活动时的呼吸困难症状,改善运动耐量。临床研究证实将肼屈嗪与硝酸异山梨酯联合应用(H-ISDN)可降低非洲裔美国慢性收缩性心力衰竭患者的病死率。因而目前指南推荐,左心室射血分数≤40％的中重度非洲裔美国心力衰竭患者,在β受体阻滞剂、ACEI 或 ARB 和利尿剂等标准治疗的基础上,若仍然存在明显临床症状,可加用 H-ISDN 改善预后。对于因低血压或肾功能不全无法耐受 ACEI 或 ARB 的有症状性心力衰竭患者,可选用 H-ISDN 作为替代治疗。但对于既往未使用过 ACEI 或 ARB,或对其可良好耐受者,不应以 H-ISDN 取而代之。硝酸酯亦可减轻左心室射血分数正常的舒张性心功能不全患者的呼吸困难等症状。

2.急性心力衰竭

硝酸甘油对不同原因(包括 AMI)引起的急性肺水肿有显著的疗效,但也含有加重血压下降及引起心动过速或过缓的危险。静脉硝酸甘油主要通过扩张静脉血管,降低心脏前负荷而迅速减轻肺瘀血,是治疗急性心力衰竭广泛的血管扩张药物之一,尤其适宜于合并高血压、冠状动脉缺血和重度二尖瓣关闭不全者。静脉应用硝酸甘油可以迅速根据临床和血流动力学反应增加或减少滴入量,常以 $10\sim20\ \mu g/min$ 作为起始剂量,最高可增至 $200\ \mu g/min$。硝酸酯与常规方法联合应用治疗急性肺水肿已经成为临床常规疗法。

(三)高血压危象和围术期高血压

静脉硝酸甘油是指南推荐的为数不多的治疗高血压危象的静脉制剂之一,从 $5\ \mu g/min$ 起始,用药过程中持续严密监测血压,逐渐递增剂量,上限一般为 $100\ \mu g/min$,尤其适用于冠状动脉缺血伴高血压危象者,但切忌使血压急剧过度下降。静脉硝酸甘油亦常用于围术期的急性高血压治疗,尤其是实施冠状动脉旁路移植术者。

(四)不良反应与硝酸酯耐药性

1.不良反应及硝酸酯治疗无效

无效的原因很多,包括心绞痛严重性增加,患者对硝酸酯治疗心肌缺血产生耐药性,药片失效,用法不当(有些含化剂不能口服,有些口服剂不能含化),动脉低氧血症,特别是慢性肺部疾病(由静脉血混入增加引起),不能耐受(通常由于头痛)。也可能因口腔黏膜干燥影响药物吸收。若能在预计心绞痛发作前给予硝酸酯则更有效。当心动过速而影响硝酸酯的疗效时,加用 β 受体阻滞剂结果更佳。在预防性应用长效作用硝酸酯时,耐受性往往是失效的原因。硝酸酯的常见不良反应与禁忌证见表 5-5。

表 5-5　硝酸酯应用中的不良反应与禁忌证

项目	分类	内容
不良反应	严重不良反应	前、后负荷减少可引起晕厥和低血压;若饮酒或将该类药与其他血管扩张剂合用尤甚,须平卧治疗。心动过速常见,但偶尔在 AMI 时见到意外的心动过缓。低血压可引起脑缺血。长期大剂量应用可引起罕见正铁血红蛋白血症,须静脉用亚甲蓝治疗。大剂量静脉硝酸酯,可引起对肝素的耐药性
	其他不良反应	头痛、面潮红等,舌下用药可引起口臭,有少见的皮疹
	产生耐受性	连续性疗法及大剂量频繁疗法可导致耐受性,低剂量间断疗法可避免,不同类型的硝酸酯之间存在交叉耐受性
	减药综合征	已见于军火工人,减去硝酸酯后可加重症状及猝死,临床也可见到类似证据。因此,长期硝酸酯治疗必须逐渐停药。用偏心剂量法时,停药间期心绞痛复发率很低
禁忌证	绝对禁忌证	对硝酸酯过敏,急性下壁合并右室心肌梗死,处于收缩压<12.0 kPa(90 mmHg)的严重低血压状态,肥厚型梗阻性心肌病伴左室流出道重度固定梗阻,重度主动脉瓣和二尖瓣狭窄,心脏压塞或缩窄性心包,已使用磷酸二酯酶抑制剂,颅内压增高
	相对禁忌证	循环低灌注状态,心室率<50 次/分钟或心室率>110 次/分钟,青光眼,肺心病合并动脉低氧血症,重度贫血

使用长效硝酸酯失效的两个主要原因如下。

(1)出现耐药性:处理办法是逐渐减少给药剂量和次数直到造成没有硝酸甘油的间期。

(2)病情加重:处理办法是在去除诱因(如高血压、房颤或贫血)的同时联合用药,以及考虑介入或手术治疗。

2.硝酸酯耐药性

硝酸酯的耐药性是指连续使用硝酸酯后血流动力学和抗缺血效应的迅速减弱乃至消失的现象,可分为假性耐药、真性耐药(亦称血管性耐药)以及交叉性耐药。假性耐药发生于短期(1 d)连续使用后,可能与交感-肾素-血管紧张素-醛固酮系统等神经激素的反向调节和血管容量增加有关。血管性耐药最为普遍,发生于长期(3 d 以上)连续使用后引起血管结构和功能的改变。交叉性耐药是指使用一种硝酸酯后,抑制或削弱其他硝酸酯或 NO 供体性血管扩张剂及内源性NO 等的作用,两者发生机制相似,可能与血管内过氧化物生成过多及生物活化/转化过程异常等有关,例如,巯基耗竭可导致硝酸酯在血管内的生物转化异常而引发耐药。硝酸酯一旦发生耐药不但影响临床疗效,而且可能加剧内皮功能损害,对预后产生不利影响,因此长期使用硝酸酯时必须采用非耐药方法给药。

任何剂型的硝酸酯使用不正确均可导致耐药,例如,连续 24 h 静脉滴注硝酸甘油,或不撤除透皮贴剂,以非耐药方式口服几个剂量的硝酸异山梨酯或 5-单硝酸异山梨酯。早在 1888 年这种现象即被报告,随着硝酸酯的广泛应用,这个问题日益突出,但确切机制目前仍未明确。已有大量的证据说明,如果持续维持血液中高浓度硝酸酯则必定出现对硝酸酯的耐药性,因此偏心剂量法间歇治疗已成为标准治疗法。

3.硝酸酯耐药性的预防

预防硝酸酯耐药性的常用方法如下。

(1)小剂量、间断使用静脉硝酸甘油及硝酸异山梨酯,每天提供 10～12 h 的无药期。

(2)每天使用 12 h 硝酸甘油透皮贴剂后及时撤除。

(3)偏心方法口服硝酸酯,保证 10～12 h 的无硝酸酯浓度期或低硝酸酯浓度期,给药方法可参考表 5-6。上述方法疗效确切,在临床中使用最为广泛。

(4)有研究表明,巯基供体类药物、β 受体阻滞剂、他汀类、ACEI 或 ARB 及肼屈嗪等药物可能对预防硝酸酯的耐药性有益,同时这些又多是改善冠心病和心力衰竭预后的重要药物,因此提倡合并使用。在无硝酸酯覆盖的时段可加用 β 受体阻滞剂、钙离子通道阻滞剂等预防心绞痛和血管效应,心绞痛一旦发作可临时舌下含服硝酸甘油等终止发作。

四、药物间的相互作用

(一)药代动力学相互作用引起低血压

硝酸酯的药物相互作用主要是药代动力学方面的,例如,心绞痛三联疗法(硝酸酯、β 阻滞剂和钙离子通道阻滞剂)的合用疗效可能因其降压作用相加导致低血压而减弱,这种反应的个体差异很大。有时仅用两种抗心绞痛药(如地尔硫䓬和硝酸酯)就可以引起中度低血压。另外常见的低血压反应是在急性心肌梗死(如发病早期)合用 ACEI 与硝酸酯时,在下壁心肌梗死或将硝酸酯与 β 阻滞剂或溶栓剂合用时。

表 5-6　避免硝酸酯耐药性的偏心给药方法

药物名称及给药方式	给药方法
硝酸甘油静脉滴注	连续静脉滴注 10～12 h 后停药,空出 10～12 h 的无药期
硝酸甘油透皮贴片	贴敷 10～12 h 后撤除,空出 10～12 h 的无药期
硝酸异山梨酯静脉滴注	连续静脉滴注 10～12 h 后停药,空出 10～12 h 的无药期
硝酸异山梨酯口服平片	一天三次给药,每次给药间隔 5 h;如 8 AM、1 PM、6 PM
	一天四次给药,每次给药间隔 4 h;如 8 AM、12 AM、4 M、8 PM
硝酸异山梨酯口服缓释制剂	一天二次给药:8 AM、2 PM
5-单硝酸异山梨酯口服平片	一天两次给药间隔 7～8 h;如 8 AM、3 PM
5-单硝酸异山梨酯口服缓释制剂	一天一次给药:如 8AM

注:AM 表示上午,PM 表示下午。

(二)与西地那非(伟哥)相互作用

将硝酸酯与伟哥合用可引起严重的低血压,以至于伟哥的药物说明书中将这种合用列为禁忌证。伟哥的降低血压作用平均可以达到 1.1/0.7 kPa(8.4/5.5 mmHg),将其与硝酸酯合用时下降更多。性交的过程本身对心血管系统是增加负荷,若同时应用两种药导致低血压,偶尔可引起急性心肌梗死。慎用伟哥的患者包括有心梗史、卒中史、低血压、高血压[22.7/14.7 kPa(170/110 mmHg)]及心力衰竭或不稳定心绞痛史者。将硝酸酯与伟哥合用发生低血压反应时,α 受体阻滞剂或甚至肾上腺素的应用都有必要。近期服用伟哥的患者发生急性冠脉综合征(包括不稳定心绞痛)时,24 h 内最好不要用硝酸酯以防止低血压不良反应的发生。

(三)大剂量时与肝素相互作用

在治疗不稳定心绞痛合用硝酸酯与肝素时,肝素的用量有可能会加大,原因是静脉硝酸酯制剂常含有丙二醇,大剂量应用可引起肝素抵抗。例如,静脉硝酸甘油用量＞350 $\mu g/min$ 时,会见到上述反应,而低剂量(如 50～60 $\mu g/min$)或用二硝酸异山梨酯时,均未见到肝素抵抗现象。

(四)与组织型纤溶酶原激活物(tPA)的相互作用

有报告应用 tPA 溶栓的过程中,如果静脉应用较大剂量硝酸甘油(超过 100 $\mu g/min$),tPA 的疗效下降,再灌注率减低,临床事件增多,但尚需要更多的临床资料证实。

(田红梅)

第十节　血管紧张素转化酶抑制剂

血管紧张素转化酶抑制剂(ACEI)为 20 世纪 70 年代后期发现并广泛用于治疗高血压,特别是治疗肾血管性高血压十分有效的药物。随着对肾素-血管紧张素系统的深入研究,ACEI 的应用指征已逐步扩大。20 世纪 80 年代初期 ACEI 开始用于治疗心力衰竭,中期证明 ACEI 可减慢动脉硬化的发展,后期证明 ACEI 对肾血流动力学有特殊影响,有的 ACEI 可延缓慢性肾衰竭的发展。ACEI 可逆转高血压病等所致的左心室肥大,并能减轻、延缓心肌梗死后的左心室重塑,从而减少病死率,提高生存质量。

近年来,由于分子生物学发展,血管紧张素Ⅱ受体亚型已被复制,非肽类受体阻滞剂也已被发现并用于临床,使 ACEI 的作用机制又得到了进一步明确。目前世界上已批准上市的 ACEI 有 16 种以上,正在研究的超过 80 种,而且新的与潜在的用途不断被发现。

一、肾素-血管紧张素系统(RAS)

(一)概述

传统的观点认为 RAS 是指肾素-血管紧张素-醛固酮系统,与人体内血管舒缩及水电解质平衡调节密切相关。肾素是一种蛋白水解酶,对底物要求极为严格,只作用于血管紧张素原,生成 Ang Ⅰ。血浆中的肾素主要来自肾脏靠近入球小动脉壁上的颗粒细胞(球旁细胞)合成的前肾素原。前肾素原经降解(去氨基酸)和修饰(糖化)而形成肾素原,再经尚未查明的蛋白酶水解(去氨基酸)而成为活性的肾素。肾素原和肾素储存于球旁细胞或进入循环,血浆中肾素原的浓度是肾素浓度的十几倍。促进肾素从球旁细胞分泌的主要因素有:①β_1 交感活性增加;②低动脉压;③低钠饮食或利尿治疗时远曲小管中钠的重吸收减少。其他参与调节因素尚有:Ang Ⅱ的负反馈调节机制,血管升压素的抑制作用,抗利尿激素的抑制作用,前列腺素的刺激作用,吲哚美辛抑制失血和钠耗竭的促分泌,多巴胺、组织胺及低血钾的促分泌释放。肾素分泌的细胞内机制尚不完全清楚,肾素生成细胞内的 cAMP 浓度升高使肾素释放增加,细胞内 Ca^{2+} 浓度升高抑制肾素分泌,维拉帕米可拮抗抑制肾素分泌作用。

(1)血管紧张素原:血管紧张素原为肾素的底物,属于 α_2 球蛋白,在肾素的作用下,转变为 Ang Ⅰ。血管紧张素原主要由肝脏合成后释放入血,平日在肝脏的贮存量很少,但在某些刺激下迅速合成和释放。Ang Ⅱ可刺激其合成,肾素则抑制之。此外,雌激素、糖皮质激素、甲状腺素均可加强其合成与释放。

(2)血管紧张素转化酶(angiotensin-converting enzyme,ACE):ACE 为肽基二肽水解酶,其基本功能是将 Ang Ⅰ转化为 Ang Ⅱ和降解缓激肽(BK)。ACE 可分为组织 ACE 和血浆 ACE。组织 ACE 大量存在于血管内皮细胞的膜表面,也存在于血管平滑肌的中层膜内和突触体内。ACE 又称激肽酶Ⅱ,是有 2 个含锌基团的蛋白酶,然而只有一个锌原子在高亲和力部位,此部位与 Ang Ⅰ或所有 ACEI 发生作用。ACE 不仅催化 Ang Ⅰ转化为 Ang Ⅱ,还催化激肽降解酶、降解缓激肽、吗啡肽、心钠肽、脑钠肽,促黄体生成释放激素 LHRH、神经素等,这些物质都直接或间接地参与了血压的调节。

(3)血管紧张素:迄今已鉴别出数种 Ang,如 Ang Ⅰ、Ang Ⅱ、Ang Ⅲ、Ang Ⅴ、Ang(1~7)。Ang Ⅰ是 Ang Ⅱ的前体,无特异受体,也无生物活性。Ang Ⅲ作用于 Ang Ⅱ受体,其生物效应与 Ang Ⅱ相似。Ang(1~7)可由 Ang Ⅰ或 Ang Ⅱ生成。Ang Ⅱ是 RAS 的主要活性肽,作用于 Ang Ⅱ受体,产生目前已知的全部 RAS 的生物学效应。

(4)血管紧张素受体:目前研究最多的是 Ang Ⅱ受体(AT)。AT 可分为 AT_1、AT_2、AT_3、AT_4 等,其亚型有 AT_{1A}、AT_{1B}、AT_{1C} 等。

(二)局部组织的 RAS

ACEI 的急性降压作用肯定与循环中的 Ang Ⅱ水平降低有关。但 ACEI 不但能治疗高肾素型高血压患者,而且治疗低肾素型高血压患者亦有效,提示 ACEI 有其他降压机制。近年来研究发现,除循环 RAS 外,尚存在局部组织 RAS。局部组织生成的 AngⅡ反映了肾素-血管紧张素的自分泌和旁分泌作用。血管、肺、心肌、脑、肾脏及睾丸中均发现有局部组织 ACE 活性。

1.肾脏

肾内局部 RAS 对肾脏血流动力学起调节作用。位于近曲小管的 ACE 将 AngⅠ转化为 AngⅡ,通过增加 Na^+、H^+ 交换及其他可能机制促进 Na^+ 在近曲小管吸收。它还参与许多其他重要生理和病理过程,如肾小管-肾小球反馈、肾-肾反射、高蛋白饮食对肾血流动力学的影响及肾小球硬化。

2.心脏

心肌细胞可产生 AngⅡ,在右心房中含量最多,其次为左心房、右心室、左心室。ACE 遍及全心脏,其中在心房、传导系统、血管和心瓣膜分布得多。AngⅡ能使心肌细胞肥大。

3.血管

肾素在主动脉、大动脉、小动脉及微动脉各层均有分布。在许多血管床中,局部生成的 AngⅡ是 AngⅡ的主要来源。AngⅡ还存在于静脉中。

4.脑

脑内存在肾素、血管紧张素原、ACE、AngⅡ及其受体,脑内生成的 AngⅡ参与血压的调节。

(三)RAS 与心血管疾病

AngⅡ是 RAS 的主要活性肽,其作用于 AT_1、AT_2 等受体,产生下列作用:①直接使小动脉平滑肌收缩,外周阻力增加;②使交感神经冲动发放增加;③刺激肾上腺皮质球状带,使醛固酮分泌增加,从而使肾小管远端集合管钠的再吸收加强,导致体内水钠潴留。

RAS 在病理状态下发生下列作用。

1.高血压

肾动脉狭窄后,血浆肾素活性(PRA)及 Ang 水平升高,从而引起肾血管性高血压。肾实质性高血压的病因较为复杂,其中肾素依赖型高血压与 RAS 的关系更为密切。原发性高血压可分为高肾素型、正常肾素型及低肾素型,但 ACEI 治疗对这三种类型均有效,提示局部组织 RAS 可能参与其发病机制。

2.充血性心力衰竭

心力衰竭时,交感神经张力增大,RAS 被激活,心脏前负荷增加,外周阻力增加,形成恶性循环,使心力衰竭加重。

3.心血管重构

心脏与血管系统在受到急性、慢性损伤(如心肌缺血、心肌梗死、高血压、心力衰竭)时,发生形态学改变,被称为心血管重构或重塑。

(1)心脏重构表现:①心肌细胞肥大与增生,如高血压、心肌缺血时;②左室扩大但室壁不增厚,如主动脉返流时;③心肌细胞间质合成增加,如心肌缺血/梗死时;④冠状血管与内皮细胞增生。

(2)血管重构表现:①血管增生,长出新的血管,原有的血管减少;②平滑肌细胞的数量与大小增加;③血管壁的细胞外间质组成改变。血管重构的功能性变化使血管收缩性增强。

(四)RAS 的研究新进展

细胞生物学和分子生物学研究发现,在心脏和血管组织中存在 RAS 的成分,包括肾素、血管紧张素原、血管紧张素酶、血管紧张素转化酶（ACE）等,因此,在组织局部可以合成 Ang Ⅱ,产生病理生理效应。用 RT-PCR 的方法可以在心脏和血管组织中检测到有少量肾素 mRNA 的表达;心肌单核巨噬细胞中存在肾素样活性,也有肾素的 mRNA 的表达。在心力衰竭时,心肌中的肾素含量远高于循环中的水平,但与心肌肾素含量及局部肾素的 mRNA 表达水平不成比例;进一步研究发现,此为心肌和冠状动脉细胞膜结合和摄取循环中的肾素能力增加所致。心肌、主动脉、肠系膜动脉中含有血管紧张素原的 mRNA 血管平滑肌和血管内皮细胞可以合成 Ang Ⅰ和 Ang Ⅱ,心肌梗死区周围组织中的血管紧张素原 mRNA 表达也增强。

心脏和血管壁中含有丰富的 ACE,主要来自自身的合成,可检测到其 mRNA 的表达。组织中 ACE 含量占总量的 $90\%\sim99\%$,只有 $1\%\sim10\%$ 的 ACE 存在于循环中。组织 ACE 主要存在于内皮细胞的腔表,催化基团暴露在细胞表面。组织中的血管紧张素酶使局部生成的 Ang Ⅱ降解,不释放到血液中,因此不增加循环中的 Ang Ⅱ;同时也说明组织 RAS 的产物只在局部产生作用。组织局部的 RAS 及其产物,受循环 RAS 的影响较小。

实验证明,组织 RAS 在心血管疾病的发生和发展中起到了非常重要的作用,这些作用主要是通过 Ang Ⅱ本身和激肽释放酶系统的作用而完成的。Ang Ⅱ有强烈的缩血管作用,提高血管对儿茶酚胺的反应性,促进血管平滑肌细胞的增生、增殖、肥大和迁移,使血管壁增厚,这种作用可被 AT_1 受体阻滞剂抑制,但不受循环压力及循环 RAS 的影响。Ang Ⅱ是细胞凋亡的抑制剂,其含量增加时使细胞凋亡减少,从而使血管中细胞数量增加,促进血管重塑。

组织 RAS 另外的作用途径是经过激肽-激肽释放酶系统产生局部效应。激肽是一种扩血管物质,主要通过 β_2 受体产生效应。缓激肽在组织中由激肽酶Ⅱ降解,而 ACE 有激肽酶Ⅱ的活性;因此,如果 ACE 受抑制,则缓激肽降解减少,缓激肽浓度在局部升高,使血管扩张,产生一定的降压作用。缓激肽还可增加血管内皮细胞中 cGMP 含量,促进内皮依赖性舒张因子（EDRF）释放,促进一氧化氮（NO）与前列环素（PGI_2）释放;进而使血管舒张,而 β_2 受体阻滞剂可阻断这种效应。缓激肽还作用于环氧化酶,使 PGI_2 生成增加,PGI_2 可显著抑制心脏或纤维细胞的前 a（Ⅰ）和前 a（Ⅲ）型胶原 mRNA 的表达,从而抑制了胶原的合成,β_2 受体阻滞剂 HE140 可阻断这方面的作用。

二、ACEI

ACE 为含 Zn^{2+} 的蛋白,有两个"必须结合部位"、一个或几个"附加结合点"。ACEI 与 ACE 有一定的结合点,结合的基团可以是巯基（SH^-）、羧基（COO^-）或次磷酸基（POO^-）,其共同基本作用是与 ACE 的活性部位 Zn^{2+} 结合,使之失去活性。一般而言,含羧基与次磷酸基的 ACEI 比含巯基的与 ACE 结合更牢固,故作用强而持久。

目前国外已批准上市的 16 种 ACEI 制剂,可分为三类:一是其结合基团含硫或巯基,如卡托普利;二是其结合基团含羧基,如依那普利;三是其结合基团含次磷酸基,如福辛普利。ACEI 的活性形态是与酶的 Zn^{2+} 结合的基团必须为巯基（SH）或羧基（COOH）者。但许多 ACEI 为前药,若所含基团为酯类:$COOC_2H_5$,必须在体内转化为 COOH,如依那普利转化为依那普利酸;SR 基团必须在体内转化为 SH,如左芬普利转化为左芬普利酸;而福辛普利必须转化为福辛普利酸等,才能发挥其药理作用。

（一）作用机制

ACEI 的作用机制包括:①减少 Ang Ⅱ的生成作用。②通过 BK 的作用,激活与 G-蛋白偶联的激肽 B2 受体,进而激活磷酸酯酶 C,产生 IP3,释放细胞内 Ca^{2+},激活 NO 合成酶,产生 NO,同时诱生 PGI2。NO 与 PGI2 都有舒张血管、降低心肌耗氧量、抗血小板聚集、防止血栓形成和心血管细胞肥大增生的作用。③抑制交感神经递质的释放。④抗氧化与自由基清除作用。⑤抑制缓激肽降解。⑥调节血脂,抑制血小板凝集。

(二)药理作用

ACE 的基本功能是将 Ang Ⅰ 转化为 Ang Ⅱ 和降解缓激肽。ACE 还催化降解吗啡肽、心钠肽、脑钠肽、促黄体生成释放激素(LHRH)、神经素等,它们都直接或间接地参与血压的调节。ACEI 抑制 ACE 的活性,从而减少 Ang Ⅱ 的生成,使循环和局部组织中 Ang Ⅱ 的浓度下降,并使缓激肽等生物活性物质的浓度升高,从而发挥着重要的生理功能和生物学效应。ACEI 对心脏和血管的保护作用主要通过对组织中 ACE 的抑制并作用于激肽-激肽释放酶系统实现。抑制局部 Ang Ⅱ 的生成,心脏和血管中 AT1 受体表达下降,局部醛固酮生成减少;减少局部缓激肽降解,局部浓度增加;使心脏氧供给平衡,抗动脉粥样硬化,改善心肌缺血,逆转左心室肥厚且改善心功能。

1.治疗高血压

ACEI 的降压作用涉及多种机制:①抑制循环内及组织内 RAS;②减少末梢神经释放去甲肾上腺素;③减少内皮细胞形成内皮素;④增加缓激肽、EDRF、PGI2;⑤减少醛固酮分泌,增加肾血流,减少钠潴留;⑥对中枢的作用可能与激肽、P 物质、鸦片样多肽、加压素、心钠素等作用有关。上述作用机制均使血管扩张外周阻力降低,使血压下降。

2.减轻左心室肥厚

左心室肥厚(LVH)是发生心脏事件的重要危险性因素,它增加心源性猝死、心肌缺血、心力衰竭与室性心律失常的发生率。ACEI 减轻左心室肥厚的机制与其抑制 Ang Ⅱ 生成、阻止缓激肽降解、刺激前列腺素合成及抑制儿茶酚胺释放有关。这些作用的结果,使动脉血管的顺应性增加,并提高了大动脉的缓冲作用,减轻高血压切应力对血管的损害,并使冠状动脉扩张。ACEI 抑制新胶原形成和改善心肌纤维化,逆转心肌细胞肥大,从而使心肌肥厚消退,并防止心室扩大。

3.延缓和减轻血管重构

Ang Ⅱ 通过下列机制引起血管重构:①使血管平滑肌细胞肥大、增殖,血管平滑肌从中层向内膜下迁移,并转化为成纤维细胞,产生大量的纤维组织,使血管硬化;胶原含量增加,收缩成分减少,并使血管腔狭窄。②炎性细胞浸润,使血管壁更加硬化。③内皮功能减弱,血管对舒血管物质的反应性降低。④内皮功能减弱,使血小板易在破损的内皮上黏附、聚集,加上脂质浸润、附壁血栓形成,动脉粥样硬化,斑块纤维化、钙化,最终导致动脉壁上动脉粥样硬化形成和血管重构。此外,Ang Ⅱ 尚有增加纤溶酶原激活物抑制物含量、抑制纤溶作用,使血管壁上血栓易于形成。ACEI 减少 Ang Ⅱ 的生成,因此能减轻、阻止或逆转上述过程,故能延缓和减轻血管重构过程。

4.治疗心力衰竭

将 ACEI 与利尿剂、洋地黄、β 受体阻滞剂合用,是治疗高血压心力衰竭的首选治疗方案。心肌梗死后患者常规使用 ACEI,可减少心力衰竭的发生,尤其是在左心室肥厚的基础上,并有左心室舒张功能障碍者。已接受地高辛和利尿剂治疗的心力衰竭患者加用 ACEI 后,心排血指数(CI)增加,而肺楔压、全身血管阻力及平均动脉压下降,心室收缩减少,舒张末期内径减小,冠状窦氧含量增加,心肌氧耗降低。这些作用可能与其减轻心脏前、后负荷、增加左室做功和射血分数有关,与神经体液改变(如增加血浆肾素,降低 Ang Ⅱ、醛固酮、去甲肾上腺素、肾上腺素及加压素水平)亦有关。

5. 治疗左心室重构

ACEI 对心肌梗死的急性期、亚急性期和慢性期均有良好作用。左心室重构是指左心室梗死区扩张,心室壁变薄,心腔扩大,非梗死区心肌肥厚,这个过程最终可导致心脏泵功能障碍,并使心脏性猝死的发生率增加。ACEI 能抑制肾素、Ang Ⅱ活性,改善室壁膨胀程度,减轻重构过程中的心肌肥厚,改善血流动力学,可使死亡的危险性减少 21%,使充血性心力衰竭的危险性降低 37%。

6. 抗动脉粥样硬化

ACEI 可降低血压,减少血管平滑肌细胞增生、肥厚、迁移,增加细胞凋亡,保护内弹性板,减少炎性细胞浸润,改善血管舒张,稳定脂质斑块,改善内皮功能,稳定纤溶系统。

ACEI 促进内皮细胞保持完整的功能与缓激肽有关。高血压、动脉粥样硬化等情况下,血管内皮细胞内氧自由基生成增加,使 NO 生成减少,血管的内皮依赖性舒张功能受损。ACEI 抑制血管局部的 RAS 系统,从而改善了内皮细胞功能;局部 Ang Ⅱ合成减少,使细胞内氧自由基生成减少,同时缓激肽降解减少,共同促进了内皮细胞 NO 的合成,促进血管舒张。

7. 稳定纤溶系统

Ang Ⅱ作用于血管内皮细胞的 AT_4 受体,促进细胞分泌纤溶酶原激活物抑制物 Ⅰ(PAI-I)增加,而 ACE 使缓激肽降解,从而使纤溶系统中另一类重要物质——内皮细胞产生的纤溶酶原激活物(包括尿激酶和组织型纤溶酶原激活物 tPA)减少,因此纤溶系统平衡失调。对急性心肌梗死患者使用小剂量雷米普利治疗的结果表明,ACEI 使患者的 PAI 与 tPA 浓度的比值正常,PAI-I 抗原水平较治疗前降低 44%,PAI-I 的活性降低 22%,而血浆 tPA 水平无明显变化,表明ACEI 作用于组织 RAS 时,一方面抑制 Ang Ⅱ的生成,另一方面,通过增加缓激肽使纤溶系统保持平衡。

8. 抗心肌缺血

ACEI 通过降低血管中的 Ang Ⅱ,进而降低动脉张力,改善其顺应性,使心室张力下降,前、后负荷减少,从而使心肌的氧供需平衡。Ang Ⅱ引起的冠状动脉收缩是一种急性效应,而治疗的改善效应较慢,这与改善血管内皮细胞功能,改善血小板黏附、聚集,改善冠状动脉重塑及抗动脉粥样硬化有关。ACEI 的抗心肌缺血作用部分是继发于内皮细胞产生的 NO 的效应。

9. 改善胰岛素抵抗

学者一般认为,如果血胰岛素水平升高,而血糖水平未相应地降低,提示有胰岛素抵抗。胰岛素抵抗是机体组织细胞对胰岛素促进血糖摄取作用的敏感性下降,使血糖水平升高,从而进一步刺激胰岛素释放。胰岛素抵抗被称为代谢性心血管综合征(胰岛素抵抗综合征、X 综合征),即肥胖、Ⅱ型糖尿病、高血压、动脉粥样硬化、血脂紊乱并存。胰岛素抵抗能引起 LDL 和 TG 水平升高,HDL 水平降低,并通过其他途径参与冠心病发病。ACEI 能降低胰岛素抵抗,增加胰岛素的敏感性,对防治冠心病有重要作用。

10. 保护肾脏

ACEI 能改善或阻止 Ⅰ、Ⅱ型糖尿病患者的肾功能恶化,减轻蛋白尿,阻止肾小球滤过率下降。对轻中度肾功能减退的高血压伴糖尿病患者,ACEI 的肾脏保护作用胜过利尿剂、β 受体阻滞剂、钙离子通道阻滞剂等。对高血压合并肾功能不全也有保护作用。ACEI 保护肾脏和延缓肾脏病变的可能机制是：①降低血压，使肾脏的损害减轻；②降低肾小球毛细血管跨膜压，改善高滤过、高灌注病理状态；③改善肾小球毛细血管选择滤过屏障功能，减少蛋白尿，减轻系膜细胞的吞噬；④减少细胞因子和其他炎症趋化因子产生，减少细胞外基质增生；减少氨的形成，从而减少了补体在肾小管间质聚集。

此外，ACEI 对各种肾损害（如肾实质性损害、流行性出血热肾损害、狼疮性肾炎）也有较好疗效。

(三)临床应用

1.治疗高血压

(1)ACEI 治疗高血压的作用机制和药理作用详见前文，其适应证为：①原发性高血压；②肾实质性高血压；③肾上腺疾病（如醛固酮综合征、嗜铬细胞瘤、肾上腺皮质功能亢进症）引起的高血压；④老年人高血压；⑤心绞痛合并高血压；⑥血脂异常合并高血压；⑦糖尿病合并高血压及X 综合征；⑧慢性阻塞性肺病合并高血压；⑨痛风合并高血压；⑩高血压合并左心室肥厚；⑪高血压合并心肌梗死；⑫高血压合并心力衰竭；⑬高血压合并肾损害。

(2)ACEI 降压作用的特点是作用强、不良反应少，最大的优点是对糖代谢及脂代谢有良好影响，对动脉粥样硬化有防治作用，对血管、心肌及肾脏有保护作用。原发性高血压患者中，$60\%\sim70\%$ 对 ACEI 有降压反应，如同时加用利尿剂，则有 $80\%\sim85\%$ 的患者可获得降压效果。使用 ACEI 降压时需限盐。将 ACEI 与 β 受体阻滞剂合用，效果不及将其与利尿剂合用。ACEI与钙离子通道阻滞剂合用为合理配伍，因两者对中枢不良反应少，对血脂代谢不良反应少，并且对肾功能有益。ACEI 还适用于重度或顽固性高血压，为糖尿病或痛风合并高血压的首选药物。ACEI 并用利尿剂也是治疗高血压心力衰竭的首选药物。ACEI 是间歇性跛行的适宜治疗药之一。ACEI 对减轻左心室肥厚最有效，且适用于高、低肾素水平的高血压患者。

(3)ACEI 的禁忌证主要有：①高钾血症；②严重肾衰竭；③单肾单侧或双肾双侧肾动脉狭窄；④主动脉狭窄；⑤严重梗阻型心肌病；⑥妊娠妇女（因 ACEI 有致畸作用）；⑦对 ACEI 过敏或因不良反应而不能耐受者。

2.治疗充血性心力衰竭

ACEI 治疗心力衰竭是近代药理学的一大重要进展。ACEI 能延长患者的寿命，改善预后。它能改善心力衰竭患者的血流动力学和器官灌流。将 ACEI 与利尿剂合用是治疗心力衰竭的最好选择。高血压合并心力衰竭时首选 ACEI 治疗。

ACEI 治疗充血性心力衰竭的一般性作用机制如下。

(1)ACEI 的多种效应：阻止循环中及局部组织中 Ang I 转化为 Ang II，直接或间接通过代偿反应的减退而降低循环中儿茶酚胺含量，降低血浆中增压素含量。此外 ACEI 还抑制具有扩血管作用的缓激肽的降解，提高其血中浓度。缓激肽可激活具有扩血管作用的 PGI_2 和 NO 的合成。

(2)对血流动力学的影响：ACEI 能明显降低全身血管阻力、平均动脉压、肺动脉压、肺楔压及右房压，略降心率，增加心排血量。同时改善心脏舒张功能，增加脑血流量，降低后负荷、室壁压力及心肌氧耗量，降低肾血管阻力，增加肾血流量。

(3)对其他调节系统的作用：ACEI 可恢复下调的 β 受体至正常量，同时增加 Gs 蛋白量而增加腺苷酸环化酶的活性，使已升高的血浆心钠素浓度恢复正常，增强压力感受器的敏感性而促使心率减慢，同时还能提高副交感神经张力。

(4)阻止心肌及血管壁肥厚的作用:长期使用 ACEI,能有效地阻止心室肥厚与心肌纤维化,逆转已出现的纤维组织和肌层内冠脉壁的增厚,提高血管顺应性。应用 ACEI 后缓激肽含量增加,也有助于阻止心肌肥厚;缓激肽能促进 NO 和 PGI_2 生成,它们有抗有丝分裂(抗生长)作用,故对减轻左心室肥厚也发挥着有益作用。

近年来,几个大规模多中心随机对照双盲临床试验证实,ACEI 治疗充血性心力衰竭优于其他血管扩张药,它能缓解或消除症状,改善血流动力学变化与左心室功能,提高运动耐力,改进生活质量,逆转心室肥厚等,并且明显降低病死率。

ACEI 几乎适用于任何原因所致的心力衰竭,包括舒张性及收缩性心力衰竭、有或无症状性心力衰竭、心肌或瓣膜性疾病引起的心力衰竭及梗死后心力衰竭。但下列情况应视为禁忌证:原已有低血压、双侧肾动脉狭窄合并高血压性心力衰竭、主动脉狭窄合并充血性心力衰竭及严重心绞痛合并充血性心力衰竭。此外应注意 ACEI 治疗心力衰竭时可对肾功能有不利影响。ACEI 治疗充血性心力衰竭的有效率高达 85%。左心房压很高,血清肌酐水平升高,经襻利尿剂治疗引起低钠血症的患者,ACEI 治疗可无效,无效者中黑人占有相当比例。使用一种 ACEI 治疗无效时,改用另一种 ACEI 也不会有效,此时改用传统血管扩张剂可能会收到效果。

ACEI 与其他药物联合应用治疗充血性心力衰竭是临床上经常遇到的问题。Kromer 等报告,早期心力衰竭患者在应用利尿剂的基础上给予较短期的 ACEI 治疗要比地高辛的疗效好,地高辛对这类患者并不产生效果;推测这些早期心力衰竭患者的主要问题是舒张功能障碍。ACEI 可与地高辛合用,不但提高运动耐力,而且提高左室射血分数。将 ACEI 与利尿剂、地高辛合用治疗中、重度心力衰竭的疗效比单一药物疗效更好,从中撤除地高辛会引起心功能恶化。目前医师认为采用 ACEI、利尿剂、地高辛三联治疗充血性心力衰竭是合理的治疗。现有资料表明,治疗心力衰竭患者时,在上述常规三联治疗的基础上加用 β 受体阻滞剂,可给大部分患者带来益处。

3.治疗冠心病

ACEI 治疗心绞痛的作用未被证实,其抗心律失常作用仍需验证。ACEI 用于心肌梗死后治疗可明显降低病死率,这与阻滞梗死后左心室重构、保护心功能、预防充血性心力衰竭和减少再梗死有关。此外,ACEI 的抗动脉硬化和对整个心血管系统的保护作用,都对冠心病的治疗有利。但心肌梗死后何时使用 ACEI 及使用多长时间尚无定论,目前一般主张心肌梗死发病后24～36 h使用 ACEI。急性心肌梗死急性期后,如果是大面积心肌梗死,合并心功能不全或出现室壁瘤征象,则应长期服用 ACEI。ACEI 对缺血心肌的保护作用可能与下列机制有关。

(1)ACEI 可减轻 Ang II 的缩血管和正性肌力作用,故减少心肌耗氧量。充血性心力衰竭患者使用 ACEI 后,可降低冠状血管阻力和改善心肌的乳酸代谢。

(2)ACEI 具有间接抗肾上腺素能作用,降低血浆去甲肾上腺素水平和血管收缩。临床观察表明,培哚普利可缓解心绞痛,降低心绞痛后左心室充盈压。依那普利可改善起搏诱发的心绞痛。

(3)观察表明,卡托普利能防止心肌梗死后心力衰竭和再梗死,减轻 ST 段压低程度和收缩末期容积,降低心肌耗氧量。

(4)ACEI 可减轻心绞痛患者对硝酸盐的耐药性,提高硝酸盐的治疗效果。

4.对糖尿病肾病及其他肾病的疗效

ACEI 能改善或阻止 Ⅰ、Ⅱ 型糖尿病患者的肾功能恶化,减轻蛋白尿,阻止肾小球滤过率下降。对有轻中度肾功能减退的高血压伴糖尿病患者,ACEI 的肾脏保护作用胜过利尿剂、β 受体阻滞剂、钙离子通道阻滞剂等,对高血压合并肾功能不全者有保护作用,可减轻蛋白尿。其产生疗效可能与舒张出球小动脉的作用有关。但重度肾功能减退或肾衰竭及伴有肾血管病变(如肾血管阻塞、肾血管硬化)者忌用 ACEI,因 ACEI 舒张出球小动脉可降低肾小球毛细血管压,从而降低肾小球滤过率,加重或诱发肾衰竭。但亦有报告称肾衰竭患者口服卡托普利 12.5～25 mg,一天 3 次,3～12 个月患者的血压、尿蛋白定性、血肌酐均有不同程度改善,总有效率达 90%。据报道卡托普利、贝那普利对肾脏的功能有确切的保护作用。此外,卡托普利对流行性出血热肾损伤、狼疮性肾炎均有较好疗效。

5.防止心脏与血管病理性重构

ACEI 可防治心肌梗死与高血压引起的心室扩大与肥大和血管增生肥厚等心血管重构变化,并且此作用与其他的降压作用无必然联系。ACEI 的这种作用是由缓激肽激活 B_2 受体所介导的。ACEI 的抗心肌肥大与血管增生作用具有重要临床意义。

6.其他作用

(1)ACEI 具有抗动脉粥样硬化、抗心肌缺血、保护心肌作用。此外 ACEI 还可以提高心力衰竭患者对洋地黄的敏感性,改善胰岛素抵抗患者对胰岛素的敏感性。

(2)由于大脑内可生成血管紧张素原,脑组织中亦有 Ang Ⅱ 受体(AT),且其激活与某些高血压有关,故 ACEI 有可能与这些受体相互作用,并与自主神经和中枢神经系统相互影响。ACEI 通过以下四种机制影响中枢神经功能:①间接影响去甲肾上腺素的释放量;②作用于压力感受器;③调节脑血流;④调节高级神经中枢的情绪活动。但 ACEI 对脑组织的作用及其效应仍有待于进行深入研究。

(3)甲状腺功能亢进症患者服用卡托普利后 2～9 周,临床症状基本消失,T_3、T_4、γT_3 大多恢复正常水平,临床治愈率达 80%。其作用机制可能是卡托普利抑制某种酶,使 T_3、T_4 水平降低。

(4)肝硬化腹水患者的肾素-血管紧张素-醛固酮系统比较活跃,ACEI 使的 Ang Ⅱ 的活性降低,扩张血管,在全身动脉压下降的同时,肝血流量、肝静脉楔压及肾血管阻力下降,有利于腹水消退和保护肾功能,合用卡托普利与呋塞米,疗效更好。

(5)毛细支气管炎的患者在止咳、祛痰、用抗生素、吸氧、有心力衰竭时,在使用洋地黄的基础上,加服卡托普利 0.5～1 mg/kg,一天 3 次,有助于缓解症状,可使喘憋消失,肺部哮鸣音消失,总有效率为 78.8%。

(6)慢性活动性肝炎患者在综合治疗的基础上,每天口服卡托普利 75 mg,疗程 3 个月,血清胆红素及转氨酶水平恢复正常的分别为 93.2% 及 93.1%,而对照组分别 50% 和 57.1%。

(7)原发性醛固酮增多症:患者服用卡托普利 25 mg,2 h 后测定血浆肾素活性、Ang Ⅱ 及血醛固酮浓度,有助于鉴别是腺瘤还是增生所致的醛固酮增多症。由增生引起者,服药后 2 h 三项指标显著降低;而腺癌引起者,三项指标无明确变化。此外,合用卡托普利与安体舒通,可使绝大多数增生患者的血压得到控制。

(8)类风湿性关节炎:患者服用卡托普利 25 mg,一天 3 次,2～4 周关节肿胀、疼痛减轻或消失,晨僵基本缓解,体温正常或接近正常,血沉恢复正常,总有效率为 91.4%,于治疗后 12～16 周抗核抗体转阴,类风湿因子转阴。

(9)肾移植术后红细胞增多症患者服用卡托普利 25 mg,一天 3 次,服药 2 周至 2 个月,治愈率达 100%,停药后 3 个月无复发。其机制可能是卡托普利抑制肾素-血管紧张素活性,改善肾缺血缺氧状况,从而减少了红细胞生成素的分泌。

(四)不良反应及注意事项

1.咳嗽

咳嗽是 ACEI 最常见的不良反应,发生机制不清楚,可能与 RAS 被抑制有关,也可能与其他机制有关,例如,ACEI 对肺组织中炎性介质缓激肽裂解产生抑制,前列腺素、P 物质等局部炎性介质增加。咳嗽一般出现在用药后 1 个月,可延迟到停药后 1 个月内才消失。吸烟者及女性多见。咳嗽于夜间加重,有患者咳嗽音质发生改变,如声音嘶哑,有的有咽喉不适。患者常表现为持续性干咳,有时难以忍受而不得不停药。更换另一种 ACEI 有可能消除药源性咳嗽。

有报道称,ACEI 可引起喘息和呼吸困难,常伴发鼻炎、血管神经性水肿和皮肤改变。吸入色甘酸钠可能是治疗 ACEI 引起咳嗽的一种有效治疗方法。

2.皮疹

在用 ACEI 治疗高血压时,皮疹的发生率为 1%～5%。皮疹多呈瘙痒型斑丘疹,好发于上肢及躯干上部,常于治疗 1 个月内出现,可持续数小时或数天,一般不影响 ACEI 的继续使用。在 ACEI 中卡托普利的皮疹发生率最高,曾被认为与其所含巯基有关,近来研究认为这主要与使用剂量较大有关。其发生机制可能是 ACEI 对激肽酶Ⅱ有抑制作用,致皮肤内激肽活性增强及产生组胺介导的炎性反应。更换药物可减少皮疹的发生。

3.低血压

所有 ACEI 均可引起低血压,治疗前患者血浆肾素和 AngⅡ的浓度越高,越易发生低血压。低钠、利尿、呕吐、腹泻、年老体弱、肾素依赖型肾血管性高血压及充血性心力衰竭者更易发生低血压。先前已有肾功能损害和急性动脉狭窄者,首剂低血压的危险性较大。为防止发生低血压,应在治疗一开始时便注意体液监测,纠正脱水、调整或停用利尿药,或先给予短效 ACEI(如卡托普利)。对已发生严重低血压者应给予对症处理。

4.高钾血症

ACEI 都有减少醛固酮分泌的作用,但其潴钾作用不重,很少引起严重高钾血症。当摄入钾增加或排出减少时容易发生,此种危险多见于先前已存在肾功能不全者。低醛固酮血症也是应用 ACEI 发生高钾血症的一个危险因素。使用保钾利尿剂或补钾有使血钾水平升高的危险。为避免 ACEI 引起高钾血症,在使用 ACEI 前应充分评价肾功能,避免诱发因素,并及时定期监测血钾水平。

5.急性肾功能损害

ACEI 所致肾功能损害与下列因素有关:持续的低血压致肾灌注量下降及肾小球滤过率减小,Na^+ 和/或体液量丢失,合用利尿剂及非甾体抗炎药等,老年人、即往已有肾功能减退者、糖尿病患者或低血压者发生急性肾功能减退的危险性更大。ACEI 引起的肾脏损害多是无症状性的,撤药后多可恢复。一旦发现急性肾功能损害,应停用利尿剂,并予补钠,仍无效时,应减少或停用 ACEI。

6.味觉改变

表现为味觉丧失、有金属味觉、甜味觉或味觉失真,发生率为 1.6%(卡托普利),剂量大时发生率可达7.3%。味觉障碍通常是可逆的,具有自限性,一般为 2～3 个月,有时会影响患者的食欲、生活质量,以致体重下降。

7.血液系统改变

可发生血红蛋白(Hb)含量及血细胞比容下降、白细胞减少症及粒细胞减少症。合并肾病、胶原性血管炎、自身免疫性疾病或使用免疫抑制剂,可使白细胞计数减少的发生率大大增加。

8.肝脏毒性

肝脏毒性较为罕见,但较严重。肝损害常有胆汁淤积,一般停药后可恢复。

9.血管神经性水肿

发生率为 0.1％～0.2％。其在服药第一周内多见,且与剂量无关,目前被认为可能与免疫、激肽、遗传或环境等因素有关。血管神经性水肿仅表现轻微症状者,停药数天后症状便消失,偶尔可发生喉痉挛、水肿、呼吸衰竭等严重不良反应。

(五)药物相互作用

1.利尿剂

将其与噻嗪类利尿剂合用,降压疗效增强,并减少噻嗪类利尿剂所致的低血钾。噻嗪类利尿剂可减少血容量,增加 Na^+ 排泄,但可继发性引起 RAS 活性增强及 $Ang\,II$ 生成增加,故其降压疗效受限,与卡托普利等 ACEI 合用不但降压作用好,而且 ACEI 可减轻甚至防止噻嗪类利尿剂造成的糖、脂肪、尿酸等代谢紊乱。文献报告合用两者的有效率达 70％～90％。合用两者较单用 ACEI 剂量加倍的疗效要好。合用两者时,ACEI 的剂量应减少。此外,合用两者治疗充血性心力衰竭时其疗效可与合用地高辛和利尿剂相媲美。卡托普利等 ACEI 优于地高辛之处是不易发生缺钾和室性期前收缩,故较安全。ACEI 可使血钾水平升高,可部分抵消噻嗪类利尿剂引起的低血钾作用,两者合用后不必常规补钾。不宜将 ACEI 与螺内酯、氨苯蝶啶等保钾利尿剂合用,以防引起高钾血症。将卡托普利与呋塞米合用,呋塞米的疗效明显受抑制,但雷米普利及依那普利无类似作用。将卡托普利与依他尼酸合用可引起血肌酐水平升高、肾功能变化,甚至肾衰竭,低钠血症可加剧这个过程。

2.β 受体阻滞剂

合用这两种药治疗高血压是否合理仍在探讨之中。有学者发现,普萘洛尔用于已使用卡托普利的高血压患者,可使原已降低的血压反而升高,而将卡托普利与阿替洛尔合用,则降压效应增强,表明采用非选择性 β 受体阻滞剂时,松弛血管平滑肌的 β 受体受到阻断,而使 α 受体兴奋占优势,故外周阻力增加,血压升高。将卡托普利与柳胺苄心定合用治疗高血压有协同作用,因后者兼有 α 和 β 受体阻断作用。

3.钙离子通道阻滞剂

将卡托普利与维拉帕米合用,降压疗效增强,合用这两种药尤其适用于重症高血压,两种药通过不同机制扩张血管,以发挥降压作用。合用这两种药治疗高血压急症时,可先静脉注射维拉帕米,待血压下降后再改为口服,或只使用一种药物维持治疗。

合用硝苯地平与 ACEI 降压效果增强。ACEI 可减轻硝苯地平引起的心率增快及踝部水肿。对重症高血压,合用这两种药效果明显。这两种药物的降压机制不同,但都是通过调节外周阻力而降低血压。它们的降压最长时间(以卡托普利为例)和血压回升坡度相似,合用这两种药尚有轻微利尿、利钠作用。合用这两种药治疗充血性心力衰竭也能取得较好疗效(但有人认为钙离子通道阻滞剂不适用于治疗心力衰竭)。将尼群地平或尼卡地平等二氢吡啶类钙离子通道阻滞剂与 ACEI 合用治疗高血压均有协同作用,且不会引起反射性心率加快。

对慢性肾功能不全的高血压患者,合用西拉普利与尼群地平降压疗效显著。对糖尿病肾病伴微量蛋白尿者,合用维拉帕米与西拉普利或赖诺普利,减轻蛋白尿的作用明显优于单用任一种药物,且此作用与血压的变化无关。ACEI 与钙离子通道阻滞剂均具有减轻动脉粥样硬化及改善动脉壁顺应性的作用,故将两种药联合,长期治疗是可行的。

4.强心剂

(1)地高辛:早期文献认为,合用卡托普利与地高辛可使地高辛血浓度升高25％,由于卡托普利影响肾小球滤过,并降低肾小管分泌量,从而使地高辛的清除率和肌酐清除率均降低。但后来的研究未证实这种药代作用。新近对志愿人群的研究表明,雷米普利和赖诺普利对血浆地高辛浓度均无影响。培哚普利也不改变心力衰竭患者的地高辛药代动力学。目前学者认为,卡托普利对重症心力衰竭患者更易引起肾功能损害,从而导致继发性血浆地高辛浓度上升,而对正常人群及轻度心力衰竭患者影响不大。因此,考虑到ACEI与地高辛之间可能出现的相互作用,应对患者进行肾功能监测。

(2)多巴胺:合用ACEI与多巴胺治疗充血性心力衰竭的疗效增强,ACEI阻滞交感神经活性,减慢心率,使心肌耗氧量减少,可部分抵消多巴胺引起的心动过速、心肌耗氧量增加以及外周血管阻力的持续升高,并可减少多巴胺的用量。

(3)米立农:米立农的作用与抑制磷酸二酯酶有关,除具有强心作用外还能扩张动脉、减轻心脏后负荷。ACEI可刺激前列腺素释放,减轻心脏前负荷,故合用两者治疗心力衰竭的疗效增强,且可减少不良反应。

(4)间羟异丁肾上腺素:间羟异丁肾上腺素具有增强心肌收缩力的作用,ACEI有减轻心脏负荷作用,故合用两者治疗心力衰竭可取得协同治疗效果。

5.与非甾体抗炎药物合用

(1)阿司匹林:ACEI的降压机制之一是使缓激肽水解减少,前列腺素增加,故舒张血管作用加强。阿司匹林抑制前列腺素合成,故合用两者后降压疗效减弱。

(2)吲哚美辛:吲哚美辛抑制前列腺素合成,故将其与ACEI合用后,ACEI的降压作用减弱3％～34％。

6.降压药物

(1)哌唑嗪:长期使用哌唑嗪可见肾素活性增加,AngⅡ及醛固酮水平升高,引起水钠潴留,使降压疗效减弱。ACEI无水钠潴留作用,且可减少醛固酮分泌,故合用两者可产生良好血流动力学效应。两者都扩张小动脉及小静脉,降低心脏前、后负荷,均可用于治疗高血压和充血性心力衰竭。

(2)吲达帕胺:吲达帕胺为一种新的强效和长效降压药,具有利尿和钙拮抗作用,但在降低血压的同时增加心率并减小左心室周径和心肌纤维缩短速率。卡托普利可使左心室收缩半径明显缩小,同时减轻吲达帕胺的心率反应,故合用两种药对中、重度高血压疗效增强,不良反应减少。

7.抗酸剂

合用卡托普利与抗酸剂时,抗酸剂可降低卡托普利的疗效。其机制可能是胃中pH的暂时升高,增加了卡托普利的离子化,影响了卡托普利对膜的穿透,或者是抗酸剂与卡托普利形成了不溶性的铝盐,减少了卡托普利的吸收。故应避免合用两种药。

8.别嘌呤醇

合用卡托普利与别嘌呤醇可引起阿斯佩格综合征。Jhonl等报道2例长期服用卡托普利的患者,合用别嘌呤醇3～5周出现阿斯佩格综合征。这是由于卡托普利促进了别嘌呤醇的利用。故合用两种药时应慎重。

三、肾素抑制剂

肾素对血管紧张素原的酶解作用是 RAS 的重要环节之一，抑制肾素释放或拮抗肾素活性均可抑制 RAS 而起到减少 AngⅡ的作用。至今尚无选择性肾素释放抑制剂（renin inhibitors）。普萘洛尔、可乐定等有抑制肾素释放的作用，可能也是其降压机制之一。目前，研制的抗肾素抗体虽有高度特异性，但有异性蛋白抗原性，且不能口服，故限制了其治疗作用。现研制的肾素抑制剂有两类。

（一）肽类肾素抑制剂

依那克林为二肽结构，是第一个进入抗高血压Ⅱ期临床试验的肾素抑制剂。对限钠的轻至中度高血压患者，连续静脉注射依那克林 7 d，使血压持续降低，无反射性心率加快。该品口服生物利用度低，只能静脉注射，故应用受限。

雷米克林（RO42-5892）为第一个口服有效的肽类肾素抑制剂，口服 100～1 200 mg 后，肾素活性及 AngⅠ和 AngⅡ浓度明显下降，且呈剂量依赖性。口服 10 mg/kg 或静脉注射 1 mg/kg，用药后 60 min 达最大降压作用，持续 240 min。

（二）非肽类肾素抑制剂

肽类肾素抑制剂生物利用度低，首过效应明显，易被蛋白酶水解等。非肽类肾素抑制剂可避免上述缺点，其代表制剂为 A-74273。其正处于试验阶段，有可能发展成为治疗心血管疾病的有效药物。

此外，抗血管紧张素原的基因治疗正处于试验研究阶段，其代表制剂是 ASODNs。硫代硫酸 ASODNs 的降压作用较磷酸二酯 ASODNs 强，持续时间也较长。

（田红梅）

第十一节　血管紧张素Ⅱ受体拮抗剂

血管紧张素Ⅱ能强有效地收缩血管，增加心肌收缩力，刺激醛固酮和加压素分泌，促进心脏和血管重构。血管紧张素Ⅱ与高血压、充血性心力衰竭、冠脉缺血及肾功能不全的病理生理有关。体外实验已鉴定出多种血管紧张素Ⅱ受体（AT），主要有 AT_1 和 AT_2 两个亚型。AT_1 存在于血管、肾脏、心脏、肾上腺和脑组织中，AT_2 主要表达于胚胎组织中。

能拮抗血管紧张素Ⅱ受体作用的药物称为血管紧张素Ⅱ受体（AT）拮抗剂。早年研究的 AT 拮抗剂为肽类物质（如肌丙抗压素），虽有效对抗血管紧张素Ⅱ作用，但必须静脉用药，半衰期很短，且有部分激动剂活性，故应用受限。近年来研制的非肽类 AT 拮抗剂可以口服，对受体有高度选择性，作用时间长，无激动剂活性。目前将 AT 拮抗剂分为三类：AT_1 拮抗剂、AT_2 拮抗剂及 AT_1/AT_2 拮抗剂。

AT_1 拮抗剂可分为 3 类。①联苯四唑类：代表药物有氯沙坦、伊贝沙坦等，化学结构为甲基联苯四唑与杂环。②非联苯四唑类，如 SK&F108566 及 R117289 等。③非杂环类：维沙坦。

AT_2 拮抗剂：代表药物有 PD123117、DD123319，高度选择性地阻滞 AT_2，但由于对 AT_2 功能了解甚少，故该类药物目前尚无临床应用价值。

AT_1/AT_2拮抗剂：对 AT_1 和 AT_2 均有亲和力和阻断效应。其代表药物有 BIBS39、L-193007 和 L-159913。

AT_1 和/或 AT_1/AT_2 拮抗剂可用于治疗高血压、充血性心力衰竭、缺血性心脏病、脑卒中、肾衰竭、心脏肥大、动脉粥样硬化及血管成型术后再狭窄等心血管疾病的预防治疗。

一、氯沙坦

氯沙坦为 AT_1 拮抗剂，能全面对抗目前已知的血管紧张素Ⅱ的作用。本品具有以下作用特点：具有高亲和力、高选择性、高特异性，无激动剂活性，无 ACEI 作用。本品可用于治疗各种原因及各种类型的高血压病、充血性心力衰竭，对肾脏有保护作用，具有对抗心脏与血管重构的作用，并能阻滞血管紧张素Ⅱ诱发的肾上腺素释放，抑制由刺激肾脏神经引起的肾血管收缩和刺激交感神经引起的缩血管作用。

(一)药理作用

本品为非肽类 AT_1 拮抗剂，口服后迅速被吸收，经过细胞色素 P450、2Cq 和 3A4 等酶进行代谢。约口服剂量的 14％转变为有活性的代谢产物 EXP3174。该产物降压作用是 Losartan 的 10～40 倍，半衰期较长（6～9 h），呈非竞争性拮抗作用。大多数降压作用是由 EXP3174 的拮抗作用所致。通过与 AT_1 受体跨膜区内的氨基酸的相互作用，并占据其螺旋状空间而阻止血管紧张素Ⅱ与 AT_1 受体的结合，其对 AT_1 受体具有高度选择性，为对 AT_2 受体的 30 000 倍，从而在受体水平阻断了血管紧张素Ⅱ的心血管效应。目前已知心脏和血管中部分血管紧张素Ⅱ是通过非 ACE 依赖性旁路（即糜蛋白酶等）产生的，故 ACEI 对血管紧张素Ⅱ的抑制作用不完全，但 ACEI 可加强功能内源性缓激肽（BK）的作用，故 ACEI 与 AT_1 拮抗剂的作用机制不完全相同。

(二)临床应用

1.适应证

(1)治疗高血压：AT_1 拮抗剂几乎适用于任何原因引起的高血压，本品降压作用平稳而持久，无首剂现象和明显蓄积现象，但应慎用或禁用于血容量不足、肝功能损害、单双侧肾动脉狭窄的患者。抗高血压治疗时，应注意以下问题：①对大多数患者，通常起始和维持量均为 50 mg，1 d 1 次，治疗 3～6 周可达最大抗高血压效应；但部分患者需增加剂量至每天 100 mg；②对血容量不足的患者，可考虑开始剂量为每天 25 mg；③对老年人或肾损害的患者（包括血透患者），不必调整剂量；④对肝功能损害的患者，应使用较低剂量；⑤妊娠或哺乳期妇女不宜使用本品治疗；⑥本品与利尿剂、β-阻断剂或钙离子通道阻滞剂联合应用时，降压作用出现相加现象；⑦胺碘酮、硫氮䓬酮、酮康唑等能降低本品的降压效应。

(2)治疗充血性心力衰竭：临床初步研究表明，AT_1 受体拮抗剂对充血性心力衰竭患者可产生有益的血流动力学效应。在新近完成的一项大规模多中心临床试验（ELITE）中，722 例老年心力衰竭患者随机服用氯沙坦或卡托普利，48 周的随诊结果表明，氯沙坦使病死率减少 46％，明显优于卡托普利。

(3)左心室肥厚：左心室肥厚（LVH）是心血管疾病的独立危险因素。血管紧张素Ⅱ通过直接作用于心肌和增强交感神经活性而促进左心室肥厚。AT_1 拮抗剂既能降低压力负荷又能拮抗血管紧张素Ⅱ刺激生长的作用，故能减轻左心室肥厚。目前正在进行一项 8 300 例高血压患者的临床试验，旨在评价 AT_1 拮抗剂对左心室肥厚的影响。

(4)肾脏疾病：已知 ACEI 可减轻蛋白尿、延缓肾脏疾病的进程，故使用特异性 AT_1 受体拮抗剂治疗肾脏疾病应获得同样的效果。目前已有临床研究证明氯沙坦能明显减少伴有糖尿病或肾功能正常的高血压患者的蛋白尿,并有促进尿酸、尿钠排泄的肾脏保护作用。

(5)高尿酸血症:本品能减少肾小管对尿酸的重吸收,故能增加血尿酸的排泄,降低血尿酸水平。本品在临床上可用于伴有血尿酸升高的高血压、心功能不全和心肌梗死患者。

2.剂量与用法

1次口服50～100 mg,一天1次,血容量不足者每次25 mg,老年人及肾功损害者不必调整剂量,肝功能损害者应减少剂量。

(三)不良反应与防治

(1)孕妇及哺乳期妇女忌用。

(2)不良反应有头晕、过敏、皮疹、腹泻、偏头痛等。

(四)药物相互作用

尚未发现具有临床意义的药物相互作用,将本品与氢氯噻嗪、地高辛、华法林、西咪替丁、苯巴比妥、酮康唑合用未见不良相互作用。

(五)制剂与规格

片剂:50 mg。

二、伊贝沙坦

(一)药理作用

伊贝沙坦是一种强力高选择性血管紧张素Ⅱ受体(AT$_1$亚型)拮抗剂,能完全阻断由AT$_1$受体介导的血管紧张素Ⅱ的全部活性,与血管紧张素Ⅱ的来源或合成途径无关。血管紧张素Ⅱ受体的抑制引起血浆中肾素和血管紧张素Ⅱ浓度增加,同时降低血浆中醛固酮的浓度。在常规剂量口服时,对血钾无明显影响。本品对ACE无抑制作用,故对缓激肽代谢无影响。

本品吸收良好,绝对生物利用率为60%～80%,口服后1.5～2 h达峰值血浆浓度,终末清除半衰期11～15 h,每天服药1次,服药三天达稳态血浆浓度。

(二)临床应用

1.适应证

(1)治疗原发性高血压,每天服用本品150～300 mg,使高血压患者恢复正常的有效率达69%,对降压疗效不满意的患者,若联合应用阿替洛尔、硝苯地平或氢氯噻嗪,降压的总有效率高达91%。减少心血管事件的发生率和病发率。

(2)治疗充血性心力衰竭。长期用药可使左心室射血分数增加,心胸比例减少,心功能改善,病死率减少。

(3)减轻或逆转左心室肥厚。

(4)治疗Ⅰ、Ⅱ型糖尿病患者的肾功能损害,减少尿微蛋白及白蛋白,延缓肾功能不全的发生。

2.剂量与用法

一般每天1次,口服150～300 mg,饮食对药物无影响。正在进行血液透析和年龄超过75岁的患者,初始剂量可考虑用75 mg。

(三)不良反应与防治

(1)怀孕、哺乳妇女及对本品过敏者禁用。

（2）血容量不足者,可能发生症状性低血压。

（3）服用本品后,有可能发生高钾血症,故应定期监测血钾浓度。

（4）慎用于主动脉瓣狭窄和二尖瓣狭窄及肥厚型梗阻性心肌病患者。

（5）用于单、双侧肾动脉狭窄的患者,有发生严重低血压和肾功能不全的危险,但临床上尚未证实。

（6）不推荐用于原发性醛固酮增多症患者。

（7）本品引起头痛、眩晕、疲劳、水肿、咳嗽及性功能障碍的发生率与安慰剂组相似。

（8）轻、中度肝、肾功能损害的患者使用本品不必调整剂量。

（四）药物相互作用

（1）将伊贝沙坦与氢氯噻嗪合用,降压疗效增强,但应注意可产生血容量不足和低血压。

（2）将伊贝沙坦与β-受体阻断剂或钙离子通道阻滞剂合用,可增强降压疗效。

（3）将伊贝沙坦与保钾利尿剂、补钾药物、含钾药物、含钾盐类物质或其他增加血清中钾浓度的药物（如肝素）等合用,都可导致血钾增多。

（4）与 ACEI 合用,可试用于治疗原发性高血压,充血性心力衰竭及左心室肥厚的患者。

（五）制剂与规格

片剂：150 mg,300 mg。

三、替米沙坦

（一）药理作用

替米沙坦是一种选择性强、特异而高效的 AT_1 受体拮抗剂,呈剂量依赖性抑制血管紧张素Ⅱ对血压（尤其是舒张压）的加压作用；它不通过 P450 同工酶代谢,故与那些经 P450 代谢的药物间出现药物相互作用的危险很小。其清除半衰期长（21～31 h）,故一天服药一次即可维持24 h降压疗效。

（二）临床应用

1.适应证

替米沙坦目前主要用于降压治疗,对肾脏和心血管系统有保护作用。动物实验和临床研究显示,替米沙坦的降压效果与依那普利相仿；其长期降压疗效与赖诺普利相似,但咳嗽的发生率低,耐受好。

2.剂量与用法

替米沙坦的降压效果呈剂量依赖性,起效时作用平稳,用药一周后血压显著下降。用药必须个体化,初始剂量一般每天 1 次口服 40～80 mg。

（三）不良反应与防治

与安慰剂组比较,除眩晕的发生率高于安慰剂组以外,其他不良反应的发生率及实验室检查指标与安慰剂组相似。替米沙坦治疗中度肾衰竭患者的轻中度高血压是安全有效的；但对轻中度肝功能损害的患者用该药时应慎重,必须减少药物的初始剂量。

老年人服用本品不必调整剂量。本品禁用于对该药过敏、妊娠及哺乳者、胆道阻塞性疾病、严重肝或肾功能不全者。轻中度功能不全者,一天剂量不超过 40 mg。

（四）药物相互作用

（1）合用替米沙坦与华法林、格列本脲、对乙酰氨基酚、布洛芬,未发现相互作用。

（2）合用替米沙坦与地高辛，某些患者的血清地高辛水平升高。

（3）合用替米沙坦和氢氯噻嗪，降压疗效增强。

（五）制剂与规格

片剂：80 mg。

（杨　婷）

第十二节　心肌营养和改善心肌代谢药物

一、葡萄糖和极化液

极化液（GIK）是由葡萄糖、胰岛素和氯化钾组成的静脉用液体。GIK 减少各种游离脂肪酸（FFA）的循环水平和心肌的 FFA 摄取。FFA 水平升高对缺血心肌有毒性，同时增加膜损伤，导致心律失常和降低心肌功能。GIK 的抗 FFA 作用对血中儿茶酚胺水平高的患者特别有益。GIK 通过胰岛素作用 Na^+-K^+-ATP 酶而刺激心肌的 K^+ 再摄取和供应葡萄糖而产生 ATP，从而供给心肌能量和稳定细胞膜功能。GIK 还可以减少缺氧心肌细胞内的钙浓度，对维持细胞内钙、钠平衡和膜功能尤为重要。

GIK 减少各种 FFA 的循环水平和心肌的 FFA 摄取。FFA 水平升高对缺血心肌有毒性，同时增加膜损伤，导致心律失常和降低心肌功能。GIK 的抗 FFA 作用对血中儿茶酚胺水平高的患者特别有益。GIK 是通过胰岛素作用 Na^+-K^+-ATP 酶而刺激心肌的 K^+ 再摄取和供应葡萄糖而产生 ATP，从而供给心肌能量和稳定细胞膜功能。GIK 还可以减少缺氧心肌细胞内的钙浓度，对维持细胞内钙、钠平衡和膜功能尤为重要。ECLA 的研究表明，GIK 降低急性心肌梗死（AMI）死亡危险 78％，相对 AMI 病死率降低 48％。

极化液是由 500 mL5％～10％的葡萄糖注射液＋8～12 U 胰岛素＋10 mL10％的氯化钾配制而成。静脉滴注用于治疗心肌炎、心肌病、急性心肌梗死等。1 个疗程 7～10 d，注意监测血钾水平、血钠水平和心、肾功能。

二、果糖

果糖在血液中转移及转化成肝糖原等较葡萄糖快，能在无胰岛素的情况下合成糖原，故比葡萄糖易吸收和利用；对糖尿病和肝病患者，果糖比葡萄糖更为有利。果糖在临床上主要用于供给能量和补充体液。用法：静脉注射或滴注，每天 500～1 000 mL 或视病情调整用量。

本品能使肝血流量增加 30％，氧摄取量增加 60％，因而可使酒精在肝内代谢灭活明显加快，使其血液清除率成倍提高，而乳酸及丙酮酸的产生则减少 60％，故本品适用于酒精中毒的辅助治疗。本品禁用于甲醇中毒者，因其能加剧甲醇的氧化，使之形成甲醛。

制剂与规格。注射剂：12.5 g（250 mL）；25 g（500 mL）；25 g（250 mL）；50 g（500 mL）。

三、1.6-二磷酸果糖

（一）药理作用

本品是体内糖代谢的中间产物,通过调节糖代谢中若干酶的活性,提高细胞内三磷酸腺苷和磷酸肌酸的浓度,促进 K^+ 内流,增加细胞内二磷酸甘油的含量,抑制转送自由基和组织胺释放等多种药理作用,能减轻缺血、缺氧造成的损害,尤其是对缺血性心肌病更显示出良好保护作用。

（二）临床应用

1.适应证

适应证包括休克、急性心肌梗死及心肌缺血、心脏直视手术、体外循环、外周血管疾病、危重患者肠道外营养疗法、多次输血的患者。

2.剂量与用法

静脉滴注,每次 $50\sim100$ mL,一天 $1\sim2$ 次,最大用量一天 200 mL,滴速为 $4\sim7$ mL/min,伴有心力衰竭时,剂量减半。

（三）不良反应与防治

滴注部位可有疼痛、出现皮疹、口周麻木、偶尔见头晕、胸闷及变态反应。对本品过敏者、高磷酸血症及肾衰竭患者禁用。肌酐清除率低于 50 mL/min 者应监测血磷。宜单独静脉滴注,勿将其溶入其他药物,尤其忌将其溶入碱性溶液和钙盐中。30 ℃以下避光保存,开启后立即使用。

（四）制剂与规格

注射剂:5 g(50 mL)。

四、三磷酸腺苷(ATP)

（一）药理作用

本品为一种组织细胞所合成的含有高能磷酸键物质,为体内代谢的一种重要辅酶,有改善机体代谢的作用,参与体内脂肪、蛋白质、糖、核酸及核苷酸的代谢。

本品为机体内能量的主要来源,当体内吸收、分泌、肌肉收缩及进行生化合成反应等需要能量时,三磷酸腺苷即分解为二磷酸腺苷及磷酸基,同时释放出大量的自由能,供给体内反应中所需要的能量。

本品扩张冠脉血管及周围血管,具有改善外周循环的作用。

（二）临床应用

1.适应证

本品用于因组织损伤后细胞酶减退所引起的疾病,如心力衰竭、心肌炎、心肌梗死、冠心病、脑动脉硬化、中风后遗症、阵发性室上性心动过速,还用于进行性肌萎缩、肌无力症、萎缩性皮炎、湿疹、肝炎、肾炎、梅尼埃综合征。

2.剂量与用法

(1)肌内注射:一次 $10\sim20$ mg,一天 $2\sim3$ 次。静脉注射:一次 20 mg,加入 $10\sim20$ mL $5\%\sim10\%$ 的葡萄糖溶液中缓慢静脉注射,或加入 $250\sim500$ mL $5\%\sim10\%$ 的葡萄糖注射液中稀释后静脉滴注。

(2)治疗阵发性室上性心动过速时,常用 $5\sim10$ mg 于 30 s 内快速静脉注射,如无效,则于 $1\sim2$ min 后重复,直至有效或总量达 40 mg,总有效率可达 90%。

(三)不良反应与防治

(1)偶尔可引起胸闷、咳嗽、呃逆、有乏力感。个别患者可发生过敏性休克。

(2)注射过快可引起低血压、眩晕、头胀、胸闷等。

(四)制剂与规格

注射剂:20 mg(2 mL)。

五、辅酶 A

(一)药理作用

本品自鲜酵母提取而得,由泛酸、腺嘌呤、核酸、半胱氨酸及磷酸所组成,为体内各种乙酰化反应的辅酶,参与糖、脂肪、蛋白质的代谢和机体解毒过程。与体内乙酰胆碱的合成、肝糖原的积存、胆固醇的降解及血浆脂肪含量的调节等有密切关系。

(二)临床应用

1.适应证

(1)本品用于治疗白细胞减少症、原发性血小板减少性紫癜、功能性低热。

(2)使用本品,作为急慢性肝炎、脂肪肝、肝性脑病、慢性动脉炎、肾病综合征、尿毒症、新生儿缺氧、糖尿病、酸中毒等的辅助治疗。

(3)本品用于冠心病、心肌炎、心肌病等心血管疾病的辅助治疗。

2.剂量与用法

(1)静脉滴注:一天 1～2 次或隔天一次,每次 50～100 U,用 500 mL5%～10%的葡萄糖注射液或生理盐水稀释后滴注。

(2)肌内注射:以 2 mL0.9%的氯化钠注射液稀释后注射,一天 1 次,每次 50～100 U,7～14 d 为 1 个疗程。

(三)制剂与规格

注射剂:50 U(1 支);100 U(1 支)。

六、辅酶 Q_{10}

(一)药理作用

(1)在呼吸链中起递氧作用,可激活一系列的酶。辅酶 Q_{10} 是生物体内广泛存在的脂溶性醌类化合物,侧链为 10 个异戊烯单位的辅酶 Q。它是线粒体呼吸链的成分之一,起递氧的作用,因而成为一种代谢激活剂,能激活细胞呼吸,促进 ATP 的生成。

(2)辅酶 Q_{10} 改善脑水肿所致脑缺氧,增强免疫功能,能提高患恶性肿瘤动物的生存率。

(3)辅酶 Q_{10} 改善心肌代谢,增加心排血量,降低周围血管阻力,拮抗醛固酮,降低血压,缓解水钠潴留。

(4)辅酶 Q_{10} 有抗冠心病作用,可防止急性缺血时的心肌收缩力减弱、磷酸肌酸与三磷酸腺苷含量减少,能保持缺血性心肌细胞线粒体的形态结构。

(二)临床应用

1.适应证

(1)辅酶 Q_{10} 用于充血性心力衰竭、冠心病、高血压病的辅助治疗。有报告称,用药后约 75% 的冠心病患者的心绞痛、胸闷、心悸、呼吸困难等症状减轻或消失,40% 以上的患者的心电图改善,治疗室性早搏的有效率约 87%。

(2)辅酶 Q_{10} 用于各型肝炎的辅助治疗。

(3)辅酶 Q_{10} 试用于原发性或继发性醛固酮增多症、脑血管障碍、颈部外伤性休克、出血性休克等。

(4)辅酶 Q_{10} 用于免疫缺陷及免疫性疾病。

2.剂量与用法

(1)口服:一次 10~15 mg,一天 3 次,饭后服,2~4 周为 1 个疗程。

(2)肌内或静脉注射:一般一天 5~10 mg。

(三)不良反应与防治

可出现恶心、胃部不适、食欲减退、手足冷感,但不必停药。偶尔见荨麻疹及一过性心悸。

(四)制剂与规格

(1)片剂:10 mg。

(2)注射剂:5 mg(2 mL)。

（杨　婷）

第六章　呼吸系统疾病常用药

第一节　抗感冒药

感冒是由多种病毒感染引起的一种常见的急性呼吸系统疾病,具有多发性、传染性、季节性等特点,临床表现以鼻塞、咳嗽、头痛、恶寒、发热、全身不适为主要特征。全年均可发病,尤以春季多见。

抗感冒药物泛指用于治疗感冒的各种药物,剂型、种类繁多,目前市场上销售的抗感冒药物大多是对症治疗。感冒初期由于病毒侵入,鼻黏膜腺体分泌亢进,血管通透性增加,出现打喷嚏、流鼻涕现象,此时可根据症状选用抗组胺药物,如苯海拉明、氯苯那敏、异丙嗪。感冒发作期可出现发热、头痛、肌肉痛等症状,可用解热镇痛药(如阿司匹林、对乙酰氨基酚、双氯芬酸、贝诺酯)缓解,如症状不能控制可加服抗病毒药物或抗感冒中成药。

一、解热镇痛抗炎药

解热镇痛抗炎药是一类具有解热镇痛,而且大多数还有抗炎、抗风湿作用的药物,在化学结构上与肾上腺皮质激素不同,又称为非甾体抗炎药(non-steroidal anti-inflammatory drugs,NSAIDs)。在抗感冒药物中,这类药物针对的主要是感冒中的发热症状,兼有止痛和减轻炎症反应的作用,其中以阿司匹林、对乙酰氨基酚、双氯芬酸等的解热作用较好,对乙酰氨基酚没有减少炎症反应的作用。

(一)应用原则与注意事项

1.应用原则

(1)用药时限:此类药物用于解热一般限定服用3 d,用于止痛限定服用5 d,如症状未缓解或消失应及时向医师咨询,不得长期服用。

(2)使用一种解热镇痛药时避免同时服用其他含有解热镇痛药成分的药品,以免造成肝损伤等不良反应。

2.注意事项

(1)应用解热镇痛药属于对症治疗,并不能解除疾病的致病原因,由于用药后改变了体温,可掩盖病情,影响疾病的诊断,应引以重视。

（2）很多该类药物对胃肠道有不良反应,其中阿司匹林对胃肠道的刺激性最大。为避免药品对胃肠道的刺激,应在餐后服药,不宜空腹服药。

（3）关注特殊人群用药:高龄患者、孕妇及哺乳期妇女、肝肾功能不全的患者、血小板减少症患者、有出血倾向的患者以及有上消化道出血和/或穿孔病史的患者应慎用或禁用该类药物。对有特异体质者,使用后可能发生皮疹、血管性水肿和哮喘等反应,应当慎用。患有胃十二指肠溃疡者应当慎用或不用。

（4）应用该类药物时应严格掌握用量,避免滥用,老年人应适当减量,并注意间隔一定的时间（4～6 h）,同时在解热时多饮水和及时补充电解质。

（5）该类药物中大多数有交叉变态反应。

（6）使用该类药物时不宜饮酒或饮用含有酒精的饮料。

（二）药物特征比较

儿童和青少年在病毒感染时如果使用阿司匹林退热,可能会发生一种罕见但可致死的不良反应（瑞夷综合征,表现为严重的肝损害和脑病）,因此为孩子选择退热药请避免阿司匹林,而以选择对乙酰氨基酚为佳。呼吸系统疾病常用解热镇痛抗炎药的比较见表6-1。

表 6-1　呼吸系统疾病常用解热镇痛抗炎药的比较

药物	作用和应用			不良反应		
	解热镇痛	抗炎	其他应用	胃肠道（出血）	过敏	其他
阿司匹林	+++	+++	抑制血小板聚集、抗血栓形成	+++	++	凝血功能障碍、水杨酸反应
对乙酰氨基酚	+++ 缓慢持久	±	感冒发热复方制剂		+	高铁血红蛋白症、肝坏死
吲哚美辛	++++	+++	其他药物不能耐受或疗效不佳的病例、癌性发热	+++	++	中枢神经系统、造血系统
布洛芬	++	+++	风湿性、类风湿关节炎	±		视力模糊、头痛
萘普生	++++	++++	不能耐受阿司匹林、吲哚美辛的病例	++		其他不良反应少而轻

注:"+"表示不良反应的程度,"+"越多表示不良反应越严重。

二、减轻鼻黏膜充血药

拟交感神经药被广泛用作普通感冒症状的减轻鼻黏膜充血药,它们通过α肾上腺素能效应选择性地收缩鼻黏膜血管,使局部血流重新分配,减轻鼻窦、鼻黏膜血管充血,解除鼻塞症状,有助于保持咽鼓管和窦口通畅,减轻流涕、打喷嚏等症状。对麻黄碱和去氧肾上腺素、羟甲唑啉、萘甲唑啉和赛洛唑啉等拟交感神经药能局部以滴鼻或喷雾形式给药,伪麻黄碱等可以口服。

（一）应用原则与注意事项

1.应用原则

（1）禁止使用所有含有盐酸苯丙醇胺（PPA）的药物。

（2）伪麻黄碱属于"兴奋剂类管制品种""易制毒类化学品",生产、经营和使用按有关规定执行。

(3)局部用药应限制在 7 d 以内。

2.注意事项

(1)关注不良反应:这种药物的不良反应主要表现在心脑血管系统,如头痛、心悸、血压升高。大剂量可引发期前收缩、心动过速甚至心室颤动,故患有甲状腺功能亢进、器质性心脏病、高血压、心绞痛者的患者禁用含此成分的抗感冒药。

(2)关注不适宜人群:婴幼儿不宜使用,心血管疾病患者慎用。

(二)伪麻黄碱

1.别称

别称假麻黄碱、异麻黄碱、伪麻黄素。

2.药理作用

本品通过促进去甲肾上腺素的释放,间接发挥拟交感神经作用;能选择性地收缩上呼吸道毛细血管,消除鼻咽部黏膜充血、肿胀,减轻鼻塞症状,对全身其他脏器的血管无明显的收缩作用,对心率、心律、血压和中枢神经无明显影响。

3.药动学

服药后 2~3 h 血药浓度达高峰。部分代谢为无活性的代谢产物,55%~75% 以原形从尿中排泄。其半衰期随尿液 pH 的改变而异。

4.适应证

用于减轻感冒、鼻炎(包括过敏性鼻炎)及鼻窦炎引起的鼻充血症状。

5.用法用量

口服,成人一次 0.12 g,一天 2 次。

6.不良反应

有较轻的兴奋作用、失眠、头痛。

7.禁忌证

严重的高血压、冠心病、服用单胺氧化酶抑制剂及对盐酸伪麻黄碱敏感或不能耐受的患者禁用。

8.药物相互作用

(1)本品可加强肾上腺素的作用,如用本品后需用肾上腺素,则应减量。

(2)本品可增加糖皮质激素的代谢。

(3)将本品与洋地黄合用可致心律失常。

(4)将本品与多沙普仑合用,两者的加压作用均增强。

9.注意事项

避免将本品与其他拟交感神经药和减轻鼻黏膜充血药同时使用。

10.特殊人群用药

孕妇、哺乳期妇女、老年患者慎用。

(三)药物特征比较

口服和局部用药在药效上无明显差异,但局部用药可能会有充血症状反弹的情况,特别是长时间应用后,而口服给药没有反弹情况出现,但更有可能出现全身性的不良反应,并且在药物相互作用方面有更高的风险。

三、抗组胺药

本部分所指的抗组胺药是指能选择性地阻断组胺 H_1 受体、拮抗组胺的作用而产生抗组胺效应的一类药物,主要用于治疗过敏性鼻炎、过敏性结膜炎及过敏性皮肤病等。按其化学结构可分为烃胺类、乙醇胺类、乙二胺类、吩噻嗪类、哌嗪类及其他类。

感冒初期感冒病毒刺激机体释放出组胺,造成流涕、咳嗽和痰多等症状,所以常用的感冒药中多含有抗组胺成分,如氯苯那敏、苯海拉明、氯雷他定和西替利嗪。该类药物通过阻断组胺受体抑制小血管扩张,降低血管通透性,有助于消除或减轻普通感冒患者的打喷嚏和流涕等症状。

(一)应用原则与注意事项

1.应用原则

(1)根据临床疾病的特点选择用药:变态反应紧急阶段有生命威胁时应首先用生理性拮抗剂,如肾上腺素;重度变态反应可选用高效、速效的第二代抗组胺药,如西替利嗪、咪唑斯汀;一般,有变态反应且非驾驶或高空作业者可选用第一代抗组胺药,如氯苯那敏、异丙嗪;慢性变态反应可选用高效、长效的抗组胺药,如阿司咪唑、酮替芬、曲尼司特和多塞平。

(2)用抗组胺药治疗慢性过敏性皮肤病宜交替或联合应用,以增强抗过敏效果,如同时应用两种或几种抗组胺应选择不同类者。

(3)白天宜用新型的无嗜睡作用的药物;睡前服用传统的抗组胺药,使夜间睡眠良好。

(4)从抗组胺的不良反应选择用药:不应将抗组胺药与红霉素、克拉霉素、交沙霉素和伊曲康唑等药物合用,因其降低了抗组胺药的代谢,增加室性心律失常的危险,尤其是出现尖端扭转。

(5)老年人应使用无抗胆碱作用的药物,应避免使用苯海拉明、赛庚啶和异丙嗪等,可选用酮替芬、桂利嗪、氯雷他定和咪唑斯汀等。儿童宜使用对中枢系统作用轻、不良反应少和服药方便的糖浆类,如可用曲普利啶、氯苯那敏和酮替芬。

2.注意事项

(1)抗组胺药能减少支气管分泌,继而可能形成黏稠的痰液栓,因此不能治疗排痰性咳嗽。

(2)关注不良反应:抗组胺药的常见不良反应包括中枢抑制作用,传统的抗组胺药可通过血-脑屏障进入中枢,有明显的中枢抑制作用,所以驾驶员、高空作业人员、机械操作者及要参赛的运动员不宜服用该类药物。

(3)应用此类药物剂量不要过大,否则可出现中枢神经系统抑制症状。尽可能避免与复方感冒制剂同时使用,因为许多复方感冒制剂中含有氯苯那敏等抗组胺药。

(4)避免与对中枢神经系统有抑制作用的饮料(如酒)、镇静催眠抗惊厥药(如地西泮)和抗精神失常药(如氯丙嗪)同用,否则有可能引起头晕、全身乏力、运动失调、视力模糊和复视等中枢神经过度抑制症状,儿童、老年人和体弱者更易发生。

(5)关注药物相互作用:避免与抗胆碱类(如阿托品)、三环类抗抑郁药(如阿米替林)同用,否则可出现口渴、便秘、排尿困难、心动过缓、青光眼症状加重和记忆功能障碍等有不良反应。

(6)关注不适宜人群:患闭角型青光眼、尿潴留、前列腺增生、幽门十二指肠梗阻和癫痫的患者以及孕妇和哺乳期妇女慎用。新生儿和早产儿对该类药物抗胆碱作用的敏感性较高,不宜使用。

（二）异丙嗪

1.别称

别称非那根、茶氯酸异丙嗪、茶异丙嗪。

2.药理作用

本品具有抗组胺、止吐、抗晕动症、镇静催眠作用。

3.药动学

本品肌内注射或口服吸收良好，用药后 2～3 h 血药浓度达峰值，肝脏首过效应显著，生物利用度较低，体内分布广泛，可透过血-脑屏障和胎盘屏障，并可经乳汁分泌。血浆蛋白结合率高（76%～93%），代谢机制多样，主要以代谢物的形式经尿及胆汁缓慢排泄，消除半衰期为 5～14 h。

4.适应证

（1）抗过敏，适用于各种过敏性症（如哮喘、荨麻疹）。

（2）用于晕动病，防治晕车、晕船、晕飞机。

（3）用于麻醉和手术前后的辅助治疗，包括镇静、催眠、镇痛、止吐。

（4）用于防治放射病性或药源性恶心、呕吐。

5.用法用量

（1）口服。①成人：一次 12.5 mg，一天 4 次，餐后及睡前服用，必要时睡前可增至 25 mg。②儿童：常用量为一次 0.125 mg/kg 或按体表面积 3.75 mg/m^2，每 4～6 h 1 次。

（2）肌内注射使用剂量如下。

成人：①抗过敏，一次 25 mg，必要时 2～4 h 重复；严重过敏时可肌内注射 25～50 mg，最高量不得超过 100 mg。在特殊紧急的情况下，可用灭菌注射用水稀释至 0.25%，缓慢静脉注射。②止吐，12.5～25 mg，必要时每 4 h 重复 1 次。③镇静催眠，一次 25～50 mg。

小儿：①抗过敏，一次 0.125 mg/kg 或按体表面积 3.75 mg/m^2，每 4～6 h 1 次。②止吐，一次 0.25～0.5 mg/kg 或按体表面积 7.5～15 mg/m^2，必要时每 4～6 h 重复；或一次 12.5～25 mg，必要时每 4～6 h 重复。③镇静催眠，必要时一次 0.5～1 mg/kg 或一次 12.5～25 mg。④抗眩晕，睡前可按需给予，0.25～0.5 mg/kg 或按体表面积 7.5～15 mg/m^2；或一次 6.25～12.5 mg，一天 3 次。

6.不良反应

常见嗜睡、视物模糊或色盲（轻度）、眩晕、口鼻咽干燥、耳鸣、皮疹、胃痛或胃部不适感、反应迟钝（儿童多见）、低血压、恶心或呕吐，甚至出现黄疸。还可导致皮肤过敏、噩梦、易兴奋、易激动、幻觉、中毒性谵妄，儿童易发生锥体外系反应。少见血压升高、白细胞减少、粒细胞减少症及再生障碍性贫血。

7.禁忌证

对本品过敏者禁用。

8.药物相互作用

（1）与其他中枢神经抑制剂（特别是麻醉药、巴比妥类、单胺氧化酶抑制剂或三环类抗抑郁药）同用时可相互增强效应，用量要另行调整。

（2）与抗胆碱类药物（特别是阿托品类药）同用时，该药的抗毒蕈碱样效应可增强。

（3）与溴苄胺、异喹胍或胍乙啶等同用时，后者的降压效应增强；与肾上腺素同用时，后者的

α肾上腺素能作用可被阻断,使β肾上腺素能作用占优势。

(4)将顺铂、水杨酸制剂、万古霉素、巴龙霉素及其他氨基糖苷类抗生素等具有耳毒性的药物与该药同用时,以上药物的耳毒性症状可被掩盖。

(5)不宜与茶碱及生物碱类药物同时配伍注射。

9.注意事项

(1)对吩噻嗪类药高度过敏者对本品也过敏。

(2)下列情况应慎用:肝功能不全和有各类肝脏疾病,肾衰竭,急性哮喘,膀胱颈部梗阻,骨髓抑制,心血管疾病,昏迷,闭角型青光眼,高血压,胃溃疡,前列腺肥大症状明显,幽门或十二指肠梗阻,有呼吸系统疾病(尤其是儿童服用本品后痰液黏稠,影响排痰,并可抑制咳嗽反射),癫痫(注射给药时可增加抽搐的严重程度),黄疸,有瑞夷综合征(异丙嗪所致的锥体外系症状易与瑞夷综合征相混淆)。

(3)应用异丙嗪时,应特别注意有无肠梗阻或药物过量、中毒等问题,因其症状体征可被异丙嗪的镇吐作用所掩盖。

10.特殊人群用药

(1)孕妇、哺乳期妇女:孕妇在临产前1~2周应停用此药。哺乳期妇女慎用。

(2)老年人:老年人使用该药后易发生头晕、呆滞、精神错乱和低血压,还可出现锥体外系症状(特别是帕金森病、静坐不能和持续性运动障碍),这种情况在用量过大或胃肠道外给药时更易发生。

(3)儿童:一般的抗组胺药对婴儿特别是新生儿和早产儿有较大的危险性,小于3个月的婴儿体内的药物代谢酶不足,不宜应用本品。

(三)苯海拉明

1.别称

苯那君、苯那坐尔、二苯甲氧乙胺和可他敏。

2.药理作用

本品具有抗组胺、中枢抑制、镇咳、抗M胆碱样作用及降低毛细血管渗出、消肿、止痒等作用。

3.药动学

本品可口服或注射给药,吸收快而完全。口服的生物利用度为50%,15~60 min起效,3 h达血药峰浓度,作用可维持4~6 h。本品在体内分布广泛,蛋白结合率高,代谢机制多样,主要经尿以代谢物的形式排出,原形药很少。

4.适应证

(1)本品适用于急性重症变态反应,可减轻输血或血浆所致的变态反应。

(2)本品适用于手术后药物引起的恶心、呕吐。

(3)本品适用于帕金森病和锥体外系症状。

(4)本品适用于牙科局麻。当患者对常用的局麻药高度过敏时,1%的苯海拉明液可作为牙科用局麻药。

(5)本品适用于其他变态反应病不宜口服用药者。

5.用法用量

(1)口服:一般1次25~50 mg,一天2~3次,餐后服用。

(2)深部肌内注射:1次20 mg,一天1~2次。

6.不良反应

常见中枢神经抑制作用、共济失调、恶心、呕吐、食欲减退等;少见气急、胸闷、咳嗽、肌张力障碍等;有报道称给药后可发生牙关紧闭并伴喉痉挛;偶尔可引起皮疹、粒细胞减少、贫血及心律失常。

7.禁忌证

对本品过敏或对其他乙醇胺类药物高度过敏者禁用。重症肌无力者禁用。驾驶车船、从事高空作业、机械作业者工作期间禁用。新生儿和早产儿禁用。

8.药物相互作用

(1)本品可短暂影响巴比妥类药和磺胺醋酰钠等的吸收。

(2)和对氨基水杨酸钠同用可降低后者的血药浓度。

(3)可增强中枢神经抑制剂的作用。

9.注意事项

(1)肾衰竭时,给药的间隔时间应延长。

(2)本品的镇吐作用可给某些疾病的诊断造成困难。

10.特殊人群用药

(1)孕妇慎用,哺乳期妇女不宜使用。

(2)老年人慎用。

(3)新生儿和早产儿禁用。

(四)氯苯那敏

1.别称

别称氯苯那敏、氯苯吡胺、氯屈米通、马来那敏。

2.药理作用

氯苯那敏为烃烷基胺类抗组胺药。其特点是抗组胺作用强,用量少,具有中等程度的镇静作用和抗胆碱作用。

3.药动学

可口服或注射给药,口服吸收快而完全,生物利用度为 25％～50％,血浆蛋白结合率为 72％。口服后 15～60 min 起效,肌内注射后 5～10 min 起效,消除相半衰期为 12～15 h,作用维持 4～6 h。主要经肝脏代谢,其代谢物经尿液、粪便及汗液排泄。本品亦可随乳汁分泌。

4.适应证

(1)本品适用于治疗皮肤过敏症,如荨麻疹、湿疹、皮炎、药疹、皮肤瘙痒症、神经性皮炎、虫咬症、日光性皮炎。

(2)本品适用于治疗过敏性鼻炎。

(3)本品适用于治疗药物和食物过敏。

5.用法用量

(1)口服:成人一次 4 mg,一天 3 次。

(2)肌内注射:一次 5～20 mg,一天 1～2 次。

6.不良反应

不良反应主要有嗜睡、口渴、多尿、咽喉痛、困倦、虚弱感、心悸、皮肤瘀斑、出血倾向。

7.禁忌证

对本品过敏者,高空作业者、车辆驾驶人员、机械操作人员工作时间禁用。

8.药物相互作用

(1)同时饮酒或服用中枢神经抑制剂可使抗组胺药的药效增强。

(2)本品可增强金刚烷胺、抗胆碱药、氟哌啶醇、吩噻嗪类及拟交感神经药等的作用。

(3)奎尼丁和本品同用,其类似于阿托品样的效应加剧。

(4)本品和三环类抗抑郁药物同用时可使后者增效。

9.注意事项

(1)注射剂有刺激性,静脉注射过快可致低血压或中枢神经兴奋。

(2)不宜与氨茶碱混合滴注。

10.特殊人群用药

(1)孕妇、哺乳期妇女慎用。

(2)老年人较敏感,应适当减量。

(3)新生儿、早产儿不宜使用。

(五)阿司咪唑

1.别称

别称息斯敏、阿司唑、安敏、吡氯苄氧胺和苄苯哌咪唑。

2.药理作用

本品为长效的 H_1 受体拮抗药,作用强而持久,每天服用 1 次即可抑制变态反应症状 24 h,无中枢镇静作用及抗毒蕈碱样胆碱作用。

3.药动学

口服吸收迅速,1 h 左右达血药浓度峰值,血浆蛋白结合率为 97%。本品不易通过血-脑屏障,大部分在肝中经 CYP450 酶系统代谢,代谢产物去甲基阿司咪唑仍具有抗组胺活性。本品及代谢产物均具有肝肠循环。本品及其代谢产物均自尿排出,但原形药物极少。本品及代谢产物的半衰期长达 19 d,故达到稳态血药浓度需 4～8 周。

4.适应证

本品用于治疗常年性和季节性过敏鼻炎、过敏性结膜炎、慢性荨麻疹和其他过敏性反应症状。

5.用法用量

(1)成人:口服,1 次 3～6 mg,一天 1 次,于空腹时服。一天内最多用至 10 mg。

(2)儿童:口服,6 岁以下按 0.2 mg/kg,6～12 岁每天 5 mg,12 岁以上剂量与成人的剂量相同。

6.不良反应

(1)偶尔有嗜睡、眩晕和口干等现象。长期服用可增加食欲而使体重增加。

(2)服用过量可引起心律失常。

7.禁忌证

对本品过敏者禁用。

8.药物相互作用

(1)不能合用本品与抑制肝脏代谢酶的药物,如抗真菌药氟康唑、伊曲康唑、酮康唑和咪康唑,大环内酯类抗生素克拉霉素、红霉素、特非那定、5-羟色胺再摄取抑制剂和 HIV 蛋白酶抑制剂,以免引发严重的室性心律失常。

（2）避免合用本品与其他可能导致心律失常的药物，如抗心律失常药、三环类抗抑郁药、抗疟药卤泛群、奎宁、抗精神病药、西沙必利和索他洛尔。

（3）将本品与利尿药合用时，应注意电解质失衡引起的低血钾。

9.注意事项

（1）应避免将本品与影响肝脏代谢酶、易致电解质紊乱（如低血钾）的药物合用。

（2）因阿司咪唑广泛地经肝脏代谢，患有显著的肝功能障碍的患者应尽量避免服用。

（3）服用过量可引起严重的心律失常，本品给药不宜超过推荐剂量。药用炭可有效地减少本品在胃肠道的吸收，中毒后应尽快服用，也可催吐或洗胃，血液透析不能增加本品的清除。

（4）应在饭前 1～2 h 或饭后 2 h 服用。

10.特殊人群用药

（1）孕妇、哺乳期妇女慎用。

（2）老年患者用量酌减。

（六）依巴斯汀

1.别称

别称开思亭、苏迪。

2.药理作用

本品为哌啶类长效非镇静性第二代组胺 H_1 受体拮抗剂，能抑制组胺释放，对中枢神经系统的 H_1 受体拮抗作用和抗胆碱作用弱。

3.药动学

口服吸收较完全，极难通过血-脑屏障，大部分在肝脏代谢为活性代谢产物卡瑞斯汀，2.6～4 h体内达峰值。依巴斯汀和卡瑞斯汀有较高的血浆蛋白结合率（＞95％），卡瑞斯汀的半衰期长达 15～19 h，66％以结合的代谢产物由尿排出。

4.适应证

适应证有荨麻疹、过敏性鼻炎、湿疹、皮炎、皮肤瘙痒症等。

5.用法用量

（1）成人：口服，一次 10 mg，一天 1 次。

（2）儿童：口服，2～5 岁一次 2.5 mg，一天 1 次；6～11 岁一次 5 mg，一天 1 次。

6.不良反应

有时困倦，偶尔见头痛、头晕、口干、胃部不适、嗜酸性粒细胞增多、ALT 及 ALP 水平升高。罕见皮疹、水肿、心动过速。

7.禁忌证

对本品及其辅料过敏者禁用。

8.药物相互作用

（1）将本品与具有 CYP450 肝药酶抑制作用的抗真菌药（如酮康唑、伊曲康唑、氟康唑、咪康唑）合用时应慎重。

（2）大环内酯类抗生素（如红霉素）可使本品代谢物卡巴斯汀的血药浓度升高。

（3）将本品与丙卡巴肼、氟哌利多等合用时应注意中枢抑制和心脏毒性的发生。

9.注意事项

（1）对其他 H_1 受体拮抗剂有不良反应者慎用。

（2）已确定有心电图 Q-T 间期延长或心律失常患者慎用。

（3）哮喘和上呼吸道感染患者慎用。

（4）驾驶或操纵机器期间慎用。

（5）肝、肾功能不全者慎用。

10.特殊人群用药

（1）孕妇慎用,哺乳期妇女用药期间应暂停哺乳。

（2）适用于 2 岁以上的儿童,对 2 岁以下儿童用药的安全性有待于进一步验证。

（3）老年患者的生理功能通常减退,应注意减小剂量,以 1 d1 次,1 次 5 mg 开始服药。

（七）氯雷他定

1.药品名称

药品名称有开瑞坦、克敏能、华畅、百为哈和百为坦。

2.药理作用

本品为哌啶类抗组胺药,具有选择性的拮抗外周组胺 H_1 受体的作用,其抗组胺作用起效快、效强、持久。本品无镇静作用,无抗毒蕈碱样胆碱作用,对乙醇无强化作用。

3.药动学

口服吸收迅速、良好,血药浓度达峰时间为 1.5 h,与血浆蛋白的结合率为 98%。大部分在肝中被代谢,代谢产物去羧乙氧基氯雷他定仍具有抗组胺活性。本品及其代谢物均自尿和粪便排出,半衰期约为 20 h。

4.适应证

本品用于过敏性鼻炎、急性或慢性荨麻疹、过敏性结膜炎、花粉症及其他过敏性皮肤病。

5.用法用量

（1）成人及大于 12 岁的儿童:口服,1 次 10 mg,一天 1 次。

（2）2～12 岁儿童:口服,体重＞30 kg 者 1 次 10 mg,一天 1 次;体重≤30 kg 者 1 次 5 mg,一天 1 次。

6.不良反应

常见的不良反应有乏力、头痛、嗜睡、口干、胃肠道不适（包括恶心、胃炎）及皮疹等;偶尔见健忘及晨起面部、肢端水肿;罕见的不良反应有视物模糊、血压降低或升高、晕厥、癫痫发作、乳房肿大、脱发、变态反应、肝功能异常、心动过速、心悸、运动功能亢进、黄疸、肝炎、肝坏死和多形红斑等。

7.禁忌证

具有变态反应或特异体质的患者禁用。

8.药物相互作用

（1）大环内酯类抗生素、抗真菌药酮康唑等可减缓本品的代谢,增加本品的血药浓度,有可能导致不良反应增加。

（2）将本品与其他中枢抑制剂、三环类抗抑郁药合用或饮酒可引起严重嗜睡。

（3）单胺氧化酶抑制剂可增加本品的不良反应。

9.注意事项

（1）对肝功能不全者,消除半衰期有所延长,可按 1 次 10 mg,隔天 1 次服用。肾功能不全者慎用。

（2）本品对心脏功能无影响,但偶尔有心律失常报道,有心律失常病史者应慎用。

（3）抗组胺药能清除或减轻皮肤对所有变应原的阳性反应,因此在做皮试前约48 h应停止使用氯雷他定。

10.特殊人群用药

（1）孕妇、哺乳期妇女慎用。

（2）2岁以下儿童服用该药的安全性及疗效尚未确定。

（八）药物特征比较

1.药理作用比较

该类药物中大部分具有抗外周组胺 H_1 受体、镇静、抗乙酰胆碱、局部麻醉和奎尼丁样作用,但因结构、剂型不同,药理作用也不尽相同,详见表6-2。

表 6-2　常用的 H_1 受体拮抗药的作用特点比较

药物	抗组胺	镇静催眠	抗晕动止吐	抗胆碱	作用持续时间
苯海拉明	++	+++	++	+++	4～6 h
异丙嗪	++	+++	++	+++	6～12 h
氯苯那敏	+++	−	−	++	4～6 h
西替利嗪	+++	−	−	−	7～10 h
左卡巴斯汀	+++	−	−	−	12 h
阿司咪唑	+++	−	−	−	10 d
特非那定	+++	−	−	−	12～24 h
依巴斯汀	+++	−	−	−	24 h

注:"+++"表示强,"++"表示中,"+"表示弱,"−"表示无。

2.主要不良反应比较

（1）苯海拉明:常见中枢神经抑制作用、共济失调;少见气急、胸闷,偶尔可引起皮疹、粒细胞减少、贫血,常见恶心、呕吐、食欲缺乏。

（2）氯苯那敏:嗜睡、困倦、有虚弱感,心悸,有出血倾向,口渴、多尿。

（3）阿司咪唑:嗜睡、眩晕;超量服用本品可能发生 Q-T 间期延长或室性心律失常;口干,偶见体重增加。

（4）咪唑斯汀:偶尔见困意和乏力;将其与某些抗组胺药物合用时,曾观察到 Q-T 间期延长的现象;偶尔见食欲增加并伴有体重增加。

（5）依巴斯汀:有时困倦,偶尔见头痛、头晕;罕见心动过速;嗜酸性粒细胞增多;口干、胃部不适、ALT 及 ALP 水平升高。

（6）氯雷他定:常见乏力、头痛、嗜睡;罕见心动过速及心悸;常见口干、恶心、胃炎,罕见肝功能异常;常见皮疹,罕见脱发、变态反应。

（7）非索非那定:常见头痛、嗜睡、头昏、疲倦、恶心。

（8）左西替利嗪:头痛、嗜睡、口干、疲倦、衰弱、腹痛。

四、中成药

按照中医理论,感冒分为风寒型感冒、风热型感冒、暑湿感冒、少阳感冒及体虚感冒。

(一)应用原则与注意事项

1.应用原则

应辨证用药。

2.注意事项

服用抗感冒中成药时应忌烟、酒及辛辣、生冷和油腻食物,也不宜同时服用滋补性中成药。糖尿病患者及有高血压、心脏病、肝病和肾病等严重慢性病者及孕妇或正在接受其他治疗的患者均应在医师的指导下服用。

(二)药物各论

1.风寒型感冒

风寒型感冒的症状为鼻塞、喷嚏、咳嗽、头痛、畏寒、低热、无汗、肌肉疼痛、流清涕、吐稀薄白色痰和咽喉红肿疼痛。辨证的最关键点是患者怕冷较明显,而发热不甚明显,或是低热。治疗可选用风寒感冒颗粒、荆防颗粒、感冒软胶囊、感冒清热颗粒和正柴胡饮颗粒等。

(1)感冒清热颗粒:白芷、薄荷、柴胡、防风、葛根、荆芥穗、桔梗、苦杏丁、芦根和紫苏叶。该药疏风散寒,解表清热,用于风寒感冒,头痛发热,恶寒身痛,鼻流清涕,咳嗽咽干。每袋装 12 g。无糖颗粒剂每袋装 6 g。开水冲服,1 次 1 袋,一天 2 次。

(2)正柴胡饮颗粒:柴胡、陈皮、防风、甘草、赤芍和生姜。该药解表散寒,用于外感风寒轻症,微恶风寒,发热,无汗,头痛身痛,舌苔薄白,脉浮。每袋装 10 g。无糖颗粒剂每袋装 3 g。开水冲服,1 次1 袋,一天 3 次。

(3)风寒感冒颗粒:白芷、陈皮、防风、甘草、葛根、桂枝、桔梗、苦杏仁、麻黄和紫苏叶。该药解表发汗,疏风散寒,用于风寒感冒,发热,头痛,恶寒,无汗,鼻塞,流清涕。每袋装 8 g。口服,1 次 1 袋,一天 3 次。

(4)荆防颗粒:荆芥、防风、羌活、独活、柴胡、前胡、川芎、枳壳、茯苓、桔梗和甘草。该药发汗解表,散寒除湿,用于风寒感冒,头痛身痛,恶寒,无汗,鼻塞,流清涕,咳嗽,咳白痰。每袋装 15 g。开水冲服,1 次 1 袋,一天 3 次。

2.风热型感冒

风热型感冒的症状为鼻塞、流涕、咳嗽、头痛、发热重、痰液黏稠呈黄色、喉咙痛和便秘。辨证的关键点是发热,体温较高,怕冷的感觉不是太明显,咽喉、扁桃体红肿而疼痛,口渴。治疗可以选用的药物有银翘解毒颗粒、板蓝根颗粒和双黄连口服液。发热较重的可以选用清热解毒颗粒、蓝芩口服液。

(1)银翘解毒颗粒:薄荷、淡豆豉、淡竹叶、甘草、金银花、荆芥、桔梗、连翘和牛蒡子。该药疏风解表,清热解毒,用于风热感冒,症见发热头痛,咳嗽口干,咽喉疼痛。每袋装 15 g。开水冲服,1 次1 袋,一天 3 次,重症者加服 1 次。

(2)板蓝根颗粒:板蓝根。该药清热解毒,凉血消肿,利咽,用于感受风热毒邪引起的发热、咽喉痛和头痛。每袋 10 g。无糖颗粒每袋 5 g。1 次 1 袋,一天 2 次。

(3)双黄连口服液:金银花、黄芩、连翘。该药辛凉解表,清热解毒,用于外感风热引起的发热、咳嗽、咽痛。每支 10 mL。口服,1 次 20 mL,一天 3 次;小儿酌减或遵医嘱。

(4)清热解毒颗粒:黄连、水牛角、玄参、金银花、地黄、大青叶、连翘、知母和石膏。该药清热解毒,养阴生津,泻火,用于治疗流感、上呼吸道感染。每袋装 15 g。口服,一天 3 次,1 次 1~2 袋。

（5）蓝芩口服液：板蓝根、黄芩、栀子、黄柏和胖大海。该药清热解毒，利咽消肿，用于急性咽炎、肺胃实热证所致的咽痛、咽干和咽部灼热。每支 10 mL。口服，1 次 20 mL，一天 3 次。

3.暑湿感冒

暑湿感冒症见恶寒发热，头痛头胀，胸膈痞满，腹痛肠鸣，呕吐腹泻，身乏无力，口淡无味，食欲缺乏等。辨证的要点一是发病季节在夏季，二是表现为头昏脑重、胸闷泛恶。治疗常用的药物为藿香正气水（液、软胶囊）

（1）药物组成：苍术、陈皮、厚朴（姜制）、白芷、茯苓、大腹皮、生半夏、甘草浸膏、广藿香油、紫苏叶油。

（2）功能主治：解表化湿，理气和中。用于外感风寒、内伤湿滞或夏伤暑湿所致的感冒、胃肠型感冒。水、液：5～10 mL；软胶囊：每粒 0.45 g。

（3）用法用量：口服，水、液一次 5～10 mL，软胶囊 2～4 粒，均每天 2 次。

4.少阳感冒

少阳感冒临床可见寒热往来，口苦咽干，胸胁苦满，心烦喜呕，舌边尖红，苔薄白，脉弦等。辨证的要点是一会儿怕冷，一会儿发热，往来发作，还有肝经淤滞的特点，如口苦、不欲饮食。治疗的代表药是小柴胡片。

5.体虚感冒

体虚感冒是以反复感冒为特征，一般以气虚感冒多见。症见恶寒较重，发热，鼻塞流涕，头痛无汗，肢体倦怠乏力，咳嗽咳痰，无力，舌质淡，苔薄白，脉浮。辨证的要点为平常体质虚弱，反复感冒是最重要的特点。治疗的代表中成药是玉屏风颗粒。

五、缓解感冒症状的复方药

由于感冒发病急促，症状复杂多样，至今尚未有一种药物能单独解决所有这些问题，因此目前市场上的抗感冒药物通常多为复方制剂，其成分主要有解热镇痛药，如对乙酰氨基酚、双氯芬酸钠；减轻鼻黏膜充血药，如盐酸伪麻黄碱；抗组胺药，如氯苯那敏、苯海拉明；镇咳药，如右美沙芬、咖啡因；抗病毒药，如金刚烷胺；中药成分，如大青叶、人工牛黄。

（一）应用原则与注意事项

1.对症用药

根据不同感冒患者的不同特点，仔细且严格地来掌握抗感冒药物的剂量，严格地把握治疗疗程和用药时间。

2.尽量避免多药合用

抗感冒药中很多药含有相同成分，应尽量避免合用，以免造成成分超量，增加不良反应。

3.避免饮酒

用药期间不得饮酒或饮用含有酒精的饮料。

（二）复方盐酸伪麻黄碱缓释胶囊

1.别称

别称新康泰克。

2.成分

本品为复方制剂，每粒含盐酸伪麻黄碱 90 mg、马来酸氯苯那敏（扑尔敏）4 mg。

3.药理作用

盐酸伪麻黄碱有收缩上呼吸道毛细血管、消除鼻咽部黏膜充血、减轻鼻塞症状的作用。马来酸氯苯那敏能进一步减轻感冒引起的鼻塞、流涕、打喷嚏等症状。

4.药动学

本品的内容物中既含有速释小丸,也含有能在一定时间内发挥作用的缓释小丸,其有效浓度可维持 12 h。

5.适应证

本品可减轻由于普通感冒、流行性感冒引起的上呼吸道症状和鼻窦炎、花粉症所致的各种症状,特别适用于缓解上述疾病的早期临床症状,如打喷嚏、流鼻涕、鼻塞。

6.用法用量

口服,成人每 12 h 服 1 粒,24 h 内不应超过 2 粒。

7.不良反应

可见头晕、困倦、口干、胃部不适、乏力和大便干燥等。

8.禁忌证

严重的冠状动脉疾病、有精神病病史者及严重的高血压患者禁用。

9.药物相互作用

本品不宜与氯霉素、巴比妥类、解痉药、酚妥拉明和洋地黄苷类药物并用。

10.注意事项

(1)肝、肾功能不全者,运动员慎用。

(2)用药期间不得驾驶及高空作业、操作机械及精密仪器。

11.特殊人群用药

孕妇及哺乳期妇女慎用。

(三)氨酚伪麻美芬片Ⅱ-氨麻苯美片

1.别称

别称白加黑。

2.成分

本品为复方制剂,日用片每片含对乙酰氨基酚 325 mg、盐酸伪麻黄碱 30 mg 和氢溴酸右美沙芬 15 mg,夜用片每片在日用片的基础上加用盐酸苯海拉明 25 mg。

3.药理作用

对乙酰氨基酚可抑制前列腺素合成而具有解热镇痛作用;盐酸伪麻黄碱具有收缩上呼吸道毛细血管,消除鼻咽黏膜充血,减轻鼻塞、流涕的作用;氢溴酸右美沙芬能抑制咳嗽中枢,具有止咳作用;盐酸苯海拉明为抗组胺药,能进一步减轻鼻塞、流涕和打喷嚏等症状,并有镇静安眠的作用。

4.适应证

治疗和减轻感冒引起的发热、头痛、周身四肢酸痛、喷嚏、流涕、鼻塞和咳嗽等症状。

5.用法用量

口服,成人和 12 岁以上的儿童日用片 1 次 1～2 片,一天 2 次或白天每 6 h 服 1 次;夜用片睡前服 1～2 片。

6.不良反应

有时有轻度头晕、乏力、恶心、上腹不适、口干、食欲缺乏和皮疹等,可自行恢复。

7.禁忌证

严重的肝、肾功能不全者禁用。

8.药物相互作用

(1)如与其他解热镇痛药同用,可增加肾毒性的危险。

(2)不宜与氯霉素、巴比妥类、解痉药、酚妥拉明、洋地黄苷类同用。

9.注意事项

(1)每天服用白片与黑片的总量不宜超过8片,每次服用间隔不宜小于6 h。不可超过推荐剂量,若超过剂量,可能出现头晕、嗜睡或精神症状。

(2)下列情况者应慎用:咳嗽或其他症状在服药后一周内未改善、加重或复发;伴随发热、皮疹、红肿或持续头痛,尤其是发热超过三天;伴有原发性高血压、心脏病、糖尿病、甲亢、青光眼、前列腺肥大引起的排尿困难、肺气肿;由吸烟、肺气肿、哮喘引起慢性咳嗽及痰多黏稠。

(3)夜用片用药期间可能引起头晕、嗜睡,故服药期间不宜驾车或高空作业、操纵机器。

(4)饮酒、服镇痛剂、镇静剂会加重嗜睡。

(5)肝、肾功能不全者慎用。

10.特殊人群用药

(1)妊娠期或哺乳期妇女需慎用。

(2)儿童饮用含酒精的饮料易引起过敏。12岁以下儿童患者请遵医嘱。

(3)60岁以上老年患者请遵医嘱。

(四)维C银翘片

1.成分

成分有金银花、连翘、荆芥、淡豆豉、牛蒡子、桔梗、薄荷油、芦根、淡竹叶、甘草薄荷油,每片含维生素C 49.5 mg、对乙酰氨基酚105 mg、马来酸氯苯那敏1.05 mg。

2.药理作用

辛凉解表,清热解毒。

3.适应证

用于外感风热所致的流行性感冒,症见发热、头痛、咳嗽、口干、咽喉疼痛。

4.用法用量

口服,一次2片,一天3次。

5.不良反应

可见困倦、嗜睡、口渴、虚弱感;偶尔见皮疹、荨麻疹、药物热及粒细胞减少、过敏性休克、重症多形红斑型药疹、大疱性表皮松解症;长期大量用药会导致肝、肾功能异常。

6.禁忌证

严重的肝、肾功能不全者禁用。

7.药物相互作用

与其他解热镇痛药并用有增加肾毒性的危险。

8.注意事项

(1)肝肾功能不全者、膀胱颈梗阻、甲状腺功能亢进、青光眼、高血压和前列腺肥大者慎用。

（2）服药期间不得驾驶机、车、船，从事高空作业、机械作业及操作精密仪器。

9.特殊人群用药

孕妇及哺乳期妇女慎用。

（晋利华）

第二节 平 喘 药

平喘药是指能通过不同的作用机制缓解支气管平滑肌痉挛，使其松弛和扩张，进而缓解气急、呼吸困难等症状的药物。临床常用的平喘药按作用方式可分为支气管扩张药、抗炎平喘药和抗过敏平喘药，其中支气管扩张药包括茶碱类、β_2受体激动剂和吸入性抗胆碱药。

一、茶碱类药物

茶碱类药物为甲基黄嘌呤类的衍生物，是临床常用的平喘药，具有强心、利尿、扩张冠状动脉、松弛支气管平滑肌和兴奋中枢神经系统等作用，主要用于治疗支气管哮喘、慢性阻塞性肺疾病、肺气肿和心脏性呼吸困难等疾病。茶碱类药物因其有不良反应曾一度受到冷落，但近来研究表明小剂量的茶碱仍能起到平喘作用，并且兼有一定程度的抗炎作用，所以临床应用又趋于广泛。

迄今已知的茶碱类药物及其衍生物有 300 多种，基本上是对茶碱进行成盐或结构修饰，以提高茶碱的水溶性、生物利用度与降低不良反应。临床上较为常用的品种有茶碱、氨茶碱、二羟丙茶碱和多索茶碱等。

（一）应用原则与注意事项

1.应用原则

（1）用药剂量个体化：茶碱类药物于肝内代谢，影响因素较多，血药浓度的个体差异大，因此应根据患者情况制订个体化给药方案，必要时监测血药浓度，根据血药浓度调整给药剂量。老年患者，以及酒精中毒、充血性心力衰竭和肝肾功能不全等患者的茶碱清除率低，给药剂量应减少。吸烟者对该类药物的代谢加快，应较常规用量大。

（2）血浆药物浓度监测：茶碱类药物的治疗窗较窄，中毒剂量与治疗剂量较为接近，为避免药物不良反应，接受茶碱类药物治疗的患者有条件时均应测定血药浓度（therapeutic drug monitoring，TDM），以保证给药的安全性和有效性。

2.注意事项

（1）控制静脉给药速度：对此类药品应避免静脉注射过快，因为当茶碱的血药浓度高于 20 μg/mL 时可出现毒性反应，表现为心律失常、心率增快、肌肉颤动或癫痫。

（2）关注不适宜人群：茶碱类药物禁忌用于对该类药物及其衍生物过敏者，活动性消化性溃疡、未经控制的惊厥性疾病患者，急性心肌梗死伴血压下降者，未治愈的潜在癫痫患者。哺乳期妇女禁用多索茶碱，孕妇慎用多索茶碱。

（3）注意药物相互作用：90% 的茶碱类药物在肝内被细胞色素 P450 酶系统代谢。茶碱类药物为 CYP1A2 代谢酶的底物，将茶碱类药物与该酶的抑制剂或诱导剂同时使用时影响药物疗效，增加药物不良反应。

(二)氨茶碱

1.别称

别称阿咪康、安释定、茶碱乙烯双胺和茶碱乙二胺盐。

2.药理作用

氨茶碱为茶碱与乙二胺的复盐,药理作用主要来自茶碱。

(1)氨茶碱松弛支气管平滑肌,也能松弛肠道、胆道等多种平滑肌,对支气管黏膜的充血、水肿也有缓解作用。

(2)氨茶碱增加心排血量,扩张入球小动脉和出球小动脉,增加肾小球滤过率和肾血流量,抑制肾小管重吸收钠和氯离子。

(3)氨茶碱增加骨骼肌的收缩力。其加重缺氧时的通气功能不全被认为是过度增加膈肌的收缩而致膈肌疲劳的结果。

3.药动学

口服吸收完全,其生物利用度为96%,用药后1~3 h血药浓度达峰值,有效血药浓度为10~20 μg/mL。血浆蛋白结合率约为60%,V_d 为 0.5±0.16 L/kg。80%~90%的药物在体内被肝脏的混合功能氧化酶代谢,本品的大部分代谢物及约10%的原形药均经肾脏排出,正常人体内的半衰期(半衰期)为9.0±2.1 h。

4.适应证

氨茶碱用于支气管哮喘、喘息性支气管炎、慢性阻塞性肺疾病,也可以用于急性心功能不全和心源性哮喘。

5.用法用量

(1)口服:①成人一次 0.1~0.2 g,一天 3 次;极量为一次 0.5 g,一天 1 g。②儿童按一天 3~5 mg/kg,分 2~3 次服。

(2)静脉注射:①成人一次 0.125~0.25 g,用 20~40 mL 50%的葡萄糖注射液稀释后缓慢静脉注射,注射时间不得短于 10 min;极量为一次 0.5 g,一天 1 g。②儿童按一次 2~4 mg/kg。

(3)静脉滴注:一次 0.25~0.5 g,用 250 mL 葡萄糖注射液稀释后缓慢滴注。

6.不良反应

不良反应有恶心、呕吐、易激动、失眠,心动过速、心律失常,发热、嗜睡、惊厥甚至呼吸、心搏骤停致死。

7.禁忌证

对本品过敏的患者、活动性消化道溃疡和未经控制的惊厥性疾病患者禁用。

8.药物相互作用

(1)地尔硫䓬、维拉帕米可干扰氨茶碱在肝内的代谢,将其与本品合用增加本品的血药浓度和毒性。

(2)西咪替丁可降低本品的肝清除率,合用时可增加氨茶碱的血清浓度和/或毒性。

(3)将氨茶碱与克林霉素、林可霉素及某些大环内酯类、氟喹诺酮类抗菌药物合用时可降低氨茶碱的清除率,升高其血药浓度。当氨茶碱与上述药物配伍使用时,应适当减量或监测氨茶碱的血药浓度。

(4)苯巴比妥、苯妥英、利福平可诱导肝药酶,加快氨茶碱的肝清除率,使氨茶碱的血清浓度降低。氨茶碱干扰苯妥英的吸收,两者的血药浓度均下降,合用时应调整剂量,并监测血药浓度。

(5)将氨茶碱与锂盐合用可使锂的肾排泄增加,影响锂盐的作用。

（6）将氨茶碱与美西律合用可降低氨茶碱的清除率,增加血浆中的氨茶碱浓度,需调整剂量。

（7）将氨茶碱与咖啡因或其他黄嘌呤类药并用可增加其作用和毒性。

9.注意事项

（1）肾功能或肝功能不全的患者、高血压患者、有非活动性消化道溃疡病史的患者、孕妇及哺乳期妇女、新生儿和老年人慎用氨茶碱。

（2）茶碱制剂可致心律失常和/或使原有的心律失常恶化,对患者心率和/或节律的任何改变均应进行监测和研究。

（3）应定期监测血清茶碱浓度,以保证最大疗效而不发生血药浓度过高的危险。

10.特殊人群用药

(1)孕妇、哺乳期妇女尽量避免使用。

(2)老年患者的血浆清除率降低,潜在毒性增加,应慎用,并进行血药浓度监测。

(3)小儿的药物清除率较高,个体差异大,应进行血药浓度监测。

（三）二羟丙茶碱

1.别称

别称喘定、奥苏芬、甘油茶碱、双羟丙茶碱和新赛林。

2.药理作用

该药的药理作用与氨茶碱相似,其扩张支气管的作用约为氨茶碱的 1/10,心脏兴奋作用仅为氨茶碱的 1/20～1/10,对心脏和神经系统的影响较小。

3.药动学

口服容易吸收,生物利用度为72%,在体内代谢为茶碱的衍生物。口服 19～28 mg/kg,1 h 后血浆中的浓度为 19.3～36.3 μg/mL。V_d 为 0.8 L/kg,半衰期为 2～2.5 h,以原形随尿排出。

4.适应证

该药用于支气管哮喘、具有喘息症状的支气管炎、慢性阻塞性肺疾病等,缓解喘息症状,也用于心源性肺水肿引起的喘息,尤其适用于不能耐受茶碱的哮喘病例。

5.用法用量

(1)口服:成人 1 次 0.1～0.2 g,一天 3 次。极量为 1 次 0.5 g。

(2)静脉滴注:1 次 0.25～0.75 g,以 250～500 mL 5%或 10%的葡萄糖注射液稀释后静脉滴注,滴注时间为 1～2 h。

(3)静脉注射:1 次 0.5～0.75 g,用 20～40 mL 25%的葡萄糖注射液稀释后缓慢注射,注射时间为 15～20 min。

6.不良反应

不良反应类似于氨茶碱的不良反应。剂量过大时可出现恶心、呕吐、易激动、失眠、心动过速和心律失常,可见发热、脱水和惊厥等症状,严重者甚至呼吸、心搏骤停。

7.禁忌证

禁忌证与氨茶碱的禁忌证相同。

8.药物相互作用

(1)将该药与拟交感胺类支气管扩张药合用会产生协同作用。

(2)将该药与苯妥英钠、卡马西平、西咪替丁、咖啡因或其他黄嘌呤类药合用可增加该药的作用和毒性。

(3)克林霉素、林可霉素及某些大环内酯类、喹诺酮类抗菌药物可降低该药在肝脏的清除率,使血药浓度升高,甚至出现毒性反应。

(4)将该药与普萘洛尔合用可降低该药的疗效。

(5)碳酸锂加速该药的清除,使该药的疗效降低。该药也可使锂的肾排泄增加,影响锂盐的作用。

9.注意事项

(1)大剂量可致中枢神经兴奋,预服镇静药可防止。

(2)哮喘急性严重发作的患者不首选本品。

(3)茶碱类药物可致心律失常和/或使原有的心律失常恶化,对患者心率和/或心律的任何改变均应密切注意。

10.特殊人群用药

(1)该药可通过胎盘屏障,使胎儿的血清茶碱浓度升高至危险程度,须加以监测,孕妇慎用。该药可随乳汁排出,哺乳期妇女不宜使用。

(2)55岁以上的患者慎用。

(3)新生儿用药后该药的血浆清除率可降低,血清浓度增加,应慎用。

(四)多索茶碱

1.别称

别称安赛玛、达复啉、凯宝川芎、枢维新、新茜平。

2.药理作用

该药对磷酸二酯酶有显著的抑制作用,其松弛支气管平滑肌痉挛的作用为氨茶碱的10~15倍,并具有镇咳作用,且作用时间长,无依赖性。该药为非腺苷受体拮抗剂,无类似于茶碱所致的中枢、胃肠道及心血管等肺外系统的不良反应,但大剂量给药仍可引起血压下降等。

3.药动学

口服吸收迅速,生物利用度为62.6%。该药吸收后广泛分布于各脏器及体液中,以肺组织中含量最高。总蛋白结合率为48%,在肝内代谢。口服和静脉给药的清除半衰期分别为7.27 h和1.83 h。

4.适应证

该药用于支气管哮喘、具有喘息症状的支气管炎及其他支气管痉挛引起的呼吸困难。

5.用法用量

(1)口服。①片剂:一次200~400 mg,一天2次,餐前或餐后3 h服用;②胶囊:一次300~400 mg,一天2次。

(2)静脉注射:一次200 mg,每12 h 1次,以50%的葡萄糖注射液稀释至40 mL缓慢静脉注射,时间应在20 min以上,5~10 d为1个疗程。

(3)静脉滴注:将300 mg该药加入100 mL 5%的葡萄糖注射液或生理盐水注射液中缓慢静脉滴注,滴注时间不少于30 min,一天1次,5~10 d为1个疗程。

6.不良反应

少见心悸、窦性心动过速、上腹不适、食欲缺乏、恶心、呕吐、兴奋、失眠。过量服用可出现严重心律失常、阵发性痉挛。

7.禁忌证

凡对本品或黄嘌呤衍生物类药物过敏者、急性心肌梗死患者及哺乳期妇女禁用。

8.药物相互作用

不得与其他黄嘌呤类药物同时使用。与麻黄碱或其他肾上腺素类药物同时使用需慎重。

9.注意事项

(1)肝、肾功能不全患者,严重的心、肺功能异常者,甲状腺功能亢进症患者,活动性胃、十二指肠溃疡患者慎用。

(2)要视个体的病情变化选择最佳剂量和用药方法,必要时监测血药浓度。

(3)服药期间不要饮用含咖啡因的饮料或食品。

10.特殊人群用药

(1)孕妇应慎用,哺乳期妇女禁用。

(2)老年患者对该药的清除率可能不同,用药时应监测血药浓度,应慎用。

(五)药物特征比较

1.药理作用比较

因茶碱类药物的结构和剂型的不同,其药理作用特征各异,具体药物的药理作用特点详见表6-3。

表 6-3 茶碱类药物的药理作用比较

药理作用	茶碱	氨茶碱	二羟丙茶碱	多索茶碱	甘氨茶碱钠
松弛支气管滑肌	++	+++	++(氨茶碱的1/10)	++++(氨茶碱的10~15倍)	+++
阻断腺苷	++	+	+		+
镇咳	—	—	—	+	—
改善呼吸功能	++	++	+	++	++
心脏兴奋、利尿	++	增加尿量、尿钠	心脏兴奋作用为氨茶碱的1/20~1/10,利尿作用强	尿量轻度增加	++

注:"+"代表作用强度,"—"代表没有相应的药理作用。

2.主要不良反应比较

茶碱类药物口服有一定的胃肠道刺激性;注射剂的碱性强,对血管有刺激性。该类药物的毒性反应常出现在血药浓度高于 20 μg/mL 时,早期多见恶心、呕吐、易激动和失眠等,甚至出现心动过速、心律失常。血药浓度高于 40 μg/mL 时可出现发热、失水和惊厥等症状,严重时甚至呼吸、心搏骤停致死。

(1)茶碱的主要不良反应:胃灼热、恶心、呕吐、食欲缺乏和腹胀,心悸、心律失常,头痛、失眠,尿酸值升高。

(2)氨茶碱的主要不良反应:恶心、呕吐和胃部不适,可见血性呕吐物或柏油样便,心律失常、心率加快,滴注过快可致一过性低血压,头痛、烦躁、易激动、失眠、肌肉颤动或癫痫。

(3)二羟丙茶碱的主要不良反应:口干、恶心、呕吐、上腹疼痛、呕血、腹泻和食欲减退,心悸、心动过速、期前收缩、低血压、面部潮红和室性心律失常,严重者可出现心力衰竭,头痛、烦躁、易激动、失眠和兴奋过度,甚至导致阵挛性、全身性的癫痫发作,高血糖,尿蛋白、肉眼或镜下血尿、多尿症状。

(4)多索茶碱的主要不良反应:食欲缺乏、恶心、呕吐、上腹部不适或疼痛,少数患者心悸、心动过速、期前收缩和呼吸急促,头痛、失眠和易怒,高血糖,尿蛋白。

(5)甘氨茶碱钠的主要不良反应:恶心、呕吐,心动过速、心律失常,易激动、失眠。

二、β₂受体激动剂

β₂受体激动剂是目前临床应用较广泛的支气管扩张剂,主要通过激动呼吸道的β₂受体,激活腺苷酸环化酶,使细胞内的环磷腺苷(cAMP)含量增加,游离Ca^{2+}减少,从而松弛支气管平滑肌,抑制炎性细胞释放变态反应介质,增强纤毛运动与黏液清除,降低血管通透性,而发挥平喘作用。其主要用于支气管哮喘、喘息性支气管炎、慢性阻塞性肺疾病所致的支气管痉挛等症。

根据平喘作用起效时间的快慢,β₂受体激动剂可分为速效类和慢效类;按作用维持时间长短,可分为短效类(SABA)和长效类(LABA)。2012年在我国上市的茚达特罗起效快,支气管舒张作用长达24 h。常用的β₂受体激动剂按平喘作用的分类见表6-4。

表6-4 常用的β₂受体激动剂按平喘作用的分类

按起效速度分类	按维持时间分类	
	短效	长效
速效	沙丁胺醇气雾剂	福莫特罗吸入机
	特布他林气雾剂	
	丙卡特罗气雾剂	
	菲诺特罗气雾剂	
慢效	沙丁胺醇片剂	沙美特罗吸入剂
	特布他林片剂	

(一)应用原则与注意事项

1.应用原则

(1)短效β₂受体激动剂用于迅速缓解症状,为按需使用的基该药物;长效β₂受体激动剂不宜单药使用,常与吸入性糖皮质激素联合应用治疗需要长期治疗的患者。

(2)口服制剂可用于不能采用吸入途径的患者,常用于儿童和老年人。

(3)该类药物注射给药会影响子宫肌层,也可能影响心脏,妊娠期患者如需大剂量使用β₂受体激动剂,应采用吸入给药。

(4)应指导患者正确的吸入方法和气雾吸入的注意事项。

2.注意事项

(1)甲状腺功能亢进、心血管疾病、心律失常、心电图Q-T间期延长及高血压患者慎用β₂受体激动剂。

(2)该类药物可引起严重的低钾血症。对于危重型哮喘,同时应用茶碱和其衍生物、糖皮质激素、利尿药,以及低氧均可使低钾血症更明显,因此应监测血钾浓度。

(3)糖尿病患者应用该类药物有酮症酸中毒的危险,需监测血糖。

(二)沙丁胺醇

1.别称

别称硫酸舒喘灵、阿布叔醇、爱纳乐、爱纳灵、喘宁碟。

2.药理作用

该药为选择性β₂受体激动剂,能选择性地激动支气管平滑肌的β₂受体,松弛平滑肌;有较强的支气管扩张作用,其支气管扩张作用约为异丙肾上腺素的10倍。

3.药动学

口服的生物利用度为 30％,服后 15～30 min 生效,2～4 h 作用达峰值,持续 6 h 以上,半衰期为 2.7～5 h。气雾吸入的生物利用度为 10％,吸入后 1～5 min 生效,1 h 作用达高峰,可持续 4～6 h,维持时间为同等剂量的异丙肾上腺素的 3 倍。V_d 为 1 L/kg,大部分在肠壁和肝脏代谢,主要经肾排泄。

4.适应证

沙丁胺醇用于缓解支气管哮喘或喘息型支气管炎伴有支气管痉挛的病症。

5.用法用量

(1)气雾剂吸入:①成人缓解症状或运动及接触变应原之前 1 次 100～200 μg;长期治疗的最大剂量为 1 次 200 μg,一天 4 次。②儿童缓解症状或运动及接触变应原之前 10～15 min 给药,1 次 100～200 μg;长期治疗的最大剂量为一天 4 次,1 次 200 μg。

(2)溶液:①成人 1 次 2.5 mg,用氯化钠注射液稀释到 2～2.5 mL,由驱动式喷雾器吸入。②12 岁以下儿童的最小起始剂量为 1 次 2.5 mg,用 1.5～2 mL 氯化钠注射液稀释后由驱动式喷雾器吸入。主要用来缓解急性发作症状。

(3)口服:成人 1 次 2～4 mg,一天 3 次。

(4)静脉滴注:1 次 0.4 mg,用 100 mL 氯化钠注射液稀释后静脉滴注,每分钟 3～20 μg。

6.不良反应

常见肌肉震颤,亦可见恶心、心率加快或心律失常,偶尔见头晕、头昏、头痛、目眩、口舌发干、烦躁、高血压、失眠、呕吐、面部潮红和低钾血症等。

7.禁忌证

对本品及其他肾上腺素受体激动剂过敏者禁用。

8.药物相互作用

(1)将沙丁胺醇与其他肾上腺素受体激动剂或茶碱类药物合用时其支气管扩张作用增强,但不良反应也可能加重。

(2)β受体阻滞剂(如普萘洛尔)能拮抗本品的支气管扩张作用,故不宜合用。

(3)单胺氧化酶抑制剂、三环类抗抑郁药、抗组胺药和左甲状腺素等可增加本品的不良反应。

(4)将沙丁胺醇与甲基多巴合用时可致严重的急性低血压反应。

(5)将沙丁胺醇与洋地黄类药物合用可增加洋地黄诱发心动过速的危险性。

(6)在产科手术中将沙丁胺醇与氟烷合用可加重宫缩无力,引起大出血。

9.注意事项

(1)下列情况慎用:有高血压、冠状动脉供血不足、心血管功能不全、糖尿病、甲状腺功能亢进症和运动员等。

(2)不能过量使用。

(3)本品可能引起严重的低钾血症,进而可能使洋地黄化者心律失常。

(4)久用本品易产生耐受性,此时患者对肾上腺素等具有扩张支气管作用的药物也同样产生耐受性,使支气管痉挛不易缓解,哮喘加重。

(5)少数患者同时接受雾化沙丁胺醇及异丙托溴铵治疗时可能发生闭角型青光眼,故合用时不要让药液或雾化液进入眼中。

(6)肝、肾功能不全的患者需减量。

10.特殊人群用药

(1)孕妇、哺乳期妇女慎用。

(2)老年人应慎用,使用时从小剂量开始逐渐加大剂量。

(三)特布他林

1.别称

别称博利康尼、布瑞平、喘康速、间羟叔丁肾上腺素、间羟嗽必妥。

2.药理作用

该药为选择性 β_2 受体激动剂,其支气管扩张作用与沙丁胺醇相近。对于哮喘患者,2.5 mg 本品的平喘作用与 25 mg 麻黄碱相当。

3.药动学

口服的生物利用度为 $15\% \pm 6\%$,约 30 min 出现平喘作用,有效血药浓度为 $3~\mu g/mL$,血浆蛋白结合率为 25%,2~4 h 作用达高峰,持续 4~7 h,V_d 为 1.4 ± 0.4 L/kg。气雾吸入5~30 min 生效,1~2 h 出现最大作用,持续 3~6 h。皮下注射或气雾吸入后 5~15 min起效,0.5~1 h 作用达高峰,作用维持 1.5~4 h。

4.适应证

(1)特布他林用于支气管哮喘、慢性支气管炎、肺气肿和其他伴有支气管痉挛的肺部疾病。

(2)连续静脉滴注本品可激动子宫平滑肌的 β_2 受体,抑制自发性子宫收缩和缩宫素引起的子宫收缩,预防早产,同理亦可用于胎儿窒息。

5.用法用量

(1)口服:成人每次 2.5~5 mg,一天 3 次,一天总量不超过 15 mg。

(2)静脉注射:一次 0.25 mg,如果 15~30 min 无明显的临床改善,可重复注射一次,但 4 h 内的总量不能超过 0.5 mg。

(3)气雾吸入:成人每次 0.25~0.5 mg,一天 3~4 次。

6.不良反应

主要不良反应为震颤、强直性痉挛、心悸等拟交感胺增多的表现。口服 5 mg 时,手指震颤的发生率可达 $20\% \sim 33\%$,故应以吸入给药为主,只在重症哮喘发作时才考虑静脉应用。

7.禁忌证

禁忌证与沙丁胺醇的禁忌证相同。

8.药物相互作用

(1)将特布他林与其他肾上腺素受体激动剂合用可使疗效增加,但不良反应也增多。

(2)β 受体阻滞剂(如普萘洛尔、醋丁洛尔、阿替洛尔、美托洛尔)可拮抗本品的作用,使疗效降低,并可致严重的支气管痉挛。

(3)将特布他林与茶碱类药物合用可增加松弛支气管平滑肌的作用,但心悸等不良反应也增加。

(4)单胺氧化酶抑制剂、三环类抗抑郁药、抗组胺药、左甲状腺素等可增加本品的不良反应。

9.注意事项

(1)对其他肾上腺素受体激动剂过敏者对本品也可能过敏。

(2)大剂量应用可使有癫痫病史的患者发生酮症酸中毒。

(3)长期应用可产生耐受性,使疗效降低。

(4)从小剂量逐渐加至治疗量常能减少不良反应。

(5)运动员慎用。

10.特殊人群用药

(1)该药可舒张子宫平滑肌,抑制孕妇的子宫收缩并影响分娩,对人或动物未见致畸作用,孕妇(尤其是妊娠早期的妇女)应慎用。若在分娩时应用静脉制剂,可能引起母体一过性低血钾、低血糖、肺水肿及胎儿低血糖。哺乳期妇女慎用。

(2)儿童用药的安全性和有效性尚不明确。对 12 岁以下的儿童不推荐使用该药的片剂和注射剂,对 5 岁以下的儿童不宜使用该药的吸入气雾剂。

(四)福莫特罗

1.别称

别称安咳通、安通克、奥克斯都保、福莫待若和盼得馨。

2.药理作用

福莫特罗为长效 β_2 受体激动剂,对支气管的松弛作用较沙丁胺醇强且持久。福莫特罗尚具有明显的抗炎作用,可明显抑制抗原诱发的嗜酸性粒细胞聚集与浸润、血管通透性增大及速发型与迟发型哮喘反应,对血小板激活因子(PAF)诱发的嗜酸性粒细胞聚集亦能抑制,这是其他选择性 β_2 受体激动剂所没有的。福莫特罗还能抑制人嗜碱性粒细胞与肺肥大细胞由过敏和非过敏因子介导的组胺释放,对吸入组胺引起的微血管渗漏与肺水肿也有明显的保护作用。

3.药动学

口服吸收迅速,0.5～1 h 血药浓度达峰值。口服 80 μg,4 h 后支气管扩张作用最强。吸入后约 2 min 起效,2 h 达高峰,单剂量吸入后作用持续 12 h 左右。血浆蛋白结合率为 50%。通过葡萄糖醛酸化和氧位去甲基代谢后部分经尿排泄,部分经胆汁排泄,提示有肝肠循环。

4.适应证

福莫特罗用于慢性哮喘与慢性阻塞性肺疾病的维持治疗和预防发作。因其为长效制剂,特别适合哮喘夜间发作的患者和需要长期服用 β_2 受体激动剂的患者。

5.用法用量

吸入,成人的常用量为 1 次 4.5～9 μg,一天 1～2 次,早晨和晚间用药;或 1 次 9～18 μg,一天 1～2 次,1 d 的最高剂量为 36 μg。哮喘夜间发作可于晚间给药 1 次。

6.不良反应

常见头痛、心悸和震颤,偶尔见烦躁不安、失眠、肌肉痉挛和心动过速,罕见皮疹、荨麻疹、房颤、室上性心动过速、期前收缩、支气管痉挛、低钾血症或高钾血症。个别病例有恶心、味觉异常、眩晕、心绞痛、心电图Q-Tc间期延长、变态反应、血压波动,血中的胰岛素、游离脂肪酸、血糖及尿酮体水平升高。

7.禁忌证

对本品过敏者禁用。

8.药物相互作用

(1)将福莫特罗与肾上腺素、异丙肾上腺素合用易致心律不齐,甚至引起心搏骤停。

(2)将福莫特罗与茶碱、氨茶碱、肾上腺皮质激素、利尿药(呋塞米、螺内酯等)合用,可能因低血钾而引起心律不齐。

(3)将福莫特罗与洋地黄类药物合用可增加洋地黄诱发心律失常的危险性。

（4）将福莫特罗与单胺氧化酶抑制剂合用可增加室性心律失常的发生率,并可加重高血压。

（5）本品可增强泮库溴铵、维库溴铵的神经肌肉阻滞作用。

9.注意事项

（1）下列情况慎用:有甲状腺功能亢进症、嗜铬细胞瘤、梗阻性肥厚型心肌病、严重的高血压、颈内动脉-后交通动脉瘤或其他严重的心血管病（如心肌缺血、心动过速或严重的心力衰竭）、肝肾功能不全、严重的肝硬化或患者为运动员。

（2）本品可能造成低钾血症。哮喘急性发作时及联合用药都可能增加血钾降低的作用,在上述情况下建议监测血钾浓度。

（3）本品能引起 Q-Tc 间期延长,因此伴有 Q-Tc 间期延长的患者及使用影响 Q-Tc 间期的药物治疗的患者应慎用。

（4）可影响血糖代谢,糖尿病患者用药初期应注意血糖的控制。

（5）本品可能引起气道痉挛,哮喘急性发作时的缺氧会增加此危险性。

10.特殊人群用药

（1）孕妇、哺乳期妇女慎用。

（2）新生儿和早产儿用药的安全性尚未确定,应谨慎使用。

（五）沙美特罗

1.别称

别称喘必灵、祺泰、强力安喘通、施立碟、施立稳。

2.药理作用

该药为新型的选择性长效 β_2 受体激动剂。吸入 25 μg 本品,其支气管扩张作用与吸入 200 μg 沙丁胺醇相当。尚有强大的抑制肺肥大细胞释放组胺、白三烯、前列腺素等变态反应介质的作用,可抑制吸入抗原诱发的早期和迟发相反应,降低气道高反应性。

3.药动学

单次吸入本品 50 μg 或 400 μg 后,5～15 min 达血药峰浓度。用药后 10～20 min 出现支气管扩张作用,持续 12 h。本品与人体血浆的体外蛋白结合率为 96%。在体内经羟化作用而广泛代谢,并以代谢产物的形式随粪便和尿液排到体外。

4.适应证

沙美特罗用于支气管哮喘,包括夜间哮喘和运动引起的支气管痉挛的防治;与吸入性糖皮质激素合用,用于可逆性阻塞性气道疾病,包括哮喘、慢性阻塞性肺疾病。

5.用法用量

（1）粉雾剂胶囊:粉雾吸入,成人一次 50 μg,一天 2 次;儿童一次 25 μg,一天 2 次。

（2）气雾剂:气雾吸入,剂量和用法与粉雾吸入相同。

6.不良反应

可见震颤、心悸及头痛等,偶尔见心律失常、肌痛、肌肉痉挛、水肿、血管神经性水肿,罕见口咽部刺激。

7.禁忌证

对本品过敏者、对牛奶过敏的患者禁用。

8.药物相互作用

（1）将沙美特罗与茶碱类等支气管扩张药合用可产生协同作用,合用时应注意调整剂量。

（2）将沙美特罗与短效β肾上腺素受体激动剂（如沙丁胺醇）合用时可使第 1 秒用力呼气容积（FEV₁）得到改善，且不增加心血管不良反应的发生率。

（3）将沙美特罗与黄嘌呤衍生物、激素和利尿药合用可加重血钾水平降低。

（4）不宜将沙美特罗与单胺氧化酶抑制剂合用，因可增加心悸、激动或躁狂发生的危险性。

（5）不宜将沙美特罗与三环类抗抑郁药合用，因可能增强心血管的兴奋性。三环类抗抑郁药停药 2 周后方可使用该药。

（6）将沙美特罗与保钾利尿药合用，尤其是该药超剂量时，可使患者的心电图异常或低血钾加重，合用时须慎重。

9.注意事项

（1）下列情况慎用：有肺结核、甲状腺功能亢进症，对拟交感胺类有异常反应，有低钾血症倾向，已患有心血管疾病及有糖尿病病史。

（2）本品不适用于缓解急性哮喘发作。

（3）治疗可逆性阻塞性气道疾病应常规遵循阶梯方案，并应通过观察临床症状及测定肺功能来监测患者对治疗的反应。为避免哮喘急性加重的风险，不可突然中断使用本品治疗。

10.特殊人群用药

（1）孕妇、哺乳期妇女慎用。

（2）3 岁以下小儿服用的安全性尚未确立，应慎用。

（六）班布特罗

1.别称

别称邦尼、帮备、贝合健、汇杰和立可菲。

2.药理作用

该药为新型的选择性长效 β₂ 受体激动剂，为特布他林的前体药物，亲脂性强，与肺组织有很高的亲和力，产生扩张支气管、抑制内源性变态反应介质释放、减轻水肿及腺体分泌，从而降低气道高反应性、改善肺及支气管通气功能的作用。

3.药动学

口服后 20％的药物经胃肠道吸收，生物利用度约 10％，2～6 h 达血药浓度峰值，作用可持续 24 h，给药 4～5 d 达稳态血药浓度。该药的血浆半衰期约为 13 h，特布他林的血浆半衰期约为 17 h。原药及其代谢物（包括特布他林）主要经肾脏排出。

4.适应证

班布特罗用于支气管哮喘、慢性喘息性支气管炎、慢性阻塞性肺疾病和其他伴有支气管痉挛的肺部疾病。

5.用法用量

（1）口服：成人的起始剂量为 1 次 10 mg，一天 1 次，睡前服用。根据临床疗效，1～2 周剂量可调整为 1 次 20 mg，一天 1 次。肾功能不全患者（肾小球滤过率≤50 mL/min）的起始剂量为 1 次 5 mg，一天 1 次。

（2）儿童：2～5 岁 1 次 5 mg，一天 1 次；2～12 岁一天的最高剂量不超过 10 mg。

6.不良反应

不良反应有肌肉震颤、头痛、心悸和心动过速等。偶尔见强直性肌肉痉挛。

7.禁忌证

(1)对本品、特布他林及拟交感胺类药物过敏者禁用。

(2)肥厚型心肌病患者禁用。

8.药物相互作用

(1)该药可能延长琥珀胆碱对肌肉的松弛作用,并具有剂量依赖性,但可恢复。

(2)单胺氧化酶抑制剂、三环类抗抑郁药、抗组胺药、左甲状腺素等可能增加该药的不良反应。

(3)将其与皮质激素、利尿药合用可加重血钾降低的程度。

(4)将其与其他拟交感胺类药合用作用加强,毒性增加。

(5)将其与其他支气管扩张药合用时可增加不良反应。

(6)β肾上腺素受体拮抗药(醋丁洛尔、阿替洛尔、拉贝洛尔、美托洛尔、纳多洛尔、吲哚洛尔、普萘洛尔、噻吗洛尔)能拮抗该药的作用,使其疗效降低。

(7)β_2肾上腺素受体激动剂会增加血糖浓度,从而降低降血糖药物的作用,因此患有糖尿病者服用该药时应调整降血糖药物的剂量。

(8)该药能减弱胍乙啶的降血压作用。

9.注意事项

(1)严重的肾功能不全患者本品的起始剂量应减少。

(2)对肝硬化、严重的肝功能不全患者应个体化给予一天剂量。

(3)甲状腺功能亢进症、糖尿病及心脏病患者慎用。

10.特殊人群用药

(1)孕妇、哺乳期妇女慎用。

(2)2岁以下儿童的剂量尚未确定。

(3)有肝、肾及心功能不全的老年患者慎用。

(七)丙卡特罗

1.别称

别称川迪、曼普特、美喘清、美普清、普鲁卡地鲁。

2.药理作用

丙卡特罗为选择性β_2受体激动剂,对支气管的β_2受体有较高的选择性,其支气管扩张作用强而持久。丙卡特罗具有较强的抗过敏作用,不但可抑制速发型的气道阻力增加,而且可抑制迟发型的气道反应性增强。本品尚可促进呼吸道纤毛运动。

3.药动学

口服丙卡特罗可迅速由胃肠道吸收,呈二房室分布,5 min内开始起效,1~2 h在血浆、组织及主要器官中能达到最高浓度。α相半衰期为3.0 h,β半衰期为8.4 h,作用可持续6~8 h。其主要在肝脏及小肠中代谢为葡糖醛酸,由尿液及粪便排泄。

4.适应证

丙卡特罗适用于支气管哮喘、喘息性支气管炎、伴有支气管反应性增强的急性支气管炎、慢性阻塞性肺疾病。

5.用法用量

口服,成人于每晚睡前1次服50 μg,或每次25~50 μg,早、晚(睡前)各服1次。

6.不良反应

偶尔见口干、鼻塞、倦怠、恶心、胃部不适、肌颤、头痛、眩晕或耳鸣,亦见皮疹、心律失常、心悸、面部潮红等。

7.禁忌证

其禁忌证与沙丁胺醇的禁忌证相同。

8.药物相互作用

(1)将其与其他肾上腺素受体激动剂及茶碱类合用可引起心律失常,甚至心搏骤停。

(2)将其与茶碱类及抗胆碱能支气管扩张药合用时其支气管扩张作用增强,但可能产生降低血钾作用,并因此影响心率。

9.注意事项

(1)下列情况慎用,如有甲状腺功能亢进症、高血压、心脏病和糖尿病。

(2)本品有抗过敏作用,故评估其他药物的皮试反应时,应考虑本品对皮试的影响。

10.特殊人群用药

(1)孕妇及哺乳期妇女用药的安全性尚不明确,应慎用。

(2)儿童用药的安全性尚不明确,应慎用。

(八)药物特征比较

1.给药途径、作用时间比较

上述 β_2 受体激动剂因结构、剂型和给药方式不同,所以起效时间和维持时间也不相同。具体药物的给药途径和作用时间详见表 6-5。

表 6-5 常用的 β_2 受体激动剂比较

分类	药物名称	给药途径	作用时间		孕妇、哺乳期用药妊娠分级	注释
			起效	维持		
短效类	沙丁胺醇	吸入	5 min	4~6 h	孕妇、哺乳期慎用(C 级)	心脏兴奋作用是异丙肾上腺素的 1/10
		口服	30 min	6 h		
	特布他林	吸入	5~30 min	3~6 h	孕妇、哺乳期慎用(B 级)	心脏兴奋作用是异丙肾上腺素的 1/10
		口服	1~2 h	4~8 h		
	丙卡特罗	吸入	5 min	6~8 h	孕妇、哺乳期慎用(尚不明确)	对 β_2 受体有高度的选择性,严禁与儿茶酚胺合用
		口服	5 min	6~8 h		
长效类	福莫特罗	吸入	3~5 min	8~12 h	孕妇、哺乳期慎用(C 级)	浓度依赖型 起效快,可按需用于急性症状
		口服	30 min	12 h		
	沙美特罗 (慢效)	吸入	30 min	12 h	孕妇、哺乳期使用尚不明确(C 级)	非浓度依赖型 与 SABA 合用可改善 FEV_1,且不增加心血管不良事件的发生率
		口服	—	24 h		
	班布特罗				孕妇慎用(B 级)	为特布他林的前体

2.主要不良反应比较

β_2 受体激动剂的主要不良反应包括震颤(尤其是手震颤)、神经紧张、头痛、肌肉痉挛和心悸、心律失常、外周血管扩张及低血钾等。吸入剂型用药后可能出现支气管异常痉挛。

(1)沙丁胺醇的主要不良反应:心率加快、心律失常,肌肉震颤,头晕、头痛、失眠和面部潮红,低血钾,恶心、呕吐。

(2)特布他林的主要不良反应:心动过速、心悸,震颤,头痛、强直性痉挛、睡眠失调、行为失调,恶心、胃肠道障碍、皮疹、荨麻疹。

(3)福莫特罗:心悸、心动过速,震颤、肌肉痉挛,头痛、失眠、烦躁不安,低血钾或高血钾、血糖升高,恶心、味觉异常、皮疹、荨麻疹。

(4)丙卡特罗:心律失常、心悸,肌颤,倦怠、头痛、眩晕、耳鸣、面部潮红,恶心、胃部不适、口干、皮疹。

(5)沙美特罗:心悸,偶尔见心律失常,震颤、偶见肌肉痉挛、肌痛,头痛,罕见高血糖,皮疹。

(6)班布特罗:心悸、心动过速,肌肉震颤、肌肉痉挛,头痛。

三、抗胆碱药

用于平喘的抗胆碱药是指选择性阻断胆碱能 M 受体而缓解气道平滑肌痉挛的药物。该类药物主要拮抗气道平滑肌 M 受体,抑制细胞内 cGMP 的转化和提高 cAMP 的活性来降低细胞内的钙离子浓度,抑制肥大细胞的活性,从而松弛气道平滑肌引起的支气管扩张,同时通过抑制迷走神经兴奋,使气道黏液的分泌减少,主要用于支气管哮喘、慢性阻塞性肺疾病。

(一)应用原则与注意事项

1.应用原则

(1)抗胆碱药起效较慢且能引起支气管痉挛,故不推荐用于急性支气管痉挛的初始治疗和急救治疗。

(2)该类药物的平喘强度和起效速度均不如 β_2 受体激动剂,但作用较为持久,且不易产生耐药性,对有吸烟史的老年哮喘患者较为适宜。

2.注意事项

(1)既往对该类药物过敏者禁用。

(2)有闭角型青光眼倾向、前列腺增生、膀胱颈梗阻的患者及孕妇、哺乳期妇女慎用。

(3)吸入给药时需注意保护,防止雾化液或药物粉末接触患者的眼睛。

(4)将抗胆碱药与沙丁胺醇(或其他 β_2 受体激动剂)雾化溶液合用易发生急性闭角型青光眼。

(二)异丙托溴铵

1.别称

别称爱喘乐、爱全乐、溴化异丙阿托品、溴化异丙基阿托品、溴化异丙托品。

2.药理作用

异丙托溴铵是对支气管平滑肌 M 受体有较高选择性的强效抗胆碱药,松弛支气管平滑肌的作用较强,对呼吸道腺体和心血管系统的作用较弱,其扩张支气管的剂量仅及抑制腺体分泌和加快心率剂量的 $1/20 \sim 1/10$。

3.药动学

异丙托溴铵口服不易吸收。气雾吸入后作用于气道局部,因此支气管扩张的时间曲线与全身药动学并不完全一致。吸入后起效时间为 $5 \sim 15$ min,持续 $4 \sim 6$ h。在肝内代谢作用的持续时间为3~4 h,由粪便排泄。

4.适应证

异丙托溴铵用于慢性阻塞性肺疾病相关的支气管痉挛,包括慢性支气管炎、肺气肿哮喘等,可缓解喘息症状。

5.用法用量

(1)溶液:吸入,成人(包括老年人)和12岁以上的青少年一次1个单剂量小瓶(500 μg),一天3~4次,对急性发作的患者病情稳定前可重复给药。单剂量小瓶中每1 mL雾化吸入液可用氯化钠注射液稀释至终体积2~4 mL。

(2)气雾剂:吸入,成人及学龄儿童的推荐剂量为一次40~80 μg,一天3~4次。

6.不良反应

常见头痛、恶心和口干。少见心动过速、心悸、眼部调节障碍、胃肠动力障碍和尿潴留等抗胆碱能不良反应。异丙托溴铵可能引起咳嗽、局部刺激。罕见吸入刺激产生的支气管痉挛,变态反应如皮疹、舌、唇和面部血管性水肿、荨麻疹、喉头水肿。

7.禁忌证

(1)对阿托品及其衍生物过敏患者禁用。

(2)对本品过敏者禁用。

8.药物相互作用

(1)将本品与沙丁胺醇、非诺特罗、茶碱、色甘酸钠等合用可互相增强疗效。

(2)金刚烷胺、吩噻嗪类抗精神病药、三环类抗抑郁药、单胺氧化酶抑制剂及抗组胺药可增强本品的作用。

9.注意事项

(1)使用本品后可能会立即发生变态反应。

(2)应避免使眼睛接触到本品,如果在使用本品时不慎污染到眼睛,引起眼睛疼痛或不适、视物模糊等闭角型青光眼的征象,应首先使用缩瞳药并立即就医。

(3)患有囊性纤维化的患者可能会引起胃肠道蠕动的紊乱。

(4)有尿路梗阻的患者使用时发生尿潴留的危险性增大。

10.特殊人群用药

孕妇、哺乳期妇女及儿童慎用。

(三)噻托溴铵

1.别称

别称思力华、天晴速乐。

2.药理作用

噻托溴铵为新型的长效抗胆碱类药物,对5种胆碱受体(M_1~M_5)具有相似的亲和力,通过与平滑肌的M_3受体结合而产生扩张支气管平滑肌的作用。支气管扩张作用呈剂量依赖性,并可持续24 h以上。

3.药动学

吸入后30 min起效,持续时间至少为24 h。年轻健康志愿者对本品的绝对生物利用度为19.5%,吸入5 min后达血药峰浓度,药物的血浆蛋白结合率达72%,V_d为32 L/kg。吸入给药时,仅14%的药物经肾排泄。

4.适应证

噻托溴铵用于慢性阻塞性肺疾病的维持治疗,包括慢性支气管炎和肺气肿、伴随性呼吸困难的维持治疗及急性发作的预防。

5.用法用量

吸入,一次 18 μg,一天 1 次。

6.不良反应

常见口干、便秘、念珠菌感染、鼻窦炎、咽炎;少见全身变态反应、心动过速、房颤、心悸、排尿困难、尿潴留,可发生恶心、声音嘶哑、头晕、血管性水肿、皮疹、荨麻疹、皮肤瘙痒,可能出现吸入刺激导致的支气管痉挛,还可能有视力模糊、青光眼。

7.禁忌证

对噻托溴铵、阿托品或其衍生物过敏的患者禁用。

8.药物相互作用

不推荐合用本品与其他抗胆碱药物。

9.注意事项

(1)使用本品后有可能立即发生变态反应。

(2)下列情况慎用,如闭角型青光眼,前列腺增生,膀胱颈梗阻,中、重度肾功能不全,患者为18 岁以下。

(3)中到重度肾功能不全的患者(肌酐清除率≤50 mL/min)应对噻托溴铵的应用予以密切监控。

(4)药粉误入眼内可能引起或加重闭角型青光眼的症状,应立即停用并就医。

10.特殊人群用药

(1)孕妇、哺乳期妇女慎用。

(2)老年患者对本品的肾清除率下降,但未见慢性阻塞性肺疾病(COPD)患者的血药浓度随年龄增加而出现显著改变。

(3)尚无儿科患者应用该药的经验,对小于 18 岁的患者不推荐使用。

(四)药物特征比较

1.药理作用比较

异丙托溴铵对各类受体的亲和力无选择性,新一代长效抗胆碱药噻托溴铵对 M_1、M_3 受体的选择性更高,半衰期长。两种抗胆碱药的作用比较见表 6-6。

表 6-6　两种抗胆碱药的作用比较

药物	M 受体选择性	扩张支气管	抑制腺体分泌	加快心率
异丙托溴铵	无	＋＋(支气管扩张作用为抑制腺体分泌、增加心率作用的 20 倍)	＋	＋
噻托溴铵	M_3、M_1	＋＋＋(平喘作用强于异丙托溴铵)	－	－

注:"＋"表示有此作用,"＋"越多作用越强,"－"表示无此作用。

2.不良反应比较

抗胆碱药治疗哮喘主要采用吸入给药,该类药物对支气管的扩张作用虽不如受体激动剂,起效也较慢,但不良反应轻且不易产生耐药性。

（1）异丙托溴铵的不良反应：常见头痛，少见眼部调节障碍；常见恶心、口干，少见胃肠动力障碍；少见心动过速、心悸；少见血管性水肿、荨麻疹、喉头水肿和变态反应；少见尿潴留；罕见吸入刺激产生的支气管痉挛；少见眼部调节障碍。

（2）噻托溴铵的不良反应：少见头晕、头痛、味觉异常，罕见失眠；常见口干，少见口腔炎、胃食管反流性疾病、便秘、恶心，罕见肠梗阻（包括麻痹性肠梗阻）、牙龈炎、舌炎、口咽部念珠菌病、吞咽困难；少见房颤，罕见室上性心动过速、心动过速、心悸；少见皮疹，罕见荨麻疹、瘙痒过敏（包括速发型变态反应）；少见排尿困难、尿潴留，罕见尿路感染；少见咽炎、发声困难、咳嗽、支气管痉挛、鼻出血，罕见喉炎、鼻窦炎；少见视物模糊，罕见青光眼、眼压升高。

四、吸入性糖皮质激素

吸入性糖皮质激素（inhaled corticosteroid，ICS）是防治各种类型的中、重度慢性哮喘的首选药物，具有局部药物（肺内沉积）浓度高、气道内药物活性大、疗效好和全身性不良反应少等特点。ICS 可以减轻患者的症状，提高最大呼气流量和呼吸量，降低气道高反应性，防止哮喘恶化，改善患者的生活质量。近年来学者认为 ICS 与长效 β_2 激动剂（LABA）联合治疗有更好的疗效，并可避免单用 ICS 时因增加剂量而出现的不良反应。但须注意 ICS 在哮喘急性发作时不能立即奏效，故不能用于急性发作。

ICS 的常见不良反应为局部反应，包括反射性咳嗽、支气管痉挛、喉部刺激、口咽部念珠菌病、声嘶等，通常是暂时的、不严重的。在推荐剂量范围内，ICS 很少发生全身性不良反应。长期大剂量使用时可能引起全身反应，如骨密度降低、白内障、肾上腺抑制、糖代谢异常、易擦伤。

（一）应用原则与注意事项

1.应用原则

（1）吸入性糖皮质激素为控制呼吸道炎症的预防性用药，起效缓慢且须连续和规律地应用 2 d 以上方能发挥作用。

（2）对哮喘急性发作和支气管平滑肌痉挛者宜合并应用 β_2 受体激动剂，以尽快松弛支气管平滑肌。

（3）应当依据哮喘的严重程度给予适当剂量，分为起始和维持剂量。当严重哮喘或哮喘持续发作时，可考虑给予全身性激素治疗，待缓解后改为维持量或转为吸入给药。

2.注意事项

（1）掌握正确的吸入方法：掌握正确的吸入方法和技术是决定吸入糖皮质激素是否取得良好疗效和有无有不良反应的关键因素。需长期吸入用药以维持巩固病情者，为预防口咽部白念珠菌感染，应于每次吸入后用清水漱口。

（2）治疗时剂量应个体化，依据患者的原治疗情况调整剂量。

（3）关注不适宜人群：吸入性糖皮质激素禁用于对类固醇激素或其制剂辅料过敏的患者。对乳蛋白严重过敏者禁用氟替卡松干粉剂。患有活动性肺结核者、肺部真菌或病毒感染者以及儿童、孕妇慎用。

（二）倍氯米松

1.别称

别称必可酮、安德心、贝可乐、倍可松。

2.药理作用

倍氯米松是局部应用的强效肾上腺糖皮质激素。因其亲脂性强,气雾吸入后可迅速透过呼吸道和肺组织而发挥平喘作用。其局部抗炎、抗过敏疗效是泼尼松的 75 倍,是氢化可的松的 300 倍。

3.药动学

以气雾吸入的方式给药后,生物利用度为 10%～20%,具有较高的清除率。清除率较口服用药的糖皮质激素类高,故全身性不良反应小。V_d 为 0.3 L/kg。半衰期为 3 h,有肝脏疾病时半衰期可延长。其代谢产物的 70%经胆汁、10%～15%经尿排泄。

4.适应证

倍氯米松用于慢性支气管哮喘。

5.用法用量

(1)成人及 12 岁以上的儿童:吸入。轻微哮喘,一天 200～400 μg,分 2～4 次用药;中度哮喘,一天 600～1 200 μg,分 2～4 次用药;严重哮喘,一天 1 000～2 000 μg,分 2～4 次用药。

(2)5～12 岁的儿童:吸入。一天 200～1 000 μg;4 岁以下的儿童一天总剂量为 100～400 μg,分次用药。

6.不良反应

常见口腔及喉部念珠菌病、声嘶、喉部刺激。

7.禁忌证

对本品过敏或本品中的其他附加成分过敏者禁用。

8.药物相互作用

(1)胰岛素与倍氯米松有拮抗作用,糖尿病患者应注意调整倍氯米松的剂量。

(2)倍氯米松可能影响甲状腺对碘的摄取、清除和转化。

9.注意事项

(1)若患有活动期和静止期的肺结核,应慎用。

(2)对于长期使用糖皮质激素的儿童和青少年,应密切随访其生长状况。

(3)从口服糖皮质激素转为吸入糖皮质激素时,在很长时间内肾上腺储备功能受损的风险仍然存在,应定期监测肾上腺皮质功能。

(4)对可逆性阻塞性气道疾病(包括哮喘)的处理应常规遵循阶梯方案,并应由临床症状及通过肺功能测定监测患者的反应。

(5)本品不适用于患有重度哮喘的患者,不用于哮喘的初始治疗,应个体化用药。

(6)不可突然中断治疗。

(7)每次用药后用水漱口。

10.特殊人群用药

孕妇、哺乳期妇女慎用。

(三)布地奈德

1.别称

别称雷诺考特、普米克、普米克都保、普米克令舒、布德松。

2.药理作用

布地奈德是局部应用的不含卤素的肾上腺糖皮质激素类药物,局部抗炎作用强,约为丙酸倍氯米松的 2 倍、氢化可的松的 600 倍。

3.药动学

气雾吸入给药后,10%～15%在肺部吸收,生物利用度约为 26%;粉雾吸入给药后,全身的生物利用度约为 38%,血浆蛋白结合率为 85%～90%,V_d 为 3 L/kg。吸入 500 μg 布地奈德后,32%的药物经肾排出,15%经粪便排出。成人吸入给药的半衰期人为 2～3 h,儿童的吸入给药的半衰期为 1.5 h。

4.适应证

布地奈德用于支气管哮喘,主要用于慢性持续期支气管哮喘,也可在重度慢性阻塞性肺疾病中使用。

5.用法用量

布地奈德用于按个体化给药。严重哮喘和停用或减量使用口服糖皮质激素的患者,开始使用气雾剂的剂量为成人一天 200～1 600 μg,分 2～4 次使用(病情较轻的患者一天 200～800 μg,较严重者一天 800～1 600 μg);一般一次 200 μg,早、晚各一次;病情严重时一次 200 μg,一天 4 次。儿童 2～7 岁一天 200～400 μg,分 2～4 次使用;7 岁以上一天 200～800 μg,分 2～4 次使用。

鼻喷吸入用于治疗鼻炎,一天 256 μg,可于早晨一次喷入(每侧鼻腔 128 μg)或早、晚分 2 次喷入,奏效后减至最低剂量。

6.不良反应

不良反应与其他吸入性糖皮质激素的不良反应相同。本品可产生局部和全身性不良反应,但由于本品在体内代谢灭活快、清除率高,其全身性不良反应比二丙酸倍氯米松轻。

7.禁忌证

对本品过敏者禁用。

8.药物相互作用

酮康唑能提高本品的血药浓度,其作用机制可能是抑制了细胞色素 P4503A4 介导的布地奈德的代谢。

9.注意事项

(1)对鼻炎、湿疹等过敏性疾病可使用抗组胺药及局部制剂进行治疗。

(2)肺结核、鼻部真菌感染和疱疹患者慎用。

(3)长期接受吸入治疗的儿童应定期测量身高。

(4)由口服糖皮质激素转为吸入布地奈德或长期高剂量治疗的患者应特别小心,可能在一段时间内处于肾上腺皮质功能不全的状况,建议进行血液学和肾上腺皮质功能的监测。

(5)在哮喘加重或严重发作期间,或在应激择期手术期间应给予全身性糖皮质激素。

(6)应避免合用酮康唑、伊曲康唑或其他强 CYP3A4 抑制剂。若必须合用上述药物,则用药间隔时间应尽可能长。

10.特殊人群用药

(1)孕妇、哺乳期妇女慎用;该药可进入乳汁中,哺乳期妇女应避免使用,必须使用时应停止哺乳。

(2)2 岁以下儿童用药的安全性和有效性尚不明确,应避免使用。

(四)氟替卡松

1.别称

别称辅舒碟、辅舒良、辅舒良滴顺、丙酸氟替卡松、氟替卡松丙酸酯。

2.药理作用

氟替卡松为局部用强效肾上腺糖皮质激素药物。脂溶性高,其易于穿透细胞膜与细胞内的糖皮质激素受体结合,与受体具有高度亲和力。在呼吸道内浓度较高,存留的时间较长,故其局部抗炎活性更强。

3.药动学

吸入后 30 min 作用达高峰,起效较布地奈德快 60 min。口服的生物利用度仅为 21%,肝清除率亦高,吸收后大部分经肝脏首过效应转化为无活性的代谢物,消除半衰期为 3.1 h。

4.适应证

(1)氟替卡松用于支气管哮喘的预防性治疗,主要用于慢性持续期支气管哮喘。

(2)氟替卡松用于重度慢性阻塞性肺疾病。

5.用法用量

(1)成人及 16 岁以上的儿童:吸入给药,一次 100~1 000 μg,一天 2 次;一般一次 250 μg,一天 2 次。初始剂量:①轻度哮喘,一次 100~250 μg,一天 2 次;②中度哮喘,一次 250~500 μg,一天 2 次;③重度哮喘,一次 500~1 000 μg,一天 2 次。

(2)4 岁以上的儿童:吸入给药,一次 50~100 μg,一天 2 次。

6.不良反应

其局部不良反应与其他糖皮质激素的局部不良反应相同。

7.禁忌证

对本品过敏者禁用。

8.药物相互作用

强效细胞色素 P4503A4 酶抑制剂(如酮康唑、利托那韦)可抑制氟替卡松代谢,使其生物利用度及血药浓度增加,从而增加其导致全身性不良反应的危险性,如库欣综合征或反馈性下丘脑-垂体-肾上腺轴(HPA 轴)抑制。

9.注意事项

(1)活动期或静止期肺结核患者、有糖尿病病史的患者慎用。

(2)其他注意事项与倍氯米松的注意事项相同。

10.特殊人群用药

(1)尚缺乏妊娠期间应用氟替卡松的安全性资料,孕妇用药应权衡利弊。哺乳期妇女应权衡利弊后用药。

(2)老年人长期大剂量使用易引起骨质疏松,甚至骨质疏松性骨折。

(3)儿童用药可导致生长延迟、体重增长减缓及颅内压增高等。此外,儿童的体表面积与体重之比较大,局部用药发生反馈性 HPA 轴抑制的危险性更大。因此儿童应谨慎用药,应尽可能采用最低的有效治疗剂量并避免长期持续使用(连续用药 4 周以上的安全性和有效性尚不明确)。

(五)药物特征比较

1.剂量比较

常用 ICS 的每天剂量见表 6-7。

表 6-7 常用 ICS 的每天剂量

药物	低剂量/μg	中剂量/μg	高剂量/μg
二丙酸倍氯米松	200~500	500~1 000	>1 000
布地奈德	200~400	400~800	>800
丙酸氟替卡松	100~250	250~500	>500
环索奈德	80~160	160~320	>320

2.药理作用比较

ICS 的药理作用比较见表 6-8。

表 6-8 ICS 的药理作用比较

	布地奈德	二丙酸倍氯米松	氟替米松
与 GCR 结合*	9.4	0.4	18
水溶性(μg/mL)	14	0.1	0.04
气道黏液浓度	最高	略高	低
与黏膜结合程度	最高	略高	低
肺部沉积率	最高	低	略高
抗炎作用*	980	600	1 200
生物利用度	6%~10%	20%	<10%
肝清除率	1.4 L/min	较小	0.9 L/min

注：* 以地塞米松为 1。

3.不良反应比较

常用 ICS 的不良反应发生率见表 6-9。

表 6-9 常用 ICS 的不良反应发生率

不良反应	倍氯米松 MDI*/%	布地奈德 DPI/%	氟替卡松 MDI*/%	莫米松 DPI/%	曲安奈德 MDI/%	氟替卡松/沙美特罗 MDI* 和 DPI/%
发声困难	<1	1~6	2~6	1~3	1~3	2~5
咳嗽	—	5	4~6	—	—	3~6
念珠菌病	—	2~4	2~5	4~6	2~4	4~10
上呼吸道感染	3~17	19~24	16~18	8~15	—	10~27
胃肠道反应	<1	1~4	1~3	1~5	2~5	1~7
头痛	8~17	13~14	5~11	17~22	7~21	12~20

注：* 指以 HFA(氢氟化物)为抛射剂；MDI：定量吸入气雾剂；DPI：干粉吸入剂。

（晋利华）

第三节　呼吸兴奋药

呼吸兴奋药与抢救呼吸系统危重症密切相关。目前的观点认为保持气道通畅是抢救呼吸衰竭的首要和最有效的措施。重症患者使用中枢兴奋药只会消耗体内有效的能源,组织缺氧可更严重,弊多利少,因此呼吸兴奋药的应用已逐步减少。

目前常用的有尼可刹米、洛贝林、二甲弗林等。这些药物的作用时间一般较短,口服可吸收,主要经肝代谢,主要用于以中枢抑制为主、通气不足引起的呼吸衰竭,对于肺炎、肺气肿、弥漫性肺纤维化等病变引起的以肺换气功能障碍为主所导致的呼吸衰竭不宜使用呼吸兴奋剂。

一、应用原则与注意事项

(一)应用原则

呼吸兴奋剂的使用需根据呼吸衰竭的轻重、意识障碍的深浅而定。若病情较轻、意识障碍不重,应用后多能收到加深呼吸幅度、改善通气的效果;对病情较重、支气管痉挛、痰液引流不畅的患者,在使用呼吸兴奋剂的同时必须强调配合其他有效地改善呼吸功能的措施,如建立人工气道、清除痰液并进行机械通气等,一旦有效改善通气功能的措施已经建立,呼吸兴奋剂则可停用。

(二)注意事项

(1)应用呼吸兴奋剂的目的是兴奋呼吸、增加通气、改善低氧血症及二氧化碳潴留等,否则不必应用,应用中达不到上述目的则应停用,改为其他措施。

(2)应在保持呼吸道通畅、减轻呼吸肌阻力的前提下使用,否则不仅不能纠正低氧血症和二氧化碳潴留,且会因增加呼吸运动而增加耗氧量。

(3)应用在抢救呼吸衰竭时,除针对病因外应采取综合措施,包括控制呼吸道感染、消除呼吸道阻塞、适当给氧、纠正酸碱失衡及电解质紊乱、人工呼吸机的应用。

(4)大部分呼吸兴奋剂的兴奋呼吸作用的剂量与引起惊厥的剂量相近,在惊厥之前可有不安、自口周开始的颤抖、瘙痒、呕吐、潮红等,所以应用此药时应密切观察。

(5)部分呼吸兴奋剂持续应用时会产生耐药现象,所以一般应用 3～5 d,或给药 12 h、间歇 12 h。

(6)为了克服呼吸兴奋剂的不良反应,发挥其兴奋剂的作用,可采用联合两种药物的交替给药的方法。

二、药物各论

(一)尼可刹米

1.别称

别称二乙烟酰胺、可拉明、烟酸二乙胺、烟酸乙胺。

2.药理作用

尼可刹米能直接兴奋延髓呼吸中枢,使呼吸加深加快,也可通过刺激颈动脉窦和主动脉体的化学感受器,反射性地兴奋呼吸中枢,并提高呼吸中枢对二氧化碳的敏感性。其对大脑皮质、血管运动中枢及脊髓也有较弱的兴奋作用。其对阿片类药物中毒的解救效力较戊四氮强,而对巴比妥类药中毒的解救效力较印防己毒素、戊四氮弱。

3.药动学

尼可刹米易吸收,起效快,作用时间短暂。单次静脉注射作用只能维持 5～10 min,经肾排泄。

4.适应证

(1)尼可刹米用于中枢性呼吸功能不全、各种继发性呼吸抑制、慢性阻塞性肺疾病伴高碳酸血症。

(2)尼可刹米用于肺源性心脏病引起的呼吸衰竭以及麻醉药或其他中枢抑制剂的中毒解救。

5.用法用量

(1)成人的用法用量如下。①皮下、肌内及静脉注射:一次 0.25～0.5 g,必要时每 1～2 h 重复用药;极量为一次1.25 g。②静脉滴注:将 3～3.75 g 本品加入 500 mL 液体中,滴速为每分钟25～30 滴。如果出现皮肤瘙痒、烦躁等不良反应,须减慢滴速;若经 4～12 h 未见效,或出现肌肉抽搐等严重不良反应,应停药。

(2)儿童:6 个月以下的婴儿一次 0.075 g,1 岁一次 0.125 g,4～7 岁一次 0.175 g。

6.不良反应

(1)常见烦躁不安、抽搐、恶心等。

(2)剂量较大时可出现打喷嚏、呛咳、心率加快、全身瘙痒、皮疹。

(3)剂量大时可出现多汗、面部潮红、呕吐、血压升高、心悸、心律失常、震颤、惊厥甚至昏迷。

7.禁忌证

抽搐、惊厥患者,小儿高热而无中枢性呼吸衰竭时禁用。

8.药物相互作用

(1)将尼可刹米与其他中枢神经兴奋药合用有协同作用,可引起惊厥。

(2)将尼可刹米与鞣酸、有机碱的盐类及各种金属盐类配伍均可能产生沉淀;遇碱类物质加热可水解,并脱去乙二胺基生成烟酸盐。

9.注意事项

(1)该药对呼吸肌麻痹者无效。

(2)该药的作用时间短暂,应视病情间隔给药,且用药时须配合人工呼吸和给氧措施。

(3)出现血压升高、心悸、多汗、呕吐、震颤及肌僵直时,应立即停药以防出现惊厥。

(4)过量的处理:出现惊厥时,可静脉注射苯二氮䓬类药或小剂量的硫喷妥钠、苯巴比妥钠等;静脉滴注 10%的葡萄糖注射液,促进药物排泄;给予对症和支持治疗。

10.特殊人群用药

(1)孕妇及哺乳期妇女用药的安全性尚不明确。

(2)6 个月以下的婴儿一次 0.075 g,1 岁一次 0.125 g,4～7 岁一次 0.175 g。

(二)洛贝林

1.别称

别称半边莲碱、芦别林、祛痰菜碱、山梗菜碱。

2.药理作用

洛贝林为呼吸兴奋药,可刺激颈动脉窦和主动脉体的化学感受器(均为 N_1 受体),反射性地兴奋延髓呼吸中枢而使呼吸加快,但对呼吸中枢无直接兴奋作用。洛贝林对迷走神经中枢和血管运动中枢也有反射性兴奋作用,对自主神经节先兴奋后阻断。

3.药动学

静脉注射后作用持续时间短,通常为 20 min。

4.适应证

洛贝林主要用于各种原因引起的中枢性呼吸抑制,常用于新生儿窒息、一氧化碳中毒、吸入麻醉药或其他中枢抑制剂(如阿片、巴比妥类)中毒、传染病(如肺炎、白喉)引起的呼吸衰竭。

5.用法用量

(1)成人:皮下、肌内注射,一次 10 mg,极量为一次 20 mg,一天 50 mg;静脉注射,一次 3 mg,极量为一次 6 mg,一天 20 mg。

(2)儿童:皮下或肌内注射,一次 1～3 mg;静脉注射,一次 0.3～3 mg,必要时 30 min 后可重复 1 次;新生儿窒息可注入脐静脉内,用量为 3 mg。

6.不良反应

(1)可见恶心、呕吐、呛咳、头痛、心悸等。

(2)大剂量用药可出现心动过缓(兴奋迷走神经中枢)。剂量继续增大可出现心动过速(兴奋肾上腺髓质和交感神经)、传导阻滞、呼吸抑制、惊厥等。

7.禁忌证

禁忌证尚不明确。

8.药物相互作用

(1)用药后吸烟可导致恶心、出汗及心悸。

(2)禁止将洛贝林与碘、鞣酸以及铅、银等盐类药配伍,将洛贝林与碱性药物配伍可产生山梗素沉淀。

9.注意事项

(1)静脉给药应缓慢。

(2)用药过量可引起大汗、心动过速、低血压、低体温、呼吸抑制、强直性阵挛性惊厥、昏迷、死亡。

10.特殊人群用药

洛贝林可用于婴幼儿、新生儿。妊娠与哺乳期、老年人用药,尚无实验数据。

(三)多沙普仑

1.别称

别称佳苏仑、吗啉吡咯酮、吗乙苯吡酮、吗乙苯咯、盐酸多普兰。

2.药理作用

多沙普仑为呼吸兴奋药,作用比尼可刹米强。剂量小时可刺激颈动脉窦化学感受器,反射性地兴奋呼吸中枢;剂量大时可直接兴奋延髓呼吸中枢、脊髓及脑干,使潮气量增加,也可使呼吸频率有限增快,但对大脑皮质可能无影响。多沙普仑还有增加心排血量的作用。

3.药动学

静脉给药后 20～40 s 起效,1～2 min 达到最大效应,药效持续 5～12 min。多沙普仑主要在肝脏代谢,可能会产生多种代谢产物(其中酮多沙普仑有药理活性)。0.4%～4%经肾脏排泄,母体化合物的清除半衰期在成人、早产儿体内分别为3.4 h、6.6～9.9 h。

4.适应证

(1)多沙普仑用于全麻药引起的呼吸抑制或呼吸暂停(排除肌松药的因素),也用于自发呼吸存在但通气量不足的患者。

(2)多沙普仑用于药物过量引起的轻、中度中枢神经抑制。

(3)多沙普仑可用于急救给氧后动脉血氧分压低的患者。

(4)多沙普仑也可用于慢性阻塞性肺疾病引起的急性呼吸功能不全、呼吸窘迫、潮气量低等。

(5)多沙普仑还可用于麻醉术后,加快患者苏醒。

5.用法用量

(1)中枢抑制催醒:一次1～2 mg/kg,必要时5 min后可重复1次。维持剂量为每1～2 h注射1～2 mg/kg,直至获得疗效。总量不超过一天3 000 mg。

(2)呼吸衰竭:一次0.5～1 mg/kg,必要时5 min后可重复1次,1 h内的用量不宜超过300 mg。或用葡萄糖氯化钠注射液稀释静脉滴注,一次0.5～1 mg/kg,滴注直至获得疗效。总量不超过一天3 000 mg。

6.不良反应

(1)可见头痛、乏力、呼吸困难、心律失常、恶心、呕吐、腹泻、尿潴留、胸痛、胸闷、血压升高,以及用药局部发生血栓性静脉炎(红、肿、痛)等。

(2)少见呼吸频率加快、喘鸣、精神紊乱、呛咳、眩晕、畏光、感觉奇热、多汗等。

(3)有引起肝毒性的个案报道。

(4)剂量大时可引起喉痉挛。

7.禁忌证

甲状腺功能亢进、嗜铬细胞瘤、重度的高血压或冠心病、颅内高压、脑血管病、脑外伤、脑水肿、癫痫或惊厥发作、严重的肺部疾病患者及对该药过敏者(国外资料)禁用。

8.药物相互作用

(1)将该药与碳酸氢钠合用时该药的血药浓度升高,毒性明显增强,有因此导致惊厥的报道。

(2)该药与咖啡因、哌甲酯、匹莫林、肾上腺素受体激动剂等有协同作用,合用时应注意观察紧张、激动、失眠、惊厥或心律失常等不良反应。

(3)将该药与单胺氧化酶抑制剂及升压药合用可使升压效应更显著,与单胺氧化酶抑制剂合用须谨慎。

(4)肌松药可使该药的中枢兴奋作用暂不体现。

9.注意事项

(1)用于急救给氧后动脉血氧分压低的患者时,应同时在2 h内解除其症状的诱因。

(2)对于麻醉后或药物引起的呼吸抑制,用药前应确保气道通畅和氧气充足。

(3)用药前、后及用药时应当检查或监测:①常规测血压、脉搏,检查肌腱反射,以防用药过量;②给药前和给药后半小时测动脉血气,以便及早发现气道堵塞者或高碳酸血症患者是否有二氧化碳蓄积或呼吸性酸中毒。

(4)过量时的处理:无特殊解毒药,主要是进行支持、对症治疗。可短期静脉给予巴比妥类药,必要时可给氧和使用复苏器。透析无明显效果。

10.特殊人群用药

(1)孕妇及哺乳期妇女:国内的资料建议孕妇慎用该药。美国 FDA 对该药的妊娠安全性分级为 B 级。该药是否经乳汁分泌尚不清楚,哺乳期妇女应慎用。

(2)儿童:12 岁以下儿童使用该药的有效性和安全性尚未确定,用药应谨慎。

(四)二甲弗林

1.别称

别称回苏灵。

2.药理作用

该药为中枢兴奋药,对呼吸中枢有较强的兴奋作用,其作用强度约为尼可刹米的 100 倍,促苏醒率高。用药后可见肺换气量明显增加,二氧化碳分压下降。

3.药动学

口服吸收迅速、完全,起效快,作用维持时间为 2～3 h。

4.适应证

(1)二甲弗林用于各种原因引起的中枢性呼吸衰竭以及麻醉药、催眠药引起的呼吸抑制。

(2)二甲弗林也可用于创伤、手术等引起的虚脱和休克。

5.用法用量

(1)口服:一次 8～16 mg,一天 2～3 次。

(2)肌内注射:一次 8 mg,一天 1～2 次。

(3)静脉注射:一次 8～16 mg,临用前用 5％的葡萄糖注射液稀释。

(4)静脉滴注:常规用法为一次 8～16 mg,用于重症患者时一次 16～32 mg。临用前用氯化钠注射液或 5％的葡萄糖注射液稀释。

6.不良反应

可出现恶心、呕吐、皮肤烧灼感等。

7.禁忌证

有惊厥病史或痉挛病史者、吗啡中毒者、肝和肾功能不全者、孕妇、哺乳期妇女禁用。

8.药物相互作用

药物相互作用尚不明确。

9.注意事项

(1)给药前应准备短效巴比妥类药物,作为惊厥时的急救用药。

(2)用药过量可引起肌肉震颤、惊厥。过量的处理:①洗胃、催吐;②静脉滴注 10％的葡萄糖注射液,促进排泄;③出现惊厥时可用短效巴比妥类药(如异戊巴比妥)治疗;④给予相应的对症治疗。

10.特殊人群用药

(1)孕妇及哺乳期妇女禁用。

(2)儿童大剂量用药易发生抽搐、惊厥,应谨慎。

三、药物特征比较

(一)药理作用比较

上述呼吸兴奋药物的药理作用特征各异,具体药物的药理作用特点详见表 6-10。

表 6-10　呼吸兴奋药物的药理作用比较

药理作用	尼可刹米	洛贝林	多沙普仑	二甲弗林
兴奋延髓呼吸中枢	++	－	+++	++++
颈动脉窦化学感受器	++	++	+++	－
主动脉体化学感受器	++	++	－	－
兴奋大脑皮质	+	－	－	－
兴奋血管运动中枢及脊髓	+	++	++	－

注:"+"代表作用强度,"－"代表未有相应的药理作用。

(二)主要不良反应比较

呼吸兴奋类药物多作用于中枢神经系统,故精神神经类不良反应多见。

1.尼可刹米

不良反应有烦躁不安、抽搐,剂量大时可出现震颤、惊厥,甚至昏迷;恶心、呕吐;心率加快,剂量大时可出现血压升高、心悸、心律失常;全身瘙痒、皮疹。

2.洛贝林

不良反应有头痛、恶心、呕吐、呛咳、心悸等,大剂量用药时可出现心动过缓,剂量继续增大可出现心动过速、传导阻滞、呼吸抑制。

3.多沙普仑

不良反应有头痛、乏力,眩晕、畏光、感觉奇热,恶心、呕吐、腹泻,心律失常、血压升高,呼吸困难、胸痛、胸闷,少见呼吸频率加快、喘鸣,尿潴留。

4.二甲弗林

不良反应有恶心、呕吐、皮肤有烧灼感。

(晋利华)

第七章　消化系统疾病常用药

第一节　止吐及催吐药

一、甲氧氯普胺(Metoclopramide)

(一)剂型规格

(1)片剂:5 mg。

(2)注射液:1 mL:10 mg。

(二)适应证

本品用于因脑部肿瘤手术、肿瘤的放射治疗(简称放疗)及化学治疗(简称化疗)、脑外伤后遗症、急性颅脑损伤及药物所引起的呕吐,对于胃胀气性消化不良、食欲缺乏、嗳气、恶心、呕吐有较好疗效,也可用于海空作业引起的呕吐及晕车症状。本品增加食管括约肌压力,从而减少全身麻醉时胃肠道反流所致吸入性肺炎的发生率;可减轻钡餐检查时的恶心、呕吐反应现象,促进钡剂通过;十二指肠插管前服用,有助于顺利插管。本品对糖尿病性胃轻瘫、胃下垂等有一定疗效,也用于幽门梗阻及对常规治疗无效的十二指肠溃疡。本品可减轻偏头痛引起的恶心,并可能由于提高胃通过率而促进麦角胺的吸收。本品的催乳作用可试用于乳量严重不足的产妇。本品可用于胆管疾病和慢性胰腺炎的辅助治疗。

(三)用法用量

(1)口服:一次 5～10 mg,每天 10～30 mg。饭前半小时服用。

(2)肌内注射:一次 10～20 mg。每天剂量一般不宜超过 0.5 mg/kg,否则易引起锥体外系反应。

(四)注意事项

注射给药可能引起直立位低血压。本品大剂量或长期应用可能因阻断多巴胺受体,使胆碱能受体相对亢进而导致锥体外系反应(特别是年轻人)。主要表现为帕金森综合征,可出现肌震颤、头向后倾、斜颈、阵发性双眼向上注视、发声困难、共济失调等。可用苯海索等抗胆碱药治疗。本品遇光变成黄色或黄棕色后,毒性增强。

(五)不良反应

主要不良反应为镇静作用,可有倦怠、嗜睡、头晕等。其他不良反应有便秘、腹泻、皮疹及溢乳、男子乳房发育等,但较为少见。

(六)禁忌证

孕妇禁用。本品禁用于嗜铬细胞瘤、癫痫、进行放疗或化疗的乳腺癌患者,也禁用于胃肠道活动增强可导致危险的病例。

(七)药物相互作用

吩噻嗪类药物能增强本品的锥体外系不良反应,不宜合用。抗胆碱药(阿托品、丙胺太林、颠茄等)能减弱本品增强胃肠运动功能的效应,合用这两种药时应注意。本品可降低西咪替丁的口服生物利用度,若必须合用这两种药,服药时间应至少间隔 1 h。本品能增加对乙酰氨基酚、氨苄西林、左旋多巴、四环素等的吸收速率,地高辛的吸收因合用本品而减少。

(八)药物过量

药物过量表现为深昏睡状态,神志不清;肌肉痉挛,如颈部及背部肌肉痉挛、拖曳步态、头部及面部抽搐样动作,以及双手颤抖摆动等锥体外系症状。处理:用药过量时,使用抗胆碱药物(如盐酸苯海索)、治疗帕金森病的药物或抗组胺药(如苯海拉明),可有助于锥体外系反应的制止。

二、盐酸昂丹司琼(Ondansetron Hydrochloride)

(一)剂型规格

(1)片剂:4 mg;8 mg。胶囊:8 mg。

(2)注射剂:1 mL∶4 mg;2 mL∶4 mg;2 mL∶8 mg。

(二)适应证

本品适用于治疗由化疗和放疗引起的恶心、呕吐,也可用于预防和治疗手术后引起的恶心、呕吐。

(三)用法用量

1.治疗由化疗和放疗引起的恶心、呕吐

(1)成人:给药途径和剂量应视患者情况而异。剂量一般为 8~32 mg;对可引起中度呕吐的化疗和放疗,应在患者接受治疗前,缓慢静脉注射 8 mg;或在治疗前 1~2 h 口服 8 mg,之后间隔 12 h 口服 8 mg。对可引起严重呕吐的化疗和放疗,可于治疗前缓慢静脉注射 8 mg 本品,之后间隔 2~4 h 再缓慢静脉注射 8 mg,共 2 次;也可将本品加入 50~100 mL 生理盐水中于化疗前静脉滴注,滴注时间为 15 min。对可能引起严重呕吐的化疗,可于治疗前将本品与 20 mg 地塞米松磷酸钠合用,静脉滴注,以增强本品的疗效。对于上述疗法,为避免治疗后 24 h 出现恶心、呕吐,均应持续让患者服药,每次 8 mg,每天 2 次,连服 5 d。

(2)儿童:化疗前按体表面积计算,每平方米静脉注射 5 mg,12 h 后再口服 4 mg,化疗后应持续给予患儿口服 4 mg,每天 2 次,连服 5 d。

(3)老年人:可依成年人给药法给药,一般不需调整。

2.预防或治疗手术后呕吐

(1)成人:一般可于麻醉诱导的同时静脉滴注 4 mg,或于麻醉前 1 h 口服 8 mg,之后每隔 8 h 口服 8 mg,共 2 次。已出现术后恶心、呕吐时,可缓慢滴注 4 mg 进行治疗。

(2)肾衰竭患者:不需要调整剂量、用药次数或用药途径。

(3)肝衰竭患者:由于本品主要自肝脏代谢,对中度或严重肝衰竭的患者每天用药剂量不应超过 8 mg。静脉滴注时,本品在下述溶液中是稳定的(在室温或冰箱中可保持稳定 1 周):0.9%

氯化钠注射液、5%的葡萄糖注射液、复方氯化钠注射液和 10%的甘露醇注射液,但本品仍应于临用前配制。

(四)注意事项

怀孕期间(尤其妊娠早期)不宜使用本品。哺乳期妇女服用本品时应停止哺乳。

(五)不良反应

常见不良反应有头痛、头部和上腹部发热感、静坐不能、腹泻、皮疹、急性张力障碍性反应、便秘等。部分患者可有短暂性氨基转移酶水平升高。少见支气管痉挛、心动过速、胸痛、低钾血症、心电图改变和癫痫大发作。

(六)禁忌证

有过敏史或对本品过敏者不得使用。胃肠道梗阻患者禁用。

(七)药物相互作用

将其与地塞米松或甲氧氯普胺合用,可以显著增强止吐效果。

(八)药物过量

过量可引起幻视、血压升高,此时适当给予对症和支持治疗。

三、托烷司琼(Tropisetron)

(一)剂型规格

注射剂:1 mL:5 mg。胶囊剂:5 mg。

(二)适应证

本品主要用于治疗癌症化疗引起的恶心、呕吐。

(三)用法用量

每天 5 mg,总疗程 6 d。

(1)静脉给药,在化疗前将本品 5 mg 溶于 100 mL 生理盐水、林格液或 5%的葡萄糖注射液中静脉滴注或缓慢静脉推注。

(2)口服给药,每天 1 次,每次 1 粒胶囊(5 mg),于进食前至少 1 h 服用或于早上起床后立即用水送服。疗程 2~6 d,轻症者可适当缩短疗程。

(四)注意事项

哺乳期妇女不宜应用,对儿童暂不推荐使用。本品可能对血压有一定影响,因此高血压未控制的患者每天剂量不宜超过 10 mg。

(五)不良反应

常规剂量下的不良反应多为一过性,常见有头痛、便秘、头晕、疲劳及胃肠功能紊乱,如腹痛和腹泻。

(六)禁忌证

对本品过敏者及妊娠妇女禁用。

(七)药物相互作用

本品与食物同服可使吸收略延迟。将本品与利福平或其他转氨酶诱导剂合用可使本品的血浆浓度降低,因此代谢正常者需增加剂量。

四、阿扎司琼(Azasetron)

(一)剂型规格

注射剂：2 mL：10 mg。片剂：10 mg。

(二)适应证

阿扎司琼主要用于抗恶性肿瘤药引起的消化系统症状，如恶心、呕吐。

(三)用法用量

成人一般用量为 10 mg，每天 1 次静脉注射。

(四)注意事项

严重肝、肾功能不全者慎用。阿扎司琼有引起过敏性休克的可能，所以需要注意观察，一旦出现异常时应马上停药并给予适当处理。

(五)不良反应

精神系统方面有时出现头痛、头重或烦躁感；消化系统方面出现口渴，ALT、AST 和总胆红素水平上升；循环系统有时出现颜面苍白、冷感或心悸；其他方面有时出现皮疹、全身瘙痒、发热、乏力、双腿痉挛、颜面潮红及血管痛等。

(六)禁忌证

对该药及 5-HT$_3$ 受体阻滞药过敏者禁用。胃肠道梗阻患者禁用。

(七)药物相互作用

阿扎司琼与碱性药物(如呋塞米、甲氨蝶呤、氟尿嘧啶、吡咯他尼或依托泊苷)配伍时，有可能出现混浊或析出结晶，也可能降低本品的含量，因此应先将本品与生理盐水混合后方可配伍，配伍后应在 6 h 内使用。

五、阿扑吗啡(Apomorphine)

(一)剂型规格

注射剂：1 mL：5 mg。

(二)适应证

本品用于抢救意外中毒及不能洗胃的患者。

(三)用法用量

皮下注射：一次 2～5 mg，一次最大剂量 5 mg。

(四)注意事项

儿童、老年人、过度疲劳者及有恶心、呕吐的患者慎用。

(五)不良反应

可出现持续的呕吐、呼吸抑制、急促、急性循环衰竭等。

(六)禁忌证

(1)与吗啡及其衍生物有交叉过敏。

(2)心力衰竭或有心力衰竭先兆的患者、醉酒状态明显者、阿片及巴比妥类中枢神经抑制剂所导致的麻痹状态患者禁用。

(七)药物相互作用

如果先期服用止吐药，可降低该药的催吐作用。

(褚海霞)

第二节 抗酸及治疗消化性溃疡药

一、复方氢氧化铝

(一)别名
别名达胃宁、胃舒平。

(二)作用与特点
本品有抗酸、吸附、局部止血、保护溃疡面等作用,效力较弱、缓慢而持久。

(三)适应证
本品主要用于胃酸过多、胃及十二指肠溃疡、反流性食管炎及上消化道出血等。由于铝离子在肠内与磷酸盐结合成不溶解的磷酸铝自粪便排出,尿毒症患者服用大剂量氢氧化铝后可减少磷酸盐的吸收,减轻酸血症。鸟粪石型尿结石患者服用本品,可因磷酸盐吸收减少而减缓结石的生长或防止其复发。本品也可用于治疗甲状旁腺功能减退症和肾病型骨软化症患者,以调节钙磷平衡。

(四)用法与用量
口服:每次 2～4 片,每天 3 次,饭前 30 min 或胃痛发作时嚼碎后服。

(五)不良反应与注意事项
本品可致便秘。因本品能妨碍磷的吸收,故不宜长期大剂量使用。便秘者、肾功能不全者慎用。

(六)药物相互作用
本品含多价铝离子,可与四环素类形成络合物而影响其吸收,故不宜合用。可通过多种机制干扰地高辛、华法林、双香豆素、奎宁、奎尼丁、氯丙嗪、普萘洛尔、吲哚美辛、异烟肼、维生素及巴比妥类的吸收或消除,使上述药物的疗效受到影响,应尽量避免同时使用。

(七)制剂与规格
片剂:每片含氢氧化铝 0.245 g、三硅酸镁 0.105 g、颠茄流浸膏 0.002 6 mL。

(八)医保类型及剂型
甲类:口服常释剂。

二、碳酸氢钠

(一)别名
别名重碳酸钠、酸式碳酸钠、重曹、小苏打。

(二)作用与特点
本品口服后能迅速中和胃中过剩的胃酸,减轻疼痛,但作用持续时间较短。口服易吸收,能碱化尿液,与某些磺胺药同服,可防止磺胺在尿中结晶析出。

(三)适应证
适应证为胃痛,苯巴比妥、阿司匹林等的中毒解救,代谢性酸血症、高钾血症及各种原因引起的伴有酸中毒症状的休克,早期脑栓塞,以及严重哮喘持续状态经其他药物治疗无效者,真菌性阴道炎。

(四)用法与用量

口服:每次 0.5～2 g,每天 3 次,饭前服用。静脉滴注:5％溶液,成人每次 100～200 mL,小儿 5 mL/kg。4％溶液阴道冲洗或坐浴:每晚 1 次,每次 500～1 000 mL,连用 7 d。

(五)不良反应与注意事项

不良反应可引起继发性胃酸分泌增加,长期大量服用可能引起碱血症。静脉滴注本品时,低钙血症患者可能产生阵发性抽搐,而对缺钾患者可能产生低钾血症的症状。严重胃溃疡患者慎用,充血性心力衰竭、水肿和肾衰竭的酸中毒患者,使用本品应慎重。

(六)药物相互作用

不宜与胃蛋白酶合剂,维生素 C 等酸性药物合用,不宜与重酒石酸间羟胺、庆大霉素、四环素、肾上腺素、多巴酚丁胺、苯妥英钠、钙盐等同瓶静脉滴注。

(七)制剂与规格

(1)片剂:每片 0.3 g;0.5 g。

(2)注射剂:0.5 g∶10 mL;12.5 g∶250 mL。

(八)医保类型及剂型

甲类:口服常释剂。

三、硫糖铝

(一)别名

别名胃溃宁、素得。

(二)作用与特点

其能与胃蛋白酶络合,抑制该酶分解蛋白质,并能与胃黏膜的蛋白质(主要为清蛋白及纤维蛋白)络合形成保护膜,覆盖溃疡面,阻止胃酸、胃蛋白酶和胆汁酸的渗透、侵蚀,从而利于黏膜再生和溃疡愈合。本品在溃疡区的沉积能诱导表皮生长因子积聚,促进溃疡愈合。本品还能刺激胃黏膜合成前列腺素,改善黏液质量,加速组织修复。服用本品后,仅 2％～5％的硫酸二糖被吸收,并由尿排出。

(三)适应证

胃及十二指肠溃疡。

(四)用法与用量

口服:每次 1 g,每天 3～4 次,饭前 1 h 及睡前服用。

(五)不良反应与注意事项

主要不良反应为便秘。个别患者可出现口干、恶心、胃痛等。治疗收效后,应继续服药数月,以免复发。

(六)药物相互作用

不宜与多酶片合用,否则两者的疗效均降低。将本品与西咪替丁合用时可能使本品疗效降低。

(七)制剂与规格

(1)片剂:0.25 g;0.5 g。

(2)分散片:0.5 g。

(3)胶囊剂:0.25 g。

(4)悬胶剂:5 mL(含硫糖铝 1 g)。

(八)医保类型及剂型

乙类:口服常释剂、口服液体剂。

四、铝碳酸镁

(一)别名

别名铝碳酸镁。

(二)作用与特点

本品为抗酸药。抗酸作用迅速且作用温和,可避免 pH 过高引起的胃酸分泌加剧。作用持久是本品的另一个特点。

(三)适应证

适应证为胃及十二指肠溃疡。

(四)用法与用量

一般每次 1 g,每天 3 次,饭后 1 h 服用。十二指肠壶腹部溃疡 6 周为 1 个疗程,胃溃疡 8 周为 1 个疗程。

(五)不良反应与注意事项

本品不良反应轻微,但有个别患者可能出现腹泻。

(六)药物相互作用

本品含有铝、镁等多价金属离子。将本品与四环素类合用时应错开服药时间。

(七)制剂与规格

片剂:0.5 g。

(八)医保类型及剂型

乙类:口服常释剂。

五、奥美拉唑

(一)别名

别名洛赛克。

(二)作用与特点

本品高度选择性地抑制壁细胞中的 H^+-K^+-ATP 酶(质子泵),使胃酸分泌减少。其作用依赖于剂量。本品对乙酰胆碱或组胺受体均无影响。除了本品对酸分泌的作用之外,临床上未观察到明显的药效学作用。本品起效迅速,每天服 1 次即能可逆地控制胃酸分泌,持续约 24 h。本品口服后 3 h 达血药浓度峰值。血浆蛋白结合率为 95%,分布容积 0.34～0.37 L/kg。本品主要由肝脏代谢后由尿及粪中排出。其血药浓度与胃酸抑制作用无明显相关性。每天服用 1 次即能可逆地控制胃酸分泌,持续约 24 h。

(三)适应证

适应证为十二指肠溃疡、胃溃疡、反流性食管炎、卓-艾综合征(胃泌素瘤)。

（四）用法与用量

口服：每次 20 mg，每天 1 次。

（1）十二指肠溃疡患者，能迅速缓解症状，大多数病例的溃疡在 2 周内愈合。第 1 个疗程未能完全愈合者，再治疗 2 周通常能愈合。

（2）本品用于胃溃疡和反流性食管炎患者，能迅速缓解症状，多数病例的溃疡在 4 周内愈合。第 1 个疗程后未完全愈合者，再治疗 4 周通常可愈合。对一般剂量无效者，改每天服用本品 1 次，40 mg，可能愈合。

（3）卓-艾综合征：建议的初始剂量为 60 mg，每天 1 次。应个别调整剂量。每天剂量超过 80 mg 时，应分 2 次服用。

（五）不良反应与注意事项

本品耐受性良好，罕见恶心、头痛、腹泻、便秘和肠胃胀气，少数患者出现皮疹。这些作用均较短暂且轻微，并与治疗无关。因酸分泌明显减少，理论上可增加肠道感染的危险。本品尚无已知的禁忌证。孕妇及儿童用药安全性未确立，本品能延长地西泮和苯妥英的消除。本品与经 P_{450} 酶系代谢的其他药物（如华法林）可能有相互作用。

（六）制剂与规格

胶囊剂：20 mg。

（七）医保类型及剂型

乙类：口服常释剂、注射剂。

六、泮托拉唑

（一）别名

别名潘妥洛克、泰美尼克。

（二）作用与特点

泮托拉唑是第 3 个能与 H^+-K^+-ATP 酶产生共价结合并发挥作用的质子泵抑制剂。它与奥美拉唑和兰索拉唑属于苯并咪唑的衍生物，与奥美拉唑和兰索拉唑相比，泮托拉唑与质子泵的结合选择性更高，而且更为稳定。泮托拉唑口服生物利用度为 77%，达峰时间为 2.5 h，$t_{1/2}$ 为 0.9～1.9 h，但抑制胃酸的作用一旦出现，即使药物已经从循环中被清除，仍可维持较长时间。泮托拉唑无论单次、多次口服或静脉给药，药动学均呈剂量依赖性关系。

（三）适应证

本品主要用于胃及十二指肠溃疡、胃-食管反流性疾病、卓-艾综合征等。

（四）用法与用量

常用量每次 40 mg，每天 1 次，早餐时间服用，不可嚼碎；个别对其他药物无反应的病例可每天服用 2 次。老年患者及肝功能受损者每天剂量不得超过 40 mg。十二指肠溃疡疗程 2 周，必要时再服 2 周；胃溃疡及反流性食管炎疗程 4 周，必要时再服 4 周。总疗程不超过 8 周。

（五）不良反应与注意事项

偶尔可引起头痛和腹泻，极少引起恶心、上腹痛、腹胀、皮疹、瘙痒及头晕等。个别病例出现水肿、发热和一过性视力障碍。有神经性消化不良等轻微胃肠疾病，不建议使用本品。用药前必须排除胃与食管恶性病变。肝功能不良患者慎用。妊娠头 3 个月和哺乳期妇女禁用本品。

（六）制剂与规格

肠溶片：40 mg。

（七）医保类型及剂型

乙类：口服常释剂、注射剂。

七、法莫替丁

（一）作用与特点

本品拮抗胃黏膜壁细胞的组胺 H_2 受体而显示强大而持久的胃酸分泌抑制作用。本品的安全范围广，本品无抗雄激素作用及抑制剂物代谢的作用。本品的 H_2 受体拮抗作用为西咪替丁的 10～148 倍，对组胺刺激胃酸分泌的抑制作用约为西咪替丁的 40 倍，持续时间长。本品能显著抑制应激所致大鼠胃黏膜中糖蛋白含量的减少。对大鼠试验性胃溃疡或十二指肠溃疡的发生，其抑制作用比西咪替丁强，连续给药能促进愈合，效力比西咪替丁强。对失血及给予组胺所致大鼠胃出血具有抑制作用。本品口服后 2～3 h 达血浓度峰值，口服及静脉给药的 $t_{1/2}$ 均约 3 h。尿中仅见原形及其氧化物，口服时，后者占尿中总排量的 5%～15%，静脉给药时占 80%。给药后 24 h 内原形药物的尿排泄率：口服时为 35%～44%，静脉给药时为 88%～91%。

（二）适应证

口服用于胃溃疡、十二指肠溃疡、吻合口溃疡、反流性食管炎；口服或静脉注射用于上消化道出血（消化性溃疡、急性应激性溃疡、出血性胃炎所致）及卓-艾综合征。

（三）用法与用量

（1）口服：每次 20 mg，每天 2 次（早餐后、晚餐后或临睡前）。

（2）静脉注射或滴注：每次 20 mg，溶于 20 mL 生理盐水或葡萄糖注射液中，缓慢静脉注射或滴注，每天 2 次，通常 1 周内起效，患者可口服时改口服。

（四）不良反应与注意事项

（1）不良反应较少。①最常见的不良反应有头痛、头晕、便秘和腹泻，发生率分别为 4.7%、1.3%、1.2%、1.7%。②偶尔见皮疹、荨麻疹（应停药）、白细胞减少、氨基转移酶水平升高等。③罕见腹部胀满感、食欲缺乏及心率增加、血压上升、颜面潮红、月经不调等。

（2）本品慎用于有药物过敏史、肾衰竭或肝病患者。孕妇慎用。哺乳期妇女使用时应停止哺乳。对小儿的安全性尚未确立。应在排除恶性肿瘤后再给药。

（五）制剂与规格

（1）片剂：10 mg；20 mg。

（2）注射剂：20 mg：2 mL。

（3）胶囊剂：20 mg。

（六）医保类型及剂型

乙类：口服常释剂、注射剂。

八、西咪替丁

（一）别名

别名甲氰咪胍。

（二）作用与特点

本品属于组胺 H_2 受体拮抗剂的代表性药品，能抑制基础胃酸及各种刺激引起的胃酸分泌，并能减少胃蛋白酶的分泌。本品口服生物利用度约为 70%，口服后吸收迅速，1.5 h 血药浓度达峰值，$t_{1/2}$ 约为 2 h，小部分在肝脏氧化为亚砜化合物或 5-羟甲基化合物，50%～70% 以原形从尿中排出，可排出口服量的 80%～90%。

（三）适应证

本品适用于治疗十二指肠溃疡、胃溃疡、反流性食管炎、复发性溃疡病等。本品对皮肤瘙痒症也有一定疗效。

（四）用法与用量

(1)口服：每次 200 mg，每天 3 次，睡前加用 400 mg。

(2)注射：用葡萄糖注射液或葡萄糖氯化钠注射液稀释后静脉滴注，每次 200～600 mg；或用 20 mL 上述溶液稀释后缓慢静脉注射，每次 200 mg，4～6 h 1 次。每天剂量不宜超过 2 g。也可直接肌内注射。

（五）不良反应与注意事项

(1)少数患者可能有轻度腹泻、眩晕、嗜睡、面部潮红、出汗等。停药后可恢复。极少数患者有白细胞计数减少或全血细胞计数减少等。少数肾功能不全或患有脑病的老年患者可有轻微精神障碍。少数患者可出现中毒性肝炎、转氨酶水平一过性升高、血肌酐水平轻度升高或蛋白尿等，一般停药后可恢复正常。

(2)肝、肾功能不全者慎用，应根据肌酐清除率指标调整给药剂量。肌酐清除率为 0～15 mL/min 者忌用。

（六）药物相互作用

本品为一种强效肝微粒体酶抑制剂，可减少华法林、苯妥英钠、普萘洛尔、地西泮、茶碱、卡马西平、美托洛尔、地高辛、奎尼丁、咖啡因等药物在肝内的代谢，延迟这些药物的排泄，导致其血药浓度明显升高，合并用药时需减少上述药物的剂量。

（七）制剂与规格

(1)片剂：每片 200 mg。

(2)注射剂：每支 200 mg。

（八）医保类型及剂型

甲类：口服常释剂、注射剂。

九、大黄碳酸氢钠

（一）作用与特点

本品有抗酸、健胃作用。

（二）适应证

本品用于胃酸过多、消化不良、食欲缺乏等。

（三）用法与用量

口服，每次 1～3 片，每天 3 次，饭前服。

（四）制剂与规格

片剂：每片含碳酸氢钠、大黄粉各 0.15 g，薄荷油适量。

（五）医保类型及剂型

甲类：口服常释剂。

十、碳酸钙

（一）别名

别名兰达。

（二）作用与特点

本品为中和胃酸药，可中和或缓冲胃酸，作用缓和而持久，但对胃酸分泌无直接抑制作用，并可因提高胃酸 pH 而消除胃酸对壁细胞分泌的反馈性抑制。本品与胃酸作用产生二氧化碳与氯化钙，前者可引起嗳气，后者在碱性液中再形成碳酸钙、磷酸钙而引起便秘。本品在胃酸中转化为氯化钙，小肠吸收部分钙，由尿排泄，其中大部分由肾小管重吸收。本品口服后约 85% 转化为不溶性钙盐（如磷酸钙、碳酸钙），由粪便排出。

（三）适应证

本品缓解由胃酸过多引起的上腹痛、反酸、胃部烧灼感和上腹不适。

（四）用法与用量

2～5 岁儿童（11～21.9 kg）每次 59.2 mg，6～11 岁儿童（22～43.9 kg）每次 118.4 mg，饭后 1 h 或需要时口服 1 次，每天不超过 3 次，连续服用最大推荐剂量不超过 14 d。

（五）不良反应与注意事项

偶尔见嗳气、便秘。大剂量服用可发生高钙血症。心、肾功能不全者慎用。长期大量服用本品应定期测血钙浓度。

（六）药物相互作用

将本品与噻嗪类利尿药合用，可增加肾小管对钙的重吸收。慎与洋地黄类药物联合使用。

（七）制剂与规格

（1）混悬剂：11.84 g×148 mL。

（2）片剂：0.5 g。

十一、盐酸雷尼替丁

（一）别名

别名西斯塔、兰百幸、欧化达、善卫得。

（二）作用与特点

本品为一种选择性的 H 受体拮抗剂，能有效地抑制组胺、五肽胃泌素及食物刺激后引起的胃酸分泌，降低胃酸和胃酶的活性，但对胃泌素的分泌无影响。作用比西咪替丁强，对胃及十二指肠溃疡的疗效高，具有速效和长效的特点。本品口服生物利用度约为 50%，$t_{1/2}$ 为 2.0～2.7 h，静脉注射 1 mg/kg，瞬间血药浓度为 3 000 ng/mL，维持在 100 ng/mL 以上可达 4 h。大部分以原形药物从肾排泄。

（三）适应证

本品在临床上主要用于治疗十二指肠溃疡、良性溃疡病、术后溃疡、反流性食管炎及卓-艾综合征等。

(四)用法与用量

口服:每天 2 次,每次 150 mg,早、晚饭时服。

(五)不良反应与注意事项

(1)不良反应较轻,偶尔见头痛、皮疹和腹泻。个别患者有白细胞或血小板减少。

(2)有过敏史者禁用。除必要外,妊娠哺乳妇女不用本品。8 岁以下儿童禁用。肝、肾功能不全者慎用。本品对肝有一定毒性,个别患者转氨酶水平升高,但停药后即可恢复。

(六)药物相互作用

将本品与普鲁卡因、N-乙酰普鲁卡因合用,可减慢后两者从肾的清除速率。本品还能减少肝血流,使经肝代谢的普萘洛尔、利多卡因、美托洛尔的代谢减慢,作用增强。

(七)制剂与规格

(1)片剂:0.15 g。

(2)胶囊剂:0.15 g。

(八)医保类型及剂型

甲类:口服常释剂、注射剂。

十二、尼扎替定

(一)别名

别名爱希。

(二)作用与特点

尼扎替定是一种组胺 H_2 受体拮抗剂,和组胺竞争性地与组胺 H_2 受体相结合,可逆性地抑制其功能,特别是对胃壁细胞上的 H_2 受体,可显著抑制夜间胃酸分泌达 12 h,亦显著抑制食物、咖啡因、倍他唑(氨乙吡唑)和五肽胃泌素刺激的胃酸分泌。口服后并不影响胃分泌液中胃蛋白酶的活性,但总的胃蛋白酶分泌量随胃液分泌量的减少相应地减少,此外可增加他唑刺激的内因子分泌,尼扎替定不影响基础胃泌素分泌。口服生物利用度为 70% 以上。口服 150 mg,0.5~3.0 h 达到血药浓度峰值,为 700~1 800 $\mu g/L$,与血浆蛋白结合率约为 35%,半衰期为 1~2 h。90% 以上口服剂量的尼扎替定在 12 h 内从尿中排出,其中约 60% 以原形排出。

(三)适应证

适应证有活动性十二指肠溃疡,胃食管反流性疾病(包括糜烂或溃疡性食管炎,缓解胃灼热症状),良性活动性胃溃疡。

(四)用法与用量

(1)活动性十二指肠溃疡及良性活动性胃溃疡:300 mg/d,分 1~2 次服用;维持治疗时150 mg,每天 1 次。

(2)胃食管反流性疾病:150 mg,每天 2 次。中、重度肾功能损害者的剂量酌减。

(五)不良反应与注意事项

(1)可有头痛,腹痛,肌痛,无力,背痛,胸痛,感染和发热以及消化系统、神经系统、呼吸系统不良反应,偶尔有皮疹及瘙痒。罕见肝功能异常、贫血、血小板减少症及变态反应。治疗前应先排除恶性溃疡的可能性。

(2)对本品过敏者及对其他 H_2 受体拮抗剂有过敏史者禁用。

（六）药物相互作用

尼扎替定不抑制细胞色素 P_{450} 关联的药物代谢酶系统。将其与大剂量阿司匹林合用会增加水杨酸盐的血浓度。

（七）制剂与规格

胶囊剂：150 mg。

十三、雷贝拉唑钠

（一）别名

别名波利特。

（二）作用与特点

本品具有很强的 H^+-K^+-ATP 酶抑制作用、胃酸分泌抑制作用以及抗溃疡作用。健康成年男子在禁食情况下口服本品 20 mg，3.6 h 后达血药浓度峰值 437 ng/mL，$t_{1/2}$ 为 1.49 h。

（三）适应证

适应证有胃溃疡、十二指肠溃疡、吻合口溃疡、反流性食管炎、卓-艾综合征。

（四）用法与用量

成人推荐剂量为每次 10～20 mg，每天 1 次。胃溃疡、吻合口溃疡、反流性食管炎的疗程一般以 8 周为限，十二指肠溃疡的疗程以 6 周为限。

（五）不良反应与注意事项

严重的不良反应有休克、血常规检查异常、视力障碍。其他不良反应有过敏症、血液系统异常、肝功能异常、循环系统与精神神经系统异常。此外有水肿，总胆固醇、中性脂肪、BUN 水平升高，蛋白尿。

（六）药物相互作用

将雷贝拉唑钠与地高辛合用时，可升高其血中浓度。与含氢氧化铝凝胶、氢氧化镁的制酸剂同时或其后 1 h 服用，本品的平均血药浓度和药时曲线下面积分别下降 8％ 和 6％。

（七）制剂与规格

薄膜衣片：10 mg；20 mg。

十四、枸橼酸铋钾

（一）别名

别名胶体次枸橼酸铋、德诺、丽珠得乐、得乐、可维加。

（二）作用与特点

本品在胃酸条件下，以极微沉淀覆盖在溃疡表面形成一层保护膜，从而隔绝了胃酸、酶及食物对溃疡黏膜的侵蚀，促进黏膜再生，使溃疡愈合。本品还有良好的抗幽门螺杆菌作用。因而本品具有明显的抗溃疡作用，给药后在胃底、胃窦部、十二指肠、空肠及回肠均有铋的吸收，其中以小肠吸收为多。血药浓度与给药剂量呈相关性，一般于给药后 4 周血药浓度达稳态。血浆浓度通常小于 50 μg/L。分布主要聚集在肾脏（占吸收的 60％）。有关本品吸收后的代谢与排泄资料较少。一些铋剂中毒患者血与尿的排泄半衰期分别为 4.5 d 和 5.2 d，脑脊液中排泄半衰期可达 13.9 d。

(三)适应证

本品适用于治疗胃溃疡、十二指肠壶腹部溃疡、多发溃疡及吻合口溃疡等多种消化性溃疡。

(四)用法与用量

480 mg/d,分 2~4 次服用。除特殊情况,疗程不得超过 2 个月。若需继续用药,在开始下 1 个疗程前 2 个月须禁服任何含铋制剂。

(五)不良反应与注意事项

(1)不良反应主要表现为胃肠道症状,如恶心、呕吐、便秘和腹泻。偶尔见一些轻度变态反应。服药期间舌及大便可呈灰黑色。

(2)肾功能不全者禁用。

(六)药物相互作用

将其与四环素同时服用会影响四环素的吸收。不得将其与其他含铋制剂同服。不宜将其与制酸药及牛奶合用,因牛奶及制酸药可干扰其作用。

(七)制剂与规格

(1)片剂:120 mg。

(2)胶囊剂:120 mg。

(3)颗粒剂:每小包 1.2 g(含本品 300 mg)。

(八)医保类型及剂型

乙类:口服常释剂、颗粒剂。

十五、米索前列醇

(一)作用与特点

本品为最早进入临床的合成前列腺素 E_1 的衍生物。能抑制基础胃酸分泌和由组胺、五肽胃泌素、食物或咖啡所引起的胃酸分泌。有局部作用和全身作用相结合的作用,其局部作用是主要的。其抑制胃酸分泌的机制是直接抑制了壁细胞。本品还显示有细胞保护作用。本品口服吸收良好,本品口服后迅速代谢为有药理活性的游离酸,因而不能测定原药的血药浓度。本品分布以大肠、胃和小肠组织及血浆中较多。其游离酸在血浆 $t_{1/2}$ 为 20.6±0.9 min;本品主要经肾途径排泄,给药后 24 h 内,约 80% 从尿和粪便中排出,尿中的排泄量为粪便中的 2 倍。本品在临床应用中未观察到有药物相互作用。

(二)适应证

适应证为十二指肠溃疡和胃溃疡。

(三)用法与用量

口服:每次 200 μg,在餐前或睡前服用,每天 1 次,4~8 周为 1 个疗程。

(四)不良反应与注意事项

(1)不良反应为轻度而短暂地腹泻、恶心、头痛、眩晕和腹部不适。

(2)本品禁用于已知对前列腺素类药物过敏者及孕妇;如果在服用时怀孕,应立即停药。有脑血管或冠状动脉疾病的患者应慎用。

(五)制剂与规格

片剂:200 μg。

十六、替普瑞酮

（一）别名

别名戊四烯酮、施维舒、E0671。

（二）作用与特点

本品能促进胃黏膜及胃黏液层中主要的黏膜修复因子（即高分子糖蛋白）的合成,提高黏液中的磷脂质浓度,提高黏膜的防御能力。本品还能防止胃黏膜病变时黏膜增殖区细胞增殖能力的下降。因此本品已被证明对难治的溃疡也有良好效果,使已修复的黏膜壁显示正常迹象,也有防止复发的作用。本品不影响胃液分泌和运动等胃的生理功能,但对各种实验性溃疡（寒冷应激性、阿司匹林、利血平、乙酸、烧灼所致）均具有较强的抗溃疡作用。

（三）适应证

适应证为胃溃疡。

（四）用法与用量

饭后 30 min 以内口服,每次 50 mg,每天 3 次。

（五）不良反应与注意事项

不良反应:偶尔见头痛、便秘、腹胀及肝转氨酶水平轻度上升、总胆固醇值升高、出皮疹等,但停药后均迅速消失。妊娠期用药的安全性尚未确立,故孕妇应权衡利弊,慎重用药。小儿用药的安全性也尚未确立。

（六）制剂与规格

（1）胶囊剂:50 mg。

（2）细粒剂:100 mg/g。

（褚海霞）

第三节　胃肠促动药

一、多潘立酮(Domperidone)

（一）剂型规格

（1）片剂:10 mg。

（2）分散片:10 mg。

（3）栓剂:10 mg;30 mg;60 mg。

（4）注射液:2 mL：10 mg。

（5）滴剂:1 mL：10 mg。

（6）混悬液:1 mL：1 mg。

（二）适应证

适应证包括由胃排空延缓、胃-食管反流、慢性胃炎、食管炎引起的消化不良,外科、妇科手术后的恶心、呕吐,抗帕金森综合征药物引起的胃肠道症状和多巴胺受体激动剂所致的不良反应,抗癌药引起的呕吐,氮芥等强效致吐药引起的呕吐(疗效较差),胃炎、肝炎、胰腺炎等引起的呕吐,其他疾病和检查(如偏头痛、痛经、颅脑外伤、尿毒症,胃镜检查和血液透析、放疗)引起的恶心、呕吐,儿童各种原因(如感染)引起的急性和持续性呕吐。

(三)用法用量

(1)肌内注射:每次 10 mg,必要时可重复给药。

(2)口服:每次 10~20 mg,每天 3 次,饭前服。

(3)直肠给药:每次 60 mg,每天 2~3 次。

(四)注意事项

1 岁以下小儿慎用,哺乳期妇女慎用。

(五)不良反应

不良反应偶尔见头痛、头晕、嗜睡、倦怠、神经过敏等。如果使用较大剂量可能引起非哺乳期泌乳,并且在一些更年期后妇女及男性患者中出现乳房胀痛现象;也可致月经失调。消化系统偶尔有口干、便秘、腹泻、短时的腹部痉挛性疼痛现象。皮肤偶尔见一过性皮疹或瘙痒症状。

(六)禁忌证

禁忌证有对该药过敏者、嗜铬细胞瘤、乳腺癌、机械性肠梗阻、胃肠道出血、孕妇。

(七)药物相互作用

该药增加对乙酰氨基酚、氨苄西林、左旋多巴、四环素等药物的吸收速度,对服用对乙酰氨基酚的患者,不影响其血药浓度。合用胃肠解痉药与该药,可能发生药理拮抗作用,减弱该药的治疗作用,不宜联用两者。将该药与 H_2 受体拮抗药合用,由于 H_2 受体拮抗药改变了胃内 pH,减少该药在胃肠道的吸收,故不宜合用两者。维生素 B_6 可抑制催乳素的分泌,减轻该药的泌乳反应。制酸药可以降低该药的口服生物利用度,不宜合用。含铝盐或铋盐的药物(如硫糖铝、胶体枸橼酸铋钾、复方碳酸铋)口服后能与胃黏膜蛋白结合,形成络合物以保护胃壁,该药能增强胃部蠕动,促进胃内排空,缩短该类药物在胃内的作用时间,降低药物的疗效。

(八)药物过量

用药过量可出现困倦、嗜睡、心律失常、方向感丧失、锥体外系反应及低血压等症状,但以上反应多数是自限性的,通常在 24 h 内消失。该药过量时无特殊的解药或特效药。应予对症支持治疗,并密切监测。给患者洗胃和/或使用药用炭,可加速药物清除。使用抗胆碱药、抗帕金森病药以及具有抗副交感神经生理作用的抗组胺药,有助于控制与该药毒性有关的锥体外系反应。

二、西沙比利(Cisapride)

(一)剂型规格

(1)片剂:5 mg;10 mg。

(2)胶囊:5 mg。

(3)干混悬剂:100 mg。

(二)适应证

本品可用于由神经损伤、神经性食欲缺乏、迷走神经切断术或部分胃切除引起的胃轻瘫;也用于 X 线、内镜检查呈阴性的上消化道不适;对胃-食管反流和食管炎也有良好作用,其疗效与雷尼替丁相同,与后者合用时其疗效可能得到加强;还可用于假性肠梗阻导致的推进性蠕动不足和胃肠内容物滞留及慢性便秘;对于采取体位和饮食措施仍不能控制的幼儿慢性、过多性反胃及呕吐也可试用本品治疗。

(三)注意事项

由于本品促进胃肠活动,可能发生瞬时性腹部痉挛、腹鸣或腹泻,此时可考虑酌减剂量。当幼儿或婴儿发生腹泻时应酌减剂量。本品对胃肠道功能增加的患者可能有害,必须使用时应注意观察。本品可能引起心电图 Q-T 间期延长、昏厥和严重的心律失常。过量服用或与酮康唑同服可引起严重的尖端扭转型室性心动过速。本品无胚胎毒性,也无致畸作用,但对小于 34 周的早产儿应慎重用药。对于老年人,由于半衰期延长,故对治疗剂量应酌减。肝、肾功能不全患者的开始剂量可减半,以后可根据治疗结果及可能发生的不良反应及时调整剂量。本品虽不影响精神运动功能,不引起镇静和嗜睡,但加速中枢抑制剂(如巴比妥类)和乙醇的吸收,因此使用时应注意。

(四)不良反应

曾有过敏、轻度短暂头痛或头晕的报道。偶尔见可逆性肝功能异常,并可能伴有胆汁淤积。罕见惊厥性癫痫、锥体外系反应及尿频等。

(五)禁忌证

对本品过敏者禁用,哺乳期妇女勿用本品。

(六)药物相互作用

本品系通过促进肠肌层节后神经释放乙酰胆碱而发挥胃肠动力作用,因此抗胆碱药可降低本品的效应。服用本品后,胃排空速率加快,如同服经胃吸收的药物,其吸收速率可能降低,而经小肠吸收的药物(如苯二氮䓬类、抗凝剂、对乙酰氨基酚及 H_2 受体阻滞药)的吸收速率可能会增加。对于个别与本品相关的药物需确定其剂量时,最好监测其血药浓度。

三、伊托必利(Itopride)

(一)剂型规格

片剂:50 mg。

(二)适应证

本品主要适用于功能性消化不良引起的各种症状,如上腹部不适、餐后饱胀、早饱、食欲缺乏、恶心、呕吐。

(三)用法用量

口服,成人每天 3 次,每次 1 片,饭前服用。可根据年龄、症状适当增减或遵医嘱。

(四)注意事项

高龄患者用药时易出现不良反应,用时注意。严重肝和肾功能不全者、孕妇及哺乳期妇女慎用,儿童不宜使用。

(五)不良反应

主要不良反应有过敏症状,如皮疹、发热、瘙痒感;消化道症状,如腹泻、腹痛、便秘、唾液增加等;神经系统症状,如头痛、刺痛感、睡眠障碍;血液系统症状,如白细胞计数减少,当确认异常时应停药。偶尔见 BUN 或肌酐水平升高、胸背部疼痛、疲劳、手指发麻和手抖等。

(六)禁忌证

对本品过敏者,胃肠道出血穿孔、机械性梗阻患者禁用。

（七）药物相互作用

抗胆碱药可能会对抗伊托必利的作用,故不宜合用两者。本品可能增强乙酰胆碱的作用,使用时应注意。

（八）药物过量

药物过量表现为出现乙酰胆碱作用亢进症状,应采取对症治疗,可采用阿托品解救。

四、莫沙必利(Mosapride)

（一）剂型规格

片剂:5 mg。

（二）适应证

适应证:慢性胃炎或功能性消化不良引起的消化道症状,如上腹部胀满感、腹胀、上腹部疼痛;嗳气、恶心、呕吐、胃烧灼感等。

（三）用法用量

常用剂量每次 5 mg,每天 3 次,饭前或饭后服用。

（四）注意事项

服用本品 2 周后,如消化道症状无变化,应停止服用。孕妇和哺乳期妇女、儿童及青少年、有肝和肾功能障碍的老年患者慎用。

（五）不良反应

不良反应的发生率约为 4%。主要表现为腹泻、腹痛、口干、皮疹、倦怠、头晕、不适、心悸等。另有约 3.8% 的患者出现检验指标异常变化,表现为嗜酸性粒细胞数增多、甘油三酯水平升高、ALT 水平升高等。

（六）禁忌证

禁忌证有对本品过敏者、胃肠道出血者或肠梗阻患者。

（七）药物相互作用

将本品与抗胆碱药物合用可能减弱本品的作用。

（褚海霞）

第四节　胃肠解痉药

胃肠解痉药又称抑制胃肠动力药,主要是一些抗胆碱药。其主要作用机制是减弱胃肠道的蠕动功能,松弛食管及胃肠道括约肌,从而减慢胃的排空和小肠转运,减弱胆囊收缩和降低胆囊压力,减弱结肠的蠕动,减慢结肠内容物的转运。

一、溴丙胺太林(普鲁本辛)

（一）制剂

片剂:每片 15 mg。

（二）适应证

溴丙胺太林用于胃溃疡及十二指肠溃疡的辅助治疗，也用于治疗胃炎、胰腺炎、胆汁排泄障碍、遗尿和多汗症。

（三）用法用量

每次 15 mg，每天 3～4 次，饭前服，睡前 30 mg；治疗遗尿可于睡前口服 15～45 mg。

（四）注意事项

（1）不良反应主要有口干、视物模糊、尿潴留、便秘、头痛、心悸等，减量或停药后可消失。

（2）手术前和青光眼患者禁用，心脏病患者慎用。

二、溴甲阿托品（胃疡平）

（一）制剂

（1）片剂：每片 1 mg；2 mg。

（2）纸片：每小格 1 mg。

（二）适应证

本品主要用于胃及十二指肠溃疡、胃炎、胃酸过多症、胃肠道痉挛等。

（三）用法用量

口服：每次 1～2 mg，每天 4 次，饭后半小时及睡前半小时服用。必要时每天剂量可增至 12 mg。

（四）注意事项

青光眼及泌尿系统疾病患者忌用。

三、丁溴东莨菪碱（解痉灵）

（一）制剂

（1）注射剂：20 mg：1 mL。

（2）胶囊剂：每粒胶囊 10 mg。

（二）适应证

本品用于胃、十二指肠、结肠纤维内镜检查的术前准备，内镜逆行胰胆管造影和胃、十二指肠、结肠的气钡低张造影或计算机腹部体层扫描的术前准备，可有效地减少或抑制胃肠道蠕动，还可用于治疗各种病因引起的胃肠道痉挛、胆绞痛、肾绞痛或胃肠道蠕动亢进等。

（三）用法用量

（1）口服：每次 10 mg，每天 3 次。

（2）肌内注射、静脉注射或溶于葡萄糖注射液、0.9%的氯化钠注射液中静脉滴注：每次 20～40 mg，或每次 20 mg，间隔 20～30 min 后再用 20 mg。静脉注射时速度不宜过快。

（四）注意事项

（1）青光眼、前列腺肥大所致排尿困难、严重心脏病、器质性幽门狭窄或麻痹性肠梗阻患者禁用。

（2）如出现过敏应及时停药。

（3）乳幼儿、小儿慎用。

四、辛戊胺(戊胺庚烷、新握克丁)

(一)制剂

(1)复方辛戊胺注射液:每支 1 mL,内含异美汀氨基磺酸盐 0.06 g、辛戊胺氨基磺酸盐 0.08 g。

(2)复方辛戊胺滴剂:成分与复方辛戊胺注射液相同。

(二)适应证

本品用于治疗消化道、泌尿道及其括约肌痉挛、偏头痛、呃逆以及泌尿道、胃肠道器械检查,用于治疗溃疡病、胆囊炎、胆石症等引起的腹痛。

(三)用法用量

每次肌内注射本品与异美汀的复方注射液 1～2 mL,或口服复方滴剂 25～40 滴,每天 3～4 次。

(四)注意事项

偶尔有恶心、神经过敏、头痛等不良反应。注射本品可引起血压升高,不宜用于高血压患者。

(褚海霞)

第五节 助 消 化 药

一、胃蛋白酶

(一)制剂

片剂:每片 0.1 g。

(二)适应证

胃蛋白酶常用于因食蛋白性食物过多所致消化不良、病后恢复期消化功能减退及慢性萎缩性胃炎、胃癌、恶性贫血所致的胃蛋白酶缺乏。

(三)用法用量

饭时或饭前服 0.3～0.6 g,同时服稀盐酸 0.5～2 mL。

(四)注意事项

(1)不宜将胃蛋白酶与抗酸药同服,因胃内 pH 升高而使其活力降低。

(2)本品的药理作用与硫糖铝相拮抗,不宜合用两者。

二、胰酶

(一)制剂

肠溶片:每片 0.3 g;0.5 g。

(二)适应证

胰酶用于各种原因引起的胰腺外分泌功能不足的替代治疗,以缓解消化不良或食欲减退等症状。

(三)用法用量

每次 0.3～0.6 g,每天 3 次,饭前服。

(四)注意事项

不宜将胰酶与酸性药同服。将胰酶与等量碳酸氢钠同服可增加疗效。急性胰腺炎早期患者禁用。

(褚海霞)

第六节　泻　　药

泻药是促进排便反射或使排便顺利的药物。按其作用原理可分为溶剂性泻药、刺激性泻药、滑润性泻药、软化性泻药。

一、硫酸镁(硫苦,泻盐)

(一)制剂

(1)注射剂:1 g∶10 mL;2.5 g∶10 mL。

(2)溶液剂:33 g∶100 mL。

(二)适应证

(1)硫酸镁用于导泻、肠内异常发酵,也可与驱虫药并用。将硫酸镁与活性炭合用,可治疗食物或药物中毒。

(2)硫酸镁用于阻塞性黄疸及慢性胆囊炎。

(3)硫酸镁用于惊厥、子痫、尿毒症、破伤风、高血压脑病及急性肾性高血压危象等。

(4)硫酸镁用于外用热敷,消炎去肿。

(三)用法用量

(1)导泻:每次口服 5～20 g,清晨空腹服,同时饮水 100～400 mL,也可用水溶解后服用。

(2)利胆:每次 2～5 g,每天 3 次,饭前或两餐间服。也可服用 33% 的溶液,每次 10 mL。

(3)抗惊厥、降血压:肌内注射,每次 1 g,10% 的溶液每次 10 mL。静脉滴注,每次 1～2.5 g。

(四)注意事项

(1)注射须缓慢,并注意患者的呼吸与血压。静脉滴注过快可引起血压降低及呼吸暂停。

(2)肠道出血患者、急腹症患者及孕妇、经期妇女禁用本品导泻。

(3)中枢抑制剂(如苯巴比妥)中毒患者不宜使用本品导泻排出毒物,以防加重中枢抑制。

二、酚酞(果导)

(一)制剂

片剂:每片 50 mg;100 mg。

(二)适应证

本品适用于习惯性顽固便秘,也可在各种肠道检查前用作肠道清洁剂。

（三）用法用量

睡前口服 0.05～0.2 g,经 8～10 h 排便。

（四）注意事项

(1)若将本品与碳酸氢钠及氧化镁等碱性药并用,能引起变色。

(2)婴儿禁用,幼儿及孕妇慎用。

三、甘油（丙三醇）

（一）制剂

栓剂:大号每个约重 3 g,小号每个约重 1.5 g。甘油溶液:50％的甘油盐水溶液。

（二）适应证

甘油用于治疗便秘,也可用于降低眼压和颅内压。

（三）用法用量

(1)便秘:使用栓剂,每次 1 个,塞入肛门(成人用大号栓,小儿用小号栓),对小儿及年老体弱者较为适宜。也可用本品 50％的溶液灌肠。

(2)降眼压和降颅内压:口服 50％的甘油溶液(含 0.9％的氯化钠),每次 200 mL,每天 1 次,必要时每天 2 次,但要间隔 6～8 h。

（四）注意事项

口服有轻微不良反应,如头痛、咽部不适、口渴、恶心、呕吐、腹泻及血压轻微下降。空腹服用不良反应较明显。

四、开塞露

（一）制剂

(1)开塞露(含山梨醇、硫酸镁):含山梨醇 45％～50％(g/g),硫酸镁 10％(g/mL),羟苯乙酯 0.05％、苯甲酸钠 0.1％。

(2)开塞露(含甘油):本品含甘油 55％(mL/mL)。

（二）适应证

本品主要用于治疗便秘。

（三）用法用量

成人用量每次 20 mL(1 支),小儿酌减。

（四）注意事项

本品为治疗便秘的直肠用溶液剂。用时将容器顶端刺破,外面涂少许油脂,徐徐插入肛门,然后将药液挤入直肠内,引起排便。

（褚海霞）

第七节 止 泻 药

止泻药是通过减少肠道蠕动或保护肠道免受刺激而达到止泻作用的,适用于剧烈腹泻或长期慢性腹泻,以防止机体过度脱水、电解质紊乱、消化及营养障碍。

一、地芬诺酯(苯乙哌啶、氰苯哌酯、止泻宁)

(一)制剂
复方地芬诺酯片:每片含盐酸地芬诺酯 2.5 mg、硫酸阿托品 0.025 mg。

(二)适应证
本品适用于急性、慢性功能性腹泻及慢性肠炎等。

(三)用法用量
口服:每次 2.5~5 mg,每天 2~4 次。至腹泻被控制时,应立即减少剂量。

(四)注意事项
(1)服药后偶尔见口干、腹部不适、恶心、呕吐、思睡、烦躁、失眠等,减量或停药后即消失。

(2)肝功能不全患者及正在服用成瘾性药物患者宜慎用。

(3)哺乳期妇女慎用。

二、洛哌丁胺(氯苯哌酰胺、苯丁哌胺、易蒙停)

(一)制剂
胶囊:每个胶囊 2 mg。

(二)适应证
本品适用于急性腹泻及各种病因引起的慢性腹泻。本品尤其适用于临床上应用其他止泻药效果不显著的慢性功能性腹泻。

(三)用法用量
成人首次口服 4 mg,以后每腹泻一次服 2 mg,直到腹泻停止或用量达每天 16~20 mg,连续 5 d,若无效则停服。儿童首次服 2 mg,以后每腹泻一次服 2 mg,至腹泻停止,最大用量为每天 8~12 mg。空腹或饭前半小时服药可提高疗效。慢性腹泻待显效后每天给予 4~8 mg(成人),长期维持。

(四)注意事项
(1)严重中毒性或感染性腹泻者慎用。重症肝损害者慎用。因用抗生素而导致假膜性大肠炎患者不宜用。

(2)1 岁以下婴儿和肠梗阻、亚肠梗阻或便秘患者禁用。发生胃肠胀气或严重脱水的小儿禁用。孕妇和哺乳妇女慎用。

(3)本品不能单独用于伴有发烧和便血的细菌性痢疾病者。

三、双八面体蒙脱石(思密达)

(一)制剂
散剂:每小袋内含双八面体蒙脱石 3 g、葡萄糖 0.749 g、糖精钠 0.007 g、香兰素 0.004 g。

(二)适应证
本品主要用于急性、慢性腹泻,尤其对儿童急慢性腹泻的疗效佳,也用于食管炎及胃、十二指肠、结肠疾病有关的疼痛的对症治疗。

(三)用法用量

成人每天 3 次,每次 1 袋;2 岁以上幼儿每天 2～3 次,每次 1 袋;1～2 岁幼儿每天 1～2 次,每次 1 袋;1 岁以下幼儿每天 1 袋,分 2 次服用。治疗急性腹泻首剂量应加倍。食管炎患者宜于饭后服用,其他患者于饭前服用。将本品溶于半杯温水送服。

(四)注意事项

(1)本品可能影响其他药物的吸收,必须合用时应在服用本品之前 1 h 服用其他药物。

(2)少数患者如出现轻微便秘,可减少剂量继续服用。

(褚海霞)

第八节　利胆排石药

该类药物可分为促进胆汁分泌药、促进胆囊收缩及奥迪括约肌松弛药及溶胆石药。新型利胆药大都具有促胆汁分泌,解除奥迪括约肌痉挛的作用,以达到利胆消炎止痛之功效,如羟甲烟胺、肝胆能片。溶胆石药主要在于降低胆汁中胆固醇的浓度,促进肝脏合成胆汁酸,增加胆固醇在胆汁中的溶解度达到利胆溶石排石之效。服用溶石药时,注意进食低胆固醇食物,可加强功效。

一、苯丙醇

(一)作用与用途

本品具有较强利胆作用和轻度解痉作用,可松弛胆道口括约肌,促使胆汁排出,减轻腹胀、腹痛、恶心厌油等症状,有帮助消化、增加食欲、排除小胆石等效用,并能加速胆固醇转变成胆酸的过程,有降低血胆固醇水平的作用。本品适用于胆囊炎、胆道感染、胆石症、胆道手术后的综合征、消化不良、高胆固醇血症等。

(二)药代动力学与生物药剂学

本品口服 200 mg 苯丙醇后 30 min 胆汁中胆红素增加为原来的 3.5 倍,2 h 后胆酸增加为原来的 4 倍。动物试验显示,口服苯丙醇后 10 min,胆汁开始分泌,1～2 h 达高峰,毒性极小。

(三)给药方法与剂量

口服,成人 0.1～0.2 g,每天 3 次,饭后服。

(四)用药要点

(1)偶尔有胃部不适、恶心、呕吐、腹痛等。

(2)妊娠最初 3 个月应慎用。

(五)禁忌证

严重肝损害、高胆红素血症、胆道阻塞、胆囊积脓、肝性脑病患者以及对本品过敏者禁用。

(六)剂型与规格

胶丸,0.1 g。

二、非布丙醇

(一)作用与用途

本品有明显的利胆作用,增加胆汁分泌,松弛胆管平滑肌和胆总管括约肌而利胆,并有降低血胆固醇水平的作用。本品用于胆囊炎、胆石症及术后高脂血症、脂性消化不良、肝炎等。

(二)给药方法与剂量

口服,成人,0.1~0.2 g,每天 3 次,饭后服。

(三)用药要点

服药后偶尔有胃部不适、轻度恶心等。

(四)剂型与规格

片剂,50 mg。

三、曲匹布通

(一)作用与用途

本品为一种非胆碱能阻断的解痉药,对胆道平滑肌有松弛利胆作用,特别是对奥迪括约肌有直接松弛作用,降低胆囊、胆管内压,促进胆汁的分泌和排泄。本品用于胆囊炎、胆石症、胆道运动障碍、胆囊术后综合征、胰腺炎等。

(二)给药方法与剂量

口服,40 mg,每天 3 次。

(三)用药要点

(1)少数患者可有轻微消化道症状,如恶心、呕吐、食欲缺乏、腹泻,个别患者有一过性皮疹等变态反应。

(2)孕妇及对本品有过敏史者慎用。

(3)出现过敏者应立即停药。

(四)剂型与规格

片剂,40 mg。

四、肝胆能片

(一)作用与用途

本品由 P-甲基苯甲醇的 37.5 mg 烟酸酯、75.0 mg α-萘乙酸所组成。烟酸酯化物缓解伴炎症的胆道痉挛所致的腹痛,且可使对位甲基苯甲醇在水相与脂相之间分布更佳。萘乙酸除有利胆作用外,还有抗感染作用,主要用于胆道系统急性、慢性炎症的疼痛及各种阻滞肝脏胆汁分泌性疾病,也适用于增强胆道造影剂的显影清晰度。

(二)药物动力学和生物药剂学

本品口服后半小时开始分泌胆汁,2 h 后药效达高峰,逐渐减弱,作用持续数小时之久。

(三)给药方法与剂量

(1)口服,饭前半小时服 2 片,每天 3 次,可视症状而适当增减剂量。

(2)胆道造影、静脉造影,可于注射造影剂前服 5 片,注射 20 min 后服 5 片,50 min 后再服 5 片;口服造影同时服用 2 片/次,总量为 12~14 片。

（四）禁忌证

肝胆的晚期癌症、完全胆道阻塞、胆囊积脓、严重肝功能损害及肝性脑病患者禁用。

（五）剂型与规格

片剂：112.5 mg。

五、羟甲烟胺

（一）作用与用途

羟甲烟胺为一种新的利胆药，利胆作用明显，对奥迪括约肌有舒张作用，故有舒张的解痉镇痛作用。增加胆汁分泌，加强胆囊收缩和抑菌等作用，有利于结石排出，对胆总管结石有一定排石效果。此外，部分原有谷丙转氨酶水平升高的患者，服药后这项指标随炎症的消除而恢复正常。其用于胆囊炎、胆道感染、胆石症、胆囊术后综合征及胆汁性肝硬化等症。

（二）给药方法与剂量

口服：0.2～0.4 g，每天 3 次。

（三）用药要点

用药后偶尔有头晕、腹胀、腹泻、胸闷、皮疹等，停药后一般能自行消失。对梗阻性及传染性肝炎黄疸患者须慎用。

（四）剂型与规格

（1）片剂，0.25 g。

（2）胶囊剂，0.2 g。

六、去氢胆酸

（一）作用与用途

去氢胆酸为胆酸合成衍生物，吸收后在肝内代谢为羟基酮和胆酸。其可促进胆汁分泌，主要增加胆汁的水分，分泌稀释的胆汁，而固体成分并不增加；对脂肪的消化吸收有促进作用，但不增加口服维生素 K 的吸收。去氢胆酸在临床上用于胆囊及胆道功能失调、胆囊切除术后综合征、慢性胆囊炎、胆石症及某些肝脏疾病（如慢性肝炎）等。去氢胆酸可清除胆汁淤滞，防止上行性胆道感染等。

（二）给药方法与剂量

口服，成人，0.2～0.4 g，每天 3 次。小儿，1～5 岁，30～40 mg，每天 3 次。

（三）用药要点

本品有苦味，口服可引起恶心；静脉注射可引起低血压、皮肤瘙痒等。

（四）禁忌证

胆道完全阻塞及严重肝、肾功能减退者禁用。

（五）剂型与规格

（1）片剂：0.2 g；0.25 g。

（2）注射剂：0.5 g：10 mL；1 g：5 mL；2 g：10 mL。

七、熊去氧胆酸

(一)作用与用途

本品选择性抑制肝脏胆固醇的合成,减少胆汁胆固醇的分泌,降低胆汁胆固醇的饱和度和增加胆固醇在胆汁中的溶解度,可使胆石溶解;能松弛胆总管括约肌,使胆囊收缩,有利胆作用;能增强肝脏过氧化氢酶的活性,促使肝合成有溶石作用的胆汁酸,从而提高肝脏的抗毒和解毒能力;能降低胆内和血清中甘油三酯的浓度,减少肝的脂肪沉着。本品主要用于治疗胆固醇性胆结石、胆汁反流性胃炎、慢性肝炎、肝中毒性疾病以及预防胆结石。

(二)药代动力学与生物药剂学

药物口服后迅速经肠道吸收,由门静脉进入肝脏,大部随胆汁排入胆囊及十二指肠中,在胆汁中大多以甘氨酸或牛磺酸结合形式存在,大部分进入肠道,少量进入大循环,故该药属于肝肠循环药物。

(三)给药方法与剂量

1.口服

(1)溶解胆结石:成人 500～750 mg;结石清除后,每晚口服 50 mg 可防止复发。

(2)肝大、慢性肝炎:8～13 mg/(kg·d)。

(3)胆汁反流性胃炎:1 000 mg/d。

2.静脉注射

每天 1 次,每次 50～100 mg。

(四)用药要点

(1)用药后偶尔有皮肤瘙痒、恶心、呕吐、腹泻等,本品的溶石作用最弱,毒性最低。

(2)注射液最易起泡,用前切勿振荡。

(3)在治疗期间,宜进低胆固醇食物,以增强其消石作用。

(五)禁忌证

孕妇、胆道完全阻塞及严重肝炎患者禁用。

(六)剂型与规格

片剂,50 mg。注射剂,50 mg。

八、鹅脱氧胆酸

(一)作用与用途

鹅脱氧胆酸为正常胆汁中游离胆汁酸成分,选择性抑制胆固醇合成和分泌,使胆汁中的胆固醇从饱和状态回复至不饱和状态,从而阻止胆结石形成和使胆固醇结石溶解,在临床上主要用于无症状或症状较轻的透 X 线的非钙化的胆固醇性胆囊结石患者。

(二)药代动力学和生物药剂学

本品为高化学纯,但有不同结晶形态的未结合胆酸,口服后能在肠内很快溶解并能完全吸收,在肝内与甘氨酸或牛磺酸结合,排入胆盐池。未被再吸收的鹅脱氧胆酸部分由粪便排出,大部分经脱羧作用成为石胆酸,经过肝肠循环可能对肝有毒性。在正常人中 1/5 的石胆酸由回肠和结肠吸收,剩下的从粪便排出,人类的石胆酸代谢主要在肝与肾内成为硫酸盐结合物呈水溶性,多不被肠道吸收,多从肠道粪便中排出,可防止肝肠循环中石胆酸的积聚。

（三）给药方法与剂量

0.25～0.5 g，每天 3 次，一般需用 6 个月以上。

（四）用药要点

低胆固醇饮食可增加其疗效。对胆石复发者再次治疗仍有效。偶尔有皮肤瘙痒，主要不良反应为腹泻，剂量减少后消失。

（五）禁忌证

急性胆囊炎、慢性肝炎、肠炎、糖尿病患者和孕妇禁用。

（六）剂型与规格

片剂或胶丸：0.25 g。

九、茴三硫

（一）作用与用途

茴三硫直接作用于肝细胞，恢复肝功能，促进胆汁、胆酸、胆色素的分泌，提高血谷胱甘肽含量，促进尿素循环，增强肝脏的解毒功能，用于胆囊炎、胆石症、急慢性肝炎、肝硬化、高胆固醇血症等。

（二）给药方法与剂量

口服，12.5～25 mg，每天 3 次。

（三）用药要点

(1)用药后可有腹胀、腹泻，偶尔见荨麻疹，停药后可消失。

(2)长期用药可引起甲状腺功能亢进。

（四）禁忌证

胆道阻塞者禁用。

（五）剂型与规格

片剂：12.5 mg；25 mg。

（杨　婷）

第九节　调整肠道菌群失调的活菌制剂

在人体肠道中存在着大量微生物，细菌总数达 10^{14} 个，其中对人体有益的正常生理性细菌占95％以上，有害菌仅占少数。这些有益细菌与人体相互依存，相互作用，保持着人体的正常代谢过程。双歧杆菌就是人体内数量最大的对人体有益的细菌，若其数量减少，其他的有害病原菌增加，就会引起菌群失调，导致人体许多的疾病，如腹泻、免疫力降低。通过使用从人体肠道有益菌群中分离出的活菌制剂，给予缺乏者人为补充，或利用某种方式促进它们生长，从而控制肠菌群的微生态失调，被称为生态调整法。目前常用的制剂有乳酸菌素片、促菌生、整肠生、回春生胶囊、双歧三联活菌生及乳酶生等。

一、乳酶生

(一)作用与用途

乳酶生能分解糖类生成乳酸,使肠内酸度升高,抑制肠内病原体的繁殖,用于消化不良、肠发酵、小儿饮食不当引起的腹泻等。

(二)给药方法与剂量

口服,0.3～0.9 g,每天 3 次,饭前服。

(三)用药要点

(1)不宜将乳酶生与抗菌药物或吸附剂合用,而应间隔 2～3 h 分开服。

(2)过期后不宜再用。

(3)冷暗处保存。

(四)剂型与规格

片剂,0.3 g。

二、乳酸菌素片

(一)作用与用途

该药能刺激胃肠内分泌活动,增强胃肠蠕动,调整胃肠酸碱平衡和抑制肠道内腐败菌群,用于消化不良、肠道功能紊乱、肠内异常发酵、肠炎、细菌性痢疾及小儿绿便、肠结核、慢性结肠炎。

(二)药代动力学与生物药剂学

(1)该药由长寿菌、乳酸菌接种于无菌鲜奶中,经真空浓乳,离心喷雾干燥而制成。

(2)该药含有大量 B 族维生素及具有光学结构 e(+)的活性乳酸。

(三)给药方法与剂量

口服,2～4 片,每 4 h 一次。有急性肠炎、痢疾,每次可服 8～10 片。

(四)用药要点

(1)无不良反应是该药的特点。

(2)凉暗处保存。

(五)剂型与规格

片剂,0.5 g。

三、促菌生

(一)作用与用途

促菌生是一种活菌制剂,但与抗生素不同,抗生素是真菌或细菌的产物,其作用是抗菌和抑菌,促菌生通过生物拮抗与生物互助,调整菌群失调状态。促菌生主要用于小儿腹泻、急慢性肠炎、急性痢疾及肠功能紊乱等。

(二)药代动力学与生物药剂学

(1)促菌生是由我国自己分离的需氧芽孢杆菌 DM423 菌株制成的一种活菌制剂。

(2)该菌进入肠道内,可以消耗肠内过多的氧气,创造厌氧环境,以利于厌氧菌的生长。人体结肠内细菌主要为分叉杆菌,该菌在生长发育过程中可产生乳酸及醋酸,降低肠道内的 pH 与氧化还原电位,从而抑制其他细菌的繁殖。

（三）给药方法与剂量

口服：成人每次 2～4 片，每天 3 次；儿童酌减。

（四）用药要点

用药中须停用抗生素，以免降低药效。

（五）剂型与规格

片剂。

四、整肠生

（一）作用与用途

本品为分离出的地衣芽孢杆菌无毒菌株，经生物工程技术制成。通过以菌制菌的方法，利用地衣芽孢杆菌拮抗肠道致病菌，且促进生理性有益菌增长，从而调整人体肠道的微生态环境。本品用于治疗各种肠炎、腹泻、肠道菌群失调。

（二）药代动力学与生物药剂学

（1）本品服用后以活菌进入人体肠道，产生抗菌活性物质，对致病菌和内源性的条件致病菌有明显的生物拮抗作用，并具有生物夺氧作用，造成肠道低氧，促进有益厌氧菌生长，间接抑制其他致病菌生长。

（2）地衣芽孢杆菌有促进巨噬细胞非特异性吞噬作用。

（三）给药方法与剂量

口服：成人每次 0.5 g，每天 3 次，首次加倍。儿童剂量减半。

（四）用药要点

（1）服用本品时应停用其他抗菌药物。

（2）剂量过大时可有便秘。

（五）剂型与规格

胶囊，0.25 g。

五、回春生胶囊

（一）作用与用途

回春生胶囊是双歧杆菌活菌制剂，能重新建立或增强肠道内有益菌群优势，抑制致病菌生长，减少内毒素来源，降低血内毒素水平，调整菌群失调，适用于各种原因（如疾病、外科手术、放疗、化疗、长期大量使用抗生素）引起的肠道菌群失调，以及由菌群失调所致的多种病症（如急性肠炎、腹泻、便秘等肠功能紊乱）的预防和治疗，也可用于血内毒素水平升高的多种疾病（如急性肝炎、慢性肝炎、肝硬化、肝癌）的辅助治疗。

（二）给药方法与剂量

成人，口服，1～2 粒，早、晚各服一次，儿童酌减，重症患者加倍服用。对婴幼儿可取胶囊内药粉用凉开水调服。

六、双歧三联活菌

（一）作用与用途

本品主要由双歧杆菌、嗜酸乳酸杆菌、粪链球菌组成。这三种菌为健康人肠道正常菌群成员,能调整肠道菌群,促进机体对营养物的分解、吸收,合成机体所需的维生素,激发机体免疫力,抑制肠道中对人具有潜在危害的菌类甚至病原菌,减少肠源性毒素的产生和吸收,用于治疗肠菌群失调引起的腹泻或肠功能紊乱。

(二)给药方法与剂量

(1)成人:口服,每次 3～5 粒,每天 2～3 次。

(2)小儿:口服,0～1 岁,每次 1 粒,每天 2～3 次;1～6 岁,每次 2 粒,每天 2～3 次;6～13 岁,每次 3 粒,每天 2～3 次。

(三)用药要点

避免与抗生素同服。

(四)剂型与规格

胶囊,210 mg,20 粒/盒。

(杨 婷)

第八章　内分泌系统疾病常用药

第一节　胰岛素及口服降血糖药

胰岛素及口服降血糖药是治疗糖尿病的重要药物。糖尿病主要有胰岛素绝对缺乏的 1 型糖尿病和胰岛素相对缺乏的 2 型糖尿病。因此胰岛素主要用于治疗 1 型糖尿病,且须终身使用胰岛素。口服降血糖药多用于 2 型糖尿病,且可将不同作用类别的口服降血糖药合用。2 型糖尿病患者采用口服降血糖药治疗效果不理想,或出现急性、慢性并发症时,则须用胰岛素治疗。

口服降血糖药按其作用可分为胰岛素增敏类(如二甲双胍)和促胰岛素分泌类(如格列本脲和格列吡嗪);按其化学结构则可分为双胍类(如二甲双胍)和磺脲类(如格列本脲和格列吡嗪)。

本节包括不同时效的动物源胰岛素(注射剂)和双胍类胰岛素增敏的口服降血糖药二甲双胍(口服常释剂型),以及磺脲类促胰岛素分泌的口服降血糖药格列本脲(口服常释剂型)和格列吡嗪(口服常释剂型)。

一、胰岛素

胰岛素是机体调节和维持血糖代谢和稳定的重要激素,也是治疗糖尿病的重要药物。临床使用的胰岛素(制剂)有来源于由动物组织提取的胰岛素或以生物工程重组的人胰岛素,其作用基本一致。本节介绍的为前者。

胰岛素的药理学:胰岛素通过与靶器官和靶组织(主要是肝、脂肪和肌肉)细胞膜上的特异受体(胰岛素受体)结合后起作用,然后引发一系列生理效应。具体为以下几项内容:①促进肌肉、脂肪组织对葡萄糖的主动转运,吸收葡萄糖进而代谢,产生能量,或以糖原、甘油二酯的形式贮存。②促进肝摄取葡萄糖并转变为糖原。③抑制肝糖原分解及糖原异生,减少肝输出葡萄糖。④促进多种组织对碳水化合物、蛋白质、脂肪的摄取,同时促进蛋白质的合成,抑制脂肪细胞中游离脂肪酸的释放,抑制酮体生成,从而调节物质代谢。通过上述作用,胰岛素可使糖尿病患者的血中葡萄糖来源减少、消耗增加,并在一定程度上纠正各种代谢紊乱,从而降低血糖水平,延缓(或防止)糖尿病慢性并发症的发生。

胰岛素的吸收:胰岛素皮下注射吸收迅速,但吸收很不规则,不同患者或同一患者的不同注射部位吸收量均有差别,以腹壁吸收最快,上臂外侧吸收较骨前外侧快。皮下注射 0.5～1 h 开始生效,2.5～4 h 作用达高峰,持续时间为 5～7 h,半衰期为 2 h。静脉注射后 10～30 min 起效并达峰值,持续时间为 0.5～1 h。该药的用量越大,作用时间越长。在血液循环中半衰期为 5～10 min。胰岛素吸收入血后,只有 5％与血浆蛋白结合,但可与胰岛素抗体相结合(结合后,胰岛素的作用时间延长)。胰岛素主要在肝脏、肾脏代谢(先经谷胱甘肽氨基转移酶还原,再由蛋白水解酶水解成短肽或氨基酸),也可被肾胰岛素酶直接水解。少量原形随尿排出。

胰岛素的制剂及其特点:根据其起效作用快慢、维持作用时间长短以及疾病情况和给药方法,胰岛素制剂可分为三类。①短效(速效)胰岛素制剂,又称为普通胰岛素或胰岛素,其制剂如胰岛素注射液和中性胰岛素注射液,其中不含任何延缓其吸收的物质,吸收和起作用均迅速,但作用持续时间较短。短效胰岛素制剂主要控制一餐饭后的高血糖,可供皮下注射;可肌内注射(使用情况较少,如酮酸症中毒患者在运送途中),必要时可静脉注射或加入输液体中静脉滴注。②中效胰岛素制剂,为了延缓胰岛素的吸收和作用持续时间而加入低量鱼精蛋白(即其鱼精蛋白与胰岛素的含量相匹配,没有多余的鱼精蛋白)和氯化锌,如低精蛋白锌胰岛素注射液。中效胰岛素主要控制两餐后(以第二餐饭为主)的高血糖,只可皮下注射,不可静脉给药。③长效胰岛素制剂,为了延缓胰岛素的吸收和作用持续时间而加入鱼精蛋白和氯化锌,但其内含有多余的鱼精蛋白,若与胰岛素混合,胰岛素会与多余的鱼精蛋白结合,形成新的鱼精蛋白锌胰岛素而使长效作用的部分增多,又简称 PZI。长效胰岛素无明显作用高峰,主要提供基础水平的胰岛素。只可皮下注射,不可静脉给药。④预混胰岛素制剂,将短效和中效胰岛素按不同比例混合制成一系列的预混胰岛素制剂供某些患者使用,常用的是含 30％短效胰岛素制剂和 70％中效胰岛素制剂的制剂。

(一)中性胰岛素注射液

本品为猪或牛胰岛素经层析法纯化制成的中性灭菌水溶液,pH 为 6.8～8.0。

1.药理学

本品为胰岛素速效型制剂。药理作用和作用机制见前文。

皮下注射后吸收较迅速,0.5～1 h 开始生效,最大作用时间 1～3 h,维持作用时间 5～8 h。剂量愈大,维持作用时间愈长。静脉注射立即起效,但维持作用时间短。

2.适应证

(1)本品适用于 1 型糖尿病。

(2)本品适用于 2 型糖尿病患者有严重感染、外伤、大手术等严重应激情况,以及合并心、脑血管并发症、肾脏或视网膜病变等。

(3)本品适用于糖尿病酮症酸中毒,高血糖非酮症性高渗性昏迷。

(4)本品适用于有长病程 2 型糖尿病,血浆胰岛素水平确实较低,经合理饮食、体力活动和口服降糖药治疗控制不满意者,2 型糖尿病具有口服降糖药禁忌时(如妊娠、哺乳)。

(5)成年或老年糖尿病患者发病急、体重显著减轻伴明显消瘦可用本品。

(6)本品适用于妊娠糖尿病。

(7)本品适用于继发于严重胰腺疾病的糖尿病。

(8)对严重营养不良、消瘦、顽固性妊娠呕吐、肝硬化初期可同时静脉滴注葡萄糖和小剂量胰岛素,以促进组织利用葡萄糖。

3.禁忌证

(1)对本品过敏者禁用。

(2)低血糖患者禁用。

4.不良反应

(1)变态反应:注射部位红肿、瘙痒、出荨麻疹、血管神经性水肿。

(2)低血糖反应:出汗、心悸、乏力,重者出现意识障碍、共济失调、心动过速,甚至昏迷。

(3)胰岛素抵抗,日剂量需超过 200 U 以上。

(4)注射部位脂肪萎缩、脂肪增生。

(5)眼屈光失调。

5.注意事项

(1)青春期前的儿童应适当减少胰岛素用量,因其对胰岛素的敏感性较青春期儿童高,较易发生低血糖。青春期儿童应适当增加胰岛素用量(20%～50%),青春期后再逐渐减少用量。

(2)老年人易出现低血糖,用药时需特别谨慎,同时应配合饮食治疗及适当的体力活动。

(3)胰岛素不通过胎盘屏障,对胎儿无影响。美国食品药品监督管理局(FDA)对胰岛素的妊娠安全性分级为 B 级。孕妇(特别是妊娠中、晚期)对胰岛素的需要量增加,但分娩后则迅速减少。

(4)哺乳妇女使用胰岛素治疗对婴儿无危险,但可能需要降低胰岛素用量。

(5)糖尿病是慢性病,需长期治疗。用药期间应定期检查血糖、尿糖、尿常规、肾功能、视力、眼底、血压及心电图等,以了解糖尿病的病情及并发症情况。例如,各餐前、餐后及睡前测血糖,并定期测血糖化血红蛋白,帮助制订降糖药的治疗方案(单独或联合、剂量调整等)。尽早检测出各种并发症、伴发病或相关问题,以便采取对策,每次访视应包括测体重、体重指数、血压、尼龙丝测试、足背动脉搏动等,以便发现微血管病变、大血管病变或神经病变等。

(6)不同患者或同一患者的不同病期,其胰岛素敏感性不同,即使其血糖值相近,其胰岛素需要量也不同,治疗中应注意个体化,按病情需要检测血糖,随时调整胰岛素的用量。下列情况下胰岛素的需要量可能会增加:高热,有甲状腺功能亢进症、肢端肥大症、库欣综合征、糖尿病酮症酸中毒,严重感染、外伤、大手术,有较大的应激情况(如急性心肌梗死、脑卒中),同时应用拮抗胰岛素的药物。下列情况下胰岛素的需要量可能会减少:①严重肝功能受损。②在肾功能受损时,胰岛素在肾脏的代谢和排泄减少,但有尿毒症时,由于胰岛素抵抗,其需要量也随之变化,应监测血糖调整用量。③腺垂体功能减退症、甲状腺功能减退症。④其他,如腹泻、胃瘫、肠梗阻,呕吐及其他引起食物吸收延迟的因素,对胰岛素应酌情减量。

6.药物相互作用

(1)口服降糖药与胰岛素有协同降血糖作用,雄激素、单胺氧化酶抑制剂、非甾体抗炎药也可增强胰岛素的降血糖作用。

(2)抗凝血药、水杨酸盐、磺胺类药、甲氨蝶呤等可与胰岛素竞争结合血浆蛋白,使血液中游离胰岛素水平升高,从而增强其降血糖作用。

(3)氯喹、奎尼丁、奎宁等可延缓胰岛素的降解,使血中胰岛素浓度升高,从而增强其降血糖作用。

(4)β肾上腺素受体阻滞剂(如普萘洛尔)可阻止肾上腺素升高血糖水平的反应,干扰机体调节血糖的功能。与胰岛素合用可掩盖某些低血糖症状,延长低血糖时间,故合用时应注意调整胰岛素的剂量。

(5)血管紧张素转化酶抑制剂、溴隐亭、氯贝丁酯、酮康唑、锂、甲苯达唑、维生素 B_6、茶碱等可通过不同方式产生直接或间接影响,导致血糖水平降低。将胰岛素与上述药物合用时,对胰岛素应适当减量。

(6)奥曲肽可抑制生长激素、胰高血糖素及胰岛素的分泌,并可延迟胃排空、减缓胃肠蠕动,引起食物吸收延迟,从而降低餐后血糖水平。在开始使用奥曲肽时,对胰岛素应适当减量,以后再根据血糖水平调整用量。

(7)某些钙离子通道阻滞药、可乐定、达那唑、二氮嗪、生长激素、肝素、H_2受体拮抗药、大麻、吗啡、尼古丁、磺吡酮等药物可改变糖代谢、升高血糖水平。将胰岛素与上述药物合用时,对胰岛素应适当加量。

(8)糖皮质激素、促肾上腺皮质激素、胰高血糖素、雌激素、口服降糖避孕药、甲状腺素、肾上腺素、噻嗪类利尿药、苯乙丙胺、苯妥英钠等可升高血糖水平。将胰岛素与胰岛素合用时,应调整这些药物或胰岛素的剂量。

(9)中等以上的酒精可增强胰岛素引起的低血糖作用,导致严重、持续的低血糖反应。在空腹或肝糖原储备较少的情况下更易发生。

(10)吸烟可促进儿茶酚胺释放、减少皮肤对胰岛素吸收,从而降低胰岛素作用。

7.用法和用量

(1)皮下注射,一般每天 3 次,餐前 15～30 min 注射,必要时睡前加注一次小量。根据病情、血糖水平、尿糖水平由小剂量(视体重等因素每次 2～4 U)开始,逐步调整剂量。

(2)1 型糖尿病患者每天胰岛素需用总量为每千克体重 0.5～1 U,根据血糖监测结果调整。

(3)2 型糖尿病患者每天需用总量变化较大,在无急性并发症情况下,敏感者每天仅需 5～10 U,一般患者约需 20 U,肥胖、对胰岛素敏感性较差者的需要量可明显增加。

(4)在有急性并发症(感染、创伤、手术等)情况下,对 1 型及 2 型糖尿病患者,应每 4～6 h 注射一次,剂量根据病情变化及血糖监测结果调整。

8.制剂和规格

中性胰岛素注射液:10 mL∶400 U。

(二)胰岛素注射液

本品为胰岛素(猪或牛)的灭菌水溶液。

1.药理学

本品为短效胰岛素制剂。药理作用和作用机制参阅"一、胰岛素"。

皮下给药吸收迅速,皮下注射后 0.5～1 h 开始生效,2～4 h 作用达高峰,维持时间 5～7 h;静脉注射 10～30 min 起效,15～30 min 达高峰,持续时间 0.5～1 h。静脉注射的胰岛素在血液循环中半衰期为 5～10 min,皮下注射后半衰期为 2 h。

2.适应证

与"(一)中性胰岛素注射液"相关内容相同。

3.禁忌证

与"(一)中性胰岛素注射液"相关内容相同。

4.不良反应

与"(一)中性胰岛素注射液"相关内容相同。

5.注意事项

与"(一)中性胰岛素注射液"相关内容相同。

6.药物相互作用

与"(一)中性胰岛素注射液"相关内容相同。

7.用法和用量

与"(一)中性胰岛素注射液"相关内容相同。

8.制剂和规格

胰岛素注射液:10 mL：400 U。

(三)低精蛋白锌胰岛素注射液

本品为采用经层析纯化的高纯度猪胰岛素和适量的鱼精蛋白、硫酸锌配制而成的中性无菌混合液。

1.药理学

本品所含胰岛素与鱼精蛋白比例适当,无多余的鱼精蛋白,注射给药后缓慢释放出胰岛素而发挥作用,为中效胰岛素制剂。药理作用和机制见前文。

皮下注射后吸收缓慢而均匀,2～4 h起效,6～12 h血药浓度达峰值,作用可持续18～28 h(介于胰岛素和精蛋白锌胰岛素之间)。

2.适应证

(1)本品用于1型糖尿病的常规治疗。

(2)本品用于2型糖尿病的治疗。主要针对口服降糖药效果欠佳(或继发失效)的患者(特别是未超重者),以及胰岛素水平不高、血糖波动较大、血糖控制差的患者。本品可单独使用,也可与速效胰岛素联合应用。

3.注意事项

参阅"(一)中性胰岛素注射液"相关内容。

4.禁忌证

参阅"(一)中性胰岛素注射液"相关内容。

5.不良反应

参阅"(一)中性胰岛素注射液"相关内容。

6.药物相互作用

参阅"(一)中性胰岛素注射液"相关内容。

7.用法和用量

成人:皮下注射,开始一般一次4～8 U,早餐前30～60 min皮下注射,每天1次,必要时于晚餐前再注射早餐前剂量的1/2。以后根据病情及血糖、尿糖等情况而调整剂量。如果用量超过40 U,应分为2次给药。

8.制剂和规格

低精蛋白锌胰岛素注射液:①10 mL：400 U。②3 mL：300 U。

(四)精蛋白锌胰岛素注射液

本品为采用经层析纯化的高纯度猪胰岛素和鱼精蛋白、硫酸锌配制而成的中性无菌混合液。

1.药理学

该药含有过量鱼精蛋白,为长效胰岛素制剂。药理作用和作用机制参阅"一、胰岛素"。

皮下注射后吸收缓慢而均匀,3～4 h起效,12～24 h作用达高峰,作用持续 24～36 h。

2.适应证

本品用于治疗轻、中度糖尿病,以减少胰岛素的注射次数,控制夜间高血糖。按病情需要有时需将本品与短效胰岛素合用。

3.禁忌证

(1)胰岛细胞瘤患者禁用。

(2)其余参阅"(一)中性胰岛素注射液"相关内容。

4.不良反应

参阅"(一)中性胰岛素注射液"相关内容。

5.注意事项

参阅"(一)中性胰岛素注射液"相关内容。

6.药物相互作用

参阅"(一)中性胰岛素注射液"相关内容。

7.用法和用量

成人:常规剂量。皮下注射,开始一般一次 4～8 U,每天 1 次,每天早餐前 30～60 min 皮下注射,以后根据病情及血糖、尿糖等情况而调整剂量。有时需要于晚餐前再注射 1 次,根据病情而定剂量,一般每天总量为 10～20 U。

8.制剂和规格

精蛋白锌胰岛素注射液:①10 mL∶400 U;②10 mL∶800 U。

二、二甲双胍

(一)药理学

本品为双胍类降血糖药,能降低 2 型糖尿病患者的空腹血糖及餐后高血糖,使糖化血红蛋白下降 1%～2%。具体作用如下。

(1)增加周围组织对胰岛素的敏感性,增加胰岛素介导的葡萄糖利用。

(2)增加非胰岛素依赖的组织(如脑、血细胞、肾髓质、肠道、皮肤)对葡萄糖的利用。

(3)抑制肝糖原异生,降低肝糖输出。

(4)抑制肠壁细胞摄取葡萄糖。

(5)抑制胆固醇的生物合成和贮存,降低血甘油三酯、总胆固醇水平,但本品无刺激胰岛素分泌作用,对正常人无明显降血糖作用,2 型糖尿病患者单用本品时一般不引起低血糖。与苯乙双胍相比,本品引起乳酸性酸中毒的危险性小,较为安全。

口服后由小肠吸收,生物利用度为 50%～60%。口服 0.5 g 后 2 h,其血药浓度峰值约为 2 g/mL。在胃肠道壁的浓度为血药浓度的 10～100 倍,在肾、肝和唾液内的浓度约为血药浓度的 2 倍。本品很少与血浆蛋白结合,以原形随尿液迅速排出(肾功能不全时,可导致药物蓄积),12 h 内有 90% 被清除。血浆半衰期为 1.7～4.5 h。

(二)适应证

(1)二甲双胍用于单纯饮食控制疗效不满意的 10 岁以上的 2 型糖尿病患者。对于肥胖和伴高胰岛素血症者,二甲双胍不但有降糖作用,还有减轻体重及缓解高胰岛素血症的效果。

(2)二甲双胍亦可用于 10 岁以上不伴酮症或酮症酸中毒的 1 型糖尿病患者,与胰岛素注射联合治疗,可减少胰岛素的剂量。

(3)二甲双胍用于某些对磺脲类疗效较差的糖尿病患者(可与磺脲类合用)。

(三)禁忌证

(1)对二甲双胍及其他双胍类药物过敏者禁用。

(2)2 型糖尿病伴有酮症酸中毒、肝和肾功能不全(血清肌酸酐超过 1.5 mg/dL)、心力衰竭、急性心肌梗死、严重感染或外伤、重大手术者以及临床有低血压和缺氧情况者禁用。

(3)糖尿病合并严重的慢性并发症(如糖尿病肾病、糖尿病眼底病变)患者禁用。

(4)静脉肾盂造影或动脉造影前 2～3 d 者禁用。

(5)酗酒者禁用。

(6)严重心、肺疾病患者禁用。

(7)维生素 B_{12}、叶酸和铁缺乏者禁用。

(8)营养不良、脱水等全身情况较差者禁用。

(9)孕妇及哺乳妇女禁用。

(四)不良反应

(1)常见腹泻、恶心、呕吐、胃胀、乏力、消化不良、腹部不适及头痛。

(2)少见大便异常、低血糖、肌痛、头晕、指甲异常、皮疹、出汗增加、味觉异常、胸部不适、寒战、流感症状、潮热、心悸、体重减轻等。有时出现疲倦。

(3)患者偶尔有口中金属味。二甲双胍可减少维生素 B_{12} 的吸收,但极少引起贫血。

(4)罕见乳酸性酸中毒,表现为呕吐、腹痛、过度换气、精神障碍。

(五)注意事项

(1)既往有乳酸性酸中毒史者慎用。

(2)老年患者由于肾功能可能有减退,易出现乳酸性酸中毒,用量应酌减。65 岁以上患者用药时应谨慎;80 岁以上者只有在其肌酐清除率正常时,方可用药。

(3)对妊娠糖尿病患者,为控制血糖,主张使用胰岛素,禁止使用二甲双胍。美国食品药品监督管理局(FDA)对二甲双胍的妊娠安全性分级为 B 级。

(4)用药期间应定期检查空腹血糖、尿糖、尿酮体及肝功能、肾功能。对有维生素 B_{12} 摄入或吸收不足倾向的患者,应每年监测血常规,每 2～3 年监测一次血清维生素 B_{12} 水平。

(六)药物相互作用

(1)将二甲双胍与磺脲类药物、胰岛素合用,有协同降血糖作用,但也有资料表明,与格列本脲合用时,二甲双胍的药动学没有影响,格列本脲的曲线下面积和血药浓度峰值均降低。对 1 型及 2 型糖尿病需用胰岛素治疗者,该药与胰岛素联合应用时,需减少胰岛素的用量(开始时间少 20%～30%),以防止发生低血糖。

(2)二甲双胍可加强抗凝药(如华法林)的抗凝作用。

(3)西咪替丁可增加二甲双胍的生物利用度,并减少肾脏清除率,合用两者时应减少二甲双胍的用量。

(4)经肾小管排泌的阳离子药物(如地高辛、吗啡、普鲁卡因胺、奎尼丁、奎宁、雷尼替丁、氨苯蝶啶、甲氧苄啶和万古霉素),理论上可能与二甲双胍在肾小管竞争转运,合用时,建议密切监测,调整药物剂量。

(5)乙醇与二甲双胍同服时,会增强二甲双胍对乳酸代谢的影响,易致患者出现乳酸性酸中毒,故服用二甲双胍时应尽量避免饮酒。

(七)用法和用量

1.成人

常规剂量,口服给药,开始一次 0.25 g,每天 2～3 次,于餐中或饭后服用(肠溶制剂可于餐前服用);以后根据疗效逐渐加量,一般每天总量 1～1.5 g。每天最大剂量不超过 2 g。

2.儿童

常规剂量,口服给药:对 10～16 岁儿童,每天最高剂量为 2 g。对 10 岁以下儿童不推荐使用。

(八)制剂和规格

(1)盐酸二甲双胍片(胶囊):0.25 g。

(2)盐酸二甲双胍肠溶片(肠溶胶囊):0.25 g;0.5 g。

三、格列本脲

(一)药理学

格列本脲为第二代磺脲类口服降血糖药,可促进胰岛 B 细胞分泌胰岛素,对 2 型糖尿病患者有效,有强大的降血糖作用,可降低空腹及餐后血糖、糖化血红蛋白水平。其作用机制为与胰岛 B 细胞膜上的磺脲受体特异性结合,使钾离子通道关闭,引起膜电位改变,从而使钙离子通道开放、细胞液内钙离子浓度升高,从而使促胰岛素分泌,起到降血糖作用。此外,格列本脲尚具有改善外周器官组织(如肝脏、肌肉、脂肪)对胰岛素抵抗的胰外效应。

口服吸收快。口服后 2～5 h 血药浓度达峰值。蛋白结合率为 95%。格列本脲在肝内代谢,由肝和肾排出各约 50%。持续作用 24 h。半衰期 10 h。

(二)适应证

格列本脲适用于单用饮食控制疗效不满意的轻、中度 2 型糖尿病,其胰岛 B 细胞有一定的分泌胰岛素功能,无急性并发症(感染、创伤、急性心肌梗死、酮症酸中毒、高糖高渗性昏迷等),非妊娠期,无严重的慢性并发症患者。

(三)禁忌证

(1)对该药或其他磺脲类过敏者,或对磺胺类药物过敏者禁用格列本脲。

(2)已明确诊断的 1 型糖尿病患者禁用格列本脲。

(3)2 型糖尿病伴有酮症酸中毒、昏迷、严重烧伤、感染、外伤和重大手术等应激情况者禁用格列本脲。

(4)严重肝、肾疾病患者禁用格列本脲。

(5)严重甲状腺疾病患者禁用格列本脲。

(6)白细胞减少者禁用格列本脲。

(7)孕妇禁用格列本脲。

(四)不良反应

1.代谢/内分泌系统

主要不良反应为低血糖,在热量摄入不足、剧烈体力活动、饮酒、用量过大或与可致低血糖的药物合用时更易发生。症状较轻者,进食、饮糖水大多可缓解(这与阿卡波糖、伏格列波糖不同),但肝、肾功能不全者、年老体弱者,以及营养不良者和垂体功能不足者,或剂量偏大时可引起严重低血糖,严重的可危及生命,导致死亡。另外可见甲状腺功能减退。

2.消化道反应

有消化道反应,可出现上腹灼热感、食欲减退、恶心、呕吐、腹泻、口腔金属味,一般不严重,且多与剂量偏大有关。部分患者可因食欲增强而使体重增加。

3.肝脏损害

黄疸、肝功能异常偶见。

4.血液系统

血液系统异常少见,包括贫血(溶血性贫血及再生障碍性贫血)、血小板减少、白细胞减少甚至粒细胞缺乏等。

5.变态反应

变态反应如皮疹,偶尔有发生致剥脱性皮炎者。

6.泌尿生殖系统

青年人夜间遗尿十分常见。

7.其他

其他不良反应有关节痛、肌肉痛、血管炎等。

(五)注意事项

(1)下列患者应慎用:①体质虚弱或营养不良者;②老年患者;③高热患者;④有肾上腺皮质功能或腺垂体功能减退者(尤其是未经激素替代治疗者);⑤肝、肾功能不全者;⑥甲状腺功能亢进者;⑦恶心、呕吐患者。

(2)不推荐儿童使用格列本脲。

(3)格列本脲对妊娠的影响,动物实验和临床观察证明可造成死胎或婴儿畸形,故孕妇禁用。美国食品药品监督管理局(FDA)对格列本脲的妊娠安全性分级为 C 级。

(4)格列本脲可随乳汁分泌,哺乳期妇女不宜使用,以免授乳婴儿发生低血糖。

(5)用药前、后及用药时应当检查或监测血糖及尿糖、糖化血红蛋白、血常规及肝、肾功能,并进行眼科检查。

(六)药物相互作用

(1)将格列本脲与下列药物合用,可增加低血糖的发生率:①抑制磺脲类自尿液排泄的药物,如治疗痛风的丙磺舒、别嘌醇。②延缓磺脲类代谢的药物,如 H_2 受体阻滞药(如西咪替丁、雷尼替丁)、抗凝剂及氯霉素、咪康唑。将格列本脲与香豆素抗凝剂合用时,两者的初始血药浓度升高,但随后血药浓度降低,故根据情况调整两者的用量。③促使磺脲类与血浆蛋白解离的药物,如水杨酸盐、贝特类降血脂药。④本身具有致低血糖的药物:胍乙啶、奎尼丁、水杨酸盐类及单胺氧化酶抑制剂。⑤β肾上腺素受体阻滞药可干扰低血糖时机体的升血糖反应,阻碍肝糖原酵解,同时又可掩盖低血糖的警觉症状。⑥其他降血糖药物,如二甲双胍、阿卡波糖、胰岛素及胰岛素增敏药。

(2)将格列本脲与升高血糖水平的下列药物合用时,可能需要增加格列本脲剂量:糖皮质激素、雌激素、噻嗪类利尿药、苯妥英钠、利福平等。

(3)乙醇本身具有致低血糖的作用,并可延缓格列本脲的代谢。将格列本脲与乙醇合用可引起腹痛、恶心、呕吐、头痛及面部潮红,且更易发生低血糖。

(七)用法和用量

1.片剂

成人,口服,用量个体差异较大。开始时一次 2.5 mg,早餐前服用,或早餐及午餐前各一次;

轻症患者一次 1.25 mg,每天 3 次,于三餐前服用。用药 7 d 后剂量递增(一周增加 2.5 mg)。一般用量为每天 5～10 mg,每天最大用量不超过 15 mg。

2.胶囊

成人,口服,开始时一次 1.75 mg,早餐前服用,或早餐及午餐前各一次。必要时每天 5.25～7 mg。每天最大用量不超过 10.5 mg。

(八)制剂和规格

(1)格列本脲片:2.5 mg。

(2)格列本脲胶囊:1.75 mg。

四、格列吡嗪

(一)药理学

该药为第二代磺脲类口服降血糖药。其作用和机制参阅"三、格列本脲"。

口服吸收较快,1～2.5 h 血药浓度达峰值,最高药效时间与进餐后血糖达高峰的时间较一致。该药主要经肝代谢,代谢产物无药理活性,第 1 d 97% 排出体外,第 2 d 100% 排到体外。65%～80% 经尿排出。10%～15% 从粪便中排出。清除半衰期为 3～7 h。

(二)适应证

该药适用于单用饮食控制疗效不满意的轻、中度 2 型糖尿病患者,其胰岛 B 细胞有一定的分泌胰岛素功能,无急性并发症(感染、创伤、急性心肌梗死、酮症酸中毒、高糖高渗性昏迷等),非妊娠期,无严重的慢性并发症。

(三)禁忌证

(1)对该药或磺胺类药过敏者禁用格列吡嗪。

(2)已确诊的 1 型糖尿病患者禁用格列吡嗪。

(3)2 型糖尿病患者伴有酮症酸中毒、昏迷、严重烧伤、感染、外伤和重大手术等应激情况禁用格列吡嗪。

(4)肝、肾功能不全者禁用格列吡嗪。

(5)白细胞减少者禁用格列吡嗪。

(6)肾上腺功能不全者禁用格列吡嗪。

(7)孕妇禁用格列吡嗪。

(四)不良反应

1.代谢/内分泌系统

该药导致低血糖比较罕见,可发生于下列人群:年老体弱者、体力活动者、不规则进食者、饮酒或含酒精的饮料者、肝和肾功能不佳者。

2.消化道反应

较常见的有恶心、上腹胀满等胃肠道症状。

3.血液系统

曾有报道,该药可致血液系统异常。

4.变态反应

个别患者可出现皮肤变态反应。

5.其他

较常见的有头痛。

（五）注意事项

（1）有下列情况者应慎用：体质虚弱者；伴高热、恶心、呕吐者；有消化道狭窄、腹泻者不宜使用该药控释片。

（2）尚未确定儿童用药的安全性和有效性，不推荐儿童使用。

（3）用药时应从小剂量开始，逐渐调整剂量。

（4）动物实验和临床观察证明该药可造成死胎或婴儿畸形，故孕妇禁用。美国食品药品监督管理局（FDA）对该药的妊娠安全性分级为 C 级。

（5）该药可随乳汁分泌，哺乳期妇女不宜使用，以免授乳婴儿发生低血糖。

（6）用药前、后及用药时应当检查或监测血糖及尿糖、血常规及肝、肾功能，并进行眼科检查，必要时测定糖化血红蛋白。

（六）药物相互作用

参见"三、格列本脲"相关内容。

（七）用法和用量

1.成人

（1）单用饮食疗法失败者，起始剂量为每天 2.5～5 mg，以后根据血糖和尿糖情况增减剂量，一次增减 2.5～5 mg。每天剂量超过 15 mg 者，分 2～3 次餐前服用。

（2）已使用其他口服磺脲类降糖药者，停用其他磺脲类 3 d，复查血糖后开始服用该药，从 5 mg 起逐渐加大剂量，直至产生满意的疗效。最大日剂量不超过 30 mg。

2.肾功能不全者

肾功能不全者（包括肌酐清除率低于 10 mL/min 者）不需要进行剂量调整，可采用保守剂量。在用药的初始阶段应密切监测患者的血糖、尿糖。

3.肝功能不全者

建议初始剂量为每天 2.5 mg。

4.老年人

对单次或反复给药的药动学研究显示，老年受试者的药动学参数没有明显变化，建议初始剂量为每天 2.5 mg。

（八）制剂和规格

（1）格列吡嗪片（胶囊）：2.5 mg；5 mg。

（2）格列吡嗪分散片：5 mg。

（时粒笠）

第二节 下丘脑垂体激素及其类似物

下丘脑垂体激素及其类似物以人绒毛膜促性腺激素为代表药物，本节主要介绍该药。

一、药理学

人绒毛膜促性腺激素（HCG）是胎盘滋养层细胞分泌的一种促性腺激素。它能刺激性腺活动，对女性可维持和促进黄体功能，使黄体合成孕激素。将它与具有促卵泡成熟激素（FSH）成分的尿促性素合用，可促进卵泡生成和成熟，并可模拟生理性的促黄体素的高峰而触发排卵。对男性，该药则有促进间质细胞激素的作用，能促进曲细精管功能，特别是睾丸间质细胞的活动，使其产生雄激素，促进性器官和男性第二性征的发育、成熟，促使睾丸下降，并促进精子形成。

口服能被胃肠道破坏，故仅供注射用。肌内注射和皮下注射该药在吸收程度上生物等效。单次肌内注射或皮下注射该药，男性和女性的达峰时间分别约 6 h 和约 20 h。给药 36 h 内发生排卵。24 h 内 10%～12% 的该药以原形经肾随尿排出。消除半衰期约为 33 h。

二、适应证

（一）女性

（1）该药用于下丘脑-垂体功能低下或不协调的无排卵性不孕症，用以诱导排卵。常将该药与氯米芬或尿促性素配合使用。

（2）在助孕技术中将该药与尿促性素配合，用于正常排卵的妇女，以刺激超排卵。

（3）该药用于黄体功能不全，先兆流产或习惯性流产。

（4）该药用于功能性子宫出血。

（二）男性

（1）该药用于促性腺激素分泌不足的性腺功能减退和伴原发性精液异常的生育力低下。将该药与促性素联合长期应用，可促使低促性腺激素男性性功能减弱患者的精子形成。

（2）该药用于促性腺激素垂体功能不足导致的青春期延缓。

（3）该药用于非解剖梗阻的隐睾症。

（4）该药用于检查睾丸间质细胞功能。

三、禁忌证

（1）对该药过敏者禁用。

（2）垂体增生或肿瘤患者。

（3）性早熟者禁用。

（4）有诊断未明的阴道流血、子宫肌瘤、卵巢囊肿或卵巢肿大，禁用该药。

（5）血栓性静脉炎患者禁用。

（6）男性前列腺癌或其他雄激素依赖性肿瘤患者禁用。

（7）先天性性腺缺如或性腺切除术后禁用。生殖系统炎性疾病时也不宜使用。

四、不良反应

（一）女性

（1）该药用于促排卵时，较多见诱发卵巢囊肿或轻至中度的卵巢肿大，并伴轻度胃胀、胃痛、下腹痛，一般可在 2～3 周消退。少见严重的卵巢过度刺激综合征，是血管通透性显著增大，使体液在胸腹腔和心包腔内迅速大量聚集,从而引起多种并发症(如血容量降低、电解质紊乱、血液浓缩、腹腔出血、血栓形成)所致,临床表现为腹部或下腹剧烈疼痛、消化不良、恶心、呕吐、腹泻、气促、尿量减少、下肢水肿等。不良反应多发生在排卵后 7~10 d,也可在治疗结束后发生,此种反应后果严重,可危及生命。

(2)进行助孕技术治疗的女性的流产率高于正常女性。

(二)男性

(1)偶尔见乳腺发育。

(2)大剂量使用偶尔见水钠潴留(雄激素生成过量所致)。

(3)青春期前男孩使用可引起骨骺早闭或性早熟,导致最终不能达到成人正常高度。

(三)其他

偶尔有变态反应。较少见乳房肿大、头痛、易激动、抑郁、易疲劳、小腿和/或足部水肿、注射局部疼痛等。

五、注意事项

(一)慎用的情况

有下列情况应慎用:①癫痫;②偏头痛;③哮喘;④心脏病;⑤高血压;⑥肾功能损害。

(二)禁用的情况

该药不能用于哺乳期妇女。

(三)对妊娠的影响

(1)用该药促排卵可增加多胎率,从而使胎儿发育不成熟,并有发生早产的可能。

(2)使用该药后妊娠,虽有死胎或先天性畸形的报道,但未证实与该药有直接关系。

(3)该药仅用于黄体阶段支持,不能用于妊娠期间。

(4)美国食品药品监督管理局对该药的妊娠安全性分级为 X 级。

(四)对检验值或诊断影响

(1)妊娠试验可出现假阳性,故应在用药 10 d 后进行检查。

(2)可使尿 17-酮类固醇及其他甾体激素的分泌增加。

(五)注意随访

用药期间需注意以下随访检查。

1.用于诱导排卵

(1)用药前应做盆腔检查及 B 超检查估计卵巢大小及卵泡发育情况。

(2)雌激素浓度开始上升后,应每天做 B 超检查,直到停用该药后 2 周,以减少卵巢过度刺激综合征的发生。

(3)每天测量基础体温,如果有排卵可出现双相体温。

(4)在用尿促性素 1 周后,须每天测尿雌激素量,在雌激素高峰出现后 24 h 开始用该药,测定雌激素也可检测卵巢过度刺激剂的情况。

(5)测定孕酮和宫颈黏液检查,有助于了解卵泡成熟程度或是否已有排卵。

2.用于男性性功能低下症

(1)测定血清睾酮水平,以排除其他原因所致的性腺功能低下,也可用于疗效评价。

(2)精子计数及精子活力的检测也可用于评价疗效。

(3)将该药用于青春期前男孩,应定期监测骨骼成熟的情况。

(六)其他

除了男性促性腺激素功能不足、为促发精子生成之外,其他情况下不宜长期连续使用该药。

六、用法和用量

(一)成人

肌内(或皮下)注射给药。

1.下丘脑-垂体功能低下或不协调的无排卵性不孕症

(1)如与氯米芬配合,可在停用氯米芬后的第 7 d,一次肌内注射 5 000 U。

(2)如与尿促性素配合,应从月经周期第 8 周起用 B 超监测卵泡发育,或进行尿雌激素测定,若卵泡平均直径达 18~20 mm,或尿雌激素高峰后 24 h,则一次给予本品 5 000~10 000 U,并建议患者在36 h内同房。

2.黄体功能不全

自排卵之日起,一次 1 500 U,隔天 1 次,根据患者的反应进行调整剂量。妊娠后,须维持原剂量直至妊娠 7~10 周。

3.先兆性流产或习惯性流产

一次 3 000~5 000 U,每 1~2 d1 次,共 5~10 次。

4.功能性子宫出血

每天 300~1 500 U,连用 3~5 d。

5.助孕技术

用于刺激正常排卵的妇女超促排卵,常与尿促性素配合,从月经周期第 8 d 起用 B 超监测卵泡发育,当卵泡直径在 16~17 mm 时,注射该药 5 000~10 000 U,注射后 32~36 h取卵。

6.体外受精

于胚胎移植当天起,一次 3 000 U,每 1~2 d1 次,共 3 次。

7.男性促性腺激素低下性不育症

一次 2 000 U,一周 2 次,持续 3~6 个月至睾丸体积达 8 mL,再同时注射该药及促卵泡成熟激素各 12.5 U,一周 3 次,约用 12 个月直至精子形成,配偶受孕。

(二)儿童

肌内(或皮下)注射给药。

1.青春期延缓

一次 1 500 U,一周 2~3 次,至少使用 6 个月。可根据患者的反应调整剂量。

2.隐睾症

(1)2 岁以下:一次 250 U,一周 2 次,使用 6 周;6 岁以下:一次 500~1 000 U,一周2 次,使用 6 周;6 岁以上:一次 1 500 U,一周 2 次,使用 6 周。

(2)必要时可重复上述治疗。

(3)对剂量可根据患者的反应做相应调整。

3.男性发育迟缓者睾丸功能测定

一次 2 000 U,每天 1 次,连续 3 d。

七、制剂和规格

注射用绒促性素：①500 U；②1 000 U；③2 000 U；④3 000 U；⑤5 000 U（1 000 U 相当于 1 mg）。

（时粒笠）

第三节 甲状腺激素及抗甲状腺药

甲状腺分泌的甲状腺激素是维持人体正常代谢和生长发育所必需的激素，影响全身各器官系统的功能和代谢状态。对各种原因所致的甲状腺功能减退或亢进以致体内甲状腺素水平过低或过高所引起的各种症状，需要分别应用甲状腺激素或抗甲状腺药物治疗。

本节包括的药物为作为替代治疗药物的甲状腺片（口服常释剂型）以及抗甲状腺药物甲巯咪唑（口服常释剂型）和丙硫氧嘧啶（口服常释剂型）。

一、甲状腺片

(一)药理学

甲状腺激素对机体的作用广泛，具有促进分解代谢（生热作用）和合成代谢作用，对人体正常代谢及生长发育有重要影响，对婴儿、幼儿中枢的发育甚为重要，它可促进神经元和轴突生长、突触形成。甲状腺激素的基本作用是诱导新生蛋白质（包括特殊酶系）的合成，调节蛋白质、碳水化合物和脂肪三大物质，以及水、盐和维生素的代谢。甲状腺激素诱导细胞 Na^+-K^+ 泵（Na^+-K^+-ATP 酶）的合作并增强其活力而使能量代谢和氧化磷酸化增强。甲状腺激素（主要是 T_3）还与核内特异性受体相结合，激活的受体与 DNA 甲状腺激素应答元件上特异的序列相结合，从而促进新的蛋白质（主要为酶）的合成。

口服吸收入血后，绝大部分甲状腺素与血浆蛋白（主要是甲状腺素结合球蛋白）结合，仅约 0.03％的 T_4 和 0.3％的 T_3 以游离形式存在。只有游离甲状腺激素才能进入靶细胞发挥生物效应。部分 T_4 在肝、肾等脏器中转化为 T_3，其量占 T_3 总量的 70％～90％。游离 T_3、T_4 进入靶细胞后，T_4 转化为 T_3，T_3 与其受体的亲和力为 T_4 与其受体亲和力的 10 倍，作用增强，故 T_3 是主要的具有活性的甲状腺激素，而 T_4 则被视为激素原。T_4 的半衰期为 6～8 d，而 T_3 的半衰期为 1 d。甲状腺激素在肝内降解并与葡糖醛酸和硫酸结合后，通过胆汁排泄。

(二)适应证

(1)甲状腺片用于各种原因引发的甲状腺激素缺乏（甲状腺功能减退症或黏液性水肿）的替代治疗，不包括亚急性甲状腺炎恢复期出现的暂时性亚临床甲状腺功能减退。

(2)甲状腺片用于非地方性单纯性甲状腺肿。

(3)甲状腺片用于预防和治疗甲状腺结节。

(4)甲状腺片用于促甲状腺激素依赖性甲状腺癌的辅助治疗。

(5)甲状腺片为抗甲状腺治疗的辅助用药，防止甲状腺功能减退症状的发生和甲状腺进一步肿大。

(6)甲状腺片用于防止颈部放疗患者甲状腺癌的发生。

(7)甲状腺片用于防止某些药物(如碳酸锂、水杨酸盐及磺胺类药物)所致甲状腺肿大作用。

(8)甲状腺片为甲状腺功能试验的抑制剂,此用途限于 T_3。

(三)禁忌证

(1)对该药过敏者禁用。

(2)该药禁用于患有以下疾病或未经治疗的以下疾病患者:肾上腺功能不全、垂体功能不全、甲状腺毒症、冠心病、心绞痛、动脉硬化、高血压患者。

(3)急性心肌梗死、急性心肌炎和急性全心炎患者禁用该药。

(4)非甲状腺功能减退心力衰竭、快速性心律失常患者禁用该药。

(四)不良反应

若甲状腺激素用量适当无任何不良反应。使用过量则引起心动过速、心悸、心绞痛、心律失常、头痛、神经质、兴奋、不安、失眠、骨骼肌痉挛、肌无力、震颤、出汗、潮红、怕热、腹泻、呕吐、体重减轻等类似甲状腺功能亢进症的症状。T_3 过量时,不良反应的发生较 T_4 或甲状腺片快。减量或停药可使所有症状消失。T_4 过量所致者,症状消失较缓慢。

(五)注意事项

(1)糖尿病患者、心肌缺血患者慎用。

(2)对病程长、病情重的甲状腺功能减退症或黏液性水肿患者使用该药应谨慎小心,开始用小剂量,以后缓慢增加直至生理替代剂量。

(3)伴有垂体前叶功能减退症或肾上腺皮质功能不全患者应先服用糖皮质激素,待肾上腺皮质功能恢复正常后再用该药。

(4)该药不易透过胎盘,甲状腺功能减退者在妊娠期间无须停药。对于患有甲状腺功能亢进的孕妇,必须单独使用抗甲状腺药物进行治疗,而不宜将该药与抗甲状腺药物合用,否则可能会导致胎儿的甲状腺功能减退。美国食品药品监督管理局(FDA)对该药的妊娠安全性分级为 A 级。

(5)老年患者对甲状腺激素较敏感,超过 60 岁者甲状腺激素替代的需要量比年轻人约低 25%,而且老年患者的心血管功能较差,应慎用。

(六)药物相互作用

(1)糖尿病患者服用甲状腺激素应视血糖水平适当增加胰岛素或降糖药剂量。

(2)将甲状腺激素与抗凝剂(如双香豆素)合用时,后者的抗凝作用增强,可能引起出血;应根据凝血酶原时间调整抗凝药剂量。

(3)将该药与三环类抗抑郁药合用时,两类药的作用及毒副作用均有所增强,应注意调整剂量。

(4)服用雌激素或避孕药者,因血液中甲状腺素结合球蛋白水平增加,合用时应适当调整甲状腺激素剂量。

(5)β 肾上腺素受体阻滞剂可减少外周组织 T_4 向 T_3 的转化,合用时应注意。

(七)用法和用量

1.成人

口服,开始剂量为每天 15~20 mg,逐步增加,维持量一般为每天 90~120 mg,少数患者需每天 180 mg。

2.婴儿及儿童

完全替代量:①6个月以下,每天15～30 mg;②6个月～1岁,每天30～60 mg;③2～3岁,每天60～90 mg;④4～7岁,每天90～120 mg;⑤8～14岁,每天120～150 mg。

开始剂量应为完全替代剂量的1/3,逐渐加量。由于该药中T_3、T_4的含量及二者比例不恒定,在治疗中应根据临床症状及T_3、T_4、促甲状腺激素检查调整剂量。

(八)制剂和规格

甲状腺片:10 mg;40 mg;60 mg。

二、甲巯咪唑

(一)药理学

该药属于咪唑类抗甲状腺药,能抑制甲状腺激素的合成。该药通过抑制甲状腺内过氧化物酶,阻止摄入甲状腺内的碘化物氧化及酪氨酸偶联,从而阻碍T_4的合成。由于该药并不阻断贮存的甲状腺激素释放,也不对抗甲状腺激素的作用,故只有当体内已有甲状腺激素被耗竭后,该药才产生明显的临床效应。该药抑制甲状腺激素合成的作用略强于丙硫氧嘧啶,持续时间也较长。

此外,该药尚有轻度免疫抑制作用,抑制甲状腺自身抗体的产生,降低血液循环中甲状腺刺激性抗体水平,使抑制性T细胞的功能恢复正常。

口服后迅速被吸收,吸收率为70%～80%。起效时间为3～4周,对使用过含碘药物或甲状腺肿大明显者,可能需要12周才能发挥作用。该药吸收后广泛分布于全身,但浓集于甲状腺,可透过胎盘,也能经乳汁分泌。该药不与血浆蛋白结合,主要代谢物为3-甲基-2-硫乙内酰胺,原形药及其他代谢物的75%～80%随尿液排泄,半衰期约3 h(也有报道为4～14 h)。

(二)适应证

该药用于各种类型的甲状腺功能亢进症,包括格雷夫斯病(伴有自身免疫功能紊乱、甲状腺弥漫性肿大、可有突眼)、甲状腺瘤、结节性甲状腺肿及甲状腺癌引起的甲状腺功能亢进。在格雷夫斯病中,尤其适用于以下几种情况。

(1)病情较轻,甲状腺轻至中度肿大。

(2)甲状腺手术后复发,但又不适于放射性[131]I治疗。

(3)手术前准备。

(4)作为[131]I放疗的辅助治疗。

(三)禁忌证

(1)对该药过敏者禁用。

(2)哺乳期妇女禁用。

(四)不良反应

1.较多见的不良反应

发生率为3%～5%,出皮疹,皮肤瘙痒,此时需根据情况停药或减量,并加抗过敏药物,待变态反应消失后再重新由小剂量开始,必要时换一种制剂。

2.严重不良反应

血液系统异常,轻度白细胞计数减少较为多见,严重的粒细胞缺乏症较少见,后者可无先兆症状即发生,有时可出现发热、咽痛,应及时停药,并查血常规,及早处理粒细胞缺乏症。再生障碍性贫血也可能发生。因此,在治疗过程中,尤其前两个月应定期检查血象。

3.其他不良反应

其他不良反应包括味觉减退、恶心、呕吐、上腹部不适、关节痛、头晕、头疼、脉管炎(表现为患部红、肿、痛)、红斑狼疮样综合征(表现为发热、畏寒、全身不适、软弱无力)。

4.罕见的不良反应

罕见的不良反应有肝炎(可发生黄疸,停药后黄疸可持续至 10 周开始消退)及肾炎等;其他有血小板减少,凝血因子Ⅱ或凝血因子Ⅶ水平降低。

(五)注意事项

1.有下列情况者慎用

(1)对其他甲巯咪唑复合物过敏者慎用。

(2)血白细胞计数偏低者慎用。

(3)肝功能不全者慎用。

2.对儿童的影响

儿童用药过程中应注意避免出现甲状腺功能减退,必要时可酌情加用甲状腺片。

3.对老年人的影响

对老年人(尤其是肾功能不全者),应酌情减量给药,必要时可酌情加用甲状腺片。

4.对妊娠的影响

该药可透过胎盘,孕妇用药应谨慎,必须用药时宜采用最小有效剂量。在妊娠后期甲亢孕妇的病情可减轻,此时可减少抗甲状腺的药物的用量,部分患者于分娩前 2～3 周可停药,但分娩后不久可再次出现明显的甲亢症状。美国食品药品监督管理局(FDA)对该药妊娠安全性分级为 D 级。

5.对哺乳的影响

该药可由乳汁分泌,哺乳期妇女服用较大剂量时可能引起婴儿甲状腺功能减退,故服药时应暂停哺乳。

6.随访检查

用药前、后及用药时应当检查或监测血常规、肝功能、甲状腺功能。

7.对诊断的干扰

该药能使凝血酶原时间延长,并使血清碱性磷酸酶、天冬氨酸氨基转移酶(AST)和丙氨酸氨基转移酶(ALT)水平升高。

(六)药物相互作用

(1)该药通过降低凝血因子的代谢而降低抗凝药的敏感性,从而降低抗凝药的疗效。将该药与抗凝药合用时,应密切监测凝血酶原时间和国际标准化比值。

(2)对氨基水杨酸、保泰松、巴比妥类、酚妥拉明、妥拉唑林、维生素 B_{12}、磺胺类、磺脲类等都可能抑制甲状腺功能,引起甲状腺肿大,与该药合用时须注意。

(3)高碘食物或药物的摄入可使甲亢病情加重,使抗甲状腺药的需要量增加或用药时间延长。

(七)用法和用量

1.成人

(1)甲状腺功能亢进:一般开始用量每天 30 mg,分 3 次服用。可根据病情轻重调整为每天 15～40 mg,每天最大量为 60 mg。当病情基本控制(体重增加、心率低于每分钟 90 次、血清 T_3

和 T_4 水平恢复正常),4~8 周需开始减量,每 4 周减 1/3~1/2。维持量为每天 5~15 mg,一般需要治疗 18~24 个月。

(2)甲状腺功能亢进术前准备:按上述剂量连续用药,直至甲状腺功能正常,在术前 7~10 d 加用碘剂。

(3)甲状腺危象:每天 60~120 mg,分次服用。在初始剂量服用 1 h 后加用碘剂。

2.儿童

口服,甲状腺功能亢进每天 0.4 mg/kg,分 3 次服;维持剂量为每天 0.2 mg/kg。

(八)制剂和规格

甲巯咪唑片:5 mg;10 mg。

三、丙硫氧嘧啶

(一)药理学

该药为硫脲类抗甲状腺药,主要抑制甲状腺激素的合成。其机制为抑制甲状腺内过氧化物酶,阻止摄入甲状腺内的碘化物氧化及酪氨酸偶联,从而阻碍 T_4 的合成。同时,该药通过抑制 T_4 在外周组织中脱碘生成 T_3,可在甲状腺危象时起到减轻病情的即刻效应。由于该药并不阻断贮存的甲状腺激素释放,也不对抗甲状腺激素的作用,故只有当体内已有甲状腺激素被耗竭后,该药才产生明显的临床效应。

此外,该药尚有免疫抑制作用,可抑制 B 淋巴细胞合成抗体,抑制甲状腺自生抗体的产生,使血促甲状腺素受体抗体消失。恢复抑制 T 淋巴细胞功能,减少甲状腺组织淋巴细胞浸润,从而使格雷夫斯病患者的免疫紊乱得到缓解。

口服迅速吸收,生物利用度为 50%~80%。给药后 1 h 血药浓度达峰值。药物吸收后分布到全身各组织,主要在甲状腺中聚集,肾上腺及骨髓中浓度亦较高,还可透过胎盘(但比甲巯咪唑少)。血浆蛋白结合率约为 76.2%(60%~80%)。药物主要在肝脏代谢,60% 被代谢破坏;其余部分 24 h 内从尿中排出,也可随乳汁排出。在血中半衰期很短(1~2 h),但由于在甲状腺中有聚集作用,其生物作用可持续较长时间。当肾功能不全时,半衰期可长达 8.5 h。

(二)适应证

(1)该药用于各种类型的甲状腺功能亢进症,包括格雷夫斯病(伴有自身免疫功能紊乱、甲状腺弥漫性肿大,可有突眼)。在格雷夫斯病中,尤其适用于:①病情较轻,甲状腺轻至中度肿大者。②儿童、青少年及老年患者。③甲状腺手术后复发,但又不适于放射性[131]I 治疗者。④手术前准备。⑤作为[131]I 放疗的辅助治疗。⑥妊娠合并格雷夫斯病。

(2)该药用于甲状腺危象(作为辅助治疗,以阻断甲状腺素的合成)。

(三)禁忌证

(1)对该药或其他硫脲类抗甲状腺药物过敏者禁用。

(2)严重的肝功能损害者禁用。

(3)白细胞严重缺乏者禁用。

(4)结节性甲状腺肿伴甲状腺功能亢进者禁用。

(5)甲状腺癌患者禁用。

(四)不良反应

该药的不良反应大多发生在用药的头 2 个月。

1.常见不良反应

常见不良反应有头痛、眩晕、关节痛、唾液腺和淋巴结肿大、味觉减退、恶心、呕吐、上腹部不适，也有皮疹、皮肤瘙痒、药物热。

2.血液不良反应

血液不良反应多为轻度粒细胞减少，少见严重的粒细胞缺乏、血小板减少、凝血因子Ⅱ或因子Ⅶ降低、凝血酶原时间延长。另外可见再生障碍性贫血。

3.其他不良反应

可见脉管炎（表现为患部红、肿、痛）、红斑狼疮样综合征（表现为发热、畏寒、全身不适、软弱无力）。

4.罕见不良反应

罕见不良反应有间质性肺炎、肾炎、肝功能损害（血清碱性磷酸酶、AST 和 ALT 水平升高和黄疸）。

(五)注意事项

1.有下列情况者慎用

(1)外周白细胞计数偏低者慎用。

(2)肝功能异常者慎用。

2.对儿童的影响

儿童用药过程中应注意避免出现甲状腺功能减退，必要时可酌情加用甲状腺片。

3.对老年人的影响

对老年人尤其是肾功能不全者，应酌情减量给药，必要时可酌情加用甲状腺片。

4.对妊娠的影响

该药透过胎盘量较甲巯咪唑少，妊娠合并格雷夫斯病可选用该药。鉴于孕妇用药可导致胎儿甲状腺肿、甲状腺功能减退，故孕妇用药应谨慎，宜采用最小有效剂量，一旦出现甲状腺功能偏低即应减量。美国食品药品监督管理局（FDA）对该药的妊娠安全性分级为 D 级。

5.对哺乳的影响

哺乳期妇女服用剂量较大时，可能引起婴儿甲状腺功能减退，故哺乳期妇女禁用该药。

6.随访检查

用药前、后及用药时应当检查或监测血常规及肝功能。

7.对诊断的干扰

该药能使凝血酶原时间延长，并使血清碱性磷酸酶、AST 和 ALT 水平升高。

(六)药物相互作用

(1)该药可增强抗凝血药的抗凝作用。

(2)对氨基水杨酸、巴比妥类、酚妥拉明、妥拉唑林、维生素 B_{12}、磺胺类、磺脲类等都可能抑制甲状腺功能，引起甲状腺肿大，与该药合用时应注意。

(3)硫脲类抗甲状腺药物之间存在交叉变态反应。

(4)高碘食物或药物的摄入可使甲亢病情加重，使抗甲状腺药的需要量增加或用药时间延长。

(七)用法和用量

1.成人

(1)口服。①甲状腺功能亢进：开始剂量一般为一次 100 mg，每天 3 次，视病情轻重用量可为每天 150～400 mg,每天最大量为 600 mg。通常用药 4～12 周病情控制(体重增加,心率低于 90 次/分钟,血清 T_3 和 T_4 水平恢复正常),可减量 1/3。以后若病情稳定可继续减量,每 4～6 周递减 1/3～1/2,维持量视病情而定,一般每天 50～150 mg,全程 1～2 年或更长。②甲状腺危象:一次 150～200 mg,每 6 h1 次,直至危象缓解,约 1 周时间停药。若患者需用碘剂以控制 T4 释放,需在开始服碘剂前 1 h 服用该药,或至少应同时服用,以阻断服用的碘合成更多的甲状腺激素。③甲亢的术前准备:一次 100 mg,每天 3～4 次,至甲亢症状控制后加服碘剂2周,以减轻甲状腺充血,使甲状腺变得结实,便于手术。于术前 1～2 d停服该药。④作为放射性碘治疗的辅助治疗:需放射性碘治疗的重症甲亢患者可先服该药,控制症状后再做甲状腺[131]I 检查,以确定是否适用放射性碘治疗。在行放射性碘治疗后症状还未缓解者可短期使用该药,一次100 mg,每天 3 次。

(2)肾功能不全时剂量:肾功能不全者的药物半衰期延长,用药时应减量。

(3)老年人剂量:老年人药物半衰期延长,用量应减少。

2.儿童

口服,甲状腺功能亢进:①新生儿每天 5～10 mg/kg,分 3 次服用。②6～10 岁每天 50～150 mg,分 3 次服用。③10 岁以上每天 150～300 mg,分 3 次服用。

根据病情调节用量,甲亢症状控制后应逐步减至维持量。

(八)制剂和规格

丙硫氧嘧啶片:50 mg;100 mg。

(时粒笠)

第九章　血液系统疾病常用药

第一节　抗　凝　血　药

抗凝血药是指能通过干扰机体生理性凝血的某些环节而阻止血液凝固的药物,临床主要用于防止血栓的形成和/或已形成血栓的进一步发展。

一、凝血酶间接抑制剂

(一)肝素

肝素是一种硫酸化的葡萄糖胺聚糖(glycosaminoglycan,GAG)的混合物,分子量为 3～15 kD。肝素因与大量硫酸基和羧基共价结合而带有大量负电荷,呈酸性。肝素存在于血浆、肥大细胞和血管内皮细胞中。药用肝素是从猪肠黏膜或牛肺脏中获得的。

1.药理作用与机制

肝素在体内和体外均有强大的抗凝作用。静脉注射后,抗凝作用立即发生。肝素的抗凝机制有以下几方面。

(1)增强抗凝血酶Ⅲ的活性:AT-Ⅲ是 α_2-球蛋白,含有精氨酸-丝氨酸(Arg-Ser)肽活性部位,能与凝血酶(Ⅱa)、凝血因子Ⅸa、Ⅹa、Ⅺa 和Ⅻa 发生缓慢的化学结合,形成稳定复合物,抑制这些因子的活性,发挥抗凝血作用。肝素可与 AT-Ⅲ 赖氨酸残基形成可逆性复合物,使 AT-Ⅲ 的构象改变,暴露出精氨酸的活性位点,增强 AT-Ⅲ 与凝血酶及凝血因子Ⅸa、Ⅹa、Ⅺa 和Ⅻa 的丝氨酸活性中心结合,与凝血酶形成肝素-ATⅢ-Ⅱa 三元复合物,"封闭"凝血因子活性中心,使其灭活,发挥强大的抗凝作用。肝素能使 ATⅢ-Ⅱa 反应速率为原来的 1 000 倍,加速凝血酶灭活。

(2)激活肝素辅助因子Ⅱ(HCⅡ):高浓度肝素与 HCⅡ结合使其激活。活化的 HCⅡ可大大提高对凝血酶的抑制速率。但肝素与 HCⅡ 的亲和力要比与 AT-Ⅲ 的亲和力小得多,故需高浓度肝素才能充分发挥 HCⅡ的抗凝作用。

(3)促进纤溶系统激活:肝素可还促进血管内皮细胞释放组织型纤溶酶原激活物(tissue plasminogen activator,t-PA)和内源性组织因子通路抑制物(tissue factor pathway inhibitor,TFPI)。t-PA 可激活纤溶系统。TFPI 可抑制组织因子(tissue factor,TF)。TF 是血管内皮细胞的一种整合蛋白,是因子Ⅶ对其底物因子Ⅸ和Ⅹ的重要辅助因子。TF引起的凝血可能涉及动脉血栓形成和动脉粥样硬化。肝素促进细胞内释放t-PA和TFPI发挥抗血栓作用。

(4)降血脂:肝素可使内皮细胞释放脂蛋白酶,将血中乳糜微粒和极低密度脂蛋白的甘油三酯水解为甘油和游离脂肪酸。但停用肝素,此作用立即消失,故无重要临床意义。

2.体内过程

肝素是极性很强的大分子物质,不易通过生物膜,故口服和直肠给药不吸收,不能发挥抗凝作用。肌内注射因吸收速率不易预测,易引起局部出血和刺激症状,不应使用。临床上对肝素采取静脉注射,注射后肝素与血浆蛋白的结合率为80%。肝素主要在肝脏中经肝素酶分解代谢,低剂量肝素被单核-巨噬细胞系统清除和降解。肝素的$t_{1/2}$因剂量而异,个体差异较大,例如,静脉注射100、400和800 U/kg,其$t_{1/2}$分别为1、2和5 h左右。肺气肿、肺栓塞患者的$t_{1/2}$缩短,肝、肾功能严重障碍者的$t_{1/2}$明显延长,对肝素的敏感性也提高。

3.临床应用

(1)血栓栓塞性疾病:肝素主要用于防止血栓形成和扩大,如深部静脉血栓、肺栓塞、脑梗死、心肌梗死、心血管手术及外周静脉术后血栓形成。在治疗急性动脉、静脉血栓形成的药物中,肝素是最好的快速抗凝剂。

(2)弥散性血管内凝血(DIC):这是肝素的主要适应证,应早期应用,防止纤维蛋白原及其他凝血因子耗竭而发生继发性出血。

(3)肝素可用于心血管手术、心导管检查、血液透析及体外循环等体外抗凝。

4.不良反应

(1)出血:是肝素主要的不良反应,表现为各种关节腔积血、伤口和各种黏膜出血等。严重者可引起致命性出血(4.6%)。对轻度出血患者停药即可,严重者可静脉缓慢注射鱼精蛋白,每1 mg鱼精蛋白可中和100 U肝素。用药期间应监测活化部分凝血活酶时间(activated partial thromboplastin time,APTT)。

(2)血小板减少症:发生率高达6%。若发生在用药后1~4 d,程度多较轻,不需要中断治疗即可恢复,一般是肝素引起一过性的血小板聚集作用所致;多数发生在给药后7~10 d,与免疫反应有关。可能是肝素促进血小板因子4(PF4)释放并与之结合,形成肝素-PF4复合物,后者再与特异抗体形成PF4-肝素-IgG复合物,引起病理反应所致。停药后约4 d可恢复。

(3)其他:肝素可引起皮疹、发热等变态反应,长期使用可引起骨质疏松和自发性骨折。

5.禁忌证

对肝素过敏,有出血倾向、血友病、血小板功能不全和血小板减少症、紫癜、严重高血压、细菌性心内膜炎、肝和肾功能不全、消化性溃疡、颅内出血、活动性肺结核、先兆性流产、产后、内脏肿瘤、外伤及术后等患者和孕妇禁用。

6.药物相互作用

肝素为弱酸性药物,不能与弱碱性药物合用;与阿司匹林等非甾体消炎药、右旋糖酐和双嘧达莫合用,可增加出血的危险;与肾上腺皮质激素类、依他尼酸合用,可致胃肠道出血;与胰岛素或磺脲类药物合用,能导致低血糖;静脉同时给予肝素和硝酸甘油,可降低肝素活性;与血管紧张素Ⅰ转化酶抑制剂合用,可能引起高血钾。

(二)低分子量肝素

低分子量肝素(low molecular weight heparin,LMWH)是指分子量小于7 kD的肝素。

LMWH是从普通肝素中分离或由普通肝素降解后再分离而得。由于其药理学和药动学的特性优于普通肝素,近年来发展很快。LMWH因分子量小,不能与AT-Ⅲ和凝血酶结合形成复合物,因此对凝血酶及其他凝血因子无作用。LMWH具有选择性抗凝血因子Ⅹ活性的作用,与普通肝素比较具有以下特点:①抗凝血因子Ⅹa与Ⅱa的活性比值明显增加。LMWH抗因子Ⅹa与Ⅱa的活性比值为1.5~4.0,而普通肝素为1.0左右,分子量越低,抗凝血因子Ⅹa的活性越强,降低了出血的危险;②生物利用度高,半衰期较长,体内不易被消除;③LMWH由于分子量小,较少受PF_4的抑制,不易引起血小板减少。LMWH将逐渐取代普通肝素用于临床,但选用制剂时仍应注意出血的不良反应。

(三)依诺肝素

1.药理作用

依诺肝素为第一个上市的LMWH,分子量为3.5~5.0 kD,抗凝血因子Ⅹa与因子Ⅱ的活性比值为4.0以上,具有强大而持久的抗血栓形成作用。

2.体内过程

该药皮下注射后吸收迅速、完全。注射后3 h出现血浆最高活性,而血浆中抗凝血因子Ⅹa活性可持续24 h。该药不易通过胎盘屏障,部分经肾排泄。$t_{1/2}$为4.4 h。

3.临床应用

该药主要用于防治深部静脉血栓、外科手术和整形外科(如膝、髋人工关节更换手术)后静脉血栓的形成,防止血液透析时体外循环凝血发生。与普通肝素比较,该药的抗凝剂量较易掌握,毒性小,安全,且作用持续时间较长。常规给药途径为皮下注射。

4.不良反应

较少发生出血,如果意外静脉注射或大剂量皮下注射,可引起出血加重,可用鱼精蛋白对抗。1 mg鱼精蛋白可中和1 mg该药的抗因子Ⅱa及部分(最多60%)抗因子Ⅹa的活性。偶尔见血小板减少和严重出血。对该药过敏患者,严重肝、肾功能障碍患者应禁用。

(四)硫酸皮肤素

硫酸皮肤素属于糖胺聚糖类,是依赖HCⅡ的凝血酶间接抑制剂。该药通过激活HCⅡ通路而灭活凝血酶。在硫酸皮肤素存在时,HCⅡ的抑制凝血酶活性速率可为原来的1 000倍。因此,将该药与肝素或LMWH合用,可大大增强后两类药的抗凝作用。硫酸皮肤素静脉注射(也可肌内注射)后在体内不被代谢,以原形从肾排泄。该药在临床上试用于抗血栓治疗,无明显出血等不良反应。口服可吸收,有望成为口服抗凝血药。

几种天然的或人工合成的多聚阴离子(如硫酸戊聚糖、硫酸软骨素E)均可通过激活HCⅡ通路而抑制凝血酶活性,产生抗凝作用。

(五)合成肝素衍生物

磺达肝素是一种以抗凝血酶肝素结合位点结构为基础合成的戊多糖,经抗凝血酶介导对因子Ⅹa有抑制作用。由于其聚合体短而不抑制凝血酶,与肝素和低分子量肝素相比,该药发生血小板减少症的风险要小得多。

二、凝血酶直接抑制剂

凝血酶是最强的血小板激活物。根据药物对凝血酶的作用位点可分为:①双功能凝血酶抑制剂,例如,水蛭素可与凝血酶的催化位点和阴离子外位点结合;②阴离子外位点凝血酶抑制剂,仅通过催化位点或阴离子外位点与凝血酶结合发挥抗凝血酶作用。

基因重组水蛭素是水蛭唾液的有效成分水蛭素经由基因重组技术制成,分子量为 7 kD。

(一)药理作用与机制

水蛭素对凝血酶具有高度亲和力,是目前所知最强的凝血酶特异性抑制剂。可抑制凝血酶所有的蛋白水解作用,如裂解纤维蛋白、血纤肽和纤维蛋白原。水蛭素与凝血酶以 1∶1 结合成复合物,使凝血酶灭活。该药不但阻断纤维蛋白原转化为纤维蛋白凝块,而且对激活凝血酶的因子 Ⅴ、Ⅷ、Ⅻ 以及凝血酶诱导的血小板聚集均有抑制作用,具有强大而持久的抗血栓作用。

(二)体内过程

该药口服不被吸收,静脉注射后进入细胞间隙,不易通过血-脑屏障,主要以原形(90%~95%)经肾脏排泄。$t_{1/2}$ 约 1 h。

(三)临床应用

该药用于防治冠状动脉形成术后再狭窄、不稳定型心绞痛、急性心肌梗死后溶栓的辅助治疗、DIC 及血液透析中血栓形成,临床疗效优于肝素。大剂量可引起出血。

(四)注意事项

肾衰竭患者慎用。由于患者用药期间体内通常可形成抗水蛭素的抗体从而延长 APTT,建议每天监测 APTT。目前,尚无有效的水蛭素解毒剂。

三、维生素 K 拮抗药

维生素 K 是凝血因子 Ⅱ、Ⅶ、Ⅸ 和 Ⅹ 活化必需的辅助因子。具有拮抗维生素 K 作用的药物为香豆素类,是一类含有 4-羟基香豆素基本结构的物质。常用华法林、双香豆素、苯丙香豆素和醋硝香豆素等。香豆素类药物为口服抗凝血药。

双香豆素口服吸收慢且不规则,吸收后几乎全部与血浆蛋白结合,因此与其他血浆蛋白结合率高的药物同服时,可增加双香豆素的游离药物浓度,使抗凝作用大大增强,甚至诱发出血。双香豆素分布于肺、肝、脾及肾,经肝药酶羟基化失活后由肾排泄。醋硝香豆素大部分以原形经肾排出。其主要药动学参数如表 9-1 所示。

表 9-1 口服抗凝药的半衰期与作用时间

药物	每天量/mg	$t_{1/2}$/h	持续时间/h
华法林	5~15	10~16	3~5
醋硝香豆素	4~12	8	2~4
双香豆素	25~150	10~30	4~7

以下具体介绍华法林。

(一)药理作用与机制

华法林无体外抗凝作用,体内抗凝作用缓慢而持久。口服后一般需 12~24 h 发挥作用,1~3 d 作用达高峰,停药后作用可持续数天。华法林的抗凝作用主要是竞争性抑制维生素 K 依赖的凝血因子 Ⅱ、Ⅶ、Ⅸ 和 Ⅹ 前体的活性。这些凝血因子前体的第 10 个谷氨酸残基(Glu)在 γ-羧化酶的催化作用下,经羧基化生成 γ-羧基谷氨酸。由于 γ-羧基谷氨酸具有很强的螯合 Ca^{2+} 的能力,从而实现了这些凝血因子由无活性型向活性型的转变。其中,维生素 K 是 γ-羧化酶的辅酶。在羧化反应中,在 Ca^{2+} 和 CO_2、O_2 参与下,氢醌型维生素 K 氧化为环氧化型维生素 K,后者在维生素 K 环氧化物还原酶或维生素 K 循环中相关的还原酶系作用下,转为维生素 K 原形,再被还原为氢醌型维生素 K,继续参与华法林因抑制维生素 K 循环中相关的还原酶系,阻断维生素 K 以辅因子形式参与羧化酶的催化反应,抑制凝血因子 Ⅱ、Ⅶ、Ⅸ 和 Ⅹ 的活性,从而产生抗凝作用。

(二)体内过程

华法林口服吸收完全,生物利用度达 100%,吸收后 97% 与血浆蛋白结合,表观分布容积小,能通过胎盘。华法林(消旋混合物)的 R-和 S-同分异构体均在肝脏代谢,可经胆汁排入肠道再吸收,最终从肾排泄。$t_{1/2}$ 为 40~50 h。

(三)临床应用

1.心房颤动和心脏瓣膜病所致血栓栓塞

常规应用华法林。此外,接受心脏瓣膜修复术的患者,需长期服用华法林。

2.髋关节手术患者

可降低静脉血栓发病率。

3.预防复发性血栓栓塞性疾病

肺栓塞、深部静脉血栓形成患者用肝素或溶栓药后,常规用华法林维持 3~6 个月。

(四)不良反应

主要不良反应是出血,如血肿、关节出血和胃肠道出血。在服药期间应密切监测凝血酶原时间(PT)。一旦出血严重,应立即停药,静脉注射 10 mg 维生素 K,一般在给药 24 h 后,PT 可恢复正常。罕见有"华法林诱导的皮肤坏死",通常发生在用药后 2~7 d。也可引起胆汁淤滞性肝损害,停药后可消失。可致畸胎,孕妇禁用。

(五)药物相互作用

甲硝唑、西咪替丁和水杨酸等肝药酶抑制剂,以及非甾体消炎药、胺碘酮、依他尼酸和氯贝丁酯等可增强该类药物的抗凝血作用。巴比妥类、苯妥英钠等肝药酶诱导剂可减弱该类药物的抗凝作用。

(魏京虎)

第二节　抗血小板药

血小板在血栓栓塞性疾病(特别是在动脉血栓疾病)的形成中具有重要病理生理学意义。抗血小板药是指对血小板的功能有抑制作用的药物,临床较常用的是阿司匹林和氯吡格雷。

一、血小板代谢酶抑制剂

(一)阿司匹林

阿司匹林是花生四烯酸代谢过程中的环氧酶抑制剂。75~150 mg 阿司匹林可使血小板中环氧酶活性中心丝氨酸残基乙酰化而灭活,从而抑制血栓素 A_2(TXA_2)的生成。一次服药,对该酶抑制达 90%,且不可逆。但是,阿司匹林对血管内皮细胞中环氧酶的抑制作用弱而可逆,故对 PGI_2 的形成影响小。因此,此剂量的阿司匹林防治血栓性疾病收效较佳,不良反应较少。

1.药理作用

该药抑制血小板聚集,阻止血栓形成。生理情况下,血小板产生的 TXA_2 是强大的血小板释放及聚集的诱导物,它可直接诱发血小板释放 ADP,加速血小板的聚集过程。阿司匹林可抑制 TXA_2 的合成,抑制血小板聚集引起的血液凝固,延长出血时间。

2.临床应用

该药常用于冠状动脉硬化性疾病、心肌梗死、脑梗死、深静脉血栓形成和肺梗死等。该药作为溶栓疗法的辅助抗栓治疗,能减少缺血性心脏病发作和复发的风险,也可使一过性脑缺血发作患者的脑卒中的发生率和病死率降低。

(二)利多格雷

利多格雷是强大的 TXA_2 合成酶抑制剂兼中度 TXA_2 受体阻滞药。该药可直接抑制 TXA_2 的合成,拮抗 TXA_2 的作用。对血小板血栓和冠状动脉血栓的作用较水蛭素及阿司匹林更有效。据临床试验报道,在急性心肌梗死、心绞痛及缺血性脑卒中的治疗中,使用该药后血栓发生率和再栓塞率均较阿司匹林明显降低,且预防新的缺血性病变更为有效。有轻度胃肠反应,不良反应较轻。

同类药物尚有吡考他胺,其作用比利多格雷弱,不良反应轻。

(三)依前列醇

依前列醇为人工合成的前列腺素类 PGI_2,是迄今为止发现的活性最强的血小板聚集内源性抑制剂。内源性 PGI_2 由血管内皮细胞合成,具有强大的抗血小板聚集及松弛血管平滑肌作用。依前列醇能抑制 ADP、胶原纤维和花生四烯酸等诱导的血小板聚集和释放,对体外旁路循环中形成的血小板聚集体具有解聚作用,还能抑制血小板在血管内皮细胞上的黏附。该药的作用机制是通过激活血小板腺苷酸环化酶,使血小板内 cAMP 水平升高,促进胞质内 Ca^{2+} 再摄取进入 Ca^{2+} 库,降低胞质内游离 Ca^{2+} 浓度,使血小板处于静止状态,失去对各种刺激物的反应。

本品的 $t_{1/2}$ 很短,仅 3 min,作用短暂,性质不稳定。在体内迅速转为稳定的代谢产物 6-酮-PGF_1。在肺内不被灭活是依前列醇的特点。依前列醇性质不稳定,作用短暂。

依前列醇用于心肺分流术、血液透析等体外循环时,防止高凝状态和微血栓形成,也用于严重外周血管性疾病(如雷诺病、缺血性心脏病、原发性肺动脉高压和血小板消耗性疾病)。

该药静脉滴注过程中常见血压下降、心率加速、头痛、眩晕和潮红等现象,减少剂量或暂停给药可以缓解;此外,对消化道刺激症状也较常见。禁用于有出血倾向、严重左室收缩功能障碍所致的充血性心力衰竭患者。

(四)双嘧达莫

双嘧达莫为环核苷酸磷酸二酯酶抑制剂,主要抑制血小板的聚集,发挥抗栓作用。

1.药理作用与机制

(1)抑制血小板黏附,防止其黏附于血管壁的损伤部位。

(2)通过以下途径增加 cAMP 的含量,抑制血小板聚集:①抑制磷酸二酯酶活性,减少 cAMP 水解为 5-AMP;②抑制血液中的腺苷脱氢酶,减少腺苷的分解;③抑制腺苷再摄取,增加血浆中腺苷含量,通过腺苷,再激活腺苷酸环化酶,增加血小板中 cAMP 浓度,而协同抗血小板聚集作用。

(3)抑制血小板生成 TXA_2,降低其促进血小板聚集的作用,并可直接刺激血管内皮细胞产

生 PGI_2,增强其活性。

此外,本品尚有扩张冠状动脉阻力血管、增加冠状动脉血流量的作用,但不能增加缺血区的血液供应。

2.体内过程

双嘧达莫口服吸收缓慢,个体差异大,生物利用度为 $27\%\sim59\%$。口服后 $1\sim3\ h$ 血药浓度达峰值,与蛋白结合率高($91\%\sim99\%$)。该药主要在肝脏转化为葡糖醛酸偶联物。自胆汁排泄,可因肝肠循环而延缓消除,少量自尿排出。$t_{1/2}$ 为 $10\sim12\ h$。

3.临床应用

其与阿司匹林相似,但不常应用。一般,将该药与口服抗凝血药香豆素合用,治疗血栓栓塞性疾病,可增强疗效。该药可用于安装人工瓣膜者、口服香豆素类仍有血栓栓塞者或同服阿司匹林不能耐受者等。

4.不良反应

较常见的不良反应为胃肠道刺激。由于血管扩张,血压下降,导致头痛、眩晕、潮红和晕厥等。少数心绞痛患者用药后可出现"窃血"现象,诱发心绞痛发作,应慎用。

二、氯吡格雷

氯吡格雷为一种前体药物,通过氧化作用形成 2-氧基-氯吡格雷,然后再经过水解形成活性代谢物(一种硫醇衍生物)发挥作用。与阿司匹林相比,氯吡格雷可显著降低新的缺血性事件(包括心肌梗死,缺血性脑卒中和其他血管疾病死亡)的发生率。

(一)药理作用与机制

氯吡格雷是血小板聚集抑制剂,选择性地抑制 ADP 与血小板受体的结合及抑制 ADP 介导的糖蛋白 $GP\ II_b/III_a$ 复合物的活化,发挥抑制血小板的聚集的功能。氯吡格雷也可以抑制非ADP 引起的血小板聚集,并不可逆地抑制 ADP 受体的功能。

(二)体内过程

氯吡格雷吸收迅速,母体化合物的血浆浓度很低。血浆蛋白结合率为 98%。氯吡格雷进入肝脏后在细胞色素 P450 同工酶 2B6 和 3A4 调节的调节下生成无抗血小板作用的羧酸盐衍生物。约 50% 由尿液排出,46% 由粪便排出。一次和重复给药后,血浆中主要代谢产物的消除半衰期为 $8\ h$。

(三)临床应用

该药用于预防和治疗因血小板高聚集引起的心、脑及其他动脉循环障碍疾病。例如,防治心肌梗死、缺血性脑血栓、闭塞性脉管炎和动脉粥样硬化及血栓栓塞引起的并发症。应用于有过近期发生的脑卒中、心肌梗死或确诊外周动脉疾病的患者,治疗后可减少动脉粥样硬化事件的发生(心肌梗死、脑卒中和血管性死亡)。

(四)不良反应及注意事项

常见不良反应为消化道出血、中性粒细胞减少、腹痛、食欲缺乏、胃炎、便秘和皮疹。对患有急性心肌梗死的患者,在急性心肌梗死最初几天不推荐进行氯吡格雷治疗。对于有伤口(特别是在胃肠道和眼内)易出血的患者应慎用。对肝、肾功能不好的患者慎用。

三、血小板 GPⅡb/Ⅲa 受体阻断药

(一)阿昔单抗

阿昔单抗(abciximab、c7E3Fab、ReoPro)是血小板 GPⅡb/Ⅲa 的人/鼠嵌合单克隆抗体,可竞争性、特异性地阻断纤维蛋白原与 GPⅡb/Ⅲa 结合,产生抗血小板聚集作用,临床试用于不稳定型心绞痛的治疗,可降低心肌梗死发生率。有出血危险,应严格控制剂量。

(二)精氨酸-甘氨酸-天冬氨酸多肽

血小板 GPⅡb/Ⅲa 受体含有能与精氨酸-甘氨酸-天冬氨酸(RGD)三肽结合的位点。用天然或化学合成含有 RGD 三肽序列的多肽,均能抑制纤维蛋白原与 GPⅡb/Ⅲa 受体结合,而具有抗血小板聚集作用。现已试用于血栓栓塞性疾病的治疗。

(三)依替巴肽

依替巴肽属于环状多肽,是 RGD 三肽在 αⅡbβ₃ 结合位点的阻断剂。静脉注射可在体内阻止血小板聚集。该药在临床上用于不稳定型心绞痛和冠状动脉成形术。

随后相继开发出非肽类的 GPⅡb/Ⅲa 受体阻断药拉米非班、替罗非班和可供口服的珍米洛非班、夫雷非班和西拉非班等。抑制血小板聚集作用强,应用方便,不良反应较少。该药适用于急性心肌梗死、溶栓治疗、不稳定型心绞痛和血管成形术后再梗死。

(魏京虎)

第三节 纤维蛋白溶解药

在生理情况下,各种因素引起小血管内形成血凝块时,将激活纤溶系统,使之溶解,阻止血栓形成,保证血流畅通。当某些病理因素导致机体形成血栓时,可以给予外源性的纤溶酶原激活剂,大量激活纤溶系统,使纤溶酶原转为纤溶酶,将已形成的血栓溶解。因此,将此类药物称为纤维蛋白溶解剂,又名溶栓药。

一、链激酶

链激酶(streptokinase,SK)为第一代天然溶栓药,是从 β-溶血性链球菌培养液中提取的一种非酶性单链蛋白,分子量为 47 kD,链激酶 1 U 相当于 0.01 g 蛋白质。现用基因工程技术制成重组链激酶(recombinant streptokinase,rSK)。

(一)药理作用

链激酶激活纤溶酶原为纤溶酶的作用是间接的,即链激酶先与纤溶酶原形成 SK-纤溶酶原复合物,使其中的纤溶酶原构象发生变化,转为 SK-纤溶酶复合物,后者激活结合或游离于纤维蛋白表面的纤溶酶原为纤溶酶,使血栓溶解。因此,SK 的活性不需要纤维蛋白存在,SK-纤溶酶原复合物也不受血液中 α₂-抗纤溶酶(α₂-AP)的抑制。

(二)临床应用

该药主要用于血栓栓塞性疾病,如急性心肌梗死、静脉血栓形成、肺栓塞、动脉血栓栓塞、透析通道栓塞和人工瓣膜栓塞。在血栓形成不超过 6 h 内用药,其疗效较好。

(三)不良反应

该药易引起出血,严重者可注射氨甲苯酸(或类似药),也可补充纤维蛋白原或全血。该药具有抗原性,可引起变态反应。

二、尿激酶

尿激酶(urokinase,UK)是由人尿或肾细胞组织培养液提取的第一代天然溶栓药。尿激酶为体内纤溶系统的成员,可直接激活纤溶酶原为纤溶酶。纤溶酶裂解凝血块表面上的纤维蛋白,也可裂解血液中游离的纤维蛋白原,故本品对纤维蛋白无选择性。进入血液中的 UK 可被循环中纤溶酶原激活剂的抑制物(plasminogen activator inhibitor,PAI)所中和,但连续用药后,PAI 很快耗竭。产生的纤溶酶可被血液中 α_2-AP 灭活,故治疗量效果不佳,需大量 UK 使 PAI 和 α_2-AP 耗竭,才能发挥溶栓作用。UK 的 $t_{1/2}$ 约为 16 min,作用短暂。

UK 主要用于心肌梗死和其他血栓栓塞性疾病,是目前国内应用最广泛的溶栓药。出血是其主要不良反应,但较链激酶轻,无变态反应。

三、阿尼普酶

阿尼普酶,又称茴香酰化纤溶酶原/链激酶激活剂复合物(anisoylated plasminogen/strepto-kinase activator complex,APSAC),属于第二代溶栓药。本品为链激酶与赖氨酸纤溶酶原以 1∶1 的比例形成的复合物,分子量为 131 kD。赖氨酸纤溶酶原的活性中心被茴香酰基所封闭。进入血液中的 APSAC 弥散到血栓含纤维蛋白表面,通过复合物的赖氨酸纤溶酶原活性中心与纤维蛋白结合,被封闭的乙酰基缓慢去乙酰基,激活血栓上纤维蛋白表面的纤溶酶原为纤溶酶,溶解血栓。该药具有以下特点:①一次静脉注射即可,不必静脉滴注(缓慢去乙酰基);不受 α_2-AP 抑制(茴香酰化);②该药是赖氨酸纤溶酶原的复合物,较易进入血液凝块处与纤维蛋白结合;③该药是选择性纤维蛋白溶栓药,很少引起全身性纤溶活性增强,故出血少。该药具有抗原性,可致变态反应。血浆 $t_{1/2}$ 为 90~105 min。临床应用与尿激酶相同。

属于第二代溶栓药的还有阿替普酶,又称组织型纤溶酶原激活剂(t-PA)、西替普酶和那替普酶。后两者为基因重组的 t-PA。

四、葡萄球菌激酶

葡萄球菌激酶(staphylokinase,SAK,葡激酶)是从某些金黄色葡萄球菌菌株的培养液中获得的,现为基因工程重组产品。作用与链激酶相似,无酶活性。该药先与纤溶酶原形成复合物,后者裂解纤溶酶原为纤溶酶。该药对纤维蛋白的溶解作用和对富含血小板血栓的溶栓作用均较链激酶强。该药已试用于急性心肌梗死患者,疗效较链激酶佳,出血较少。

五、瑞替普酶

瑞替普酶属于第三代溶栓药,通过基因重组技术改良天然溶栓药的结构,提高选择性溶栓效果,延长 $t_{1/2}$,减少用药剂量和不良反应。瑞替普酶具有以下优点:溶栓疗效高(血栓溶解快,防止血栓再形成,提高血流量),见效快,耐受性较好,不需要按体重调整,只能静脉给药。一般,在发病 6 h 内使用治疗效果更好。该药适用于急性心肌梗死的溶栓疗法。常见不良反应为出血、血小板减少症。有出血倾向患者慎用。

(魏京虎)

第四节 促 凝 血 药

一、维生素 K

维生素 K(vitamin K,VitK)广泛存在于自然界,基本结构为甲萘醌。维生素 K_1 存在于绿色植物中,K_2 是人体肠道细菌的代谢产物,以上二者均为脂溶性,其吸收需要胆汁参与。K_3、K_4 均为人工合成,是水溶性的,可以直接吸收。

(一)药理作用

维生素 K 是 γ-羧化酶的辅酶,参与凝血因子 Ⅱ、Ⅶ、Ⅸ 和 Ⅹ 前体的功能活化过程。使这些凝血因子前体的第 10 个谷氨酸残基在羧化酶参与下,羧化为 γ-羧基谷氨酸,从而使这些因子具有活性,产生凝血作用。羧化酶的活化需要还原的氢醌型 VitK 氧化为 VitK 环氧化物,以及环氧化型 VitK 的再还原才能完成上述羧化反应(详见华法林相关内容)。

(二)临床应用

维生素 K 用于 VitK 缺乏引起的出血:①阻塞性黄疸、胆瘘、慢性腹泻和广泛胃肠切除后,继发于吸收或利用障碍所致的低凝血酶原血症;②新生儿出血(缺乏合成维生素 K 的细菌)和预防长期应用广谱抗生素继发的维生素 K 缺乏症(细菌合成维生素 K 减少);③口服过量华法林、香豆素类抗凝药、水杨酸等所致出血。

(三)不良反应

维生素 K_1(甚至大剂量)的不良反应较少,但注射速度过快可出现面部潮红、出汗、胸闷和血压骤降等。一般以肌内注射为宜。较大剂量维生素 K_3 可引发新生儿、早产儿或缺乏葡萄糖-6-磷酸脱氢酶的特异质者发生溶血和高铁血红蛋白血症。

二、凝血因子制剂

凝血因子制剂是从健康人体或动物血液中提取、经分离提纯、冻干后制备的含不同凝血因子的制剂,主要用于凝血因子缺乏时的替代或补充疗法。

凝血酶原复合物(人因子Ⅸ复合物,prothrombin complex concentrate)是由健康人静脉血分离而得的含有凝血因子 Ⅱ、Ⅶ、Ⅸ 和 Ⅹ 的混合制剂。上述四种凝血因子的凝血作用均依赖维生素 K 的存在。该药在临床上主要用于治疗乙型血友病(先天性凝血因子Ⅸ缺乏)、严重肝脏疾病、香豆素类抗凝剂过量和维生素 K 依赖性凝血因子缺乏所致的出血。

抗血友病球蛋白(抗甲种血友病因子,antihemophilic globulin)含凝血因子 Ⅷ 及少量纤维蛋白原,临床上主要用于甲型血友病(先天性因子 Ⅷ 缺乏症)的治疗,还可用于治疗溶血性血友病、抗因子Ⅷc抗体所致严重出血。静脉滴注过快能引起头痛、发热、荨麻疹等症状。

三、氨甲环酸及氨甲苯酸

氨甲环酸及氨甲苯酸为抗纤维蛋白溶解药,化学结构与赖氨酸类似,剂量低时竞争性阻断纤溶酶原与纤维蛋白结合,防止纤溶酶原的激活。剂量高时能直接抑制纤溶酶的活性,从而抑制纤维蛋白溶解,引起凝血作用。

(一)临床应用

该药用于纤溶系统亢进引起的各种出血,如前列腺、尿道、肺、肝、胰、脑、子宫、肾上腺和甲状腺等富含纤溶酶原激活物的组织器官外伤或手术后出血,对一般慢性渗血效果较好。氨甲环酸的疗效最好,其抗纤溶活性为氨甲苯酸的 7～10 倍,为临床常用的制剂。

(二)不良反应

常见不良反应有胃肠道反应。过量可引起血栓或诱发心肌梗死。合用避孕药或雌激素妇女,更易出现血栓倾向。肾功能不全者慎用。

（魏京虎）

第五节 促白细胞增生药

一、非格司亭

非格司亭又称重组人粒细胞集落刺激因子,是粒细胞集落刺激因子(G-CSF)基因重组产物。G-CSF 是由血管内皮细胞、单核细胞、成纤维细胞合成的糖蛋白,主要通过受体机制促进中性粒细胞成熟,促进骨髓释放成熟粒细胞,增强中性粒细胞趋化及吞噬功能。非格司亭用于:①肿瘤放疗、化疗引起的中性粒细胞缺乏症;②自体骨髓移植时,促进中性粒细胞数增加;③伴有骨髓发育不良综合征、再生障碍性贫血引起的粒细胞缺乏症。但大剂量长期使用,可产生轻、中度骨痛。皮下注射可有局部反应。

二、莫拉司亭和沙格司亭

人体粒细胞/巨噬细胞集落刺激因子(GM-CSF)由 T-淋巴细胞、单核细胞、成纤维细胞和内皮细胞合成,有以下作用:①刺激造血前体细胞增殖、分化;②刺激中性粒细胞、单核细胞和 T 淋巴细胞的生长,诱导形成粒细胞、巨噬细胞集落形成单位及粒细胞/巨噬细胞集落形成单位;③促进巨噬细胞和单核细胞对肿瘤细胞的裂解作用。

此类产品有莫拉司亭和沙格司亭,是用基因重组技术获得的,与天然 GM-CSF 相同。其用于防治骨髓抑制疗法引起的白细胞减少症,骨髓衰竭患者白细胞水平低下,预防白细胞减少引发感染并发症。常见不良反应有发热、皮疹、骨痛等。首次静脉滴注时可出现潮红、低血压、呕吐和呼吸急促等症状。

（魏京虎）

第六节 血容量扩充药

该类药物主要用于大量失血或血浆减少导致的血容量降低、休克等紧急情况,以扩充血容量,维持重要器官的灌注。其特点是具有一定的胶体渗透压,体内消除慢,不具有抗原性等。下面介绍右旋糖酐。

右旋糖酐为高分子葡萄糖聚合物。由于聚合分子数目不同,分为不同分子量的产品。临床常用的制剂有右旋糖酐70(中分子量,平均为70 kD),右旋糖酐40(低分子量,平均为40 kD),右旋糖酐10(小分子量,平均为10 kD)等。药理作用如下。

一、扩充血容量作用

右旋糖酐静脉注射后可提高血浆胶体渗透压,扩充血容量,其作用强度与持续时间依中、低、小分子右旋糖酐而逐渐降低。

二、抗血栓和改善微循环作用

右旋糖酐通过稀释血液以及覆盖红细胞、血小板和胶原纤维,减少血小板的黏附和聚集,降低血液的黏稠度;抑制凝血因子Ⅱ的激活,使因子Ⅰ和Ⅷ的活性降低,从而发挥抗血栓和改善微循环作用。小分子右旋糖酐的疗效较低分子右旋糖苷的疗效好。

三、渗透性利尿作用

小分子右旋糖酐从肾脏排出,产生强大渗透性利尿作用,低分子右旋糖酐次之,中分子右旋糖酐则无利尿作用。

右旋糖酐在临床上主要用于低血容量性休克。中分子右旋糖酐与低分子右旋糖酐、小分子右旋糖酐相比,前者对血浆扩容作用影响小,持续时间较长。对于DIC及预防手术后血栓栓塞性疾病,小分子右旋糖酐最为合适,低分子右旋糖酐次之,中分子右旋糖酐疗效差或无效。

少数患者使用右旋糖酐后可出现变态反应,极少数发生过敏性休克。输注药量过大可因凝血因子被稀释和血小板功能受干扰而引起出血倾向。心功能不全、肾脏疾病伴有少尿及血小板减少者禁用。

（魏京虎）

第七节 抗 贫 血 药

贫血是指循环血液中红细胞数量或血红蛋白含量低于正常值。按照病因及发病机制的不同贫血可分为缺铁性贫血、巨幼红细胞性贫血和再生障碍性贫血。缺铁性贫血由铁缺乏引起,可通过补充铁剂进行治疗。巨幼红细胞性贫血由叶酸或维生素 B_{12} 缺乏所致,采用补充叶酸或维生素 B_{12} 的治疗方法。

一、铁剂

铁是人体必需的元素,是构成血红蛋白、肌红蛋白和组织酶系(如过氧化酶、细胞色素 C)所必需的。人体每天至少需要 15 mg 铁,所需的铁有两个来源。①外源性铁:从食物中获得,每天摄取 10～15 mg 即可。②内源性铁：由红细胞破坏后释放出来，每天约 25 mg，是机体重要的铁来源。当机体铁的摄入量不足，或有胃肠道吸收障碍，或慢性失血造成机体铁缺乏时，可影响血红蛋白的合成而引起贫血，应及时补充铁剂。

常见的铁剂如下：口服铁剂有硫酸亚铁、枸橼酸铁铵、富马酸亚铁，注射铁剂有山梨醇铁和右旋糖酐铁。

（一）药理作用

铁是红细胞成熟阶段合成血红素的必需物质。吸收到骨髓的铁吸附在有核红细胞膜上并进入细胞内的线粒体，与原卟啉结合后形成血红素，再与珠蛋白结合，即形成血红蛋白。

（二）体内过程

食物中的铁以 Fe^{2+} 形式吸收，而 Fe^{3+} 则很难吸收，只有经胃酸、维生素 C 或食物中还原物质（如果糖、半胱氨酸等）作用，转为还原型 Fe^{2+}，才能在十二指肠和空肠上段吸收。吸收入肠黏膜细胞中的 Fe^{2+} 部分转为 Fe^{3+}，与去铁铁蛋白结合为铁蛋白后进行贮存；另一部分则进入血浆，立刻被氧化为 Fe^{3+}，并与转铁蛋白（transferrin, Tf）的 β_1 球蛋白的两个铁结合位点进行结合形成复合物。该复合物与胞质膜上的转铁蛋白受体结合，通过胞饮作用进入细胞。铁分离后，转铁蛋白被释放到细胞外循环使用。铁主要通过肠道、皮肤等含铁细胞脱落而排出体外。

（三）临床应用

治疗缺铁性贫血，慢性失血性贫血（月经过多、痔疮出血和子宫肌瘤等），营养不良、妊娠、儿童生长发育期引起的缺铁性贫血，疗效甚佳。铁剂治疗 4～5 d 血液中网织红细胞数即可增多，7～12 d 达高峰，4～10 周血红蛋白恢复正常。为使体内铁贮存恢复正常，待血红蛋白正常后需减半继续服药 2～3 个月。

（四）不良反应

口服铁剂最常见的不良反应是胃肠道刺激症状，如恶心、呕吐、上腹痛和腹泻。此外，铁与肠腔中硫化氢结合，减少后者对肠壁的刺激，可引起便秘、黑便。使用注射用铁剂可有局部刺激症状，产生皮肤潮红、头昏、荨麻疹、发热和关节痛等变态反应，严重者可发生心悸、胸闷和血压下降。小儿误服 1 g 以上铁剂可引起急性中毒，表现为头痛、头晕、恶心、呕吐、腹泻和惊厥，甚至死亡。急救措施为用 1%～2% 的碳酸氢钠洗胃，并以特殊解毒剂去铁胺灌胃，以结合残存的铁。

二、叶酸类

叶酸又称蝶酰谷氨酸，是由蝶啶、对氨苯甲酸、谷氨酸三部分组成的，在动物、植物食品中广泛分布。动物细胞自身不能合成叶酸，因此，人体所需叶酸只能直接从食物中摄取。

（一）药理作用

叶酸进入体内后，在二氢叶酸还原酶的作用下转化为四氢叶酸，作为一碳单位移位酶的辅酶，参与机体多种物质（如嘌呤、胸嘧啶核苷酸）的合成。一旦叶酸缺乏，DNA 合成受阻，骨髓幼红细胞内 DNA 合成减少，细胞分裂速度减慢。

（二）体内过程

口服叶酸经肠黏膜主动吸收后，少部分经还原及甲基化转化为甲基四氢叶酸，大部分以原形经血液循环进入肝脏等组织，与细胞膜受体结合后进入细胞内，其中有 80% 以 N_5-甲基四氢叶酸形式贮存于肝内。叶酸及其代谢产物主要经肾排泄，少部分由胆汁经粪便排泄，部分经重吸收形成肝肠循环。

(三)临床应用

(1)对各种巨幼红细胞性贫血、妊娠期和婴儿期因对叶酸的需要量增加所致的营养性巨幼红细胞性贫血，以叶酸治疗为主，辅以维生素 B_{12}。

(2)巨幼红细胞性贫血：用于二氢叶酸还原酶抑制剂(如甲氨蝶呤、乙氨嘧啶和甲氧苄啶)所致的巨幼红细胞性贫血。因有四氢叶酸生成障碍，必须用亚叶酸钙治疗。

(3)单用叶酸或将叶酸与维生素 B_{12} 联合使用治疗高同型半胱氨酸血症。

(4)对缺乏维生素 B_{12} 所致的恶性贫血，大剂量叶酸仅能纠正血象，但不能改善神经损害症状。故治疗时以维生素 B_{12} 为主，叶酸为辅。

三、维生素 B_{12}

维生素 B_{12} (Vitamin B_{12},钴胺素)是一类含钴的水溶性 B 族维生素。由于钴原子所带基团不同，维生素 B_{12} 以多种形式存在，如氰钴胺素、羟钴胺素、甲钴胺素和 5-脱氧腺苷胺素，后两者是 B_{12} 的活化型，也是血液中存在的主要形式。药用的维生素 B_{12} 为性质稳定的氰钴胺素和羟钴胺素。

(一)药理作用

维生素 B_{12} 是细胞分裂和维持神经组织髓鞘完整所必需的。体内维生素 B_{12} 主要参与下列两种代谢过程。

(1)同型半胱氨酸甲基化生成蛋氨酸反应，催化这一反应的蛋氨酸合成酶(或称甲基转移酶)的辅基为维生素 B_{12},它参与甲基的转移。维生素 B_{12} 缺乏时，N_5-甲基四氢叶酸上的甲基不能转移，导致蛋氨酸生成受阻，一方面影响四氢叶酸的再循环，使得叶酸代谢循环受阻，导致叶酸缺乏症。另一方面导致同型半胱氨酸堆积，产生高同型半胱氨酸血症。

(2)5-脱氧腺苷钴胺素是甲基丙二酰 CoA 变位酶的辅酶，能催化甲基丙二酰 CoA 转变为琥珀酰 CoA,后者可进入三羧酸循环。当维生素 B_{12} 缺乏时，甲基丙二酰 CoA 大量堆积，后者结构与脂肪酸合成的中间产物丙二酰 CoA 相似，结果合成了异常脂肪酸，并进入中枢神经系统，引起神经损害症状。

(二)体内过程

口服维生素 B_{12} 必须与胃黏膜分泌的糖蛋白(即"内因子")结合，进入空肠吸收，在通过小肠黏膜时，维生素 B_{12} 与蛋白解离，再与转钴胺素 Ⅱ (transcobalamin Ⅱ, TC Ⅱ)结合存于血液中，转运至肝脏后，90％的维生素 B_{12} 与转钴胺素 Ⅰ (TC Ⅰ)结合，贮存于肝内，其余则主要经胆汁从肠道排出，可形成肠肝循环。注射时大部分经肾排出。

(三)临床应用

其主要用于恶性贫血和巨幼红细胞性贫血，也可用于神经系统疾病(如神经炎、神经萎缩)及肝脏疾病等的辅助治疗，或与叶酸联合使用治疗高同型半胱氨酸血症。

四、促红细胞生成素

红细胞生成素(erythropoietin,EPO)是由肾脏近曲小管管周间质细胞生成的糖蛋白，分子量为 34 kD。现临床应用的为基因重组的产物。EPO 主要有以下作用：①促使骨髓内红系祖细胞加速分化为原红细胞;②加速红细胞分裂增殖和血红蛋白的合成;③促进骨髓内网织红细胞和成熟红细胞释放入血;④通过位于肾脏的感受器对血液中氧含量的变化起调节作用,即在失血、贫血、肺心病所致缺氧情况下,促进体内产生 EPO,从而加速红细胞的生成。

EPO 在临床上主要用于肾衰竭需施行血液透析的贫血患者,也用于慢性肾功能不全、恶性肿瘤化疗和艾滋病药物治疗引起的贫血。不良反应有高血压、头痛和癫痫发作,由慢性肾功能不全患者的血细胞比容增加过快所致,某些患者可有血栓形成。

(魏京虎)

第十章　风湿免疫系统疾病常用药

第一节　抗变态反应药

变态反应是机体对异物抗原产生的不正常免疫反应,常导致生理功能紊乱或组织损伤。一般的变态反应分为四型,即Ⅰ型(速发型)、Ⅱ型(细胞毒型)、Ⅲ型(免疫复合物型)和Ⅳ型(迟发型)。目前对各型变态反应性疾病尚缺乏专一有效药物。抗变态反应治疗的主要目的是纠正免疫失调和抑制变态反应性炎症反应。

目前,抗变态反应药通常包括三大类:抗组胺药、过敏活性物质阻释药和组胺脱敏剂。

一、抗组胺药

(一)苯海拉明

1.剂型、规格

片剂:12.5 mg;25 mg;50 mg。注射剂:1 mL:20 mg。

2.适应证

适应证:用于皮肤黏膜的过敏,如荨麻疹、过敏性鼻炎、皮肤瘙痒症、药疹,对虫咬症和接触性皮炎也有效;用于治疗急性变态反应,如输血或血浆所致的急性变态反应;预防和治疗晕动病;曾用于辅助治疗帕金森病和锥体外系症状;镇静作用,术前给药;牙科麻醉。

3.用法用量

可口服、肌内注射及局部外用。但不能皮下注射,因该药有刺激性。①口服:每天3~4次,饭后服,每次25 mg。②肌内注射:每次20 mg,每天1~2次,极量为1次0.1 g,每天0.3 g。

4.注意事项

(1)服药期间不得驾驶机、车、船,从事高空作业、机械作业及操作精密仪器。

(2)该药在肾功能障碍患者体内半衰期延长,因此,应在医师指导下使用。

(3)如服用过量或出现严重不良反应,应立即就医。

(4)该药性状发生改变时禁止使用。

(5)请将该药放在儿童不能接触的地方。

（6）如果正在使用其他药品，使用本品前请咨询医师或药师。

（7）老年人、孕妇及哺乳期妇女慎用。

（8）过敏体质者慎用。

5.不良反应

（1）常见头晕、头昏、恶心、呕吐、食欲缺乏及嗜睡。

（2）偶尔见皮疹、粒细胞减少。

6.禁忌证

对本品及其他酒精胺类药物高度过敏者禁用。新生儿、早产儿禁用。重症肌无力者、闭角型青光眼、前列腺肥大患者禁用。幽门十二指肠梗阻、消化性溃疡所致的幽门狭窄、膀胱颈狭窄、甲状腺功能亢进、心血管病、高血压、下呼吸道感染（如支气管炎、气管炎、肺炎）及哮喘患者不宜使用。

7.药物相互作用

（1）本品可短暂影响巴比妥类药的吸收。

（2）将本品与与对氨基水杨酸钠同用，可降低后者的血药浓度。

（3）本品可增强中枢抑制剂的作用，应避免合用。

（4）单胺氧化酶抑制剂能增强本品的抗胆碱作用，使不良反应增加。

（5）大剂量可降低肝素的抗凝作用。

（6）可拮抗肾上腺素能神经阻滞剂的作用。

（二）茶苯海明

1.剂型、规格

片剂：25 mg；50 mg。

2.适应证

茶苯海明用于防治晕动病，如晕车、晕船、晕机所致的恶心、呕吐，对妊娠、梅尼埃病、放射线治疗等引起的恶心、呕吐、眩晕也有一定效果。

3.用法用量

口服。预防晕动病：一次 50 mg，于乘机、车、船前 0.5～1 h 服，必要时可重复一次。抗过敏：成人一次 50 mg，每天 2～3 次；小儿 1～6 岁，一次 12.5～25 mg，每天 2～3 次；7～12 岁，一次 25～50 mg，每天 2～3 次。

4.注意事项

（1）可将本品与食物、果汁或牛奶同服，以减少对胃的刺激。服药期间不得驾驶机、车、船，从事高空作业、机械作业及操作精密仪器。

（2）服用本品期间不得饮酒或含有酒精的饮料。不得将本品与其他中枢神经抑制剂（如一些镇静安眠药）及三环类抗抑郁药同服。

（3）如服用过量或出现严重不良反应，应立即就医。

（4）本品性状发生改变时禁止使用。

（5）请将本品放在儿童不能接触的地方。

（6）儿童必须在成人监护下使用。

（7）若正在使用其他药品，使用本品前请咨询医师或药师。

（8）老年人慎用。

(9)过敏体质者慎用。

5.不良反应

(1)大剂量服用可产生嗜睡、头晕,偶尔有药疹发生。

(2)长期使用可能引起造血系统的疾病。

6.禁忌证

新生儿、早产儿禁用。对本品及辅料、苯海拉明、茶碱过敏者禁用。

7.药物相互作用

(1)本品对酒精、中枢抑制剂、三环类抗抑郁药的药效有促进作用。

(2)本品能短暂地影响巴比妥类和磺胺醋酰钠等的吸收。

(3)将本品与对氨基水杨酸钠同用时,后者的血药浓度降低。

(三)马来酸氯苯那敏

1.剂型、规格

片剂:4 mg。注射剂:1 mL∶10 mg;2 mL∶20 mg。

2.适应证

本品适用于皮肤过敏症:荨麻疹、湿疹、皮炎、药疹、皮肤瘙痒症、神经性皮炎、虫咬症、日光性皮炎。本品也可用于过敏性鼻炎、血管舒缩性鼻炎、药物及食物过敏。

3.用法用量

成人:①口服,一次 4～8 mg,每天 3 次。②肌内注射,一次 5～20 mg。

4.注意事项

(1)老年患者酌情减量。

(2)可将本品与食物、水或牛奶同服,以减少对胃刺激。

(3)婴幼儿、孕妇、闭角型青光眼、膀胱颈部或幽门十二指肠梗阻、消化性溃疡致幽门狭窄者、心血管疾病患者及肝功能不良者慎用。

(4)孕妇及哺乳期妇女慎用。

5.不良反应

(1)不良反应有嗜睡、疲劳、口干、咽干、咽痛,少见有皮肤瘀斑及出血倾向、胸闷、心悸。

(2)少数患者出现药疹。

(3)个别患者有烦躁、失眠等中枢兴奋症状,甚至可能诱发癫痫。

6.禁忌证

新生儿、早产儿、癫痫患者、接受单胺氧化酶抑制剂治疗者禁用。

7.药物相互作用

(1)将本品与中枢神经抑制剂并用,可加强本品的中枢抑制作用。

(2)本品可增强金刚烷胺、氟哌啶醇、抗胆碱药、三环类抗抑郁药、吩噻嗪类及拟交感神经药的药效。

(3)将本品与奎尼丁合用,可增强本品的抗胆碱作用。

(4)本品能增加氯喹的吸收和药效。

(5)本品可抑制代谢苯妥英的肝微粒体酶,合用两者可引起苯妥英的蓄积中毒。

(6)本品不宜与阿托品、哌替啶等药合用,亦不宜与氨茶碱作混合注射。

(7)本品可拮抗普萘洛尔的作用。

(四)盐酸异丙嗪

1.剂型、规格

片剂:12.5 mg;25 mg。注射剂:2 mL:50 mg。

2.适应证

(1)皮肤黏膜的过敏:适用于长期的、季节性的过敏性鼻炎,血管运动性鼻炎,过敏性结膜炎,荨麻疹,血管神经性水肿,对血液或血浆制品的变态反应,皮肤划痕症。

(2)晕动病:防治晕车、晕船、晕飞机。

(3)本品用于麻醉和手术前后的辅助治疗,包括镇静、催眠、镇痛、止吐。

(4)本品用于防治放射病性或药源性恶心、呕吐。

3.用法用量

口服:抗过敏,一次 6.25～12.5 mg,每天 1～3 次;防运动病,旅行前 1 h 服 12.5 mg,必要时一天内可重复 1～2 次,儿童剂量减半;用于恶心、呕吐,一次 12.5 mg,必要时每 4～6 h 1 次;用于镇静、安眠,一次 12.5 mg,睡前服,1～5 岁儿童,6.25 mg;6～10 岁儿童,6.25～12.5 mg。肌内注射:一次 25～50 mg,必要时 2～4 h 重复。

4.注意事项

(1)孕妇在临产前 1～2 周应停用此药。

(2)老年人慎用。

(3)闭角型青光眼及前列腺肥大者慎用。

5.不良反应

异丙嗪属于吩噻嗪类衍生物,剂量小时无明显不良反应,但大量和长时间应用时可出现吩噻嗪类常见的不良反应。①较常见的有嗜睡,较少见的有视力模糊或色盲(轻度)、头晕目眩、口鼻咽干燥、耳鸣、皮疹、胃痛或胃部不适感、反应迟钝(儿童多见)、晕倒感(低血压)、恶心或呕吐(进行外科手术和/或并用其他药物时),甚至出现黄疸。②增加皮肤对光的敏感性,多噩梦,易兴奋,易激动,幻觉,中毒性谵妄,儿童易发生锥体外系反应。上述反应的发生率不高。③心血管的不良反应很少见,可见血压升高,偶尔见血压轻度降低。白细胞减少、粒细胞减少症及再生不良性贫血则少见。

6.禁忌证

新生儿、早产儿禁用。对本品及辅料、吩噻嗪过敏者禁用。

7.药物相互作用

(1)对诊断的干扰:葡萄糖耐量试验中可显示葡萄糖耐量增加。可干扰尿妊娠免疫试验,结果呈假阳性或假阴性。

(2)将酒精或其他中枢神经抑制剂(特别是麻醉药、巴比妥类、单胺氧化酶抑制剂或三环类抗抑郁药)与本品同用时,可增加异丙嗪和/或这些药物的效应,要另行调整用量。

(3)将抗胆碱类药物(尤其是阿托品类)和异丙嗪同用时,后者的抗毒蕈碱样效应增加。

(4)将溴苄铵、胍乙啶等降压药与异丙嗪同用时,前者的降压效应增强。将肾上腺素与异丙嗪同用时肾上腺素的 α 作用可被阻断,使 β 作用占优势。

(5)将顺铂、巴龙霉素及其他氨基糖苷类抗生素、水杨酸制剂和万古霉素等耳毒性药与异丙嗪同用时,其耳毒性症状可被掩盖。

(6)不宜将本品与氨茶碱混合注射。

8.药物过量

药物过量时的表现:手、脚动作笨拙或行动古怪,严重时困倦或面色潮红、发热,气急或呼吸困难,心率加快(抗毒蕈碱 M 受体效应),肌肉痉挛,尤其好发于颈部和背部的肌肉。坐卧不宁,步履艰难,头面部肌肉痉挛性抽动或双手震颤(后者属锥体外系的效应)。防治措施:解救时可对症注射地西泮(安定)和毒扁豆碱,必要时吸氧和静脉输液。

(五)氯雷他定

1.剂型、规格

片剂:10 mg。糖浆剂:10 mL∶10 mg。

2.适应证

本品用于缓解过敏性鼻炎有关的症状,如喷嚏、流涕、鼻痒、鼻塞、眼部痒及有烧灼感。口服药物后,鼻和眼部症状及体征得以迅速缓解。本品亦适用于缓解慢性荨麻疹、瘙痒性皮肤病及其他过敏性皮肤病的症状及体征。

3.用法用量

口服:①成人及 12 岁以上儿童一次 10 mg,每天 1 次。②2～12 岁儿童,体重＞30 kg,一次 10 mg,每天 1 次。体重≤30 kg,一次 5 mg,每天 1 次。

4.注意事项

(1)肝功能不全的患者应减少剂量。

(2)老年患者不减量。

(3)妊娠期及哺乳期妇女慎用。

(4)2 岁以下儿童服用的安全性及疗效尚未确定,故使用应谨慎。

5.不良反应

在每天 10 mg 的推荐剂量下,本品未见明显的镇静作用。常见不良反应有乏力、头痛、嗜睡、口干、胃肠道不适(如恶心、胃炎及皮疹)。罕见不良反应有脱发、变态反应、肝功能异常、心动过速及心悸等。

6.禁忌证

对本品及辅料过敏者禁用。

7.药物相互作用

(1)同时服用酮康唑、大环内酯类抗生素、西咪替丁、茶碱等药物,会提高氯雷他定在血浆中的浓度,应慎用。对其他已知能抑制肝脏代谢的药物,在未明确与氯雷他定相互作用前应谨慎合用。

(2)若与其他药物同时使用可能会发生药物相互作用,请咨询医师或药师。

8.药物过量

药物过量时表现:成年人过量服用本品(40～180 mg)可发生嗜睡、心律失常、头痛。防治措施:①一旦发生以上症状,立即给予对症和支持疗法。②治疗措施包括催吐,随后给予药用炭以吸附未被吸收的药物,如果催吐不成功,则用生理盐水洗胃,进行导泻以稀释肠道内的药物浓度。③血透不能清除氯雷他定,还未确定腹膜透析能否清除本品。

(六)特非那定

1.剂型、规格

片剂:60 mg。

2.适应证

(1)本品可用于治疗过敏性鼻炎。

(2)本品可用于治疗荨麻疹。

(3)本品可用于治疗各种过敏性瘙痒性皮肤疾病。

3.用法用量

(1)成人及 12 岁以上儿童:口服,一次 30～60 mg,每天 2 次。

(2)6～12 岁儿童,一次30 mg,每天 2 次,或遵医嘱。

4.注意事项

(1)必须在医师处方的情况下使用本品,与其他药物合用时须征得医师同意。

(2)因本品有潜在的心脏不良反应,不可盲目加大剂量。

(3)有心脏病及电解质异常(如低钙、低钾、低镁)及甲状腺功能减退的患者慎用。

(4)服用某些抗心律失常药及精神类药物的患者慎用。

(5)司机及机器操作者慎用。

(6)孕妇及哺乳期妇女慎用。

5.不良反应

(1)心血管系统:根据国外文献报道罕见下列不良反应发生,如 Q-T 间期延长、尖端扭转性室性心动过速、心室颤动及其他室性心律失常、心脏停搏、低血压、心房扑动、昏厥、眩晕,以上反应多数由超剂量服用及药物相互作用引起。

(2)胃肠系统:如胃部不适,恶心、呕吐、食欲增加、大便习惯改变。

(3)其他:如口干、鼻干、咽干、咽痛、咳嗽、皮肤潮红、瘙痒、皮疹、头痛、头晕、疲乏。

6.禁忌证

对本品及辅料过敏者禁用。

7.药物相互作用

(1)不能将本品与各种抗心律失常药物同用,以免引起心律失常。

(2)酮康唑和伊曲康唑可抑制本品的代谢,使药物在体内蓄积而引起尖端扭转型心律失常。其他咪唑类药物(如咪康唑、氟康唑)、甲硝唑、克拉霉素和竹桃霉素也有类似作用,严重时可致死亡。

8.药物过量

药物过量时表现:一般症状轻微,如头痛、恶心、精神错乱,严重者曾见室性心律失常。防治措施:①心脏监测至少 24 h。②采取常规措施消除吸收的药物。③血透不能有效清除血液中的酸性代谢产物。④急性期后对症和支持治疗。

(七)盐酸非索非那定

1.剂型、规格

片(胶囊)剂:60 mg。

2.适应证

(1)本品用于过敏性鼻炎、过敏性结膜炎。

(2)本品用于慢性特发性荨麻疹。

3.用法用量

一次 60 mg,每天 2 次,或一次 120 mg,每天 1 次。

4.注意事项

肝功能不全者不需要减量,肾功能不全者的剂量需减半。

5.不良反应

主要不良反应是头痛、消化不良、疲乏、恶心及咽部有刺激感等。

6.禁忌证

对本品及辅料、特非那定过敏者禁用。

7.药物相互作用

将本品与红霉素或酮康唑合并使用,会使非索非那定的血药浓度增加,但对红霉素和酮康唑的药动学没有影响。

8.药物过量

药物过量时的表现:有报道称在超剂量使用本品时出现头昏眼花、困倦和口干。防治措施:①当发生药物过量时,应考虑采取标准治疗措施去除未吸收的活性物质。②建议进行对症及支持治疗。③血液透析不能有效地清除血液中的非索非那定。

二、过敏活性物质阻释药

下面介绍赛庚啶。

(一)剂型、规格

片剂:2 mg。

(二)适应证

(1)本品用于荨麻疹、血管性水肿、过敏性鼻炎、过敏性结膜炎、其他过敏性瘙痒性皮肤病的治疗。

(2)本品曾用于库欣综合征、肢端肥大症等的辅助治疗,目前已较少应用。

(3)国外有报道本品可作为食欲刺激剂,用于神经性厌食。

(三)用法用量

口服:①成人,一次 2～4 mg,每天 2～3 次。②儿童,6 岁以下每次剂量不超过 1 mg,6 岁以上剂量与成人的剂量相同。

(四)注意事项

(1)服药期间不得驾驶机、车、船,从事高空作业、机械作业及操作精密仪器。

(2)服用本品期间不得饮酒或含有酒精的饮料。

(3)关于儿童用量请咨询医师或药师。

(4)若服用过量或出现严重不良反应,应立即就医。

(5)本品性状发生改变时禁止使用。

(6)请将本品放在儿童不能接触的地方。

(7)儿童必须在成人监护下使用。

(8)若正在使用其他药品,使用本品前请咨询医师或药师。

(9)过敏体质者慎用。

(10)老年人及 2 岁以下小儿慎用。

(五)不良反应

不良反应有嗜睡、口干、乏力、头晕、恶心等。

（六）禁忌证

（1）孕妇、哺乳期妇女禁用。

（2）青光眼、尿潴留和幽门梗阻患者禁用。

（3）对本品过敏者禁用。

（七）药物相互作用

（1）不宜将本品与酒精合用，可增加其镇静作用。

（2）不宜将本品与中枢神经系统抑制剂合用。

（3）将本品与吩噻嗪药物（如氯丙嗪等）合用可增加室性心律失常的危险性，严重者可致尖端扭转型心律失常。

（4）将本品与其他药物同时使用可能会发生药物相互作用，请咨询医师或药师。

三、组胺脱敏剂

下面介绍磷酸组胺。

（一）剂型、规格

注射剂：1 mL∶1 mg；1 mL∶0.5 mg；5 mL∶0.2 mg。

（二）适应证

（1）磷酸组胺主要用于胃液分泌功能的检查，以鉴别恶性贫血的绝对胃酸缺乏和胃癌的相对缺乏。

（2）磷酸组胺用于麻风病的辅助诊断。

（3）磷酸组胺用于组胺脱敏。

（三）用法用量

（1）空腹时皮内注射，一次 0.25～0.5 mg。每隔 10 min 抽 1 次胃液化验。

（2）用 1∶1 000 的磷酸组胺做皮内注射，一次 0.25～0.5 mg，观察有无完整的三联反应，用于麻风病的辅助诊断。

（3）组胺脱敏维持量：皮下注射，每周两次，每次 0.5 mL。

（四）注意事项

本品注射可能发生变态反应，发生后可用肾上腺素解救。

（五）不良反应

过量注射后可能出现面色潮红、心率加快、血压下降、支气管收缩、呼吸困难、头痛、视觉障碍、呕吐和腹泻等不良反应，还可能出现过敏性休克。

（六）禁忌证

禁用于孕妇、支气管哮喘及有过敏史的患者。

（康玉燕）

第二节　抗风湿药

抗风湿药为一组具有不同作用机制的药物，其共同特点是不具有即刻的抗炎和缓解疼痛作用,但长期使用可改善病情和延缓疾病进展,其主要用于类风湿关节炎和脊柱关节炎的治疗。根据 2012 年美国风湿病学会(ACR)的推荐意见,目前类风湿关节炎治疗中推荐的抗风湿药物(DMARDs)包括甲氨蝶呤、来氟米特、柳氮磺吡啶、米诺环素和羟氯喹。此外,在国内患者中雷公藤多苷亦有较多应用。在某些情况下常需联合 DMARDs 治疗。

一、甲氨蝶呤(Methotrexate,MTX)

(一)作用特点

该药为二氢叶酸还原酶抑制剂,通过阻断二氢叶酸向四氢叶酸转化,从而使 DNA 和 RNA 的合成受阻,发挥抗细胞增殖作用。该药为治疗自身免疫病(特别是类风湿关节炎和特发性炎性肌病)的重要药物。

(二)剂型、规格

片剂:2.5 mg×100 片。

(三)适应证

在非肿瘤相关疾病中,该药可用于银屑病、类风湿关节炎、急性多关节型幼年特发性关节炎、特发性炎性肌病的治疗。

(四)禁忌证

以下情况应禁用该药:①对该药过敏者禁用;②孕妇及哺乳期妇女禁用;③肝功能明显不全、血细胞减少患者禁用。

(五)不良反应

不良反应:①胃肠道症状,如恶心、呕吐、食欲下降;②肝功能损害;③骨髓抑制;④口腔黏膜溃疡;⑤对胎儿有致畸作用;⑥罕见情况下会导致肺间质纤维化。

(六)用法

7.5～25 mg(每周 0.3 mg/kg),每周 1 次口服,建议在服用 MTX24 h 后口服叶酸,每周 2.5～5 mg,以减少 MTX 相关不良反应。

(七)点评

该药在治疗关节炎或炎性肌病时,多采用每周 1 次给药,每天应用可导致明显的骨髓抑制和毒性作用。

二、来氟米特(Leflunomide,LEF)

(一)作用特点

该药为异噁唑类衍生物,抑制二氢乳清酸脱氢酶的活性,从而影响活化淋巴细胞的嘧啶合成,并发挥其抗炎作用。

(二)剂型、规格

片剂:10 mg×16 片;10 mg×10 片。

(三)适应证

该药主要用于类风湿关节炎及其他自身免疫病的治疗。

(四)禁忌证

(1)对该药及其代谢产物过敏者及严重肝脏损害患者禁用。

(2)孕妇、哺乳期妇女禁用。

（五）不良反应

不良反应：①腹泻、肝功能损害；②高血压；③皮疹；④对胎儿有致畸作用。

（六）用法

有类风湿关节炎等关节炎，10～20 mg，每天 1 次口服。有狼疮肾炎、系统性血管炎，每天 30～50 mg，分 1～2 次口服。

（七）点评

来氟米特的代谢产物在体内通过肝肠循环，能存在数年，因此对于口服来氟米特的育龄期女性，在妊娠前应口服考来烯胺（每次 8 g，每天 3 次，共服用 11 天）清除其代谢产物。

三、柳氮磺吡啶（Sulfasalazine，SSZ）

（一）作用特点

该药为 5-氨基水杨酸与磺胺吡啶的偶氮化合物。该药可通过抑制花生四烯酸级联反应，抑制中性粒细胞移动和活化，抑制 T 细胞增殖、NK 细胞活性和 B 细胞活化，并阻断多种细胞因子（如 IL-I、IL-6、TNF），起到抗炎作用。

（二）剂型、规格

片剂：0.25 g×60 片。

（三）适应证

该药主要用于类风湿关节炎、脊柱关节炎、幼年特发性关节炎及炎症性肠病（主要为溃疡性结肠炎）的治疗。

（四）禁忌证

以下情况应禁用该药：①对磺胺及水杨酸盐过敏者禁用；②肠梗阻或泌尿系统梗阻患者禁用；③急性间歇性卟啉症患者禁用。

（五）不良反应

不良反应：①胃肠道症状，如恶心、上腹不适；②肝功能损害；③头晕、头痛；④血白细胞减少；⑤皮疹。

（六）用法

建议起始剂量为 0.5 g/d，口服，可逐周增加 0.5 g/d，在关节炎的治疗中最大剂量为 3 g/d，在炎症性肠病的治疗中最大可用至 6 g/d。

（七）点评

服用该药期间应多饮水，以防结晶尿的发生，必要时服用碱化尿液药物。

四、羟氯喹（Hydroxychloroquine，HCQ）

（一）作用特点

该药最早属于抗疟类药物，通过改变细胞内酸性微环境，抑制促炎因子（如 IL-1、IL-6 和 IFN-7）的生成，减少淋巴细胞增殖，干扰 NK 细胞的功能，抑制花生四烯酸级联反应等方面来起到抗炎和免疫调节作用。

（二）剂型、规格

片剂：0.1 g×14 片；0.2 g×10 片。

(三)适应证

该药主要用于类风湿关节炎的联合治疗、盘状红斑狼疮和系统性红斑狼疮的治疗。

(四)禁忌证

以下情况应禁用：①对该药及任何 4-氨基喹啉化合物过敏的患者禁用；②对任何 4-氨基喹啉化合物治疗可引起的视网膜或视野改变的患者禁用；③儿童患者禁止长期使用。

(五)不良反应

不良反应：①视网膜病变；②皮疹；③头痛、失眠、耳鸣、耳聋。

(六)用法

建议剂量为每次 0.2 g,每天 2 次,口服。

(七)点评

为避免眼毒性,建议羟氯喹的剂量≤6.5 mg/(kg·d)。该药可用于系统性红斑狼疮患者孕期的维持治疗。

五、雷公藤多苷(Tripterygium Glycosides)

(一)作用特点

该药为雷公藤的水-三氯甲烷提取物,去除某些毒性后,保留了较强的抗感染和免疫抑制作用,对细胞免疫具有较明显的抑制作用,能作用于免疫应答感应阶段的 T 细胞、巨噬细胞和自然杀伤细胞,抑制它们的功能,对体液免疫也有一定的抑制作用。

(二)剂型、规格

片剂:10 mg×100 片。

(三)适应证

该药主要用于类风湿关节炎及其他自身免疫病的治疗。

(四)禁忌证

以下情况应禁用：①严重肝功能不全及血细胞减少患者禁用；②孕妇及哺乳期妇女禁用。

(五)不良反应

不良反应：①胃肠道反应；②肝功能受损；③血白细胞减少；④月经失调,精子数量减少及活力下降。

(六)用法

每天 1.0～1.5 mg/(kg·d),分 3 次,餐后服用。常用剂量 20 mg,每天 3 次。

(七)点评

雷公藤多苷由于性腺抑制不良反应明显,通常不作为首选药物,有生育要求的患者应避免长期应用(通常不超过 3 个月)。

鉴于药物制剂和纯化工艺不同,不同厂家的雷公藤多苷的疗效和不良反应存在差别。

(康玉燕)

第三节　抗毒血清及免疫球蛋白药

将生物毒素(包括微生物、疫苗、类毒素、其他生物毒素)接种于动物体,使之免疫,产生抗体或特异的免疫球蛋白,分离而用于被动免疫,防治各种疾病。健康人血浆分离的丙种球蛋白也用于增强免疫目的,也在此一并介绍。

一、精制白喉抗毒素

本品是用白喉类毒素免疫马血浆所制得的抗毒素球蛋白制剂,用于治疗和预防白喉。

(一)应用

(1)出现症状者,及早注射抗毒素治疗。未经类毒素免疫或免疫史不清者,若为密切接触者,可注射抗毒素紧急预防,也应同时注射类毒素,以获得永久免疫。

(2)皮下注射上臂三角肌处,同时注射类毒素时部位应分开。肌内注射应在三角肌中部或臀大肌外上部。经皮下注射无异常者方可静脉注射。静脉注射应缓慢,开始每分钟不超过 1 mL,后每分钟不超过 4 mL,1 次静脉注射不超过 40 mL,儿童不超过 0.8 mL/kg。亦可稀释后静脉滴注,静脉滴注前液体温度宜与体温相近。

(3)用量:预防,皮下或肌内注射 1 000～2 000 单位/次。

(二)注意事项

(1)本品有液体及冻干粉两种类型。

(2)注射前必须详细记录。

(3)必须对注射用具及部位严密消毒。

(4)注射前必须先做过敏试验(皮试液为 0.1 mL 抗毒素加 0.9 mL 生理盐水),试验阳性者可做脱敏注射(将本品稀释为原来的 10 倍后,小量分数次皮下注射)。

二、精制破伤风抗毒素

本品是用破伤风类毒素免疫马的血浆所制得的抗毒素球蛋白制剂,用于治疗及预防破伤风。

(一)应用

皮下注射在上臂三角肌处,同时注射类毒素时,注射部位需分开。肌内注射应在上臂三角肌或臀大肌外上。皮下、肌内注射无异常者方可静脉注射。静脉注射应缓慢,开始不超过1 mL/min。以后不超过 4 mL/min,静脉注射 1 次不超过 40 mL,儿童不超过 0.8 mL/kg,亦可稀释后静脉滴注。

1.用量

预防:皮下或肌内注射 1 500～3 000 单位/次,儿童的剂量与成人的相同。伤势重者的剂量为正常的 3～4 倍。经5～6 d 还可重复。

2.治疗

第 1 次肌内或静脉注射 5 万～20 万 U,儿童的剂量与成人的相同,以后视病情而定,伤口周围可注射抗毒素。初生儿 24 h 内肌内或静脉注射 2 万～10 万 U。

(二)注意事项

参见精制白喉抗毒素相关内容。

三、精制肉毒抗毒素

本品是用含 A、B、E 型肉毒杆菌抗毒素的免疫马血浆所制得的球蛋白制剂,用于治疗及预防肉毒杆菌中毒。

(一)应用

凡已出现肉毒杆菌中毒症状者,应尽快使用本品治疗。对可疑中毒者亦应尽快用本品预防。本品分为 A、B、E 型,中毒型未确定前可同时用这三种类型。

1.用量

预防:皮下或肌内注射 1 000～2 000 单位(1 个型)/次,情况紧急可酌情静脉注射。

2.治疗

肌内注射或静脉滴注,第 1 次注射 1 万～2 万 U(1 个型),以后视病情可每 12 h 注射 1 次,病情好转后减量或延长间隔时间。其他参见精制白喉抗毒素相关内容。

(二)注意事项

参见精制白喉抗毒素相关内容。

四、精制气性坏疽抗毒素

本品是用气性坏疽免疫马的血浆并按一定的抗毒素单位比例混合而成的球蛋白制剂,用于预防及治疗气性坏疽。

(一)应用

严重外伤有发病危险时用本品预防,一旦病症出现,应及时用大量本品治疗。

1.用量

预防:皮下或肌内注射 1 万单位/次(混合品),紧急时可酌情增加,亦可静脉注射,感染危险未消除时,可每隔 5～6 d 反复注射。

2.治疗

第 1 d 静脉注射 3 万～5 万单位(混合品),同时注射适量于伤口周围健康组织,以后视病情间隔 4～6 h,6～12 h 反复注射。好转后酌情减量或延长间隔时间。其他参见精制白喉抗毒素相关内容。

(二)注意事项

参见精制白喉抗毒素相关内容。

五、精制抗蛇毒血清

本品是用蛇毒免疫马的血浆所制成的球蛋白制剂,供治疗蛇咬伤用。其中蝮蛇抗血清对竹叶青和烙铁头咬伤亦有效。

(一)应用

(1)常用静脉注射,也可肌内或皮下注射。

(2)用量:一般抗蝮蛇血清毒用 6 000 单位/次,抗五步蛇毒血清用 8 000 单位/次,抗银环蛇毒血清用 1 万单位/次,抗眼镜蛇毒血清用 2 000 单位/次,上述用量可中和一条蛇的蛇毒,视病情可酌增减。

(3)儿童的用量与成人相同,不得减少。

(4)注射前先做过敏试验,结果为阴性方可注射全量。

过敏试验法:取 0.1 mL 本品加 1.9 mL 生理盐水,前臂掌侧皮内注射 0.1 mL,经 20～30 min 判定。对可疑阳性者,可预先注射 10 mg 氯苯那敏(儿童酌减),过 15 min 再注射本品。对阳性者则采用脱敏注射法。

脱敏注射法:用生理盐水将抗血清稀释为原来的 20 倍,分次皮下注射,每次观察 20～30 min,第 1 次注射 0.4 mL,如无反应,酌情增量,3 次以上无反应,即可静脉、肌内或皮下注射。注射前使制品的温度接近体温,注射应慢,开始不超过 1 mL/min,以后不超过 4 mL/min。注射时反应异常,应立即停止。

(二)注意事项

(1)遇有血清反应,立即肌内注射氯苯那敏。必要时,应用 5 mg 地塞米松(或 100 mg 氢化可的松或 135 mg 氢化可的松琥珀酸钠)加入 20～40 mL 25％～50％的葡萄糖液中静脉注射。亦可稀释后静脉滴注。

(2)不管是否被毒蛇咬伤,伤口有污染者,应同时注射 1 500～3 000 U 破伤风抗毒素。

六、精制抗炭疽血清

本品是由炭疽杆菌抗原免疫马的血浆制成的球蛋白制剂,用于炭疽病的治疗和预防。

(一)应用

(1)使用对象为炭疽病患者或有炭疽感染危险者。

(2)预防可皮下或肌内注射。治疗可根据病情肌内注射或静脉滴注。

(3)用量:预防用 1 次 20 mL。治疗应早期给予大剂量,第 1 d 可注射 20～30 mL,以后医师可根据病情给维持量。

(二)注意事项

(1)每次注射均应有患者及药品的详细记录。

(2)用药前应先做过敏试验(用 0.9 mL 生理盐水加 0.1 mL 本品,稀释为原来的 10 倍做皮试液)。皮内注射 0.05 mL,观察 30 min。对结果为阳性者行脱敏注射法。将稀释液,按 0.2 mL、0.4 mL、0.8 mL 分 3 次注入,每次间隔 30 min,如果无反应,再注射其余量。

七、精制抗狂犬病血清

本品是由狂犬病固定毒免疫马的血浆所制成的,仅用于配合狂犬病疫苗对被疯动物严重咬伤(如头、脸、颈部或多部位咬伤)者进行预防注射。

(一)应用

(1)使用对象为被疯动物咬伤者,应于 48 h 内及早注射,可减少发病率。已有狂犬病者注射本品无效。

(2)先将伤口冲洗干净,在受伤部位浸润注射,余下血清可肌内注射(头部咬伤可肌内注射于颈背部)。

(3)按每千克 40 单位注入,严重者可按每千克 80～100 单位,在 1～2 d 分别注射,注射后(或同时)注射狂犬疫苗。

(二)注意事项

(1)本品有液体及冻干粉两种类型。

(2)其他参见精制抗炭疽血清相关内容。本品的脱敏注射法为:10 倍稀释液按 1 mL、2 mL、4 mL 注射后观察 3 次,每次间隔 20～30 min,无反应再注射其余全量。

八、人血丙种球蛋白

本品是由经健康人血浆中分离提取的免疫球蛋白制剂(主要为 IgG)。

(一)用法

本品只限肌内注射,不得用于静脉输注。冻干制剂可用灭菌注射用水溶解,一切操作均按消毒程序进行。预防麻疹:可在与麻疹患者接触 7 d 内按每千克体重注射 0.05~0.15 mL,或 5 岁以内儿童一次性注射 1.5~3 mL,6 岁以上儿童最大量不得超过 6 mL。1 次注射,预防效果通常为 2~4 周。预防传染性肝炎:按每千克体重注射 0.05~0.1 mL,或儿童每次注射 1.5~3 mL,成人每次注射 3 mL。1 次注射,预防效果通常为 1 个月左右。

(二)注意事项

(1)本品应为透明或微带乳光液体,有时有微量沉淀,但可摇散。如果有摇不散的沉淀、异物,安瓿裂纹,过期,均不可使用。

(2)安瓿启开后,应 1 次注射完毕,不得分次使用。

(3)使用人胎盘丙种球蛋白的注意事项与本品相同。

九、乙型肝炎免疫球蛋白

本品是从经乙型肝炎疫苗免疫健康人后,采集的高效价血浆或血清中分离提取,再制备的免疫球蛋白制剂,主要用于乙型肝炎的预防。

(一)应用

(1)只限于肌内注射,不得用于静脉输注。

(2)冻干制剂用灭菌注射用水溶解,根据标示单位数加入溶剂,配成每毫升 100 单位的液体。

(3)乙型肝炎的预防:1 次肌内注射 100 单位,儿童的剂量与成人的剂量相同,必要时可间隔 3~4 周再注射 1 次。

(4)母婴阻断:婴儿出生 24 h 注射 100 单位,隔 1 个月、2 个月及 6 个月分别注射 30 μg 乙型肝炎疫苗或按医嘱。

(二)注意事项

液体制剂久贮后可能有微量沉淀,但可摇散。如果有摇不散的沉淀或异物则不可用。

十、破伤风免疫球蛋白

本品是从乙型肝炎疫苗免疫后再经破伤风类毒素免疫的健康献血员中采集效价高的血浆或血清制成的,主要预防和治疗破伤风,尤其适用于对破伤风抗毒素有变态反应者。

(一)应用

(1)只限臀部肌内注射,不需要皮试,不得做静脉注射。

(2)将冻干制剂用灭菌注射用水溶解。

(3)预防:儿童、成人 1 次用量均为 250 单位。创面污染严重者的剂量可加倍。

(4)治疗:3 000~6 000 U。同时可使用破伤风类毒素进行自动免疫,但两者的注射部位和用具应分开。

(二)注意事项

有摇不散的沉淀或异物时,不可用。

十一、冻干铜绿假单胞菌免疫人血浆

本品采集自乙型肝炎疫苗免疫后再经多价铜绿假单胞菌免疫的献血员,再用枸橼酸钠抗凝,

2～3份不同血型血浆混合后冻干制成,含有高效价特异抗体。本品主要用于铜绿假单胞菌易感者的预防和铜绿假单胞菌感染的治疗,如烧伤、创伤、手术后,以及呼吸道、尿路等铜绿假单胞菌感染的预防及治疗。亦可做冻干健康人血浆。

(一)应用

按瓶签规定的容量以30 ℃～37 ℃的0.1％的枸橼酸溶液溶解,并以带滤网的无菌、无热源的输液器静脉输注。用量由医师定,一般成人每次200 mL,儿童减半,间隔1～3 d,输注6次为1个疗程。

(二)注意事项

(1)有破损或异常时不可用。

(2)溶解温度为10 ℃～30 ℃,温度不可过低。

(3)应在3 h内输注完毕,剩余不得再用。

(4)特殊情况下也可用注射用水或5％的葡萄糖注射液溶解,但其pH在9左右,故大量输注易引起碱中毒,必须慎重。

(5)本品不得用含钙盐的溶液溶解本品。

(康玉燕)

第四节 痛风与高尿酸血症用药

痛风属于代谢性疾病,其临床进程可分为三个阶段:无症状高尿酸血症、急性和间歇性痛风发作、慢性痛风性关节炎。痛风的治疗主要分为两个方面,急性痛风性关节炎的治疗和预防及高尿酸血症的控制。对于急性痛风性关节炎的治疗和预防,目前主要推荐3类药物:秋水仙碱、非甾体抗炎药(NSAIDs)和糖皮质激素。对于高尿酸血症的控制,目前推荐的药物主要分为3种:抑制尿酸生成药,即次黄嘌呤氧化酶抑制剂,如别嘌呤醇、非布索坦;促尿酸排泄药物,如丙磺舒、磺吡酮和苯溴马隆;尿酸氧化酶类药物,能将尿酸氧化为水溶性的尿囊素从肾脏排出,从而起到降低血清尿酸水平的作用。

一、秋水仙碱(Colchicine)

(一)作用特点

该药可通过与微管蛋白结合,阻断微管蛋白构成微管,从而阻止中性粒细胞的趋化运动。

(二)剂型规格

片剂:0.5 mg×100 片;0.6 mg×100 片;1 mg×100 片。

(三)适应证

本品用于急性痛风发作的预防和治疗、家族性地中海热的治疗。

(四)禁忌证

对骨髓增生低下及明显肝、肾功能不全者禁用。

(五)不良反应

不良反应:①胃肠道反应;②白细胞减少、骨髓抑制;③肝功能异常。

（六）用法

对于痛风急性期患者,推荐首剂口服秋水仙碱 1.0～1.2 mg,若症状未缓解,可于 1 h 之后再次口服 0.5～0.6 mg。对于痛风急性发作患者,建议在急性发作 12 h 之内给药。当使用秋水仙碱预防痛风急性发作时,建议使用剂量为每次 0.5～0.6mg,每天 1～2 次。

（七）点评

老年人和肾功能不全患者注意减量。

二、丙磺舒（Probenecid）

（一）作用特点

该药可抑制近端肾小管对尿酸的重吸收,促进其排泄,从而起到降低血清尿酸水平的作用。

（二）剂型、规格

片剂:0.25 g×100 片。

（三）适应证

本品用于:①高尿酸血症伴痛风或痛风性关节炎;②延长 β 内酰胺类抗生素的排泄时间,从而提高其血浆浓度。

（四）禁忌证

以下情况应禁用本品:①患者对本品及磺胺类药过敏。②血液系统异常。③患者有尿酸性肾结石。④痛风急性发作时。

（五）不良反应

不良反应:①胃肠道反应;②过敏、皮疹;③促进肾结石形成;④偶尔见白细胞减少、骨髓抑制等。

（六）用法

从小剂量开始,逐渐增加剂量,建议维持治疗剂量为每天 0.5～3 g,分 2～3 次口服。

（七）点评

阿司匹林能减弱丙磺舒的作用,从而导致尿酸排泄减少,血清尿酸水平升高。

三、磺吡酮（Sulfinpyrazone）

（一）作用特点

作用特点与丙磺舒相同。

（二）剂型、规格

片剂:200 mg×100 片。

（三）适应证

适应证为高尿酸血症伴痛风或痛风性关节炎。

（四）禁忌证

严重肝、肾功能不全者禁用。

（五）不良反应

不良反应与丙磺舒相同。

（六）用法

从小剂量开始,逐渐增加剂量,建议维持治疗剂量为每天 300～400 mg,分 3～4 次口服。

(七)点评

点评内容与丙磺舒相同。

四、苯溴马隆(Benzbromarone)

(一)作用特点

苯溴马隆可抑制近端肾小管对尿酸的重吸收,促进尿酸排泄。

(二)剂型、规格

片剂:50 mg×10 片。

(三)适应证

适应证为单纯原发性高尿酸血症及痛风性关节炎非急性期。

(四)禁忌证

中、重度肾功能损害者及患有肾结石的患者禁用。

(五)不良反应

不良反应与丙磺舒相同。

(六)用法

建议起始剂量为 25 mg/d,可逐渐增加至 50～100 mg/d。

(七)点评

服药期间应多饮水。

五、别嘌呤醇(Allopurinol)

(一)作用特点

别嘌醇及其代谢产物氧嘌呤醇均能抑制黄嘌呤氧化酶,阻止次黄嘌呤和黄嘌呤代谢为尿酸,减少尿酸生成。别嘌醇亦通过对次黄嘌呤-鸟嘌呤磷酸核酸转换酶的作用抑制体内新的嘌呤合成。

(二)剂型、规格

片剂:100 mg×60 片。

(三)适应证

别嘌呤醇可用于痛风及高尿酸血症的控制。

(四)禁忌证

以下情况应禁用本品:①孕妇、哺乳期妇女慎用;②对本品有过敏史或目前正在急性痛风期的患者慎用或忌用。

(五)不良反应

不良反应:①胃肠道反应;②皮疹;③罕见白细胞减少、血小板减少、贫血、骨髓抑制;④其他不良反应有脱发、发热、淋巴结肿大、肝毒性、间质性肾炎及过敏性血管炎等。

(六)用法

建议初始剂量为每次 50 mg,每天 1～2 次,口服,根据血清尿酸水平逐渐增加剂量,通常剂量为 300 mg/d,分 2～3 次口服。

(七)点评

将别嘌呤醇与硫唑嘌呤合用时,可使后者分解代谢减慢而增加毒性,硫唑嘌呤应减至常用量的 1/4 左右。

六、非布索坦(Febuxostat)

(一)作用特点

该药属于非嘌呤类黄嘌呤氧化酶选择性抑制剂,与别嘌呤醇相比,非布索坦对氧化型和还原型的黄嘌呤氧化酶均有显著的抑制作用,因此其降低尿酸水平的作用更加强大。该药属于非嘌呤类药物,因此相比别嘌呤醇具有更高的安全性。

(二)剂型、规格

片剂:每片 40 mg;每片 80 mg。

(三)适应证

非布索坦适用于对高尿酸血症痛风患者的慢性处理,不推荐用于对无症状高尿酸血症的治疗。

(四)禁忌证

服用硫唑嘌呤、巯基嘌呤、胆茶碱等的患者禁用本品。

(五)不良反应

不良反应:①皮疹;②恶心、腹泻;③肝功能不全;④关节痛。

(六)用法

起始剂量可为 40 mg/d 和 80 mg/d,其中 80 mg 的剂量对于重症患者更为有效。以 40 mg/d 服用 2 周后血清尿酸水平仍高于 357 μmol/L(6 mg/dL)者可服用 80 mg/d。

(七)点评

在刚开始使用非布索坦及其他降尿酸药物时,尿酸水平迅速降低,可能会诱发痛风急性发作,此时不需要停止降尿酸药物。在开始治疗时联合应用非甾体抗炎药或秋水仙碱有益于预防痛风发作,需持续应用 6 个月。

(康玉燕)

第五节 免疫抑制剂

免疫抑制剂是最早用于临床的免疫调节药。1962 年,医师联合应用硫唑嘌呤和肾上腺皮质激素来防治器官移植的排斥反应。随着对自身免疫性疾病发病机制认识的深化,免疫抑制剂也适用于治疗自身免疫性疾病。近年来,他克莫司、西罗莫司等新药的研制成功,使免疫抑制剂的研究步入了新的阶段。

一、常用的免疫抑制剂

常用的免疫抑制剂可分为如下 6 类。

(1)糖皮质激素类:如泼尼松、甲泼尼龙。

(2)神经钙蛋白抑制剂:如环孢素、他克莫司、西罗莫司、霉酚酸酯。

(3)抗增生与抗代谢类:如硫唑嘌呤、环磷酰胺、甲氨蝶呤。

(4)抗体类：如抗淋巴细胞球蛋白。

(5)抗生素类：如西罗英司。

(6)中药类：如雷公藤多苷。

二、免疫抑制剂的临床应用

防治器官移植的排斥反应：免疫抑制剂可用于肾、肝、心、肺、角膜和骨髓等组织器官的移植手术，以防止排斥反应，并需要长期用药。常用环孢素和雷公藤多苷，也可将硫唑嘌呤或环磷酰胺与糖皮质激素联合应用。当发生明显排斥反应时，可在短期内大剂量使用，控制后即减量维持，以防用药过量产生毒性反应。

治疗自身免疫性疾病免疫抑制剂：可用于自身免疫溶血性贫血、特发性血小板减少性紫癜、肾病性慢性肾炎、类风湿关节炎、系统性红斑狼疮、结节性动脉周围炎等，首选糖皮质激素类。对糖皮质激素类药物耐受的病例，可加用或改用其他免疫抑制剂。免疫抑制剂的联合应用可提高疗效，减轻毒性反应。但该类药物只能缓解自身免疫性疾病的症状，而无根治作用，而且因毒性较大，长期应用易导致严重不良反应，包括诱发感染、恶性肿瘤等。

(一)神经钙蛋白抑制剂

神经钙蛋白(钙调磷酸酶)抑制剂作用于 T 细胞活化过程中细胞信号转导通路，起到抑制神经钙蛋白的作用，是目前临床最有效的免疫抑制剂。

1.环孢素

环孢素(环孢素 A，CsA)是从真菌的代谢产物中分离的中性多肽。1972 年，学者发现其抗菌作用微弱，但有免疫抑制作用。1978 年，环孢素开始用于临床防治排斥反应并获得满意效果，因其毒性较小，是目前较受重视的免疫抑制剂之一。

(1)体内过程：该药溶于橄榄油中可以肌内注射。口服吸收慢且不完全，口服吸收率为20%～50%，首过效应可达 27%。单次口服后 3～4 h 血药浓度达峰值。在血中约 50%被红细胞摄取，4%～9%与淋巴细胞结合，约 30%与血浆脂蛋白和其他蛋白质结合，血浆中游离药物仅占 5%左右。$t_{1/2}$ 为 14～17 h。大部分经肝代谢自胆汁排出，0.1%的药物以原形经尿排出。

(2)药理作用与机制：该药选择性抑制细胞免疫和胸腺依赖性抗原的体液免疫。环孢素主要选择性抑制 T 细胞活化，使辅助性 T 细胞明显减少并降低辅助性 T 细胞与抑制性 T 细胞的比例。其对 B 细胞的抑制作用弱，对巨噬细胞的抑制作用不明显，对自然杀伤(NK)细胞活力无明显抑制作用，但可间接通过干扰素的产生而影响 NK 细胞的活力。其机制主要是抑制神经钙蛋白，阻止了细胞质 T 细胞激活核因子(NFAT)的去磷酸化，妨碍了信息传导，而抑制 T 细胞活化及 IL-2、IL-3、IL-4、TNF-α、INF-γ等细胞因子的基因表达。此外，环孢素还可增加 T 细胞内转运生长因子(TGF-β)的表达，TGF-β 对 IL-2 诱导 T 细胞增生有强大的抑制作用，也能抑制抗原特异性的细胞毒 T 细胞产生。

(3)临床应用：环孢素主要用于器官移植排斥反应和某些自身免疫性疾病。①器官移植主要用于同种异体器官移植或骨髓移植的排斥反应或移植物抗宿主反应，常单独应用，新的治疗方案则主张将环孢素与小剂量糖皮质激素联合应用。临床研究表明，环孢素可使器官移植后的排斥反应与感染发生率降低，存活率增加。②自身免疫性疾病：用于治疗大疱性天疱疮及类天疱疮，能改善皮肤损害，使自身抗体水平降低。还可局部用药，治疗接触性过敏性皮炎、银屑病。

(4)不良反应：环孢素的不良反应发生率较高，其严重程度与用药剂量、用药时间及血药浓度有关,多具有可逆性。

肾毒性是该药最常见的不良反应,用药时应控制剂量,并密切监测肾脏功能,若血清肌酐水平超过用药前30%,应减量或停用。避免将该药与有肾毒性药物合用,用药期间应避免食用高钾食物、高钾药品及保钾利尿药。严重肾功能损害、未控制高血压者禁用或慎用。

肝损害多见于用药早期,表现为高胆红素血症,转氨酶、乳酸脱氢酶、碱性磷酸酶水平升高。大部分肝毒性病例在减少剂量后可缓解。应用时注意定期检查肝脏功能,严重肝功能损害者禁用或慎用。

神经系统毒性在器官移植或长期用药时发生,表现为震颤、惊厥、癫痫发作、神经痛、瘫痪、精神错乱、共济失调、昏迷等,减量或停用后可缓解。

诱发肿瘤:有报道称器官移植患者使用该药后,肿瘤的发生率可为一般人群的30倍。用于治疗自身免疫性疾病时,肿瘤发生率也明显升高。

继发感染:长期用药可引起病毒感染、肺孢子虫属感染或真菌感染,病死率高。治疗中若出现上述感染应及时停药,并进行有效的抗感染治疗。感染未控制者禁用。

其他不良反应有胃肠道反应、变态反应、多毛症、牙龈增生、嗜睡、乏力、高血压、闭经等。对本品过敏者、孕妇和哺乳期妇女禁用。

(5)药物相互作用:下列药物可影响环孢素的血药浓度,应避免联合应用,若必须使用,应严密监测环孢素的血药浓度并调整其剂量。①增加环孢素血药浓度的药物:大环内酯类抗生素、多西环素、酮康唑、口服避孕药、钙离子通道阻滞剂、大剂量甲泼尼龙等。②降低环孢素血药浓度的药物:苯巴比妥、苯妥英、安乃近、利福平、异烟肼、卡马西平、萘夫西林、甲氧苄啶及静脉给药的磺胺异二甲嘧啶等。

2.他克莫司

他克莫司(FK506)是一种强效免疫抑制剂,由日本学者于1984年从筑波山土壤链霉菌属分离而得。

(1)体内过程:FK506口服吸收快,$t_{1/2}$为5～8 h,有效血药浓度可持续12 h。该药在体内经肝细胞色素P_{450}3A4异构酶代谢后,由肠道排泄。

(2)药理作用与机制如下。①抑制淋巴细胞增殖作用于细胞G_0期,抑制不同刺激所致的淋巴细胞增生,包括刀豆素A、T细胞受体的单克隆抗体、CD3复合体或其他细胞表面受体诱导的淋巴细胞增生等,但对IL-2刺激引起的淋巴细胞增生无抑制作用。②抑制Ca^{2+}依赖性T、B淋巴细胞的活化。③抑制T淋巴细胞依赖的B淋巴细胞产生免疫球蛋白的能力。④预防和治疗器官移植时的免疫排斥反应,能延长移植器官生存时间,具有良好的抗排斥作用。

(3)临床应用。①肝移植:FK506对肝脏有较强的亲和力,并可促进肝细胞的再生和修复,用于原发性肝移植及肝移植挽救性病例,疗效显著。使用本品的患者急性排斥反应的发生率和再次移植率降低,糖皮质激素的用量可减少。②其他器官移植:该药在肾脏移植和骨髓移植方面有较好疗效。

(4)不良反应:静脉注射常产生神经毒性,轻者表现头痛、震颤、失眠、畏光、感觉迟钝等,重者可出现运动不能、缄默症、癫痫发作、脑病等,不良反应多在减量或停用后消失。该药可直接或间接地影响肾小球滤过率,诱发急性或慢性肾毒性;对胰岛B细胞具有毒性作用,可导致高血糖。大剂量应用时可致生殖系统毒性。

(二)抗增生与抗代谢类

1.硫唑嘌呤

巯基嘌呤(IMURAN)为6-硫唑嘌呤的衍生物,属于嘌呤类抗代谢药。硫唑嘌呤通过干扰嘌呤代谢的各环节,抑制嘌呤核苷酸合成,进而抑制细胞 DNA、RNA 及蛋白质合成,发挥抑制 T、B 淋巴细胞及 NK 细胞的效应,故能同时抑制细胞免疫和体液免疫反应,但不抑制巨噬细胞的吞噬功能。其主要用于肾移植排斥反应和类风湿关节炎、系统性红斑狼疮等多种自身免疫性疾病的治疗。用药时应注意监测血常规和肝功能。

2.环磷酰胺

环磷酰胺(CTX)不但杀伤增生期淋巴细胞,而且影响静止期细胞,故能使循环中的淋巴细胞数目减少。B 细胞较 T 细胞对该药更为敏感。明显降低 NK 细胞活性,从而抑制初次和再次体液与细胞免疫反应。该药在临床上常用于防止排斥反应与移植物抗宿主反应,以及长期应用糖皮质激素不能缓解的多种自身免疫性疾病。不良反应有骨髓抑制、胃肠道反应、出血性膀胱炎和脱发等。

3.甲氨蝶呤

甲氨蝶呤(MTX)为抗叶酸类抗代谢药,主要用于治疗自身免疫性疾病。

(三)抗体

抗胸腺细胞球蛋白(ATG)在血清补体的参与下,对 T、B 细胞有破坏作用,但对 T 细胞的作用较强。该药可非特异性抑制细胞免疫反应(如迟发型超敏反应、移植排斥反应等),也可抑制抗体形成(限于胸腺依赖性抗原),还可以结合到淋巴细胞表面,抑制淋巴细胞对抗原的识别能力。该药能有效抑制各种抗原引起的初次免疫应答,对再次免疫应答作用较弱。在抗原刺激前给药作用较强。

该药在临床上用于防治器官移植的排斥反应,试用于治疗白血病、多发性硬化、重症肌无力、溃疡性结肠炎、类风湿关节炎、系统性红斑狼疮等疾病。

常见的不良反应有寒战、发热、血小板减少、关节疼痛和血栓性静脉炎等,静脉注射可引起血清病及过敏性休克,还可引起血尿、蛋白尿,停药后消失。

(四)抗生素类

西罗莫司能治疗多种器官和皮肤移植物引起的排斥反应,尤其对慢性排斥反应疗效明显,与环孢素有协同作用,能延长移植物的存活时间,减轻环孢素的肾毒性,提高治疗指数。西罗莫司和他克莫司均与胞质内他克莫司结合蛋白结合,低剂量联合应用两者即可产生有效的免疫抑制作用,但可引起厌食、呕吐、腹泻,严重者可出现消化性溃疡、间质性肺炎和脉管炎。联合用药和监测血药浓度是减少不良反应并发挥最大免疫抑制作用的有效措施。

(五)中药类

雷公藤多苷具有较强的免疫抑制作用,可抑制小鼠脾淋巴细胞和人外周血淋巴细胞的增生反应、迟发型超敏反应、宿主抗移植物反应和移植物抗宿主反应,还可抑制细胞免疫和体液免疫,减少淋巴细胞数量,抑制 IL-2 生成,并有较强的抗炎作用。

该药在临床上主要用于治疗自身免疫性疾病,如类风湿关节炎、原发和继发肾病综合征、成人各型肾炎、狼疮性或紫癜性肾炎、麻风反应。该药对银屑病、皮肌炎、变应性血管炎、异位性皮炎、自身免疫性肝炎、自身免疫性白细胞及血小板减少等也有一定的疗效。

不良反应较多,但停药后多可恢复。约20%的患者出现胃肠道反应,如食欲减退、恶心、呕吐、腹痛、腹泻、便秘。约6%的患者出现白细胞减少。偶尔见血小板减少、皮肤黏膜反应(如口腔黏膜溃疡、眼干涩、皮肤毛囊角化、黑色素加深)。该药也可导致月经紊乱、精子数目减少或活力降低等。

(康玉燕)

第六节 免疫增强药

免疫增强药是能激活一种或多种免疫活性细胞,增强或提高机体免疫功能的药物。临床主要用其免疫增强作用,治疗免疫缺陷疾病、慢性感染及进行恶性肿瘤的辅助治疗。

一、重组人白细胞介素-2

重组人白细胞介素-2(IL-2)是重要的淋巴因子,由辅助性T细胞(Th)产生,参与免疫反应。

(一)药理作用与应用

IL-2为抑制性T细胞(Ts)和细胞毒T细胞(Tc)分化、增生所必需的调控因子,诱导或增强自然杀伤细胞(NK)活性,诱导激活细胞毒淋巴细胞(LAK)的分化增生,诱导或增强细胞毒T细胞、单核细胞及巨噬细胞的活性,促进B淋巴细胞的分化、增生和抗体分泌,具有广谱性免疫增强作用。IL-2在临床上用于慢性肝炎、免疫缺陷病及恶性肿瘤的辅助治疗。

(二)不良反应与用药护理

本品毒性反应多与血管的通透性有关,并随着剂量的增大而加剧,导致体液渗出而出现器官功能障碍,可出现尿少、体液潴留、恶心、呕吐、腹泻、呼吸困难、转氨酶水平升高、黄疸、低血压、心律失常、红细胞减少及凝血功能障碍。

二、干扰素

干扰素是有关细胞在病毒感染或其他诱因刺激下产生的糖蛋白类物质。目前已能用DNA重组技术生产,分为人白细胞产生的α-干扰素、人成纤维细胞产生的β-干扰素、人T细胞产生的γ-干扰素。

(一)体内过程

口服不吸收,必须注射给药。α-干扰素肌内注射,β-干扰素静脉给药。干扰素在肝、肾、血清分布得较多,在脾、肺中分布得较少。干扰素主要经肝代谢,少量以原形经肾排泄。

(二)药理作用

1.广谱抗病毒作用

干扰素对所有RNA病毒及DNA病毒均有抑制作用。

2.抗肿瘤细胞增生作用

干扰素通过直接抑制肿瘤细胞的生长、抑制肿瘤的繁殖、抑制癌基因的表达及激活抗肿瘤免疫功能而达到抗肿瘤的目的。

3.调节人体免疫功能

主要表现为增强免疫效应细胞的作用。

（1）干扰素调节自然杀伤细胞的杀伤活性。

（2）干扰素激活 B 细胞,促进抗体生成。

（3）干扰素激活单核巨噬细胞的吞噬功能。

（4）干扰素诱导白细胞介素、肿瘤坏死因子等细胞因子的产生。

（三）临床应用

1.慢性乙型肝炎

干扰素可使转氨酶水平恢复正常,病理组织学有好转;对重型肝炎可使病情缓解,病死率下降。

2.恶性肿瘤

α-干扰素是治疗毛细胞白血病的首选药,对慢性白血病有较好疗效,对其他实质瘤也有一定疗效。

3.其他疾病

α-干扰素可用于治疗获得性免疫缺陷综合征,β-干扰素对多发性硬化有较好的疗效,γ-干扰素可用于治疗类风湿性关节炎。

（四）不良反应与用药护理

应用早期出现发热、寒战、出汗、头痛、肌痛症状,有剂量依赖性,减量或停药后症状消失;白细胞减少、血小板减少、凝血障碍等;血压异常、心律失常、心肌梗死等。间质性肺炎,表现为干咳、劳累性呼吸困难。尿蛋白增加,严重时发生肾功能不全。过敏体质、肝和肾功能不良及白细胞和血小板减少者慎用。

三、卡介苗

卡介苗为减毒的结核分枝杆菌活菌苗,原用于预防结核病,属于特异性免疫制剂。后来卡介苗被证明能增强细胞免疫功能,刺激 T 细胞增生,提高巨噬细胞杀伤肿瘤细胞及细菌的能力,促进白细胞介素-1 的产生,增强 Th 和 NK 的功能,为非特异性免疫增强剂。卡介苗用于白血病、肺癌等肿瘤的辅助治疗。不良反应少,给药部位易发红斑、硬结或溃疡;亦可产生全身寒战、发热;偶尔见变态反应。不良反应的大小与给药剂量、给药途径及免疫治疗次数有关。

四、胸腺素

胸腺素是从小牛或猪胸腺中提取的小分子多肽,内含胸腺生成素、胸腺体液因子、血清胸腺因子等。胸腺素能促进 T 细胞分化成熟,增强 T 细胞对抗原或其他刺激的反应,同时增强白细胞、红细胞的免疫功能,并调整机体的免疫平衡。其在临床上主要用于细胞免疫缺陷性疾病、自身免疫性疾病、感染性疾病和晚期肿瘤的治疗。不良反应有注射部位轻度红肿,皮肤变态反应,过大剂量可产生免疫抑制。

五、转移因子

转移因子是从人白细胞、猪脾、牛脾中提取的小分子肽类物质,在牛脾中含量最多。其免疫调节作用无明显种属特异性。转移因子的活性成分是 Th 的产物,可选择性结合 Ts 和巨噬细胞,在免疫调节中发挥作用。

（一）增强淋巴细胞对肿瘤的细胞毒作用

转移因子是 T 细胞促成剂，可以活化效应细胞，加强效应细胞对肿瘤细胞的攻击反应，抑制或破坏肿瘤细胞的生长。

（二）传递免疫信息

在转移因子的作用下，非致敏的淋巴细胞可转化为致敏的 T 增强细胞，增强细胞的免疫功能，并促进干扰素释放，增强机体抗感染的能力。

转移因子在临床上用于免疫缺陷病、恶性肿瘤及急性病毒感染的辅助治疗。偶尔有皮疹、瘙痒、痤疮及一过性发热。

六、左旋咪唑

左旋咪唑能使受抑制的巨噬细胞和 T 细胞的功能恢复正常，可能与激活环核苷酸磷酸二酯酶，降低巨噬细胞和淋巴细胞内 cAMP 含量有关。它还能诱导白细胞介素-2 的产生，增强免疫应答反应。它一般用于免疫功能低下者，可作为肿瘤的辅助治疗，还可改善自身免疫性疾病的免疫功能。

（康玉燕）

第十一章 感染性疾病常用药

第一节 四环素类药

四环素类抗生素包括四环素、土霉素、金霉素及四环素的多种衍生物——半合成四环素。半合成四环素有多西环素（强力霉素）、米诺环素等。目前，四环素类耐药现象严重，大多数常见革兰氏阳性和阴性菌对此类药物呈现耐药。四环素、土霉素等盐类的口服制剂吸收不完全，四环素和土霉素碱吸收尤其差。四环素类尚可有毒性反应的发生，如对胎儿、新生儿、婴幼儿牙齿和骨骼发育的影响，对肝脏有损害，加重氮质血症。由于上述原因，目前四环素类的主要适应证为立克次体病、布鲁氏菌病（与其他药物联合）、支原体感染、衣原体感染、霍乱和回归热等，半合成四环素类也可用于某些敏感菌所致轻症感染，由于此类药物有毒性反应，8 岁以下小儿、孕妇均须避免应用。

一、四环素

（一）作用与用途

本品为广谱抑菌剂，浓度高时具有杀菌作用。口服可吸收但不完全，30％～40％的药可从胃肠道吸收。口服吸收受食物和金属离子的影响。单剂口服 250 mg 本品后，血药峰浓度为 2～4 mg/L。本品能沉积于骨、骨髓、牙齿及牙釉质中。血清蛋白结合率为 55％～70％，血中半衰期为 6～11 h。本品在临床上用于治疗立克次体、支原体、衣原体、放线菌及回归热螺旋体等非细菌性感染和布鲁氏菌病。由于目前常见致病菌对四环素类耐药现象严重，仅在病原菌对本品呈现敏感时，方有指征选用该类药物。

（二）注意事项

不良反应有胃肠道症状、肝毒性、变态反应以及血液系统、中枢神经系统和二重感染等。在牙齿发育期间（怀孕中后期、婴儿和 8 岁以下儿童）应用本品时，四环素可在任何骨组织中形成稳定的钙化合物，导致恒齿黄染、牙釉质发育不良和骨生长抑制，故 8 岁以下小儿不宜用本品。忌将本品与制酸药，含钙、镁和铁等金属离子的药物合用。

（三）用法与用量

口服。

1.成人

常用量,1 次 0.25～0.5 g,每 6 h1 次。

2.儿童

8 岁以上儿童常用量,每次 25～50 mg/kg,每 6 h1 次;疗程一般为 7～14 d,用于治疗支原体肺炎、布鲁菌病需 3 周左右。本品宜空腹口服。

(四)制剂与规格

片剂:0.25 g。遮光,密封,干燥处保存。

二、土霉素

(一)作用与用途

抗菌谱及应用与四环素相同。本品对肠道感染(包括阿米巴痢疾)的疗效略强于四环素。本品口服后的生物利用度仅 30%左右。单剂口服本品 2 h 到达血药峰浓度,为 2.5 mg/L。本品血清蛋白结合率约为 20%。肾功能正常者血中半衰期为 9.6 h。本品主要自肾小球滤过排出,给药后 96 h 内排出给药量的 70%。

(二)注意事项

注意事项见四环素相关内容。

(三)用法与用量

口服。成人一天 1.5～2 g,分 3～4 次;8 岁以上小儿一天 30～40 mg/kg,分 3～4 次;8 岁以下小儿禁用本品。本品宜空腹口服。

(四)制剂与规格

片剂:0.25 g。遮光,密封,于干燥处保存。

三、多西环素

(一)作用与用途

抗菌谱及应用与四环素相同。多西环素口服吸收良好,在胸导管淋巴液、腹水、肠组织、眼和前列腺组织中的浓度均较高,为血浓度的 60%～75%,胆汁中的浓度可达血药浓度的 10～20 倍。单剂量口服200 mg,2 h 后达峰值,血药峰浓度约为 3 μg/mL,血清蛋白结合率为80%～95%。多西环素主要在肝脏内代谢灭活,通过肾小球滤过随尿液排泄,血中半衰期为 16～18 h。适应证见四环素。多西环素也可应用于敏感菌所致的呼吸道、胆管、尿路和皮肤软组织感染。由于多西环素无明显肾脏毒性,临床用于有应用四环素适应证而合并肾功能不全的感染患者。此外,多西环素还可短期服用作为旅行者腹泻的预防用药。

(二)注意事项

口服多西环素可引起恶心、呕吐、上腹不适、腹胀、腹泻等胃肠道症状。其他注意事项见四环素。

(三)用法与用量

宜空腹口服。

1.成人

一般感染,首次 0.2 g,以后每次 0.1 g,每天 1～2 次,疗程为 3～7 d。

2.儿童

一般感染,8 岁以上儿童首剂按 4 mg/kg,以后,每次 2～4 mg/kg,每天 1～2 次,疗程为 3～7 d。

（四）制剂与规格

片剂：0.1 g。遮光，密封保存。

四、米诺环素

（一）作用与用途

米诺环素的抗菌谱与四环素相似。米诺环素具有高效与长效性，米诺环素口服吸收迅速，药物在胆及尿中浓度比血药浓度高，本品血清蛋白结合率为 76%～83%，血中半衰期约为 16 h。米诺环素在临床上用于治疗支原体肺炎、淋巴肉芽肿、下疳、鼠疫和霍乱。当患者不耐青霉素时，米诺环素可用于治疗淋病奈瑟菌、梅毒和雅司螺旋体、李斯特菌、梭状芽孢杆菌、炭疽杆菌、放线菌和梭杆菌所致感染。本品还可用于阿米巴病的辅助治疗等。

（二）注意事项

大剂量用药可引起前庭功能失调，但停药后可恢复。用药后应避免立即日晒，以免引起光感性皮炎。其他注意事项见四环素。

（三）用法与用量

口服。

1.成人

一般首次剂量 200 mg，以后每 12 h 100 mg；或在首次用量后，每 6 h 服用 50 mg。

2.儿童

8 岁以上儿童首剂 4 mg/kg，以后每次 2 mg/kg，每天 2 次。通常治疗的时间至少持续到发热症状消失 24～48 h。

（四）制剂与规格

胶囊：50 mg；100 mg。遮光，密闭，于干燥处保存。

五、替加环素

（一）作用与用途

本品是静脉给药的甘氨酰环素类抗生素。其结构与四环素类药物相似。它们都是通过与细菌 30S 核糖体结合，阻止转移 RNA 的进入，使得氨基酸无法结合成肽链，最终起到阻断细菌蛋白质合成，限制细菌生长的作用。但替加环素与核糖体的结合能力高于其他四环素类药物与核糖体的结合能力。替加环素的抗菌谱包括革兰氏阳性菌、革兰氏阴性菌和厌氧菌。体外实验和临床试验显示，替加环素对部分需氧革兰氏阴性菌（如弗氏枸橼酸杆菌、阴沟肠埃希菌、大肠埃希菌、产酸克雷伯菌和肺炎克雷伯菌、鲍曼不动杆菌、嗜水气单胞菌、克氏枸橼酸杆菌、产气肠埃希菌、黏质沙雷菌和嗜麦芽寡养养单胞菌）敏感。铜绿假单胞菌对替加环素耐药。替加环素静脉给药的峰浓度为 0.63～1.45 μg/mL，蛋白结合率为 71%～89%。本品给药后有 22% 以原形经尿排泄，其血中半衰期范围为 27～42 h。其在临床上用于成人复杂皮肤及软组织感染和成人复杂的腹内感染，包括复杂阑尾炎、烧伤感染、腹内脓肿、深部软组织感染及溃疡感染。

（二）注意事项

常见不良反应为恶心和呕吐，其发生时间通常在治疗 1～2 d，程度多为轻中度。复杂皮肤和皮肤结构感染患者应用替加环素治疗时，其恶心和呕吐的发生率分别为 35% 和 20%，替加环素不会抑制细胞色素 P450 酶系介导的代谢。孕妇若应用替加环素可能会对胎儿造成损害。在牙齿发育过程中(包括妊娠后期、婴儿期和8岁以前幼儿期)应用替加环素可使婴幼儿牙齿变色(黄色或灰棕色)。

(三)用法与用量

替加环素的推荐初始剂量为100 mg,维持剂量为50 mg,每12 h经静脉滴注1次;每次滴注时间为30~60 min。替加环素治疗复杂皮肤和皮肤结构感染或者复杂腹内感染的推荐疗程为5~14 d。轻中度肝功能损害患者、肾功能损害患者或者血液透析患者均无须调整给药剂量;重度肝功能损害患者的推荐初始剂量仍为100 mg,维持剂量降低至25 mg,每12 h 1次。

(四)制剂与规格

替加环素为橙色冻干粉针,规格为50 mg。

(时粒笠)

第二节　酰胺醇类药

目前临床应用的酰胺醇类抗生素有氯霉素和甲砜霉素。

氯霉素具有广谱抗菌作用,但其对革兰氏阴性杆菌(如流感嗜血杆菌、沙门菌属)的作用比对葡萄球菌等革兰氏阳性菌的作用强。氯霉素对厌氧菌(包括脆弱拟杆菌等)亦有效,对衣原体属、支原体属和立克次体属亦具有抗微生物作用。氯霉素对细胞内病原微生物有效,也易通过血-脑屏障进入脑脊液中。故氯霉素目前仍为下列感染的选用药物:①伤寒等沙门菌感染,目前耐氯霉素的伤寒沙门菌呈增多趋势,但对氯霉素敏感者,该药仍为适宜选用药物。②化脓性脑膜炎,流感嗜血杆菌脑膜炎或病原菌不明的化脓性脑膜炎。③脑脓肿,因病原菌常为需氧菌和厌氧菌的混合感染。④腹腔感染,常需与氨基糖苷类联合应用以控制需氧菌及厌氧菌的混合感染。

氯霉素有血液系统毒性,因此不宜作为轻症感染的选用药,更不应作为感染的预防用药,宜用于某些重症感染,低毒性药物治疗无效或属禁忌的患者。甲砜霉素亦可引起红细胞生成抑制及白细胞、血小板减少,其抗菌作用较氯霉素弱,故亦不宜作为常见感染的选用药。另外,甲砜霉素具有较氯霉素明显增强的免疫抑制作用,但对其临床应用价值尚无定论。除血液系统毒性外,由于氯霉素的大剂量应用可致早产儿或新生儿发生外周循环衰竭(灰婴综合征),故在妊娠后期、孕妇及新生儿中应避免使用氯霉素,有指征应用者必须进行血药浓度监测,给药个体化。

一、氯霉素

(一)作用与用途

本品抗菌谱包括流感杆菌、肺炎链球菌和脑膜炎奈瑟菌、某些厌氧菌、立克次体属、螺旋体和衣原体属。对金黄色葡萄球菌、链球菌、大肠埃希菌、肺炎克雷伯菌、奇异变形杆菌、伤寒沙门菌、副伤寒沙门菌、志贺菌属等具有抑菌作用。本品静脉给药后可透过血-脑屏障进入脑脊液中。脑膜无炎症时,脑脊液药物浓度为血药浓度的21%~50%;脑膜有炎症时,脑脊液药物浓度可达血药浓度的45%~89%。新生儿及婴儿患者的这种数据可达50%~99%,药物也可透过胎盘屏障进入胎儿循环。血清蛋白结合率为50%~60%。成人血中半衰期为1.5~3.5 h,在24 h内5%~10%以原形由肾小球滤过排泄,80%以无活性的代谢产物由肾小管分泌排泄。本品为敏感菌株所致伤寒、副伤寒的选用药物,将其与氨苄西林合用治疗流感嗜血杆菌脑膜炎或对青霉素过敏患者的肺炎链球菌、脑膜炎奈瑟菌脑膜炎,敏感的革兰氏阴性杆菌脑膜炎等。

(二)注意事项

对造血系统的毒性反应是氯霉素最严重的不良反应,表现为白细胞和血小板减少、不可逆性再生障碍性贫血。早产儿或新生儿应用大剂量氯霉素易发生灰婴综合征。还可引起周围神经炎和视神经炎、变态反应、二重感染及消化道反应。妊娠末期或分娩期、哺乳期妇女及新生儿不宜应用本品。由于氯霉素可抑制肝细胞微粒体酶的活性替代合用药物的血清蛋白结合部位,将氯霉素与抗癫痫药、降血糖药合用时可增强后两者的药理作用。将本品与林可霉素类或大环内酯类抗生素合用可发生拮抗作用,因此不宜联合应用。

(三)用法与用量

口服或静脉滴注,本品不宜肌内注射。

1.成人

静脉滴注,一天 2～3 g,分 2 次给予;口服,一天 1.5～3 g,分 3～4 次给予。

2.儿童

静脉滴注,按一天 25～50 mg/kg,分 3～4 次给予。新生儿必须用时一天不超过25 mg/kg,分 4 次给予。

(四)制剂与规格

注射液:2 mL：0.25 g;片剂:0.25 g。密闭,避光贮存。

二、甲砜霉素

(一)作用与用途

本品是氯霉素的同类物,抗菌谱和抗菌作用与氯霉素相仿,具有广谱抗微生物作用,但有较强的免疫抑制作用,且较氯霉素强。本品口服后吸收迅速而完全,正常人口服 400 mg 后2 h血药浓度达峰值,为 4 mg/L。经吸收后在体内广泛分布,以肾、脾、肝、肺等中的含量较多,含量比同剂量的氯霉素高。血中半衰期约 1.5 h,肾功能正常者 24 h 内自尿中排出给药量的70%～90%,部分自胆汁中排泄,胆汁中浓度可为血药浓度的几十倍。甲砜霉素在体内不代谢,故肝功能异常时血药浓度不受影响。本品在临床上用于敏感菌(如流感嗜血杆菌、大肠埃希菌、沙门菌属)所致的呼吸道、尿路、肠道等感染。

(二)注意事项

本品可致 10% 的患者发生消化道反应,亦可引起造血系统的毒性反应,主要表现为可逆性红细胞生成抑制,白细胞、血小板减少;发生再生障碍性贫血者罕见。早产儿及新生儿中尚未发现有灰婴综合征者。其他注意事项见氯霉素相关内容。

(三)用法与用量

口服。成人一天 1.5～3 g,分 3～4 次;儿童按一天 25～50 mg/kg,分 4 次服。

(四)制剂与规格

胶囊:0.25 g。密闭,避光保存。

（时粒笠）

<h1 style="text-align:center">第三节　喹诺酮类药</h1>

　　喹诺酮类属于化学合成抗菌药物。自 1962 年合成了第 1 个喹诺酮类药物萘啶酸,20 世纪 70 年代合成吡哌酸以来,该类药物发展迅速,近年来新一代喹诺酮类——氟喹诺酮类的众多品种面世,在感染性疾病的治疗中发挥了重要作用。氟喹诺酮类具有下列共同之处:①抗菌谱广,尤其对需氧革兰氏阴性杆菌具有强大的抗菌作用,其结构不同于其他抗生素,因此对某些多重耐药菌仍具有良好抗菌作用。②在组织、体液中药物浓度高,体内分布广泛。③消除半衰期长,多数品种有口服及注射用制剂,因而减少了给药次数,使用方便。由于有上述特点,氟喹诺酮类药物在国内外均不断有新品种用于临床。

　　在国内已广为应用者有诺氟沙星、氧氟沙星、环丙沙星等,近期一些氟喹诺酮类新品种相继问世,如左氧氟沙星、加替沙星、莫西沙星,上述新品种与沿用品种相比,明显增强了对社区获得性呼吸道感染主要病菌肺炎链球菌、溶血性链球菌等需氧革兰氏阳性菌的抗菌作用,对肺炎支原体、肺炎衣原体和军团菌的抗微生物活性亦增强,因此这些新品种有指征用于社区获得性肺炎、急性鼻窦炎、急性中耳炎,故又被称为"呼吸喹诺酮类"。然而近几年来,国内临床分离菌对该类药物的耐药性明显增强,尤以大肠埃希菌为著,耐甲氧西林葡萄球菌及铜绿假单胞菌等的耐药率亦呈上升趋势,直接影响了该类药物的疗效。耐药性的增长与近几年来国内大量无指征滥用该类药物密切有关,因此,有指征地合理应用氟喹诺酮类药物是控制细菌耐药性增长、延长该类药物使用寿命的关键。在广泛应用喹诺酮类药物的同时,该类药物临床应用的安全性日益受到人们的关注,除已知该类药物在少数病例中可致严重中枢神经系统反应、光毒性、肝毒性、溶血性尿毒症等外,某些氟喹诺酮类药致 Q-T 间期延长引发严重室性心律失常,对血糖有影响,尤其在与糖尿病治疗药同用时发生低血糖和高血糖等,虽均属于偶发不良事件,但亦需引起高度警惕。在应用该类药物时,进行严密观察及监测,以保障患者的安全。

一、诺氟沙星

(一)作用与用途

　　本品对枸橼酸杆菌属、肠埃希菌属、大肠埃希菌、克雷伯菌属、变形菌属、沙门菌属、志贺菌属等,有较强的抗菌活性。本品对青霉素耐药的淋病奈瑟菌、流感嗜血杆菌和卡他英拉菌亦有良好抗菌作用。静脉滴注 0.4 g,经 0.5 h 达血药峰浓度,约为 5 μg/mL。血清蛋白结合率为 10%～15%,血中半衰期为 0.245±0.93 h,26%～32% 以原形和 10% 以代谢物形式自尿中排出,自胆汁和/或粪便中的排出量占 28%～30%。本品在临床上用于敏感菌所致的呼吸道感染、尿路感染、淋病、前列腺炎、肠道感染和伤寒及其他沙门菌感染。

(二)注意事项

　　不良反应有胃肠道反应,少数患者出现周围神经的刺激症状、变态反应、光敏反应,应避免过度暴露于阳光。本品对婴幼儿及 18 岁以下青少年的安全性尚未确定。但本品用于数种幼龄动物时,可致关节病变。因此本品不宜用于 18 岁以下的小儿及青少年。孕妇、哺乳期妇女禁用。将本品与茶碱类药物、环孢素合用可引起相应药物代谢减少,需调整剂量。

（三）用法与用量

成人静脉滴注，一次 0.2～0.4 g，一天 2 次；口服，一次 0.1～0.2 g，一天 3～4 次；空腹口服吸收较好。

（四）制剂与规格

注射液：100 mL∶0.2 g；胶囊：0.1 g。避光，于干燥处保存。

二、环丙沙星

（一）作用与用途

抗菌谱与诺氟沙星的抗菌谱相似，静脉滴注本品 0.2 g 和 0.4 g 后，其血药峰浓度分别为 2.1 μg/mL 和 4.6 μg/mL。血清蛋白结合率为 20%～40%，静脉给药后 50%～70% 的药物以原形从尿中排出。口服本品 0.2 g 或 0.5 g 后，其血药峰浓度分别为 1.21 μg/mL 和 2.5 μg/mL，达峰时间为 1～2 h。血清蛋白结合率为 20%～40%。血中半衰期为 4 h。口服给药后 24 h 以原形经肾脏排出给药量的 40%～50%。本品在临床上用于敏感菌引起的泌尿生殖系统感染、呼吸道感染、胃肠道感染、伤寒、骨和关节感染、皮肤软组织感染、败血症等全身感染。

（二）注意事项

含铝或镁的制酸药可减少本品口服的吸收，其他注意事项见氧氟沙星相关内容。

（三）用法与用量

成人静脉滴注，一天 0.2 g，每 12 h 1 次；口服，一次 250 mg，一天 2 次，重症者的剂量可加倍；一天剂量不得超过 1.5 g。

（四）制剂与规格

注射液：100 mL∶0.2 g；200 mL∶0.4 g。片剂：0.25 g。遮光，密封保存。

三、氧氟沙星

（一）作用与用途

本品的作用机制是通过抑制细菌 DNA 旋转酶的活性，阻止细菌 DNA 的合成和复制而导致细菌死亡。本品对多数肠埃希菌科细菌（如大肠埃希菌、克雷伯菌属、变形杆菌属、沙门菌属、志贺菌属和流感嗜血杆菌、嗜肺军团菌、淋病奈瑟菌）有较强的抗菌活性。本品对金黄色葡萄球菌、肺炎链球菌、化脓性链球菌等革兰氏阳性菌和肺炎支原体、肺炎衣原体也有抗菌作用。口服 100 mg 和 200 mg，血药达峰时间为 0.7 h，血药峰浓度分别为 1.33 μg/mL 和 2.64 μg/mL。尿中 48 h 可回收药物 70%～87%。血中半衰期为 4.7～7 h。本品在临床上用于敏感菌引起的泌尿生殖系统感染、呼吸道感染、胃肠道感染、伤寒、骨和关节感染、皮肤软组织感染、败血症等全身感染。

（二）注意事项

不良反应有胃肠道反应、中枢神经系统反应（可有头昏、头痛、嗜睡或失眠）、变态反应、光敏反应（较少见），应避免过度暴露于阳光下。本品对婴幼儿及 18 岁以下青少年的安全性尚未确定。但本品用于数种幼龄动物时，可致关节病变。因此本品不宜用于 18 岁以下的小儿及青少年。孕妇、哺乳期妇女禁用。将本品与茶碱类药物、环孢素合用可引起相应药物代谢减少，需调整剂量。

（三）用法与用量

成人静脉缓慢滴注，一次 0.2～0.3 g，一天 2 次；口服，一次 0.2～0.3 g，一天 2 次。

（四）制剂与规格

注射液：100 mL：0.2 g。片剂：0.1 g，0.2 g。遮光，密封保存。

四、依诺沙星

（一）作用与用途

本品对葡萄球菌、链球菌、志贺杆菌、克雷伯菌、大肠埃希菌、沙雷杆菌、变形杆菌、铜绿假单胞菌及其他假单胞菌、流感杆菌、不动杆菌、淋病奈瑟菌、螺旋杆菌等有良好的抗菌作用。静脉给药 0.2 g 和 0.4 g，血药达峰时间约为 1 h，血药峰浓度分别为约 2 mg/L 和 3～5 mg/L。血中半衰期为 3～6 h，血清蛋白结合率为 18%～57%。本品主要自肾排泄，48 h 内给药量的 52%～60% 以原形自尿中排出，胆汁排泄为 18%。本品在临床上用于由敏感菌引起的泌尿生殖系统感染、呼吸道感染、胃肠道感染、伤寒、骨和关节感染、皮肤软组织感染、败血症等全身感染。

（二）注意事项

注意事项见诺氟沙星相关内容。

（三）用法与用量

静脉滴注：成人一次 0.2 g，一天 2 次；重症患者一天最大剂量不超过 0.6 g。疗程为 7～10 d。滴注时注意避光。

（四）制剂与规格

注射液：100 mL：0.2 g。遮光，密闭保存。

五、洛美沙星

（一）作用与用途

本品对肠埃希菌科细菌（如大肠埃希菌）、志贺菌属、克雷伯菌属、变形杆菌属、肠埃希菌属等具有高度的抗菌活性；流感嗜血杆菌、淋病奈瑟菌等对本品呈现高度敏感；本品对不动杆菌、铜绿假单胞菌等假单胞菌属、葡萄球菌属和肺炎链球菌、溶血性链球菌等亦有一定的抗菌作用。本品静脉滴注后血药峰浓度为 9±2.72 mg/L。血中半衰期为 7～8 h。本品主要通过肾脏排泄，给药后 48 h 约可自尿中以药物原形排出给药量的 60%～80%，胆汁排泄约 10%。空腹口服本品 200 mg 后，0.55±0.58 h 达血药浓度峰值，峰浓度为 2.29±0.58 mg/L。血中半衰期为 6～7 h，主要通过肾脏以原形随尿排泄，在 48 h 内 70%～80% 随尿排出。本品在临床上用于敏感细菌引起的呼吸道感染，泌尿生殖系统感染，腹腔胆管、肠道、伤寒等感染，皮肤软组织感染等。

（二）注意事项

注意事项见氧氟沙星相关内容。

（三）用法与用量

(1)成人静脉滴注，一次 0.2 g，一天 2 次。尿路感染者一次 0.1 g，一天 2 次。疗程 7～14 d。

(2)口服，一天 0.3 g，一天 2 次，重者可增至一天 0.8 g，分 2 次服。单纯性尿路感染，一次 0.4 g，一天 1 次。

（四）制剂与规格

注射剂：250 mL：0.2 g。片剂：0.2 g。遮光，密封，在凉暗处保存。

六、甲磺酸培氟沙星

(一)作用与用途

本品对肠埃希菌属细菌(如大肠埃希菌)、克雷伯菌属、变形杆菌属、志贺菌属、伤寒沙门菌属等以及流感杆菌、奈瑟菌属等具有强大抗菌活性,对金黄色葡萄球菌和铜绿假单胞菌亦具有一定抗菌作用。静脉滴注0.4 g后,血药浓度峰值为5.8 mg/L,与血清蛋白结合率为20%～30%,血中半衰期较长,为10～13 h。本品及其代谢物主要经肾脏排泄,约占给药剂量的58.9%。本品在临床上用于敏感菌所致的各种感染:尿路感染、呼吸道感染、耳鼻喉部感染、妇科感染、生殖系统感染、腹部和肝胆系统感染、骨和关节感染、皮肤感染、败血症和心内膜炎、脑膜炎。

(二)注意事项

主要不良反应有胃肠道反应、光敏反应、神经系统反应、皮疹等。偶尔见注射局部刺激症状。孕妇及哺乳期妇女及18岁以下患者禁用。避免同时服用茶碱、含镁或氢氧化铝抗酸剂。稀释液不能用氯化钠溶液或其他含氯离子的溶液。

(三)用法与用量

成人静脉滴注,一次0.4 g,每12 h1次;口服,每天0.4～0.8 g,分2次服。

(四)制剂与规格

注射液:5 mL:0.4 g;胶囊:0.2 g。遮光,密封,在阴凉处保存。

七、司帕沙星

(一)作用与用途

本品对金黄色葡萄球菌、表皮葡萄球菌、链球菌、粪肠球菌等有明显抗菌作用,对大肠埃希菌、克雷伯菌属、志贺菌属、变形杆菌属、肠埃希菌属、假单胞菌属、不动杆菌属等亦有很好的抗菌作用。本品还对支原体、衣原体、军团菌、厌氧菌(包括脆弱类杆菌)也有很好的抗菌作用。单次口服100 mg或200 mg本品时,达峰时间为4 h,血药峰浓度为0.34 μg/mL或0.58 μg/mL。生物利用度为90%。胆囊的浓度约为血浆药物浓度的7倍,血清蛋白结合率为50%。本品血中半衰期为16 h左右。肾脏清除率为1.51%。健康人单次口服200 mg本品,72 h后给药量的12%以原形、29%以复合物形式随尿排出体外。胆汁排泄率高,51%左右的药物以原形随粪便排出体外。本品在临床上用于敏感菌所致的呼吸道感染、肠道感染、胆管感染、泌尿生殖系统感染、皮肤软组织感染等。

(二)注意事项

不良反应的发生率极低,主要有胃肠道反应、变态反应、神经系统反应、Q-T间期延长等。对喹诺酮类药物过敏者、孕妇、哺乳期妇女及18岁以下患者禁用。光过敏患者禁用或慎用。其他注意事项见喹诺酮类药物相关内容。

(三)用法与用量

成人口服给药,每次100～300 mg,不超过400 mg,每天1次,疗程为4～7 d。

(四)制剂与规格

片剂:100 mg。避光,密闭,在室温下保存。

八、左氧氟沙星

(一)作用与用途

本品为氧氟沙星的左旋体,其体外抗菌活性约为氧氟沙星的 2 倍。本品对多数肠埃希菌科细菌(如大肠埃希菌)、克雷伯菌属、变形杆菌属、沙门菌属、志贺菌属和流感嗜血杆菌、嗜肺军团菌、淋病奈瑟菌等革兰氏阴性菌有较强的抗菌活性。本品对金黄色葡萄球菌、肺炎链球菌、化脓性链球菌等革兰氏阳性菌和肺炎支原体、肺炎衣原体也有抗菌作用。单次静脉注射 0.3 g 后,血药峰浓度约为6.3 mg/L,血中半衰期约为 6 h。血清蛋白结合率为 30%~40%。本品主要以原形药自肾排泄。口服 48 h 内尿中排出量为给药量的80%~90%。本品在临床上用于敏感菌引起的泌尿生殖系统感染、呼吸道感染、胃肠道感染、伤寒、骨和关节感染、皮肤软组织感染、败血症等全身感染。

(二)注意事项

不良反应有胃肠道反应和变态反应,中枢神经系统反应可有头昏、头痛、嗜睡或失眠,光敏反应较少见,但应避免过度暴露于阳光下。本品对婴幼儿及 18 岁以下青少年的安全性尚未确定。但本品用于数种幼龄动物时,可致关节病变。因此本品不宜用于 18 岁以下的小儿及青少年。孕妇、哺乳期妇女禁用。将本品与茶碱类药物、环孢素合用可引起相应药物代谢减少,需调整剂量。

(三)用法与用量

(1)成人静脉滴注,一天 0.4 g,分 2 次滴注。重度感染患者一天剂量可增至 0.6 g,分 2 次。

(2)口服,每次100 mg,每天 2 次,严重感染最多每次 200 mg,每天 3 次。

(四)制剂与规格

注射剂:0.1 g;0.2 g;0.3 g。片剂:0.1 g。遮光,密闭,在阴凉处保存。

九、莫西沙星

(一)作用与用途

莫西沙星对耐青霉素和红霉素肺炎链球菌、嗜血流感杆菌、卡他莫拉汉菌、肺炎支原体、肺炎衣原体及军团菌等有良好抗菌作用,一次用药后 1~3 h 药物的血清浓度达到高峰,服药200~400 mg 后血药峰浓度范围为 1.2~5 mg/L。单剂量 400 mg,静脉滴注 1 h 后,在滴注结束时血药浓度达峰值,约为4.1 mg/L,与口服相比平均约增加 26%。血中半衰期为 11.4~15.6 h,口服绝对生物利用度达到82%~89%,静脉滴注绝对生物利用度略高。口服或静脉给药后约 45% 的药物以原形自尿(约 20%)和粪便(约 25%)中排出。本品在临床上用于敏感菌所致的呼吸道感染,包括慢性支气管炎急性发作,轻、中度社区获得性肺炎和急性细菌性鼻窦炎。

(二)注意事项

本品禁用于儿童、处于发育阶段的青少年和孕妇。主要不良反应有胃肠道反应、变态反应、神经系统反应、Q-T 间期延长等。

(三)用法与用量

口服,每天 1 次 400 mg,连用 5~10 d;静脉滴注,一次 400 mg,一天 1 次。

(四)制剂与规格

(1)片剂:0.4 g。避光,密封,在干燥条件下贮存。

(2)注射液:250 mL(莫西沙星 0.4 g,氯化钠 2 g)。避光,密封保存,不要冷藏或冷冻。

十、加替沙星

(一)作用与用途

加替沙星为新一代喹诺酮类抗生素。甲氧西林敏感金黄色葡萄球菌、青霉素敏感的肺炎链球菌、对大肠埃希菌、流感和副流感嗜血杆菌、肺炎克雷伯菌、卡他莫拉菌、淋病奈瑟菌、奇异变形杆菌、肺炎衣原体、嗜肺性军团杆菌、肺炎支原体对其敏感。本品静脉滴注约 1 h 达血药峰浓度。每天 1 次静脉注射 400 mg 的平均稳态血药浓度峰值和谷值分别约为 4.6 mg/L 和0.4 mg/L。加替沙星片口服与本品静脉注射生物等效,口服的绝对生物利用度约为 96%。加替沙星的血清蛋白结合率约为 20%,与浓度无关。加替沙星广泛分布于组织和体液中,唾液中药物浓度与血浆浓度相近,而在胆汁、肺泡巨噬细胞、肺实质、肺表皮细胞层、支气管黏膜、窦黏膜、阴道、宫颈、前列腺液和精液等靶组织的药物浓度高于血浆浓度。加替沙星无酶诱导作用,在体内代谢极低,主要以原形经肾脏排出。本品静脉注射后 48 h,药物原形在尿中的回收率达 70% 以上,加替沙星平均血中半衰期为 7~14 h。本品口服或静脉注射后,粪便中的原药回收率约为 5%,提示加替沙星也可经胆管和肠道排出。本品在临床上用于治疗敏感菌株引起的中度以上的下列感染性疾病:慢性支气管炎急性发作、急性鼻窦炎、社区获得性肺炎、单纯性或复杂性泌尿道感染(膀胱炎)、肾盂肾炎、单纯性尿道和宫颈淋病等。

(二)注意事项

可见症状性高血糖和低血糖的报道,严禁将其他制剂加入含本品的瓶中静脉滴注,也不可将其他静脉制剂与本品经同一个静脉输液通道使用。如果一个静脉输液通道用于输注不同的药物,在使用本品前、后必须用与本品和其他药物相容的溶液冲洗通道。在配制 2 mg/mL 的本品静脉滴注液时,为保证滴注液与血浆渗透压等张,不宜采用普通注射用水。本品静脉滴注时间不少于 60 min,严禁快速静脉滴注或肌内、鞘内、腹腔内、皮下用药。其他注意事项见莫西沙星相关内容。

(三)用法与用量

口服,400 mg,每天 1 次;静脉滴注,200 mg,每天 2 次。

(四)制剂与规格

(1)片剂:100 mg;200 mg;400 mg。密封,30 ℃以下干燥处保存。

(2)注射剂:5 mL:100 mg;10 mL:100 mg;100 mL:200 mg;200 mL:400 mg。遮光,密闭,在阴凉处保存。

十一、氟罗沙星

(一)作用与用途

本品对大肠埃希菌、肺炎克雷伯菌、变形杆菌属、伤寒沙门菌、副伤寒杆菌、志贺菌属、阴沟肠埃希菌、铜绿假单胞菌、脑膜炎奈瑟菌、流感嗜血杆菌、摩拉卡他菌、嗜肺军团菌、淋球菌等均有较强的抗菌作用。本品对葡萄球菌属、溶血性链球菌等革兰氏阳性菌亦具有中等抗菌作用。静脉缓慢滴注100 mg 或 400 mg 后,血清峰浓度分别为 2.9 mg/L 或 5.75 mg/L。血中半衰期为12±3 h,血清蛋白结合率低,约为 23%。60%~70%的药物以原形或代谢产物经肾脏排泄。口服200 mg,最高血药峰浓度为 2.9 μg/mL;血中半衰期为 10~12 h,血清蛋白结合率为 32%。本品主要从尿中排泄,口服 72 h 后,在尿中回收率为 83%,其中 90% 为原药形式。本品在临床上用于对本品敏感细菌引起的膀胱炎、肾盂肾炎、前列腺炎、附睾炎、淋病奈瑟菌性尿道炎等泌尿生殖系统感染,伤寒沙门菌感染、细菌性痢疾等消化系统感染,皮肤软组织感染、骨感染、腹腔感染及盆腔感染等。

(二)注意事项

孕妇、哺乳期妇女及18岁以下患者禁用。本品的不良反应为胃肠道反应、中枢神经系统反应等。服用本品时避免同时服用茶碱、含镁或氢氧化铝抗酸剂。稀释液不能用氯化钠溶液或其他含氯离子的溶液。

(三)用法与用量

成人避光缓慢静脉滴注,一次 0.2～0.4 g,一天1次;口服,一次 0.2～0.3 g,一天1次。

(四)制剂与规格

注射液:100 mL(氟罗沙星 0.2 g,葡萄糖 5 g)。遮光,密闭,在阴凉处保存。

十二、妥舒沙星

(一)作用与用途

本品对革兰氏阳性菌、革兰氏阴性菌、大多数厌氧菌均有良好的抗菌作用。口服本品150 mg、300 mg 的达峰时间为 1～2.5 h,峰浓度分别为 0.37 μg/mL 和 0.81 μg/mL。本品在血浆中主要以原形存在,主要随尿排泄。本品在临床上用于敏感菌引起的呼吸道、肠道、泌尿系统等感染。

(二)注意事项

注意事项见司帕沙星片相关内容。

(三)用法与用量

成人口服给药。每天 300 mg,分2次服;或每天 450 mg,分3次服;少数患者可达每天600 mg,分3次服。

(四)制剂与规格

片剂:150 mg。密封,干燥,在避光凉暗处保存。

十三、芦氟沙星

(一)作用与用途

本品对革兰氏阴性菌具有良好抗菌作用,对大肠埃希菌、伤寒沙门菌、志贺菌属、流感嗜血杆菌、淋病奈瑟菌等均具有较强的抗菌活性。本品对葡萄球菌属、溶血性链球菌等革兰氏阳性球菌也有一定的抗菌作用,对铜绿假单胞菌无效。单剂量口服 0.2 g 后,血药峰浓度约为 2.3 mg/L,达峰时间约为 3 h。血中半衰期长,约为 35 h。本品主要以原形自肾脏排泄,约为 50%,胆汁排泄占1%。本品在临床上用于敏感菌引起的下呼吸道和泌尿生殖系统感染。

(二)注意事项

注意事项见司帕沙星片相关内容。

(三)用法与用量

口服,一次 0.2 g,一天1次,首剂量加倍为 0.4 g,疗程5～10 d,对前列腺炎的疗程可达4周。

(四)制剂与规格

胶囊:0.2 g。遮光,密封,在干燥处保存。

（时粒笠）

第四节　林可霉素类药

林可霉素类也称林可酰胺类,有林可霉素和其半合成衍生物克林霉素两个品种,后者的体外抗菌活性较前者强。两者的抗菌谱与红霉素相似而较窄,仅葡萄球菌属(包括耐青霉素株)、链球菌属、白喉杆菌、炭疽杆菌等革兰氏阳性菌对该类药物敏感,革兰氏阴性需氧菌(如流感嗜血杆菌、奈瑟菌属)及支原体属均对该类药物耐药,这有别于红霉素等大环内酯类药。林可霉素类(尤其是克林霉素)对厌氧菌有良好抗菌活性,拟杆菌属、梭杆菌属、消化球菌、消化链球菌、产气荚膜杆菌等大多对该类药物高度敏感。细菌对林可霉素与克林霉素有完全交叉耐药性,与红霉素间存在部分交叉耐药。

林可霉素类主要作用于细菌核糖体的 50S 亚基,抑制肽链延长,因而影响细菌蛋白质合成。红霉素、氯霉素与林可霉素类的作用部位相同,相互间竞争核糖体的结合靶位;由于前两者的亲和力比后者大,常可取而代之,合用时可出现拮抗现象。林可霉素类主要用于厌氧菌和革兰氏阳性球菌所致的各种感染,对金黄色葡萄球菌所致的急性和慢性骨髓炎也有明确指征。该类药物的不良反应主要为胃肠道反应,口服后腹泻较多见,一般轻微,也可表现为假膜性肠炎,系由艰难梭菌外毒素引起的严重腹泻。克林霉素口服后吸收完全(90%),故口服给药时宜选用本品。

一、林可霉素

(一)作用与用途

本品对常见的需氧革兰氏阳性菌有较高抗菌活性,对厌氧菌有良好的抗菌作用,与大环内酯类有部分交叉耐药。成人肌内注射 600 mg,30 min 达血药峰浓度。本品吸收后广泛而迅速地分布于体液和组织中。血清蛋白结合率为 77%~82%。血中半衰期为 4~6 h。本品可经胆管、肾和肠道排泄,肌内注射后 1.8%~24.8% 的药物经尿排出,静脉滴注后 4.9%~30.3% 经尿排出。本品适用于敏感葡萄球菌属、链球菌属、肺炎链球菌及厌氧菌所致的呼吸道感染、皮肤软组织感染、女性生殖道感染和盆腔感染及腹腔感染等,对于后两种病种可根据情况单用本品或将本品与其他抗菌药联合应用。

(二)注意事项

不良反应有胃肠道反应,可引起假膜性肠炎、血液系统反应等。本品可增强吸入性麻醉药、神经-肌肉阻滞药的神经肌肉阻滞现象,导致骨骼肌软弱和呼吸抑制或麻痹,与氯霉素、红霉素具有拮抗作用,不可合用。

(三)用法与用量

1.肌内注射

成人每天 0.6~1.2 g;小儿每天 10~20 mg/kg,分次注射。

2.静脉滴注

成人每次 0.6 g,每 8 h 或 12 h 1 次;小儿每天 10~20 mg/kg。

(四)制剂与规格

注射液:2 mL∶0.6 g。密闭保存。

二、克林霉素

(一)作用与用途

本品为林可霉素的衍生物,抗菌谱与林可霉素相同,抗菌活性较林可霉素强。本品对革兰氏阳性菌(如葡萄球菌属、链球菌属、白喉杆菌、炭疽杆菌)有较高抗菌活性。本品对革兰氏阴性厌氧菌也有良好抗菌活性,拟杆菌属、梭杆菌属、消化球菌、消化链球菌、产气荚膜杆菌等大多对本品高度敏感。成人肌内注射本品后血药浓度达峰时间约为 3 h,儿童肌内注射本品后血药浓度达峰时间约为1 h。静脉注射本品300 mg,10 min 血药浓度为7 mg/L。血清蛋白结合率为 92%~94%。本品在骨组织、胆汁及尿中可达高浓度。约 10% 的药物以活性成分由尿排出,血中半衰期约为3 h。空腹口服的生物利用度为 90%。口服克林霉素 150 mg,300 mg后的血药峰浓度分别约为2.5 mg/L、4 mg/L,达峰时间为0.75~2 h。本品在临床上用于链球菌属、葡萄球菌属及厌氧菌所致的中、重度感染,如吸入性肺炎、脓胸、肺脓肿、骨髓炎、腹腔感染、盆腔感染及败血症。

(二)注意事项

不良反应有胃肠道反应,可引起假膜性肠炎、血液系统反应等。本品可增强吸入性麻醉药、神经-肌肉阻滞药的神经-肌肉阻滞现象,导致骨骼肌软弱和呼吸抑制或麻痹;与氯霉素、红霉素具有拮抗作用,不可合用。

(三)用法与用量

肌内注射或静脉滴注。

(1)成人:每天 0.6~1.2 g,分 2~4 次应用,严重感染时每天 1.2~2.4 g,分 2~4 次静脉滴注。

(2)儿童:4 周及 4 周以上小儿每天 15~25 mg/kg,分 3~4 次应用,严重感染时每天25~40 mg/kg,分 3~4 次应用。

(3)禁止直接静脉推注,可致小儿呼吸停止。

(四)制剂与规格

盐酸克林霉素注射液:2 mL∶0.3 g。克林霉素葡萄糖注射液:100 mL∶0.6 g。盐酸克林霉素胶囊:0.15 g。密闭,阴凉处保存。

三、盐酸克林霉素棕榈酸酯

(一)作用与用途

本品系克林霉素的衍生物,在体内经酯酶水解形成克林霉素而发挥抗菌活性。口服后药物自胃肠道迅速吸收水解为克林霉素,吸收率约为90%,血清蛋白结合率为90%以上,血中半衰期儿童约为 2 h,成人约为 2.5 h,肝、肾功能损害时血中半衰期可延长,尿中 24 h 排泄率达10%。其他作用与用途见克林霉素相关内容。

(二)注意事项

见克林霉素。

(三)用法与用量

口服。儿童每天 8~25 mg/kg,分 3~4 次服用;成人每次 150~300 mg(重症感染可用450 mg),每天 4 次。

(四)制剂与规格

盐酸克林霉素棕榈酸酯颗粒剂:1 g∶37.5 mg。密闭,在阴凉干燥处保存。　　**(时粒笠)**

第十二章　肿瘤常用药

第一节　作用于 DNA 分子结构的抗肿瘤药物

一、烷化剂

烷化剂在肿瘤的治疗中有非常重要的作用。该类药物的化学活性高,呈脂溶性,容易穿透细胞膜,一旦进入细胞内就会形成不稳定的中间体,可形成碳正离子或其他具有活泼的亲电性基团,能与细胞中许多具有亲核作用的生物大分子基团(如 DNA、RNA 和酶)快速共价结合,使生物大分子丧失活性或 DNA 分子发生断裂,从而抑制细胞的分裂增殖或者导致细胞死亡。尽管在大多数上皮癌的治疗方案中烷化剂已逐渐被取代,但在儿童实体肿瘤、淋巴瘤、成人肉瘤及高剂量化疗方案中,烷化剂仍是主要药物。经过发展,目前已有多种烷化剂用于临床。

(一)氮芥类

氮芥类抗肿瘤药物是 β-氯乙胺类化合物的总称。该类药物的作用机制一般被认为是通过形成不稳定的乙撑亚胺干扰 DNA 和 RNA 的功能而发挥细胞毒性作用。该类药物对 DNA 的损伤能够阻碍 DNA 复制、转录或引起基因突变,因此该类药物具有强烈的细胞毒性与致癌性。这种强烈的细胞毒性使得氮芥类成为十分有效的化疗药物,但同时也使它们具有较严重的不良反应。最早的盐酸氮芥已不再是常用的化疗药物,其他常用的氮芥类化疗药物包括环磷酰胺、异环磷酰胺、苯丁酸氮芥、白消安、美法仑等。

1.环磷酰胺

(1)药理作用:环磷酰胺在体外无抗肿瘤活性,进入体内后通过肝 CYP450 酶水解成醛磷酰胺,再转运至组织中形成磷酰胺氮芥,抑制 DNA 合成而发挥作用;经脱氨酶转化为羧磷酰胺而失活,或以丙烯醛形式经尿道排出。

(2)药动学:口服吸收完全,1 h 可达峰浓度,生物利用度为 74%～97%。药物被吸收后迅速分布至全身,肿瘤组织内的浓度高于正常组织,脏器中肝脏的药物浓度最高。该药可少量通过血-脑屏障,脑脊液中的浓度仅为血浆浓度的 20%。静脉注射后半衰期为 4～6.5 h,50%～70% 在 48 h 内通过肾脏排泄,其中 68% 为代谢物,32% 为原形。

（3）适应证：该药用于恶性淋巴瘤、多发性骨髓瘤、淋巴细胞白血病、实体瘤（如神经母细胞瘤）、卵巢癌、乳腺癌、各种肉瘤及肺癌等。

（4）用法用量：静脉注射，联合用药一次 500 mg/m²，每周静脉注射 1 次，每 3～4 周为 1 个疗程。口服，每次 50～100 mg，每天 2～3 次，1 个疗程的总量为 10～15 g。

（5）不良反应：①骨髓抑制是最常见的毒性，白细胞数最低值通常在给药后的 10～14 d，多在 21 d 左右恢复正常，血小板减少较其他烷化剂少见；其他常见不良反应还有恶心、呕吐等。严重程度与给药剂量有关。②大剂量使用时，代谢产物丙烯醛可引起严重的出血性膀胱炎，表现为膀胱刺激症状、少尿、血尿及蛋白尿；常规量使用时发生率较低。大量补液及使用美司钠可以预防。③超高剂量（＞120 mg/kg）可引起心肌损伤及肾毒性。④该药用于白血病或淋巴瘤时易发生高尿酸血症及尿酸性肾病。⑤其他反应尚包括脱发、口腔炎、中毒性肝炎、皮肤色素沉着、月经紊乱、无精或少精及肺纤维化等。

（6）禁忌证：感染、严重肝和肾功能损害者禁用或慎用，孕妇及哺乳期妇女禁用。

（7）药物相互作用：①由于该药能增加血尿酸水平，故将其与抗痛风药合用需增加后者的使用量；但别嘌醇能增加该药的肾毒性，需严密监测。②将其与大剂量的巴比妥或皮质激素合用可增加急性毒性。③将其与多柔比星合用可增加心脏毒性，多柔比星的总剂量应不超过 400 mg/m²。④该药可降低假胆碱酯酶的浓度，因此加强琥珀胆碱的神经肌肉阻滞作用，可使呼吸暂停延长。

（8）注意事项：①肝、肾功能不全者应适当减量。②白血病、淋巴瘤患者出现尿酸性肾病时可大量补液、碱化尿液或给予抗痛风处理。③口服给药一般空腹服用，如果胃部不适，可与食物一起分次给予。④常规剂量无心脏毒性，但高剂量有心肌损害及肺纤维化。

2.异环磷酰胺

（1）药理作用：与环磷酰胺相比，异环磷酰胺仅一个氯乙基的取代位置不同，使其水溶性增大，稳定性增强。异环磷酰胺也属于前药，需经肝脏活化成活性代谢产物。作用机制与 CTX 相似。

（2）药动学：该药主要通过肝脏激活和降解，活性代谢产物仅少量通过血-脑屏障。单次高剂量快速静脉给药，药物平均终末消除半衰期约 15 h，较低剂量给药，药物平均终末消除半衰期则为 4～8 h。该药以原形和代谢物的形式经尿排出。

（3）适应证：用于治疗睾丸癌、卵巢癌、乳腺癌、肉瘤、恶性淋巴瘤和肺癌等。

（4）用法用量如下。①单药化疗：每次 1.2～2.5 g/m²，每天 1 次，静脉滴注，连续 5 d 为 1 个疗程，每 3～4 周重复 1 次。②联合化疗：每次 1.2～2.0 g/m²，每天 1 次，静脉滴注，连续 3～5 d 为 1 个疗程，每 3～4 周重复 1 次。治疗肉瘤时也可 6～10 g/m²，连续静脉给药 72～96 h。

（5）不良反应：不良反应见环磷酰胺相关内容，但心脏毒性和肺毒性较环磷酰胺少见。另外还有神经毒性，与剂量相关，通常表现为焦虑不安、神情慌乱、幻觉和乏力等，少见晕厥、癫痫样发作甚至昏迷。

（6）禁忌证：严重感染、骨髓抑制者禁用，肾功能不全和/或尿路梗阻者禁用，膀胱炎患者禁用，孕妇及哺乳期妇女禁用。

（7）药物相互作用：①曾应用顺铂的患者骨髓抑制、神经毒性及肾毒性明显。②同时使用抗凝药物可能引起凝血机制紊乱而导致出血危险。③同时使用降血糖药可增加降糖作用。④将该药与别嘌醇合用可引起更严重的骨髓抑制。

（8）注意事项：①与放疗同时应用可使放疗引起的皮肤反应加重。②应用时需要使用尿路保护剂美司钠及适当水化。③儿童长期应用可引起范可尼综合征。④忌将该药与其他中枢神经抑制剂(镇静药、镇痛药、抗组胺药及麻醉药等)合用,一旦出现脑病症状,应停止使用,即使患者在恢复正常后也不应再次使用。

3.苯丁酸氮芥

(1)药理作用:该药具有双功能烷化剂的作用,通过形成不稳定的亚乙基亚胺而发挥作用,对处于增殖状态的细胞敏感,特别对 G_1 期和 M 期细胞作用强。

(2)药动学:该药口服吸收完全,生物利用度>70%,达峰时间为 40~70 min,蛋白结合率约为 99%,该药不能通过血-脑屏障。半衰期约为 1.5 h。该药主要经肾脏排泄,24 h 内约 50% 随尿液排出。

(3)适应证:慢性淋巴细胞白血病、卵巢癌和低度恶性非霍奇金淋巴瘤。

(4)用法用量:口服给药,每天 0.1~0.2 mg/kg(或 4~8 mg/m²),每天 1 次,连服 3~6 周,1 个疗程总量为 300~500 mg。也可以 10~15 mg/(m²·d),每 2 周 1 次。

(5)不良反应:消化道反应、骨髓抑制均较轻;但高剂量或长期使用骨髓抑制较严重,恢复缓慢。少数患者有变态反应和发热。长期使用可导致间质性肺炎及抽搐。

(6)禁忌证:严重骨髓抑制、严重肝和肾功能不全者禁用,孕妇及哺乳期妇女禁用。

(7)药物相互作用:对免疫受损者不推荐免疫接种疫苗。保泰松可增加该药的毒性,故合用时需减少该药的用量。

(8)注意事项:给药期间避免接种活体疫苗。

4.白消安

(1)药理作用:白消安属于双甲基磺酸酯类双功能烷化剂,与 DNA 相互作用时,形成 7-(4'-羟丁基)鸟嘌呤和 1',4'-二(7-鸟嘌呤基)丁烷,主要的反应有可能发生在螺旋链内而不在连接鸟嘌呤残基的链间。

(2)药动学:白消安口服吸收良好,吸收后很快自血浆消失,反复给药可逐渐蓄积。该药主要在肝脏代谢,以代谢物的形式经肾脏排出,半衰期为 2~3 h。

(3)适应证:慢性粒细胞白血病。

(4)用法用量:口服,每天 2~8 mg,分 3 次口服;维持量为一次 0.5~2 mg,每天 1 次。小儿每天 0.05 mg/kg。

(5)不良反应:主要为消化道反应及骨髓抑制、肺纤维化。有的患者可有头昏、面红、男性乳腺发育或睾丸萎缩;妇女无月经,可能会导致畸胎。

(6)禁忌证:急性白血病、再生障碍性贫血或其他出血性疾病者及孕妇禁用。

(7)药物相互作用:①苯妥英钠可使该药的清除率增加。②将该药与硫鸟嘌呤合用于治疗慢性髓性白血病时,出现了多例肝结节再生性增生,伴肝功能异常、门静脉高压和食管静脉曲张,单独使用该药则无此反应。③使用高剂量的该药做干细胞移植前清髓治疗的患者,使用甲硝唑可显著增加该药的血药浓度和毒性反应,包括肝功能异常、静脉闭塞性病变和黏膜炎。④合并使用 α 干扰素可出现严重的血细胞数量减少。

(8)注意事项:慢性粒细胞白血病急变期应停药。肾上腺皮质功能不全者慎用。用药期间应严格检查血常规。

5.美法仑

(1)药理作用:作用机制与其他烷化剂相同。抑制谷胱甘肽 S 转移酶可增强该药的抗肿瘤作用。

(2)药动学:口服吸收个体差异大。分布半衰期为 6～10 min,消除半衰期为 40～120 min。不足 15％以原形经尿排泄,大部分以代谢物的形式排出。脑脊液中的浓度不足血浆浓度的 10％。

(3)适应证:①多发性骨髓瘤、乳腺癌、卵巢癌、慢性淋巴细胞和粒细胞白血病、恶性淋巴瘤、骨软骨病。②动脉灌注用于治疗肢体恶性黑色素瘤、软组织肉瘤及骨肉瘤。

(4)用法用量:口服,8～10 mg/m²,每天 1 次,共 4～6 d,间隔 6 周重复。动脉灌注,一般每次 20～40 mg,视情况而定。

(5)不良反应:有消化道反应和骨髓抑制;可能会出现超敏反应(包括过敏),有报道称心跳停止可能与此有关。其他不良反应尚有溶血性贫血、脉管炎、肺纤维化、肝炎和黄疸等肝功能异常。

(6)禁忌证:严重贫血者、孕妇禁用。

(7)药物相互作用:儿童使用萘啶酸和高剂量的美法仑(静脉给药)会导致致命的出血性小肠结肠炎。

(8)注意事项:根据肾功能和骨髓抑制程度增加或减少剂量。

(二)亚硝基脲类

亚硝基脲类抗肿瘤药物的分子中含有 β-氯乙基亚硝基脲结构,N-亚硝基的存在使该氮原子与邻近羰基之间的键变得不稳定,在体内分解生成偶氮氢氧化物中间体,继续分解产生碳正离子,碳正离子可与 DNA 发生反应,从而破坏 DNA 的结构。此类药物具有较强的亲脂性,易通过血-脑屏障进入脑脊液中,可用于脑瘤、转移性脑瘤、中枢神经系统肿瘤和恶性淋巴瘤的治疗。目前用于临床的亚硝基脲类抗肿瘤药物有卡莫司汀、洛莫司汀、司莫司汀、尼莫司汀等。

1.卡莫司汀

(1)药理作用:该药进入体内后,在 OH⁻ 的作用下形成异氰酸盐和重氮氢氧化物。异氰酸盐使蛋白质氨甲酰化,重氮氢氧化物生成正碳离子使生物大分子烷化。异氰酸盐可抑制 DNA 聚合酶,抑制 DNA 修复和 RNA 合成。

(2)药动学:口服吸收迅速,但仅静脉注射有效。化学半衰期为 5 min,生物半衰期为 15～30 min。该药经肝脏代谢,代谢物可在血浆中停留数天,造成延迟性骨髓毒性,可能存在肝肠循环。96 h 内有 60％～70％由肾脏排出,1％由粪便排出,10％以 CO_2 的形式由呼吸道排出。该药可以通过血-脑屏障,脑脊液中的浓度为血浆浓度的 50％以上。

(3)适应证:该药主要用于脑瘤、恶性淋巴瘤及小细胞肺癌的治疗,对多发性骨髓瘤、恶性黑色素瘤、头颈部癌及睾丸癌也有效。

(4)用法用量:静脉滴注,每天 75～100 mg/m²,连用 2 d。使用时将该药与 200 mL 生理盐水或 5％的葡萄糖注射液混合,1～2 h 内滴完。

(5)不良反应:①骨髓抑制,白细胞及血小板减少在给药后的 3～4 周出现;白细胞数最低值出现在 5～6 周,在 6～7 周逐渐恢复,但多次给药后可延迟至 10～12 周恢复;血小板最低值见于给药后的 4～5 周,在 6～7 周恢复。②大剂量使用可产生脑脊液病。③长期治疗可产生肺间质纤维化或间质性肺炎,有的患者甚至 1～2 个疗程即出现肺部并发症,部分患者不能恢复。此外,还有恶心、呕吐等消化道反应。④有继发白血病、致畸胎的风险。⑤该药对生殖功能有影响,可抑制睾丸或卵巢功能。⑥静脉注射部位可产生血栓性静脉炎。

(6)禁忌证：孕妇禁用。严重骨髓抑制者禁用。

(7)药物相互作用：应避免将该药和其他骨髓抑制作用强烈或呕吐反应强烈的药物合用。

(8)注意事项：①应用期间停止哺乳。②用药期间注意检查血常规、肝功能、肾功能、肺功能。③有免疫抑制功能，化疗结束后的 3 个月内不宜接种活疫苗。④预防感染，注意口腔卫生。⑤美国 FDA 妊娠期药物安全性分级为肠道外给药 D 级。

2.洛莫司汀

(1)药理作用：药理作用与卡莫司汀相近。

(2)药动学：口服后 30 min 可完全吸收，体内迅速转化为代谢产物，代谢产物 3 h 可达血药峰浓度。器官分布以肝（胆汁）、肾、脾中多，其次为肺、心、肌肉、小肠、大肠等。该药可以透过血-脑屏障，脑脊液中的浓度为血浆浓度的 15%～30%。在肝内完全代谢，存在肝肠循环。半衰期为 15 min，代谢产物的半衰期为 16～48 h。口服后的 24 h 内，50% 以代谢物的形式随尿排出，但 4 d 内的排出量<75%，从粪便排泄的少于 5%，从呼吸道排出 10%。

(3)适应证：原发性或继发性脑瘤、恶性淋巴瘤、肺癌及恶性黑色素瘤。

(4)用法用量：口服，一次 80～100 mg/m²，顿服，每 6～8 周 1 次，3 次为 1 个疗程。

(5)不良反应：①有胃肠道反应。口服后 6 h 内可发生恶心、呕吐，预先使用镇静药或甲氧氯普胺并空腹服用可减轻。少数患者可出现胃肠道出血及肝功能损害。②骨髓抑制：服药后 3～5 周可见血小板数降低，白细胞数降低可在服药后第 1 及第 4 周内出现 2 次，第 6～8 周才恢复；具有累积性。③可能会抑制睾丸或卵巢功能。④有致畸胎的可能。

(6)禁忌证：孕妇及哺乳期妇女禁用。严重骨髓抑制者禁用。

(7)药物相互作用：与卡莫司汀相同。

(8)注意事项：与卡莫司汀相同。

3.司莫司汀

(1)药理学：作用机制与卡莫司汀相近。

(2)药动学：口服后易从胃肠道吸收，迅速代谢，能通过血-脑屏障进入脑脊液中。以代谢物的形式经尿排出，48 h 内可排出 60%，少量经粪便排出，部分经呼吸道排出。

(3)适应证：为洛莫司汀的衍生物。对脑部原发性或继发性肿瘤、恶性淋巴瘤、肺癌等有较好作用；与氟尿嘧啶联合用于直肠癌、胃癌和肝癌的治疗。

(4)用法用量：口服，成人一次 100～120 mg/m²，间隔 6～8 周，临睡前与止吐药、安眠药同服。

(5)不良反应：①消化道反应，如恶心、呕吐。②肝、肾功能损害。③骨髓抑制：呈延迟反应，有累积性。血小板和白细胞在服药后的第 1～4 周降低，于第 6～8 周恢复。④其他：偶尔见全身性皮疹，有致畸胎的风险，对睾丸及卵巢有抑制作用。

(6)禁忌证：与卡莫司汀相同。

(7)药物相互作用：与卡莫司汀相同。

(8)注意事项：与卡莫司汀相同。

4.尼莫司汀

(1)药理作用：与卡莫司汀相近。

(2)药动学：该药在肝、肾中的浓度高于血浆浓度，在肿瘤组织内的浓度稍高于血中浓度。该药可通过血-脑屏障,给药 30 min 后脑脊液中的浓度可达高峰。

(3)适应证:用于脑瘤、肺癌、慢性白血病、恶性淋巴瘤及消化道肿瘤。

(4)用法用量:成人按体重 2~3 mg/kg 或体表面积 90~100 mg/m²,溶于灭菌注射用水(5 mg/mL)中静脉注射;或溶于 250 mL 生理盐水、5%的葡萄糖注射液中静脉滴注,每 6 周给药 1 次。

(5)不良反应:与卡莫司汀的不良反应相同。间质性肺炎少见。

(6)禁忌证:与卡莫司汀相同。

(7)药物相互作用:与卡莫司汀相同。

(8)注意事项:①不得用于皮下或肌内注射。②静脉注射过程中避免药液外渗,导致局部结节坏死。

(三)三氮烯咪唑类

不同于氮芥类烷化剂的乙基转运至 DNA 分子的亲电子部位及其他大分子上,三氮烯咪唑类药物是将单个甲基转运至 DNA 分子上,药物有达卡巴嗪和替莫唑胺。

1.达卡巴嗪

(1)药理作用:为嘌呤生物合成的中间体,进入体内后由肝微粒体去甲基形成单甲基化合物,有直接细胞毒作用。其主要作用于 G2 期,抑制嘌呤、RNA 和蛋白质的合成,也影响 DNA 的合成。

(2)药动学:口服吸收不良,需静脉给药。血浆蛋白结合率为 20%~28%,仅少量通过血-脑屏障。分布半衰期为 19 min,消除半衰期为 5 h,6 h 内 30%~45%以原形经尿排出。

(3)适应证:主要用于霍奇金淋巴瘤、黑色素瘤及软组织肉瘤的治疗。

(4)用法用量:静脉注射,一次 200~400 mg/m²,每天 1 次,连用 5~10 d,以 10~15 mL 生理盐水溶解后静脉注射;或再用 250 mL 5%的葡萄糖注射液稀释后静脉滴注,30 min 以上滴完,每 4~8 周重复一次。联合用药时每次 200 mg/m²,静脉滴注,连用 5 d,每 3 周重复 1 次。

(5)不良反应:①骨髓抑制,白细胞减少发生于给药后的 16~20 d,最低值见于给药后的 21~25 d;血小板计数减少见于给药后的 16 d。②胃肠道反应常见,如食欲缺乏、恶心、呕吐,一般发生于给药后的 1~12 h,偶尔有黏膜炎。③流感样综合征偶尔见,发生于给药后的第 7 d,持续1~3 周。④可能会导致发生致命性的肝血管毒性,由肝静脉血栓、坏死和大范围出血所致,一般出现在达卡巴嗪治疗的第 2 个疗程。⑤其他如脱发和面部麻木。

(6)禁忌证:孕妇禁用,水痘或带状疱疹患者及有严重的过敏史者禁用。

(7)药物相互作用:将其与其他骨髓抑制剂或放疗合用时需减少药物剂量。

(8)注意事项:①用药期间应停止哺乳。②用药期间禁止接种活病毒疫苗。③肝、肾功能不全,感染者慎用。④用药期间监测肝、肾功能及血常规。

2.替莫唑胺

(1)药理作用:给药后在体内迅速转化为活性产物 3-甲基-(三嗪-1-)咪唑-4-甲酰胺(MTIC)。MTIC 主要作用表现为 DNA 分子上鸟嘌呤第 6 位氧原子上的烷基化以及第 7 位氮原子的烷基化,通过甲基化加成物的错配修复,发挥细胞毒作用。

(2)药动学:可迅速通过血-脑屏障,进入脑脊液中。口服吸收完全,1 h 后可达峰。进食高脂肪的早餐后服药,C_{max} 和药-时曲线下面积(AUC)分别减少 32%和 9%,t_{max} 增加。平均消除半衰期为1.8 h,大部分经肾脏排泄,5%~10%为原形。

（3）适应证：用于治疗多形性胶质母细胞瘤，开始先与放疗联合治疗，随后作为辅助治疗；治疗常规治疗后复发或进展的多形性胶质母细胞瘤或间变性星形细胞瘤可用该药。

（4）用法用量：口服给药。①新诊断的多形性胶质母细胞瘤：同步放疗、化疗期间，按体表面积每天 75 mg/m² ，共 42 d，同时接受放疗。根据患者的耐受程度可暂停药，但无须降低剂量。接受同步放疗、化疗后 4 周，进行 6 个周期的该药单药辅助治疗，起始剂量为每天 150 mg/m²，共 5 d，然后暂停 23 d，一个周期为 28 d。从第 2 周开始，根据前一周期的不良反应，剂量可增至 200 mg/m² 或减至 100 mg/m²。②常规治疗后复发或进展的多形性胶质母细胞瘤或间变性星形细胞瘤：以前接受过化疗者的起始剂量为 150 mg/m²，未接受过化疗者起始剂量为 200 mg/m²，共 5 d，28 d 为一个周期。治疗可持续至病变进展，最多为 2 年。

（5）不良反应：轻、中度的消化道反应，恶心，呕吐等，具有自限性或标准止吐方案可控制；重度呕吐的发生率为 4%。骨髓抑制一般出现在开始几个周期的第 21～28 d，通常在 1～2 周可恢复，与给药剂量有关。其他常见的不良反应有疲乏、便秘、头痛、食欲缺乏、腹泻、发热等。有致癌、致畸及致突变作用。

（6）禁忌证：对达卡巴嗪（DTIC）及该药过敏者禁用。严重的骨髓抑制及孕妇或计划妊娠的妇女禁用。

（7）注意事项：①对于接受 42～49 d 合并治疗者需要进行预防卡氏肺孢子菌感染，可给予复方磺胺甲噁唑等抗菌药物。②严重肝、肾功能不全者尚无资料，需严密观察。老年患者（年龄＞70 岁）的骨髓毒性发生率可能会增加。③该药有致癌、致畸及致突变作用。

二、铂类

铂类抗肿瘤药物是多种恶性肿瘤的治疗基石。作用机制：主要通过与 DNA 结合形成交叉键，从而破坏 DNA 的功能，导致 DNA 不能进行复制；浓度高时也能抑制 RNA 和蛋白质的合成。该类药物具有周期非特异性作用特征。第一代铂类药物顺铂是目前最常用的抗肿瘤药物之一，但由于存在肾毒性，现已经开发出了第二代、第三代铂类药物。具体药物有卡铂、奈达铂和奥沙利铂等。

（一）顺铂

1.药理作用

该药能与 DNA 结合形成交叉键，从而破坏 DNA 的功能，使其不能再复制；浓度高时也能抑制 RNA 及蛋白质的合成；对乏氧细胞也有作用。

2.药动学

仅供静脉、动脉或腔内给药。给药后吸收迅速，分布于全身各组织内，肾、肝、卵巢、子宫、皮肤和骨骼内的含量较多，脾、胰、肠、心、肌肉和脑中含量较少，肿瘤组织无选择性分布。血浆蛋白结合率高，分布半衰期为 25～49 min，消除半衰期为 58～73 h。药物自体内清除缓慢，5 d 内仅 27%～54% 经尿排出，少量经胆道排出。腹腔内给药时腹腔器官内的药物浓度是静脉给药时的 2.5～8 倍。

3.适应证

该药适用于治疗多种实体瘤，特别是膀胱、宫颈、肺、卵巢和睾丸的肿瘤，同时也用于胃癌、食管癌、子宫内膜癌、前列腺癌、乳腺癌、头颈部癌、恶性黑色素瘤、骨肉瘤、恶性淋巴瘤及儿童的神经母细胞瘤等的治疗。

4.用法用量

作为单药治疗成人按照体表面积一次 15～20 mg/m²，连续 5 d 静脉滴注，间隔 3～4 周可重复用药；亦可 80～100 mg/m²，最大不超过 120 mg/m²，一次使用或分成 3 d 静脉滴注，每间隔 3～4 周一次。

5.不良反应

通常为剂量限制性和累积性毒性。

(1)肾脏毒性：单次中、大剂量用药后可能会出现轻微的、可逆的肾功能障碍，可以为血尿或氮质血症；多次高剂量和短期内反复用药会导致不可逆性的肾功能损害，重者可表现为肾小管坏死。采用静脉水化、甘露醇利尿及延长顺铂输注时间至 6～8 h 可减轻肾毒性。

(2)消化道反应：包括恶心、呕吐、食欲缺乏及腹泻。恶心、呕吐的发生率在 17％～100％，一般在给药后的 1～6 h 出现，多数可以在 3 d 内恢复，但也有持续至给药后的 1 周。

(3)骨髓抑制：表现为白细胞、血小板减少，在剂量＞50 mg/m² 更为显著，最低点一般出现在用药后的 3 周。其导致的贫血可能与肾小管功能损伤后促红细胞生成素缺乏有关。

(4)神经毒性：主要为感觉神经损害，表现为麻木、刺痛感、振动感和深部肌腱反射减弱，重者可发展为感觉性共济失调。多见于累积剂量达到 300～600 mg/m² 者，为可逆性，但可能需要很长时间恢复。

(5)听力损害：可出现耳鸣和高频听力减弱，多为可逆性的。

(6)超敏反应：常在给药后的几分钟内出现，膀胱内灌注、腹膜或胸膜内给药也可发生过敏。

(7)电解质紊乱：顺铂引起的电解质紊乱可发生于治疗后的数天至数周不等，绝大部分出现在反复长时间治疗后，其原因可能在于消化道反应及肾毒性。顺铂导致的肾损害可以发生在承担机体电解质重吸收的近端小管、远端小管及集合管等部位，因此当肾小管重吸收功能受到影响时，血 Na⁺、K⁺、Cl⁻、Mg²⁺、Ca²⁺ 等水平均有可能下降，其中以低钾及低镁常见，也可发生严重的低钙血症。

6.禁忌证

肾功能严重损害者、孕妇及对顺铂或其他含铂化合物过敏者禁用。

7.药物相互作用

与其他骨髓抑制剂、有肾毒性或耳毒性的药物联合使用会增加顺铂的毒性反应。顺铂对肾功能的影响也可能会影响其他经肾排泄药物的药动学参数。

8.注意事项

治疗期间应监测肾功能、神经系统功能和听力。定期监测血常规，观察血细胞计数。监测患者的肝功能、电解质及尿酸水平。

(二)卡铂

1.药理作用

药理作用有待深入研究，主要引起靶细胞 DNA 的链间及链内交联，破坏 DNA 而抑制肿瘤的生长。

2.药动学

血浆蛋白结合率低，终末半衰期至少为 5 d，分布半衰期为 1.1～2 h，消除半衰期为 2.6～5.9 h。肌酐清除率为 60 mL/min 时，24 h 内由肾脏清除 71％。

3.适应证

其为顺铂类似物，与顺铂具有相似的抗肿瘤活性及用途。其主要用于治疗小细胞肺癌、卵巢癌、睾丸肿瘤、头颈部肿瘤,也可用于治疗非小细胞肺癌、膀胱癌、子宫颈癌、胸膜间皮瘤、黑色素瘤及子宫内膜癌。

4.用法用量

目前多采用根据 Calvert 公式给药,即根据患者的肾小球滤过率(GFR,mL/min)和设定的药-时曲线下面积[AUC,mg/(mL·min)]计算卡铂的用量,具体为:卡铂的总剂量(mg)＝目标 AUC×(GFR＋25)。推荐的目标 AUC 见表 12-1。

表 12-1　卡铂的剂量调整参照表

目标 AUC/mg/(mL·min)	化疗方案	患者情况
5～7	单药	初次化疗
4～6	单药	接受过化疗
4～6	联合用药	初次化疗

5.不良反应

(1)肾脏毒性:较轻。肌酐清除率＜60 mL/min 时卡铂的肾脏和全身清除率随肌酐清除率降低而降低,故需要减量;肌酐清除率＜20 mL/min 时应避免使用。

(2)消化道反应:较顺铂轻,表现为恶心、呕吐、腹泻、畏食等。

(3)骨髓抑制:最常见,为剂量依赖性毒性。一次用药后,白细胞和血小板水平在用药后的21 d 最低;联合化疗一般在 15 d。

(4)超敏反应:常在给药后的几分钟内出现,常见于多个周期给药后。

(5)神经毒性:较罕见。

6.禁忌证

禁用于对本品及其他含铂类化合物曾有过敏史的患者;禁用于出血性肿瘤患者。

7.药物相互作用

将其与其他骨髓或肾毒性药物合用时,警惕骨髓抑制及肾损害的发生。

8.注意事项

定期监测血常规及仔细评估肾功能。

(三)奈达铂

1.药理学

奈达铂为顺铂类似物。该药进入细胞后,甘醇酸酯配基上的醇性氧与铂之间的键断裂,水与铂结合,导致离子型物质的形成;然后断裂的甘醇酸酯基配基变得不稳定并被释放,产生多种离子型物质与 DNA 结合,抑制 DNA 复制,从而产生抗肿瘤活性。

2.药动学

该药主要以游离形式存在于血浆中,动物实验发现该药主要分布在肾脏和膀胱内,组织浓度高于血浆浓度。该药主要经尿排泄,24 h 内尿液中的铂回收率为 40%～69%。

3.适应证

适应证为头颈部癌、小细胞肺癌、非小细胞肺癌、食管癌、卵巢癌等实体瘤。

4.用法用量

临用前以生理盐水溶解,再稀释至 500 mL,静脉滴注时间＞1 h,静脉滴注完成后需继续予1 000 mL 以上的液体。推荐剂量为每次 80～100 mg/m²,每个疗程给药一次,间隔 3～4 周后方可进入下一周期。

5.不良反应

主要不良反应为骨髓抑制,可见白细胞、血小板计数及血红蛋白含量下降;其他常见的不良反应有恶心、呕吐、食欲缺乏等消化道症状,以及肝和肾功能损害、耳神经毒性、脱发等;也有肺间质病变的报道。这些不良反应的发生率较低。

6.禁忌证

该药禁用于有明显的骨髓抑制及严重的肝、肾功能不全者,对其他铂类过敏及对赋形剂右旋糖酐过敏者,妊娠期妇女及有严重并发症者。

7.药物相互作用

因本品有耳、肾毒性,故将其与其他具有耳、肾毒性的药物合用时需警惕,如氨基糖苷类抗生素、呋塞米、万古霉素。

8.注意事项

(1)长期给药的毒副作用可累加,需警惕。

(2)有较强的骨髓毒性,故应定期监测血常规,观察白细胞、血小板、红细胞及中性粒细胞计数等。

(3)有肝、肾损害的可能,需定期监测肝、肾功能,给药完成后需水化 1 000 mL,对于血容量不足的患者需更加注意。

(4)禁止将本品与含铝制品接触,输注时避免阳光直射。

(四)奥沙利铂

1.药理学

奥沙利铂是二氨环己烷的铂类化合物,即以 1,2-二氨环己烷基团代替顺铂的氨基。其作用机制与其他铂类的作用机制相同。

2.药动学

给药后可迅速分布于全身,和红细胞呈不可逆性结合。以 130 mg/m² 静脉连续滴注 2 h,C_{max} 为 5.1±0.8 μg/mL,AUC 为 189±45 μg/(mL · h)。50%的铂与红细胞结合,50%存在于血浆中,其中 25%为游离状态,75%与蛋白结合。给药后 5 d 蛋白结合率稳定在 95%左右。分布相迅速在 15 min 内完成,但消除很慢,给药后的 3 h 仍能测出残余铂。分布半衰期为 0.28±0.06 h,消除半衰期为 16.3±2.90 h,终末半衰期为 273±19.0 h。给药后28 h,尿中排出 40%~50%。

3.适应证

将该药与氟尿嘧啶和亚叶酸钙联合用于转移性结直肠癌(FOLFOX 方案);对卵巢癌有较好疗效,对胃癌、非霍奇金淋巴瘤、非小细胞肺癌及头颈部肿瘤有一定效果。该药与其他铂类无交叉耐药性。

4.用法用量

推荐剂量为 85 mg/m²,溶于 250~500 mL 5%的葡萄糖注射液中,静脉滴注时间 2~6 h,每 2 周重复一次;或 130 mg/m²,每 3 周一次;严重肾功能不全者的起始剂量下调至 65 mg/m²(肌酐清除率>30 mL/min);肝功能异常者、轻至中度肾功能不全者无须调整剂量。禁止用含盐溶液配制或稀释。

5.不良反应

(1)不良反应与顺铂相似,但恶心和呕吐、肾毒性及骨髓抑制较轻。

(2)奥沙利铂具有独特的神经毒性,可以在静脉给药后立即发生,表现为受冷后加重的感觉异常、肌肉痉挛和肌颤。这些急性症状通常在 1 周内缓解,但累积剂量较高时,奥沙利铂可以诱发剂量限制性感觉神经病变,并导致功能障碍甚至共济失调。

(3)奥沙利铂可以导致肝窦损伤(肝窦阻塞综合征或蓝肝综合征),病理变化与肝窦阻塞综合征相似,以肝窦扩张和充血,随后发生结节性增生为特点,化验指标可见氨基转移酶和碱性磷酸酶水平升高;当出现无法用肝转移解释的肝功能异常或门静脉高压时,应警惕该综合征。

(4)变态反应可见于治疗的任何周期中。

6.禁忌证

禁用于已知对本品过敏者、哺乳期妇女、肌酐清除率＜30 mL/min 者。

7.药物相互作用

高剂量的奥沙利铂(130 mg/m^2)会降低氟尿嘧啶的清除率,导致后者的血药浓度升高;铂类主要经肾脏排泄,因此将其与其他有肾毒性的药物合用时需警惕肾损害;本品不经肝药酶代谢,故药物之间的相互影响不大。

8.注意事项

(1)将高剂量的奥沙利铂与氟尿嘧啶合用时,因氟尿嘧啶的清除率降低,ADR 发生率升高,此时可以根据 ADR 程度适当调整氟尿嘧啶的用量。

(2)美国 FDA 妊娠期药物安全性分级为肠道外给药 D 级。

三、其他

(一)丝裂霉素

1.药理作用

该药在细胞内通过还原酶活化后,可使 DNA 解聚,同时拮抗 DNA 的复制,浓度高时对 RNA 和蛋白质的合成亦有抑制作用。该药主要作用于晚 G1 期和早 S 期,在酸性和缺氧条件下也有作用。

2.药动学

该药主要在肝脏进行生物转化,不能透过血-脑屏障,静脉给药后分布半衰期和消除半衰期分别为 5～10 min 和 50 min。该药主要通过肾脏排泄。口服能吸收,但浓度仅为静脉给药的 1/20,故采用静脉给药方式。该药主要经过肾小球滤过,肝、脾、肾、脑及心脏等组织参与该药失活,最可能经肝内微粒体代谢。静脉注射后有相当剂量由尿排出,数小时内有 10% 以原形排出。

3.适应证

该药对多种实体瘤有效,特别是消化道肿瘤。

4.用法用量

静脉注射,每天 2 mg;或每周 2 次,每次 4～6 mg,40～60 mg 为 1 个疗程;或 8～10 mg/m^{2}静脉冲入,每 3 周 1 次。

5.不良反应

毒性反应与烷化剂相似,主要为骨髓抑制和消化道反应。该药对肾脏和肺也有毒性。个别患者可引起发热、乏力、肌肉痛及脱发。

6.禁忌证

水痘或带状疱疹患者禁用。用药期间禁用活病毒疫苗接种和避免口服脊髓灰质炎疫苗。孕妇及哺乳期妇女禁用。

7.药物相互作用

将其与多柔比星合用可增加心脏毒性,建议多柔比星的总剂量限制在450 mg/m² 以下。

8.注意事项

(1)用药期间应严格检查血常规,避免药液外渗。

(2)该药溶解后需在4～6 h应用。与维生素C、维生素B₆等配伍时,该药的疗效显著下降。

(二)博来霉素

1.药理作用

该药与铁的复合物嵌入DNA中,引起DNA单链和双链断裂,它不引起RNA链断裂。作用的第一步是该药的二噻唑环嵌入DNA的G-C碱基对之间,同时末端三肽氨基酸的正电荷和DNA的磷酸基作用使其解链;作用的第二步是该药与铁的复合物导致超氧或羟自由基生成,引起DNA链断裂。

2.药动学

口服无效,需静脉或肌内注射。肌内或静脉注射后在血中消失较快,广泛分布到肝、脾、肾等组织中,以肺和皮肤中最多,因该处细胞中酰胺酶活性低,该药水解失活少,在其他正常组织内可迅速代谢失活。部分药物可以通过血-脑屏障,血浆蛋白结合率近1%。一次量静脉注射后,消除半衰期和终末半衰期分别为24 h和4 h,3岁以下的儿童的消除半衰期和终末半衰期分别为54 min和3 h。静脉滴注后消除半衰期为1.3 h,终末半衰期为8.9 h。该药主要经肾脏排泄,24 h内可排出50%～80%,不能被血液透析清除。

3.适应证

该药用于头颈部、食管、皮肤、宫颈、阴道、外阴、阴茎的鳞癌和霍奇金淋巴瘤、睾丸癌等,亦用于治疗银屑病。

4.用法用量

肌内、静脉及动脉注射,成人每次15 mg,每天1次或每周2～3次,总量不超过300 mg;小儿每次按体表面积10 mg/m²。第一次用药时,先肌内注射1/3的量,若无反应再将剩余量注射完。静脉注射应缓慢,注射时间不少于10 min。

5.不良反应

(1)主要的急性毒性为皮肤红斑、触痛和关节或四肢末端溃疡,偶尔有雷诺现象;长期用药会发生色素沉着、指甲改变和脱发。

(2)最严重的远期毒性是肺毒性,为剂量相关性毒性。主要表现为干咳、气短,有些患者可能伴有发热,后期会导致肺实质纤维化。

(3)其他反应有恶心、呕吐、口腔炎、食欲减退、脱发等。

6.禁忌证

该药禁用于有严重的肺部疾病、严重的弥散性肺纤维化者,对该药有过敏史者,严重的肾功能障碍者,严重的心脏疾病患者,胸部及周围接受过放疗的患者。

7.药物相互作用

将其与顺铂合用可能会导致药物的清除速度变慢,毒性反应增加。将其与吉西他滨合用则肺毒性的发生率很高。

8.注意事项

(1)肾功能减退(肌酐清除率＜80 mL/min)者应至少减量50%;肾衰竭(肌酐清除率

<30 mL/min)者禁用该药。

（2）接受博来霉素治疗后的患者再接受高浓度的吸氧,有时会出现急性肺功能减退。

（3）需定期检查血常规、肝和肾功能和肺功能。用药过程中出现发热、咳嗽和活动性呼吸困难时应立即停药,并做影像学、血气分析等检查,以免出现严重的肺毒性。

（4）长期使用博来霉素的不良反应有增加及延迟性发生的倾向,需十分注意。

（5）儿童和育龄者应考虑对性腺的影响。

(三)平阳霉素

1.药理作用

本品为博来霉素的活性成分 A5,作用与博来霉素相近。

2.药动学

动物实验发现除肾脏外,肿瘤组织中的药物浓度最高,瘤血比达到 4：1。静脉注射后 30 min血药浓度达最高峰,以后迅速下降。在 24 h 内由尿排出 25%～50%。

3.适应证

该药用于治疗头颈部鳞癌、恶性淋巴瘤、乳腺癌、食管癌及鼻咽癌等,亦可用于治疗肺、子宫颈及皮肤的鳞癌。

4.用法用量

肌肉、静脉或肿瘤内注射,一次 8 mg,隔天 1 次,1 个疗程的总量为 240 mg。

5.不良反应

有发热、胃肠道反应、皮肤反应(色素沉着、皮炎、角化增厚、皮疹等)、脱发、肢端麻痛、口腔炎等。肺毒性的发生率较博来霉素少。

6.禁忌证

对该药过敏者禁用。

7.注意事项

应用时须接受试验剂量,一般可以小剂量 2 mg 以下开始。用药期间关注肺功能。

（张成玉）

第二节　影响核酸合成或转录的药物

一、二氢叶酸还原酶抑制剂

抗叶酸药最早是作为抗白血病药物应用于临床的,主要影响细胞周期 S 期,临床应用最主要的是甲氨蝶呤和培美曲塞。甲氨蝶呤是天然的叶酸盐类似物,一方面通过竞争性抑制二氢叶酸还原酶,阻止食物中的叶酸还原成二氢叶酸和四氢叶酸,从而阻止嘧啶核苷酸的合成;另一方面还能抑制嘌呤合成前期的转甲基酶,直接阻断嘌呤的生物合成。培美曲塞是一种新型的多靶点抗叶酸药,能抑制嘧啶和嘌呤生物合成通路中的多种酶,包括胸苷酸合成酶、二氢叶酸还原酶、甘氨酸核苷甲基转移酶。尽管都属于抗叶酸药,但两者的适应证却有较大差异。

（一）甲氨蝶呤

1.药理作用

该药不可逆性抑制叶酸还原酶,阻断四氢叶酸的生物合成,1～24 d 胸腺嘧啶核苷合成酶也受到抑制。该药可使细胞阻断在 S 期,是否影响从 G1 期进入 S 期尚且认识不一致。此外,由于还原性叶酸不足,可导致嘌呤和胸腺嘧啶核苷酸合成的障碍,从而引起 DNA、RNA 及蛋白质合成的抑制。

2.药动学

低剂量给药可迅速从胃肠道吸收,高剂量口服吸收较差,肌内注射后吸收也迅速及完全。口服 1～2 h 可达峰浓度,肌内注射为 30～60 min。该药主要分布在组织和细胞外液中,能穿过腹水和渗出物,并将其作为储库。血中清除呈三相模式,剂量低于 30 mg/m² 时终末消除半衰期为 3～10 h;高剂量胃肠外给药时终末消除半衰期为 8～15 h,血浆蛋白结合率为 50%。该药进入细胞后,一部分通过自主转运机制和聚谷氨酸盐形成轭合物,结合的药物可以在体内保持数月,尤其在肝脏中。口服或胃肠外给药时少量药物可以通过血-脑屏障,该药可以通过胎盘屏障。该药主要经肾小球滤过和肾小管主动分泌排泄,少量经粪便排泄,存在肝肠循环。

3.适应证

该药用于各种类型的急性白血病,特别是急性淋巴细胞白血病、恶性葡萄胎、绒毛膜上皮癌、乳腺癌、恶性淋巴瘤、头颈部癌、卵巢癌、宫颈癌、睾丸癌、支气管肺癌、多发性骨髓瘤和各种软组织肉瘤;大剂量用于骨肉瘤。鞘内注射可以用于预防和治疗脑膜白血病以及恶性淋巴瘤的神经侵犯。

4.用法用量

（1）白血病:每天 0.1 mg/kg,一次口服,一般有效疗程的安全剂量为 50～150 mg,总剂量视骨髓情况而定。对急性淋巴细胞白血病,有颅内侵犯者或作为缓解后预防其复发,可鞘内注射,每次 10～15 mg,每 5～14 d1 次,共 5～6 次。

（2）绒毛膜癌:成人一般 1 次 10～30 mg 口服或肌内注射,每天 1 次,连续 5 d。

（3）实体癌:根据情况可给 10～20 mg 静脉注射,每周 2 次,连续 6 周为 1 个疗程。

（4）骨肉瘤:大剂量化疗,一般 3～15 g/m² 溶于 500～1 000 mL 5% 的葡萄糖注射液中,静脉给药 6 h。给药前需水化、碱化尿液,同时需要监测血药浓度以调整亚叶酸钙的解救剂量。

5.不良反应

（1）胃肠道反应:包括口腔炎、咽喉炎、恶心、呕吐、腹痛、腹泻、消化道出血。

（2）肝功能损害:可见氨基转移酶水平升高、黄疸,长期口服可导致肝细胞坏死、脂肪肝、肝纤维化甚至肝硬化。

（3）肾脏:该药主要经肾脏排泄(40%～90%),大剂量使用时药物原形及代谢产物可以沉积在肾小管中,进而导致高尿酸血症性肾病,此时可出现血尿、蛋白尿、少尿、氮质血症甚至肾衰竭。

（4）呼吸系统:长期用药可引起咳嗽、气短、肺炎或肺间质纤维化。

（5）血液系统:主要为白细胞和血小板数下降。大剂量化疗可能会导致致死性血恶病质疾病。

（6）皮肤及附件:脱发、皮肤发红、瘙痒或皮疹等。

（7）鞘内注射可引起视物模糊、眩晕、头痛、意识障碍,甚至嗜睡或抽搐等。

（8）致突变、致畸和致癌作用较烷化剂轻,但长期给药有潜在的继发肿瘤的风险。

（9）对生殖功能的影响较烷化剂轻,但也能导致闭经和精子减少或缺乏。

6.禁忌证

孕妇禁用。

7.药物相互作用

(1)甲氨蝶呤主要经肾排泄,故能降低其排泄的药物(如 NSAIDs 和水杨酸盐、丙磺舒和某些青霉素)可能会增加甲氨蝶呤的作用。同时使用 NSAIDs 和甲氨蝶呤可能会导致致死性的毒性反应,故禁止将大剂量的甲氨蝶呤和 NSAIDs 同时使用。

(2)将甲氨蝶呤与其他有骨髓抑制、肾毒性或肝毒性的药物同时使用,甲氨蝶呤的毒性风险增加。

(3)口服抗菌药物(如四环素)和不能吸收的广谱抗菌药物可能通过抑制肠道菌群或通过细菌抑制剂物代谢,从而降低该药的肠道吸收或干扰肝肠循环。

8.注意事项

(1)用药期间停止哺乳。

(2)美国 FDA 妊娠期药物安全性分级:口服及肠道外均为 X 级。

(3)有肾病史或发现肾功能异常时,禁止大剂量甲氨蝶呤疗法;未准备好亚叶酸钙,未充分进行补液和碱化尿液时,也禁止大剂量甲氨蝶呤疗法。

(4)使用大剂量甲氨蝶呤疗法需严密监测血药浓度;静脉滴注给药时间需大于 6 h,否则肾毒性增加。

(5)胸腔积液或腹水可储存甲氨蝶呤,导致其清除率下降,因此给药前建议引流。

(6)定期监测血常规、肝和肾功能以及胃肠道毒性,如果发生骨髓抑制、腹泻或口腔炎应中断治疗。

(二)培美曲塞

1.药理作用

该药为多靶点抗叶酸代谢的药物,通过干扰细胞复制过程中叶酸依赖性代谢过程而发挥作用。该药可抑制胸苷酸合成酶、二氢叶酸还原酶、甘氨酸核糖核苷甲酰基转移酶等叶酸依赖性酶,这些酶参与胸腺嘧啶核苷和嘌呤核苷的生物合成。

2.药动学

该药主要经尿清除,肾功能正常时总清除率为 91.8 mL/min,消除半衰期为 3.5 h。血浆蛋白结合率为 81%,AUC 和 C_{max} 与给药剂量成正比。在 26～80 岁患者中,未发现年龄对该药的代谢存在影响,无儿童用药的相关资料。药物代谢物有性别差异。肝功能不全,ALT、AST 及胆红素不影响该药的代谢。

3.适应证

适应证为非小细胞肺癌,不推荐用于鳞癌。其与顺铂联合用于恶性胸膜间皮瘤。

4.用法用量

静脉注射,与顺铂联用,推荐剂量为 500 mg/m²,第 1 d,滴注时间超过 10 min,21 d 为一个周期。顺铂的推荐剂量为 75 mg/m²,在培美曲塞滴注完成后 30 min 给予。

5.不良反应

不良反应主要为骨髓抑制,表现为中性粒细胞、血小板减少和贫血。此外还有发热、感染、口腔炎、咽炎、皮疹和脱发等。

6.禁忌证

禁用于对该药过敏者,禁用于孕妇及哺乳期妇女,肌酐清除率<45 mL/min 者禁用。

7.药物相互作用

高剂量的 NSAIDs 和水杨酸类药物可能会降低该药的清除率。Ccr 45～79 mL/min 的患者,在使用培美曲塞的前 2 d 及后 2 d 内应避免使用 NSAIDs 和水杨酸类。

8.注意事项

(1)为减轻该药对骨髓造血系统的影响,接受培美曲塞治疗的患者必须在首次培美曲塞治疗的前 7 d 中,至少有 5 d 每天口服低剂量的叶酸制剂或含叶酸的复合物(一般为 0.4 mg/d),并持续服药至给药后的 21 d。在培美曲塞给药的前 1 周,必须接受 1 次维生素 B_{12} 肌内注射(一般为 1 mg/d),此后每 3 个周期 1 次(可以与培美曲塞同一天给药)。

(2)为减轻皮肤毒性,可以在给予培美曲塞的前 1 d 开始连续 3 d 口服 4 mg 地塞米松。

(3)Ccr≥45 mL/min 者不需要进行剂量调整,但不推荐用于 Ccr<45 mL/min 者。

(4)美国 FDA 妊娠期药物安全性分级为肠道外给药 D 级。

二、DNA 聚合酶抑制剂

(一)阿糖胞苷

1.药理作用

该药为抗嘧啶药,在细胞内先经脱氧胞苷酶催化磷酸化,转变为有活性的阿糖胞苷酸,再转变为二磷酸及三磷酸阿糖胞苷而起作用。该药主要通过与三磷酸脱氧胞苷竞争,抑制 DNA 多聚酶,干扰核苷酸掺入 DNA,并能抑制核苷酸还原酶,阻止核苷酸转变为脱氧核苷酸。但对 RNA 和蛋白质的合成无显著作用。该药为作用于 S 期的周期特异性药物,并对 G1/S 级 S/G2 转换期也有作用。

2.药动学

该药不宜口服,可经静脉、皮下、肌内或鞘内注射吸收。静脉注射后能广泛分布于体液、组织及细胞内,静脉滴注后有中等量的药物可以进入血-脑屏障,其浓度约为血浆浓度的 40%。该药主要在肝、肾内代谢,在血及组织中容易被胞嘧啶脱氨酶迅速脱氨而失活。在脑脊液内,由于脱氨酶的含量低,故脱氨作用较为持久。静脉给药的分布半衰期为 10～15 min,消除半衰期为 2～2.5 h;鞘内给药的半衰期可延至 11 h。24 h 内约 10% 以阿糖胞苷、90% 以尿嘧啶阿糖胞苷为主的无活性物质经尿排出。

3.适应证

该药用于急性淋巴细胞及肺淋巴细胞白血病的诱导缓解期及维持巩固期、慢性粒细胞白血病的急变期,亦适用于恶性淋巴瘤的治疗。

4.用法用量

(1)成人常用量如下。①诱导缓解:静脉注射,每天 2 mg/kg,连用 10 d,若无明显的不良反应,剂量可增大至 4 mg/kg;静脉滴注按 0.5～1.0 mg/kg,持续 1～24 h,连用 10 d,若无明显的不良反应,可增大至 2 mg/kg。②维持巩固:完全缓解后改用继续治疗量,皮下注射,按体重一次 1 mg/kg,每天 1～2 次。

(2)中、大剂量方案:①中剂量:按体表面积一次 0.5～1.0 mg/m²,一般静脉注射 1～3 h,每 12 h 1 次,以 2～6 d 为 1 个疗程;②大剂量:一次 1～3 g/m²,一般静脉注射 1～3 h,每 12 h 1 次,

$2\sim6$ d 为 1 个疗程。因阿糖胞苷的不良反应随剂量增大而增加,故目前一般采用中剂量。大剂量化疗主要用于难治性或复发性急性白血病,亦用于急性白血病的缓解后,以延长缓解期。

(3)小剂量方案:一次 10 mg/m²,皮下注射,每 12 h 1 次,$14\sim21$ d 为 1 个疗程;若不缓解而患者的情况允许,可于 $2\sim3$ 周重复 1 个疗程。这种给药方式一般用于原始细胞增多或转化型原始细胞增多的骨髓增生异常综合征患者,亦可治疗低增生性急性白血病、老年急性非淋巴细胞白血病。

(4)鞘内注射:主要用作预防脑膜白血病的第二线药物,一次 $10\sim25$ mg,加地塞米松 5 mg,鞘内注射,1 周 2 次,共 5 次;如果预防性使用则每 $4\sim8$ 周 1 次,中枢系统已有病变者应加放疗。

5.不良反应

(1)骨髓抑制及消化道反应常见,严重者可发生再生障碍性贫血。

(2)较少见口腔炎、食管炎、肝功能损害、血栓性静脉炎。阿糖胞苷综合征多出现于用药后的 $6\sim12$ h,表现为骨痛或肌痛、咽痛、发热、全身不适、皮疹、眼睛发红等。

(3)中、大剂量治疗时,部分患者可能发生严重的胃肠道反应及神经系统反应,如胃肠道溃疡、坏死性结肠炎、腹膜炎、周围神经病变、大脑和小脑功能障碍(如性格改变)、肌张力减退、癫痫、嗜睡、昏迷、语音失调;其他尚有严重的心肌病、肺脓肿、毒血症、出血性结膜炎、皮疹和脱发等。如果出现这些不良反应,则应立即停药,并给予治疗,使用肾上腺皮质激素这些不良反应可能会减轻。

6.禁忌证

有增加胎儿死亡及先天性畸形的风险,故应避免在妊娠初期的 3 个月内使用。

7.药物相互作用

四氢尿苷可抑制脱氨酶,延长该药的血浆半衰期,提高血中浓度,起增效作用。使用胞苷也有类似增效作用。该药可使细胞部分同步化,继续应用柔红霉素、阿霉素、环磷酰胺及亚硝脲类可增效。在用药后 $6\sim8$ h,再用 6-MP 可加强对粒细胞白血病的作用。

8.注意事项

(1)给药期间适当增加患者的补液量,保持尿液呈碱性,必要时可使用别嘌醇以防止高尿酸血症。

(2)快速静脉滴注该药可引起恶心、呕吐,但对骨髓的抑制作用较轻。

(3)哺乳期妇女慎用。

(4)用药期间监测血常规、肝和肾功能。

(5)接受过门冬酰胺酶的患者,再使用阿糖胞苷时可能会发生急性胰腺炎。不能将该药和氟尿嘧啶合用。

(6)美国 FDA 妊娠期药物安全性分级为肠道外给药 D 级。

(二)吉西他滨

1.药理作用

作用机制和阿糖胞苷相同。但不同的是该药除了掺入 DNA 外,还能抑制核苷酸还原酶,导致细胞内脱氧核苷三磷酸酯减少;和阿糖胞苷的另一个不同点是它能抑制脱氧胞嘧啶脱氨酶减少细胞内代谢物的降解,具有自我增效的作用。

2.药动学

该药的血浆蛋白结合率极低,半衰期为 $32\sim94$ min,药物分布容积与性别有关。总清除率为 30～90 L/(h・m²),受年龄和性别影响。药物在体内代谢为活性的双氟脱氧尿苷,99％经尿排泄,原药的排泄不足 10％。

3.适应证

该药主要用于治疗非小细胞肺癌和胰腺癌,也用于治疗膀胱癌、乳腺癌、卵巢癌等。

4.用法用量

(1)非小细胞肺癌及其他肿瘤:一次 800～1 000 mg/m²,溶于 250 mL 生理盐水中,静脉滴注 30 min,1 周 1 次,连用 2 周休息 1 周(3 周方案)或连用 3 周休息 1 周(4 周方案)。

(2)胰腺癌:一次 800～1 000 mg/m²,溶于 250 mL 生理盐水中,静脉滴注 30 min,1 周 1 次,连用 7 周休息 1 周,以后 1 周 1 次,连用 3 周休息 1 周或 4 周方案。

5.不良反应

(1)骨髓抑制:为剂量限制性毒性,对中性粒细胞及血小板均有较大影响。4 周方案(第 1 d、第 8 d 和第 15 d 给药)比 3 周方案(第 1 d 和第 8 d 给药)对血常规的影响大。

(2)胃肠道反应:轻到中度,如腹泻、便秘、口腔炎。

(3)肝功能损害:一过性氨基转移酶水平升高,胆红素水平升高少见。

(4)皮肤毒性:躯干、四肢斑疹及斑丘疹,呈一过性,必要时可以服用地塞米松或抗组胺药。

(5)可见发热、流感样症状。罕见呼吸困难、急性呼吸窘迫综合征(ARDS)、蛋白尿、血尿等。

6.禁忌证

孕妇及哺乳期妇女禁用。

7.药物相互作用

将其与其他抗肿瘤药物合用需要考虑骨髓毒性的累积。

8.注意事项

(1)定期监测肝、肾功能及血常规;用药期间必须停止驾驶和操纵机器。

(2)高龄患者不需要调整剂量。剂量调整主要根据血液毒性,参考肝、肾功能。

(3)美国 FDA 妊娠期药物安全性分级为肠道外给药 D 级。

三、胸腺核苷合成酶抑制剂

其主要为氟尿嘧啶类。除氟尿嘧啶外,其余药物均为前药,在体内代谢成氟尿嘧啶起抗肿瘤作用。此类药物具有广谱抗肿瘤活性,是治疗上皮来源肿瘤(尤其是乳腺癌、头颈部和消化道肿瘤)的基石类药物。其主要通过多种途径和多种代谢产物干扰肿瘤细胞的核酸代谢:①氟尿嘧啶在肿瘤细胞中转化为 5-氟尿嘧啶脱氧核苷酸(5F-dUMP),与还原型四氢叶酸及胸腺嘧啶核苷酸合成酶(TS)共价结合成三联复合物,阻止 dUMP 转化为 dTMP,后者是胸腺嘧啶三磷酸脱氧核苷酸(dTTP)合成所需的前体物质,而 dTTP 则是 DNA 合成所需的四个脱氧核苷酸底物中的一个;②转化为 5-氟尿嘧啶核苷(5-FdUTP),整合入 RNA 分子中,干扰蛋白质合成;③5F-dUMP也可进一步磷酸化为 5F-dUTP,直接掺入 DNA 中,抑制 DNA 链的延长,同时改变 DNA 的稳定性,继而引起 DNA 双链断裂。目前应用于临床的药物有氟尿嘧啶、卡莫氟、卡培他滨、替吉奥等。

(一)氟尿嘧啶

1.药理作用

该药需经过酶转化为 5-氟脱氧尿嘧啶核苷酸而具有抗肿瘤活性。氟尿嘧啶通过抑制胸腺嘧啶核苷酸合成酶而抑制 DNA 的合成,对 RNA 的合成也有一定抑制作用。

2.药动学

该药主要由肝脏代谢,大部分代谢为 CO_2,经呼吸道排出,约 15% 在给药后的 1 h 内经肾以原形排泄。大剂量用药时能透过血-脑屏障,静脉给药 30 min 后到达脑脊液,并可维持 3 h。分布半衰期为 10～20 min,消除半衰期为 20 h。

3.适应证

该药对多种肿瘤有效,如消化道肿瘤、乳腺癌、卵巢癌、绒毛膜上皮癌、子宫颈癌、肝癌、膀胱癌、皮肤癌。

4.用法用量

(1)静脉注射:一次 0.25～0.5 g,每天或隔天 1 次,1 个疗程的总量为 5～10 g。

(2)静脉滴注:一次 0.25～0.75 g,每天或隔天 1 次,1 个疗程的总量为 8～10 g。治疗绒毛膜癌可将剂量增大至每天 25～30 mg/kg,溶于 1 000 mL 5% 的葡萄糖注射液中,滴注 6～8 h,每 10 d 为 1 个疗程。根据时辰药理学,针对转移性结直肠癌,对氟尿嘧啶通常采用持续给药的方式。

5.不良反应

(1)发生食欲缺乏、恶心、呕吐,一般不严重。口腔黏膜炎常见于持续给药。常见白细胞计数减少,血小板数下降少见。脱发或注入药物的静脉上升性色素沉着常见。

(2)长期用药可发生神经系统反应,如小脑变性、共济失调。用药后偶尔出现心肌缺血。

6.禁忌证

当伴发水痘或带状疱疹时禁用。妊娠初期的 3 个月内禁用。

7.药物相互作用

先给予亚叶酸钙再给予该药,可增效。将该药与 MTX 合用,应先给 MTX,4～6 h 后再给该药,否则会减效。

8.注意事项

(1)肝、肾功能不全者慎用。

(2)给药期间不宜饮酒或同时给予水杨酸类及 NSAIDs,以减少消化道出血的风险。

(3)静脉注射部位药液外渗可引起局部疼痛、坏死或蜂窝织炎。

(4)口服能吸收,但达峰时间较长,体液分布和浓度不恒定,生物利用度不如静脉给药。

(5)美国 FDA 妊娠期药物安全性分级为肠道外给药 D 级,局部/皮肤外用 X 级。

(二)卡莫氟

1.药理作用

该药为氟尿嘧啶的衍生物,给药后可迅速释放氟尿嘧啶,干扰或阻断 DNA、RNA 及蛋白质合成而发挥抗肿瘤作用。

2.药动学

口服给药。口服后能在体内经多种途径代谢,逐渐释放出氟尿嘧啶,并能较长时间维持氟尿嘧啶于有效的血药浓度范围内。t_{max} 为 2～4 h。肝、肾及胃壁内的该药浓度较高。该药主要由尿排出。

3.适应证

该药用于消化道肿瘤的治疗,对乳腺癌亦有效。

4.用法用量

口服，每天 600～800 mg，分 2～4 次。

5.不良反应

有引起脑白质病变的可能，患者出现言语、步行、意识及认知障碍。造血系统毒性不明显。消化道反应可见恶心、呕吐、腹泻、口炎等。部分病例可有尿路刺激症状及热感。

6.禁忌证

孕妇及哺乳期妇女禁用。

7.药物相互作用

将其与抗胆碱药、镇静药合用疗效降低，与胸腺嘧啶、尿嘧啶合用增加疗效。

8.注意事项

用药期间出现下肢乏力、步行摇晃、说话不清、头晕麻木、站立不稳和健忘等症状应及时停药。营养状况差或有肝病、肾病的患者慎用。

（三）卡培他滨

1.药理作用

口服给药后迅速吸收，在肝脏被羧基酯酶转化为无活性的中间体 5'-脱氧-5'-氟胞苷，以后经肝脏和肿瘤组织胞苷脱氨酶的作用转化为 5'-脱氧-5-氟尿苷，最后在肿瘤组织内经胸苷磷酸化酶催化为氟尿嘧啶而起作用。

2.药动学

该药易经胃肠道吸收，$t_{\max}$ 约为 1.5 h，食物可以减少吸收的速度和程度，血浆蛋白结合率＜60％。

3.适应证

该药适用于晚期乳腺癌、大肠癌，可作为蒽环类和紫杉醇治疗失败的乳腺癌解救治疗。

4.用法用量

每天 2 500 mg/m²，连用 2 周停 1 周。与食物同服可使该药不被降解，因此推荐将每天剂量分早、晚 2 次于饭后 30 min 服用。

5.不良反应

不良反应见氟尿嘧啶相关内容。卡培他滨的常见不良反应有腹泻（可能为重度）、恶心和呕吐、腹痛、口腔炎及手足综合征，并且可能是剂量限制性毒性。

6.禁忌证

严重骨髓抑制者、严重肝、肾功能不全者及孕妇、哺乳期妇女禁用。

7.药物相互作用

服用华法林的患者服用该药可出现凝血参数改变和出血。

8.注意事项

（1）无论单药或联合化疗，手足综合征对接受卡培他滨的患者而言非常常见，出现的时间为单药化疗的前两个周期或联合化疗的前三个周期。将该药与多西他赛合用时，之前化疗诱导的口腔炎是手足综合征出现的重要危险因素。

（2）卡培他滨引起的腹泻有时可能会较重，应仔细监护严重的腹泻患者，出现脱水症状应补充液体和电解质。

（3）轻度肾功能损害者无须调整剂量。中度肾功能损害（Ccr 30～50 mL/min）者减量 25％。

重度肾功能损害者禁用。

(四)替吉奥

1.药理作用

该药为复方制剂,由替加氟(FT)、吉美嘧啶(CDHP)和奥替拉西钾(Oxo)按照 1∶0.4∶1 的摩尔比组成。其中 FT 是氟尿嘧啶的前体药物,可在体内转化为氟尿嘧啶;CDHP 可抑制氟尿嘧啶的代谢酶二氢嘧啶脱氢酶活性,从而抑制 FT 分解,增加氟尿嘧啶浓度;Oxo 具有选择性抑制氟尿嘧啶代谢酶的作用,在肠道中的浓度远高于肿瘤和血清中,因此可以抑制氟尿嘧啶在胃肠道中的磷酸化,降低其消化道毒性,且对氟尿嘧啶的抗肿瘤作用无明显影响。

2.药动学

12 名癌症患者于餐后单次口服该药 32~40 mg/m²,72 h 内尿中各成分累积排泄率:吉美嘧啶 52.8%,替加氟 7.8%,奥替拉西钾 2.2%,代谢物氰尿酸 11.4%、氟尿嘧啶 7.4%。口服 25~200 mg 后,吉美嘧啶、替加氟、奥替拉西钾、氟尿嘧啶的 AUC 和 C_{max} 呈剂量依赖性上升。

3.适应证

适应证为晚期胃癌、头颈部癌。

4.用法用量

口服。体表面积<1.25 m²者每次 40 mg,每天 2 次,早餐和晚餐后服用,28 d 为一个周期,间隔 14 d 后再重复;体表面积在 1.25~1.5 m²者每次 50 mg;体表面积≥1.5 m²者每次60 mg。可根据患者的情况增加或减少药量,每次给药量按 4 mg、50 mg、60 mg 和 75 mg 四级顺序递增或递减。如果患者服药期间肝、肾功能正常,未出现胃肠道不适,可将间隔时间缩短至 7 d。在没有出现安全性问题的情况下,判断可增加或减少量时从初次标准量开始逐级增加或减少,最大剂量限定为一次 75 mg,最低为 40 mg。

5.不良反应

骨髓抑制,肝功能损伤,食欲减退。严重腹泻的发生率为 0.4%,严重肠炎的发生率为 0.2%,间质性肺炎的发生率为 0.4%,严重口腔溃疡和出血的发生率为 0.2%。

6.禁忌证

严重骨髓抑制者,严重肝、肾功能损害者禁用。

7.药物相互作用

该药可增强双香豆素类的作用,导致凝血功能异常。

8.注意事项

(1)停药后,至少间隔 7 d 再给予其他氟尿嘧啶类药物或抗真菌药物氟胞嘧啶。

(2)该药的限制性毒性是骨髓抑制,需密切关注。

(3)孕妇需考虑潜在的性腺影响。

(4)该药可能会引发或加重间质性肺炎,因此给药前需确定患者是否有间质性肺炎,给药期间关注患者的呼吸、咳嗽和有无发热等症状,必要时进行影像学检查。

(5)该药有可能导致严重的肝功能损害,需加强肝功能监测。

四、嘌呤核苷酸合成抑制剂

该类药物属于抑制嘌呤合成途径的细胞周期特异性药物,经过发展目前已有巯嘌呤、硫鸟嘌呤、氟达拉滨、克拉屈滨和克罗拉滨等。巯嘌呤为次黄嘌呤类似物,能特征性地抑制次黄嘌呤的转变过程而达到抗肿瘤的目的;硫鸟嘌呤是鸟嘌呤的类似物,作用途径类似于巯嘌呤;氟达拉滨、克拉屈滨和克罗拉滨是腺嘌呤的 2 位氟或氯取代物,通过对抗腺苷脱氨酶的脱氨作用抑制 DNA 合成和修复而起抗肿瘤作用。

(一)巯嘌呤

1.药理作用

该药属于抑制嘌呤合成途径的细胞周期特异性药物。化学结构与次黄嘌呤相似,因而能竞争性抑制次黄嘌呤的转变过程。该药进入体内后,必须在细胞内经磷酸核糖转移酶转化为 6-巯基嘌呤核糖核苷酸后才具有活性。

2.药动学

该药口服吸收迅速,广泛分布于体液内,仅少量进入脑脊液,因此常规口服剂量对预防和治疗脑膜白血病无效。血浆蛋白结合率约 20%,主要在肝脏内代谢,经黄嘌呤氧化酶及甲基化作用分解为无活性的代谢物。静脉注射半衰期为 90 min,约半量经代谢后在 24 h 内即迅速从肾脏排出,其中 7%~39% 以原形排出,最慢的于开始服药后的 17 d 才经尿排出。

3.适应证

该药适用于绒毛膜上皮癌、恶性葡萄胎、急性淋巴细胞白血病及急性非淋巴细胞白血病、慢性粒细胞白血病的急变期。

4.用法用量

(1)成人用量:绒毛膜上皮癌患者的用量为每天 6.0~6.5 mg/kg,分早、晚 2 次服用,以 10 d 为 1 个疗程,疗程间歇 3~4 周。白血病患者的用量为开始每天 2.5 mg/kg,每天 1 次或分次服用,一般于用药后的 2~4 周开始显效,若用 4 周后仍未见效,可在仔细观察的情况下加量至每天 5 mg/kg;维持量为每天 1.5~2.5 mg/kg 或 50~100 mg/m²,每天 1 次或分次口服。

(2)儿童用量:小儿常用量为每天 1.5~2.5 mg/kg 或 50 mg/m²,每天 1 次或分次口服。

(3)老年患者用量:由于老年患者对化疗的耐受性差,服用该药时需要加强支持治疗,并严密观察症状、体征及血常规结果等变化。

5.不良反应

(1)主要毒性为骨髓抑制和免疫抑制,表现为白细胞及血小板计数减少,常在用药后的第 5 d、第 6 d 出现,停药后仍可持续 1 周左右。

(2)肝脏损害:可致胆汁淤积和肝细胞坏死。

(3)消化系统:恶心、呕吐、食欲减退、口腔炎、腹泻,但较少发生,可见于服用量过大的患者。

(4)高尿酸血症:多见于白血病治疗的初期,严重的可发生尿酸性肾病。

(5)少见间质性肺炎及肺纤维化。

6.禁忌证

该药有增加胎儿死亡及先天性畸形的风险,故妊娠初期的 3 个月内禁用。

7.药物相互作用

该药通过 2 种途径代谢,其中一条为经黄嘌呤氧化酶(XO)氧化,而别嘌醇是 XO 的强抑制剂,故使该药的效果及毒性反应均增加。将该药与肝细胞毒性药物合用时,有增加该药对肝细胞毒性损害的危险,需权衡利弊。将该药与其他对骨髓抑制作用的抗肿瘤药物或放疗合用时,会增加该药的效应,因而需酌情调整该药的剂量与疗程。

8.注意事项

(1)肝、肾功能不全者应适当减量,用药期间需密切监测肝和肾功能、血常规等。

(2)服药初期因白血病细胞大量破坏,血液及尿中的尿酸浓度明显升高,严重者可产生尿酸盐肾结石,因此需要适当增加患者水的摄入量并维持尿液呈碱性,以加速尿酸的排泄及阻止尿酸性肾病的发生。因该药与别嘌醇存在相互作用,故使用别嘌醇降尿酸时需要谨慎,仅用于血尿酸含量显著升高的患者,一天加服别嘌醇 300~600 mg 时,需将该药减量至常规量的 1/4~1/3。

(3)该药有迟缓作用,因此在疗程中出现显著的粒细胞减少症、粒细胞缺乏症、出血或出血倾向、黄疸、血小板减少等应立即停药,当各项实验室指标恢复后,再恢复给原有剂量的一半,继续服用。

(4)美国 FDA 妊娠期药物安全性分级为口服给药 D 级。

(二)硫鸟嘌呤

1.药理学

该药需转化为 6-TG 核糖核苷酸后才具有活性,作用环节与巯嘌呤相似。此外 6-TG 核糖核苷酸通过对鸟苷酸激酶的抑制作用,阻止 GMP 磷酸化为 GDP。该药经代谢为脱氧核糖三磷酸后,能掺入 DNA,因而能进一步抑制核酸的生物合成,巯嘌呤无此作用。

2.药动学

口服吸收不完全,约 30%,仅少量通过血-脑屏障。该药主要在肝脏代谢,无黄嘌呤氧化酶参与。静脉注射后半衰期为 25~240 min,平均为 80 min。该药经肾脏排泄,一次口服,约 40%的药物在 24 h 内以代谢产物的形式排出。

3.适应证

该药用于急性淋巴细胞白血病及急性非淋巴细胞白血病的诱导缓解期及继续治疗期、慢性粒细胞白血病的慢性期及急变期。

4.用法用量

口服,成人每天 2 mg/kg 或 100 mg/m²,每天 1 次或分次服用,给药 4 周后未见效,可慎将每天剂量增至 3 mg/kg。维持量为每天 2~3 mg/kg 或 100 mg/m²。

5.不良反应

不良反应见巯嘌呤相关内容。该药有抑制睾丸或卵巢功能的可能,与药物的剂量和疗程有关,可能是不可逆的。

6.禁忌证

孕妇及哺乳期妇女禁用;严重肝、肾功能不全者禁用。

7.药物相互作用

与巯嘌呤不同,正常剂量的该药可以与别嘌醇同时使用。将该药与白消安合用时,有门静脉高压和肝结节再生的病例报道。柔红霉素可增加该药的肝毒性。

8.注意事项

注意事项见巯嘌呤相关内容。

(三)氟达拉滨

1.药理作用

该药是阿糖腺苷的氟化核苷酸衍生物,某些药理作用与阿糖胞苷相似。阿糖腺苷很快被腺苷脱氨酶作用而失活,而该药却不被这种酶灭活。

2.药动学

该药的药动学表现的个体差异较大。静脉给药后,迅速去磷酸化成为氟达拉滨,被淋巴细胞吸收后复磷酸化转变为有活性的三磷酸核苷。细胞内三磷酸氟达拉滨的 t_{max} 约为 4 h。口服给药的生物利用度为 $50\%\sim60\%$。该药的终末半衰期为 20 h。该药主要经肾脏排泄。

3.适应证

对 B 细胞慢性淋巴细胞白血病的疗效显著,特别是对常规治疗方案失效的患者有效。

4.用法用量

推荐剂量为 25 mg/m²,每天静脉滴注 30 min,连用 5 d,隔 28 d 重复给药 1 次。药液配制后 8 h 内使用。

5.不良反应

(1)主要为剂量依赖性骨髓抑制,如中性粒细胞计数减少和贫血。白细胞及血小板计数最低值在出现用药后的 13～16 d。

(2)其他不良反应有恶心、呕吐、腹泻、畏食、药疹、咳嗽等。

(3)可出现神经紊乱,包括周围神经病、精神激动、意识错乱、视觉障碍、癫痫发作和昏迷等。用大剂量可发生进行性脑病,可致死。

(4)肺毒性表现为呼吸困难、发热、低氧血症,有发生间质性肺炎的报道。

6.禁忌证

严重骨髓抑制者、严重肝和肾功能不全者及孕妇、哺乳期妇女禁用。

7.药物相互作用

将其与喷司他丁合用可出现高发生率的致命性肺毒性。该药的治疗效果会被双嘧达莫及其他腺苷吸收抑制剂所减弱。

8.注意事项

(1)该药主要经肾脏排泄,Ccr 为 30～70 mL/min 者的剂量需减少 50%,并加强监测不良反应。Ccr<30 mL/min 时不可使用。

(2)有报道称接受氟达拉滨治疗的患者在使用血液制品时出现输血引发的移植物抗宿主病,这类患者需要输血,应将血制品经过辐射以灭活任何有活性的 T 细胞。

(3)大剂量的氟达拉滨出现神经系统毒性的概率高,但低剂量也有可能会导致进行性白质脑病。

(四)克拉屈滨

1.药理作用

该药的抗肿瘤活性与脱氧胞苷激酶和脱氧核苷酸激酶的活性有关。进入细胞后,可被脱氧胞苷激酶磷酸化,转化为克拉屈滨三磷酸,掺合到 DNA 分子中,妨碍 DNA 断裂后的修复作用,影响 DNA 的合成。

2.药动学

静脉给药后,终末半衰期为 3～22 h。该药分布较广,可进入脑脊液中。血浆蛋白结合率约 20%。

3.适应证

该药主要用于淋巴细胞恶性肿瘤,包括毛细胞白血病和慢性淋巴细胞白血病,适用于无痛低度恶性非霍奇金淋巴瘤、组织细胞综合征等。

4.用法用量

(1)毛细胞白血病:每天 90 μg/kg(3.6 mg/m²),连续静脉输注,7 d 为 1 个疗程。如果患者对初始疗程无应答,也不可能对更多的剂量有所应答。也可每天 140 μg/kg(5.6 mg/m²)皮下给药,连续 5 d。

(2)慢性淋巴细胞白血病:每天 120 μg/kg(4.8 mg/m²),连续 5 d,28 d 为一个周期;输注时间为 2 h。应每隔 2 周期进行疗效评价,一旦出现最大应答,建议增加 2 个周期的治疗,最多可达 6 个周期。对于治疗 2 个周期后淋巴细胞减少没有达到 50% 或 50% 以上者,应停止进一步治疗。也可皮下注射,每天 100 μg/kg(4 mg/m²),连用 5 d。

5.不良反应

(1)可导致严重的骨髓毒性,表现为中性粒细胞、血小板计数减少及贫血等;可出现长时间的 CD4 细胞减少,4～6 个月达最低值;也可发生长时间的骨髓细胞减少。

(2)其他不良反应包括发热、疲劳、不适、轻度呕吐和胃肠道功能紊乱、皮疹、瘙痒、紫癜、头痛、眩晕、咳嗽、呼吸困难、心动过速、关节痛和肌肉痛等。

(3)有致癌性,可能会导致 EB 病毒相关淋巴瘤的报道;肺癌的发生率明显增加。

(4)极高剂量的克拉屈滨会导致严重的神经毒性,用正常剂量较少发生严重的神经毒性,但可能会有意识模糊、神经病变、共济失调、失眠和嗜睡等。

6.禁忌证

孕妇及哺乳期妇女禁用。

7.注意事项

(1)5% 的葡萄糖注射液可使该药发生降解,故不能以此为溶媒。

(2)推荐严密进行血液监测,尤其是治疗开始的 4～8 周。

(3)密切监测肝、肾功能。

(4)因存在严重的骨髓抑制,故在接受克拉屈滨的毛细胞白血病患者淋巴细胞计数＞1×10⁹/L 并且 CD4 细胞计数≥0.2×10⁹/L 前,应常规给予阿昔洛韦和复方磺胺甲噁唑分别预防疱疹病毒和卡氏肺孢子菌病。

(五)克罗拉滨

1.药理作用

该药既能抑制 DNA 聚合酶,又抑制核糖核酸还原酶,具有很强的抗肿瘤活性。

2.药动学

该药的血浆蛋白结合率约 47%,一次剂量中 50%～60% 的药物以原形经尿排出,终末半衰期约 5 h。

3.适应证

用于 1～21 岁的复发或难治性急性淋巴细胞白血病。

4.用法用量

每天 52 mg/m²,静脉输注 2 h,连续 5 d,每 2～6 周重复一次(根据患者的骨髓抑制情况和其他不良反应而定)。

5.不良反应

不良反应见氟达拉滨的不良反应,但神经毒性轻于氟达拉滨。使用克罗拉滨会导致细胞因子释放引起毛细血管漏综合征,表现为呼吸性窘迫、低血压、胸膜和心包积液,以及多器官衰竭,皮质激素预防可能有效。其他不良反应包括全身炎症反应(SIRS)、心动过速、低血压、肝毒性、肌痛、关节痛和头痛。

6.禁忌证

孕妇及哺乳期妇女禁用。

7.药物相互作用

一位曾接受定向造血干细胞器官移植的患者在使用依托泊苷(100 mg/m²)和环磷酰胺(440 mg/m²)时应用氯法拉滨(40 mg/m²)出现静脉闭塞性疾病,暗示一种潜在的肝脏毒性的风险增加。

8.注意事项

(1)使用克罗拉滨治疗期间应监测肝和肾功能、血常规。

(2)治疗时应维持水化,使肿瘤溶解综合征和其他不良反应的发生率降至最低。

(3)需要监测血压和呼吸,以防出现毛细血管漏综合征,一旦发生应立即停药。

(4)对于在全身炎症反应、毛细血管渗漏综合征和器官功能障碍之后稳定的患者,再次使用克罗拉滨应减量 25%,可以预防性使用甾类药物来阻止细胞因子释放的症状和体征。

五、影响核酸转录的药物

以放线菌素为例。

(一)药理作用

其能抑制 RNA 的合成,作用于 mRNA 干扰细胞的转录过程。

(二)药动学

静脉注射后迅速由血中消失,在 24 h 内 12%~25% 由肾脏、50%~90% 由胆汁排出。与放疗并用可提高肿瘤对放疗的敏感性。

(三)适应证

适应证为肾母细胞瘤、横纹肌肉瘤、神经母细胞瘤、霍奇金病及绒毛膜上皮癌。该药对睾丸肿瘤也有一定作用。

(四)用法用量

一次 0.2~0.4 mg,溶于 500 mL 5% 的葡萄糖注射液中静脉滴注,或溶于 20~40 mL 生理盐水中静脉注射,每天或隔天 1 次,1 个疗程的总剂量为 4~6 mg,两个疗程间隔 2 周。

(五)不良反应

有消化道反应、骨髓抑制,少数者可有脱发、皮炎、发热及肝功能损害。

(六)禁忌证

严重的骨髓抑制,严重的肝、肾功能不全者禁用。孕妇及哺乳期妇女禁用。

(七)药物相互作用

该药可增加放疗的敏感性,与放疗合用可能会加重放疗降低白细胞和局部组织损害的作用。该药能削弱维生素 K 的疗效。

(八)注意事项

(1)水痘患者或近期患过水痘的患者不宜应用。

(2)骨髓功能低下,有痛风病史、肝功能损害、感染及尿酸盐性结石病史者慎用。

(3)用药期间严密检查血常规、肝和肾功能。

(张成玉)

第三节　拓扑异构酶抑制剂

拓扑异构酶(topoisomerase,Topo)是一类可以控制和改变 DNA 拓扑状态的核酶,在 DNA 的代谢过程中发挥重要作用,可分为 TopoⅠ和 TopoⅡ,是抗肿瘤药物的重要的作用靶点。

一、作用于 TopoⅠ的药物

肿瘤细胞 TopoⅠ的含量和活性明显高于正常细胞,因此 TopoⅠ是抗肿瘤药物作用的重要靶点和新药研究热点。TopoⅠ可诱导 DNA 单链发生可逆性断裂,使 DNA 的超螺旋结构松解。TopoⅠ抑制剂通过与 TopoⅠ-DNA 形成复合物,阻止 DNA 单股断链重新连接,进而影响 DNA 的合成,起到抗肿瘤的目的,属于 S 期细胞周期特异性抑制剂。目前已经上市的药物主要为喜树碱类,包括伊立替康和拓扑替康,另外有许多新药在临床试验当中。

(一)伊立替康

1.药理作用

该药及其代谢产物 SN38 是 TopoⅠ抑制剂,与 TopoⅠ及 DNA 形成的复合物能引起 DNA 单链的断裂,阻止 DNA 复制及抑制 RNA 合成。该药是作用于 S 期的特异性药物。

2.药动学

静脉注射后,该药大部分迅速转化为活性代谢产物 SN-38。分布半衰期约 6 min,消除半衰期为 2.5 h,终末半衰期为 16.5 h。SN-38 与原药有平行的血浆分布,半衰期为 13.8 h。主要经胆道排泄,24 h 内的尿中排泄量为原药的 20%。该药可以透过血-脑屏障。SN-38 主要与葡萄糖醛酸结合,形成无活性的 SN-38G。

3.适应证

(1)用于晚期结直肠癌:与氟尿嘧啶和亚叶酸钙联合治疗既往未接受化疗的晚期大肠癌患者,单一用药用于治疗含氟尿嘧啶的化疗失败的患者。

(2)该药对小细胞肺癌、乳腺癌、胃癌、胰腺癌、宫颈癌、卵巢癌也有一定疗效。

4.用法用量

仅用于成人。

(1)单药治疗(对既往接受过治疗的患者):推荐剂量为按体表面积一次 $300\sim350$ mg/m^2,静脉滴注 $30\sim90$ min,每 3 周 1 次。

(2)联合化疗:与氟尿嘧啶及亚叶酸钙组成的两周方案中,推荐 180 mg/m^2,持续静脉给药 $30\sim90$ min,随后静脉滴注氟尿嘧啶及亚叶酸钙。

5.不良反应

(1)迟发性腹泻:多发生于用药后 5 d,平均持续 4 d,可致命。

(2)骨髓抑制:为剂量限制性毒性,主要表现为中性粒细胞计数减少、血小板计数下降及贫血,联合用药时更常见。

(3)胃肠道反应:常见恶心、呕吐,但不严重。

(4)急性胆碱能综合征:用药后 24 h 内出现,可用阿托品预防。

（5）其他：包括肌肉痉挛、感觉异常、脱发等，有导致间质性肺炎的可能。

6.禁忌证

（1）慢性肠炎和/或肠梗阻患者禁用。

（2）胆红素超过 3 倍正常值高限者禁用。

（3）严重的骨髓功能不全者禁用。

（4）孕妇或哺乳期妇女禁用。

7.药物相互作用

伊立替康有抗胆碱酯酶作用，因此将其与其他具有抗胆碱酯酶活性的药物合用时会延长神经肌肉阻滞作用，非去极化神经肌肉阻滞药可能会被拮抗。

8.注意事项

（1）伊立替康可导致急性腹泻和迟发性腹泻，具体的发生机制及处理方式见抗肿瘤药物的常见不良反应。

（2）伊立替康主要经肝脏代谢，一方面可被肝药酶 CYP2B6 和 CYP3A4 代谢，另一方面其活性代谢产物 SN-38 经葡萄糖醛酸化后经胆道系统排泄，该过程由 UGT1A1 催化完成，而约 10% 的普通患者存在该酶缺乏问题，因此将其这部分患者容易出现迟发性腹泻和中性粒细胞减少。目前已有针对此酶的商业检测。

（3）制剂中含有山梨醇，因此不适合用于遗传性果糖不耐受者。

（4）美国 FDA 妊娠期药物安全性分级为肠道外 D 级。

（二）拓扑替康

1.药理作用

作用机制与伊立替康相似。

2.药动学

给药后该药很容易分布到肝、肾等血流灌注好的器官中。分布半衰期为 4.1～8.1 min，消除半衰期为 2.4～4.3 h。血浆蛋白结合率为 6.6%～21.3%。26%～80% 经肾脏排泄，约 90% 可在给药后的 12 h 内排出，其余部分由胆汁排出。该药可以通过血-脑屏障，并能蓄积。

3.适应证

适应证为二线治疗进展期、对铂类无效或耐药的卵巢癌，治疗复发的小细胞肺癌。

4.用法用量

按体表面积一次 1.2 mg/m²，静脉滴注 30 min，每天 1 次，连用 5 d，21 d 为 1 个疗程。倘若治疗中出现严重的中性粒细胞减少，其后的疗程可减少 0.2 mg/m²，或与粒细胞刺激因子（G-CSF）同时使用。

5.不良反应

（1）骨髓抑制：为剂量限制性毒性，主要表现为中性粒细胞减少，白细胞最低值通常出现在一次用药后的第 9～12 d。血小板和血红蛋白减少也能发生，但不普遍。

（2）胃肠道反应：恶心、呕吐、腹泻、便秘、肠梗阻、腹痛、口腔炎和肝功能损害。

（3）皮肤及附件：脱发，偶尔见严重的皮炎及瘙痒。

（4）神经肌肉：头痛、关节痛、肌肉痛、全身痛、感觉异常。

（5）呼吸系统：可致呼吸困难。

（6）全身反应：疲乏、发热和不适。

(7)罕见变态反应及血管神经性水肿。

6.禁忌证

(1)对喜树碱类药物有过敏史者禁用。

(2)严重的白细胞减少者禁用。

(3)孕妇及哺乳期妇女禁用。

7.注意事项

(1)主要经肾排泄,1/3～1/2 以原形经尿排出。Ccr 为 40～59 mL/min 时血浆清除率下降 33%,一般不需要调整剂量;Ccr 为 20～39 mL/min 时血浆清除率下降 75%,此时应调整剂量为 0.6 mg/m²。胆红素增多一般不影响药物代谢和毒性。

(2)骨髓毒性较大,因此需要严密监测血常规,避免出现中性粒细胞减少性发热。

(3)美国 FDA 妊娠期药物安全性分级为肠道外 D 级。

二、作用于 Topo Ⅱ 的药物

(一)蒽环类

蒽环类药物是从 *S.peucetius* 中提取的,为嵌入型拓扑异构酶Ⅱ(Topo Ⅱ)抑制剂,通过插入 DNA 相邻的碱基对之间,药物以嵌入的形式与 DNA 双螺旋形成可逆的结合,使 DNA 与 Topo Ⅱ 形成的复合物僵化,最终导致 DNA 断裂并使肿瘤细胞死亡。该类药物是许多肿瘤的根治性化疗方案中的重要组成部分,尤其对造血系统肿瘤和实体瘤具有高效的治疗作用。具体药物有多柔比星、表柔比星、柔红霉素、吡柔比星、伊达比星(去甲氧柔红霉素)、米托蒽醌等。鉴于其突出的心脏毒性,目前已有其脂质体剂型,如多柔比星脂质体及柔红霉素脂质体。

1.多柔比星

(1)药理作用:该药直接作用于 DNA,插入 DNA 的双螺旋链,使后者解开,改变 DNA 的模板性质,抑制 DNA 聚合酶从而既抑制 DNA,也抑制 RNA。此外,该药还具有超氧基自由基的功能,有特殊的破坏细胞膜结构和功能的作用。该药属于周期非特异性药物,对 S 期最敏感,对 M 期次之,对 G1 期最不敏感。

(2)药动学:该药仅静脉给药,血浆蛋白结合率很低,进入体内后可迅速分布于心、肾、肝、脾、肺组织中,不能透过血-脑屏障。该药主要在肝脏内代谢,经胆汁排出,仅 5%～10% 在 6 h 内从尿液中排泄。分布半衰期为 0.5 h,消除半衰期为 3 h,终末半衰期为 40～50 h。

(3)适应证:该药用于治疗急性白血病(淋巴细胞性和粒细胞性)、恶性淋巴瘤、乳腺癌、支气管肺癌(未分化小细胞性)、卵巢癌、软组织肉瘤、成骨肉瘤、横纹肌肉瘤、尤因肉瘤、肾母细胞瘤、神经母细胞瘤、膀胱癌、甲状腺癌、前列腺癌、头颈部鳞癌、睾丸癌、胃癌和肝癌等。

(4)用法用量:缓慢静脉或动脉注射。临用前以生理盐水溶解,浓度一般为 2 mg/mL。一般主张间断给药,40～50 mg/m²,每 3 周 1 次;或 20～30 mg/m²,1 周 1 次,连用 2 周。

(5)不良反应:骨髓抑制、脱发、消化道反应和口腔溃疡常见;心脏毒性呈剂量累积性,具体见抗肿瘤药物的常见不良反应及处理;少数患者的注射部位可能出现皮肤发红或色素沉着,若药液外渗,可导致红肿疼痛甚至蜂窝织炎及局部坏死;白血病和恶性淋巴瘤患者(特别是初次使用者)使用该药时,可因肿瘤细胞溶解导致高尿酸血症,进而造成关节疼痛或肾功能损害。

(6)禁忌证:①可过胎盘屏障,因此妊娠初期的 3 个月内禁用;孕妇用该药后,对胎儿的毒性反应可能会在数年后发生。②在进行纵隔或胸腔放疗期间禁用。③周围血的血常规检查显示白细胞<3.5×10^9/L 或血小板低于 50×10^9/L 者禁用。④明显感染或发热、恶病质、失水、电解质或酸碱平衡失调者禁用。⑤胃肠道梗阻、明显黄疸或肝功能损害者禁用。⑥心肺功能失代偿者禁用。⑦水痘或带状疱疹患者禁用。

（7）药物相互作用：将任何可导致肝功能损害的药物和该药合用可增加该药的肝毒性。将其与阿糖胞苷合用可导致坏死性结肠炎。将其与柔红霉素呈交叉耐药性。用药期间慎用活病毒疫苗接种。

（8）注意事项：①少数经肾排泄，但在用药后的 1～2 d 可出现红色尿，一般在 2 d 后消失。肾功能不全者用药后需要警惕高尿酸血症的出现；痛风患者用药后需适当增加别嘌醇的用量。②少数患者用药后可引起黄疸或其他肝功能损害，对肝功能不全者应酌情减少用量。③用药期间与用药前、后定期检查心脏功能、心电图、超声心动图、血清酶和做其他心肌功能试验，监测血常规及肝功能；③检查有无口腔溃疡、腹泻及黄疸等情况，教育患者多喝水以加快尿酸排泄，必要时检查肾功能和尿酸水平。④美国 FDA 妊娠期药物安全性分级为肠道外 D 级。

2.表柔比星

（1）药理作用：该药是多柔比星的主体异构体，是多柔比星氨基糖部分中 C'_4 羟基的反式构型，作用机制与多柔比星相似。但 C'_4 羟基易与葡糖醛酸酶结合，从而使毒性低于多柔比星。

（2）药动学：该药的体内代谢和排泄较多柔比星快，其分布半衰期、消除半衰期和终末半衰期分别为 3.1～4.8 min、1.3～2.6 h 和 20～40 h。该药主要在肝脏代谢，经胆汁排泄。48 h 内9％～10％由尿排出，4 d 内 40％的给药量经胆汁排出。该药不通过血-脑屏障。该药在肝损害或肝转移患者血浆中的浓度维持时间长，故需适当减量。肾功能情况对该药的代谢影响不大。

（3）适应证：与多柔比星相同。

（4）用法用量：50～90 mg/m²，静脉给药，每 3 周 1 次。

（5）不良反应：与多柔比星相同，但程度较轻，尤其是心脏毒性。

（6）禁忌证：①禁用于化疗或放疗导致的严重的骨髓抑制者。②禁用于既往用过大剂量蒽环类药物的患者。③禁用于近期或既往有心脏受损病史的患者。④禁用于血尿患者膀胱内灌注。

（7）药物相互作用：给药前先用紫杉醇类药物，该药原形及代谢产物的血药浓度会升高；但若先用该药，则无影响。

（8）注意事项：①定期检查血常规、心电图、肝功能等。②联合用药时以及对肝胆疾病患者适当减量。

3.柔红霉素

（1）药理作用：为第一代蒽环类药物，作用机制与多柔比星相似，抗瘤谱窄于多柔比星。

（2）药动学：该药不能透过血-脑屏障。经肝脏代谢成活性产物柔红霉素醇，并与原形药物一起分布至全身，以肾、脾、肝和心脏中的浓度较高。该药的分布半衰期和消除半衰期分别为 45 min 和 18.5 h。13％～25％经肾脏排泄，约 40％经胆汁排出。

（3）适应证：用于治疗各种类型的急性白血病、红白血病、慢性粒细胞白血病、恶性淋巴瘤，也用于治疗神经母细胞瘤、尤因肉瘤和肾母细胞瘤。

（4）用法用量：静脉注射或滴注。使用前将所需量加 10 mL 生理盐水溶解。静脉滴注用 250 mL 生理盐水溶解后再滴注，1 h 内完成给药。成人用量一般为 0.4～1.0 mg/kg，儿童用量为 1.0 mg/kg，每天 1 次，共 3～5 次，连续或隔天给药。停药 1 周后重复，总给药量不超过25 mg/kg。

（5）不良反应：常见恶心、呕吐、口腔炎及食管炎；白细胞减少几乎不可避免，但血小板减少罕见；胃痛、腹泻等的发生率低于多柔比星；心脏毒性与多柔比星相同，但累积剂量不同。

（6）禁忌证：对该药或多柔比星或表柔比星过敏者禁用。哺乳期妇女及孕妇禁用。心脏疾病、既往有心脏病史的患者禁用。

（7）药物相互作用：见多柔比星相关内容。

（8）注意事项：见多柔比星相关内容。

4.吡柔比星

（1）药理作用：半合成的蒽环类药物，化学结构与多柔比星相近。主要是以很快的速度进入细胞内，迅速分布于细胞核，抑制 DNA 聚合酶 α 和 β，阻止核酸的合成；药物嵌入 DNA 的双螺旋链，使细胞终止在 G2 期。

（2）药动学：静脉给药后细胞内的浓度高于血浆中的浓度。静脉给予 30 mg/m² 后，血浆浓度迅速降低。5 min 内药物在血浆中迅速被消除，转移至组织内，脾、肺、肾中的浓度较高，心脏中的浓度较低；一次给药和多次给药，组织内的浓度相近。分布半衰期、消除半衰期和终末半衰期分别为 0.89 min、0.46 h 和 14.2 h。该药主要经胆汁随粪便排泄。

（3）适应证：该药主要用于治疗恶性淋巴瘤、急性白血病、乳腺癌、泌尿道上皮癌（膀胱癌及输尿管癌）、卵巢癌，也用于治疗子宫颈癌、头颈部癌及胃癌。

（4）用法用量：用 5% 的葡萄糖注射液或灭菌注射用水溶解，置于小壶内静脉冲入。①静脉冲入：一次 40～50 mg/m²，每 3～4 周重复；一次 20～25 mg/m²，1 周 1 次，连用 2 周，3 周为 1 个周期；一次 20 mg/m²，每天 1 次，连用 2 d，3～4 周为 1 个周期。②动脉冲入（用于头颈部癌、膀胱癌）：7～14 mg/m²，每天 1 次，连日或间隔使用 5 次。③膀胱内注射：导管导尿后，将 15～30 mg 该药溶成 0.5～1.0 mg/mL 的稀释液行膀胱内灌注，每天 1 次，1 周 3 次，每次使药液保留 1～2 h 为 1 个周期，反复 2～3 个周期。

（5）不良反应：①常见骨髓抑制、消化道反应及心脏毒性。②其他不良反应包括乏力、脱发、发热、肝和肾功能损害。

（6）禁忌证：①对柔红霉素、多柔比星或表柔比星过敏者禁用。②孕妇及哺乳期妇女禁用。

（7）药物相互作用：尚不明确。但因其是多柔比星的异构体，可能存在与多柔比星相似的药物相互作用。

（8）注意事项：①该药难溶于生理盐水中，只能用灭菌注射用水或 5% 的葡萄糖注射液溶解。②定期检查心脏功能、血常规及肝、肾功能。

5.伊达比星

（1）药理作用：该药为柔红霉素的类似物，因蒽环第 4 位少一个甲氧基，故比柔红霉素的脂溶性高，更易透过细胞膜。该药可抑制核酸合成，干扰 TopoⅡ。

（2）药动学：静脉给药后迅速分布于全身组织中，广泛与组织结合。在肝内和肝外广泛代谢，主要的代谢产物伊达比星醇也具有抗肿瘤作用。骨髓和有核细胞中伊达比星和伊达比星醇的峰浓度分别为血浆中浓度的 400 倍和 200 倍。该药主要以原形和代谢产物的形式从胆汁中排泄。

（3）适应证：成人急性非淋巴细胞白血病的一线治疗以及复发和难治患者的诱导缓解治疗，二线用于成人和儿童的急性淋巴细胞白血病。

（4）用法用量：仅供静脉注射给药。①急性非淋巴细胞白血病：将其与阿糖胞苷合用时推荐 12 mg/m²，连用 3 d；另一种单独和联合用药的用法推荐 8 mg/m²，连用 5 d。②急性淋巴细胞白血病:成人推荐 12 mg/m²,连用 3 d;儿童 10 mg/m²,连用 3 d。

(5)不良反应:参见多柔比星的不良反应,20%～30%的患者有氨基转移酶或胆红素水平升高。

(6)禁忌证:①禁用于严重的肝、肾功能不全或心脏功能不全者。②禁用于曾接受过其他蒽环类药物并且达到最高累积剂量者。③治疗期间应停止哺乳。

(7)药物相互作用:①合并用药引起的肝、肾功能变化可能会影响伊达比星的代谢、药动学、疗效或毒性反应。②同时应用其他作用于心脏的药物时,需在整个治疗期间严密监测心脏功能。

(8)注意事项:①定期监测血常规、心脏功能、肝和肾功能。②如果发生严重的黏膜炎,第2个周期应减量 25%。

6.米托蒽醌

(1)药理作用:作用机制与其他蒽环类相似,该药对 RNA 合成也有抑制。

(2)药动学:静脉给药后该药迅速分布于各组织中,消除缓慢。血浆蛋白结合率为 78%。半衰期为 40～120 h,有腹水者的半衰期进一步延长。该药主要在肝脏代谢,经粪便排泄,可分泌入乳汁中。

(3)适应证:恶性淋巴瘤、乳腺癌及各种急性白血病。

(4)用法用量:静脉滴注。①单药:成人 10 mg/m²,溶于 100 mL 5%的葡萄糖注射液内,静脉滴注 30 min,每 3～4 周 1 次。②联合用药:成人 6～8 mg/m²,其余与单药治疗相同。

(5)不良反应:参见多柔比星的不良反应。白细胞减少常见于给药后的 10 d,在 21 d 恢复;尿液可暂时变成青绿色,偶尔出现巩膜呈青绿色,不需要特殊处理;外渗后组织坏死较少见。

(6)禁忌证:对本品过敏者禁用,孕妇及哺乳期妇女禁用。

(7)药物相互作用:将该药与多柔比星同用可加重心脏毒性。

(8)注意事项:不宜做鞘内注射,可能会出现截瘫;用药过程中需关注心脏功能、肝和肾功能及血常规。

(二)鬼臼毒素类

鬼臼毒素本身的抗肿瘤作用主要通过破坏有丝分裂的细胞中的微管蛋白集解及微管的形成,使细胞有丝分裂停止于 M 期。而其衍生物依托泊苷(VP-16)和替尼泊苷(VM-26)的抗肿瘤作用与之不同,主要作用于 TopoⅡ来实现:通过与 DNA-酶复合物结合后,抑制酶的再封闭活性,导致断裂的 DNA 链不能修复,最终使肿瘤细胞终止于 G 期。

1.依托泊苷

(1)药理作用:该药为细胞周期特异性药物,主要作用于晚 S 期或 G_2 期,干扰 TopoⅡ,致使受损的 DNA 不能修复。

(2)药动学:①静脉滴注后分布半衰期为 1.4 h,消除半衰期为 5.7 h,血浆蛋白结合率为 97%,脑脊液中的浓度(给药后 2～20 h)仅为血药浓度的 1%～10%,44%～60%经肾排泄(其中 67%为原形),经粪便排泄仅 16%。②口服给药后 t_{max} 为 0.5～4 h,生物利用度为 48%。血药浓度仅为静脉注射的 52%±8%,半衰期为 4.9±0.4 h。药物体内代谢的变异大,与消化道 pH 等因素有关。

(3)适应证:主要用于小细胞肺癌、恶性淋巴瘤、恶性生殖细胞瘤、急性粒细胞白血病的治疗,对卵巢癌、乳腺癌和神经母细胞瘤也有效。

(4)用法用量:每天 60～100 mg/m²,静脉注射,每天 1 次,连用 5 d,每 3～4 周重复 1 次。口服相同剂量,连服 10 d 或加倍剂量连服 5 d,亦每 3～4 周重复 1 次。

(5)不良反应:骨髓抑制明显,最低值出现在给药后的 14 d;消化道反应可见恶心、呕吐、口腔炎及食欲下降;脱发常见;静脉滴注速度过快易引起低血压、喉痉挛等变态反应。

(6)禁忌证:对本品过敏者、孕妇禁用。

(7)药物相互作用:①可抑制机体的免疫防御机制,使疫苗接种不能继发人体产生抗体,因此化疗结束后的 3 个月内不宜接种病毒疫苗。②该药与血浆蛋白的结合率高,因此与血浆蛋白结合的药物可影响该药的排泄。

(8)注意事项:①哺乳期妇女使用该药期间应终止哺乳。②用药期间需定期监测血常规和肝、肾功能。③注意口腔卫生和口腔炎的发生。④美国 FDA 妊娠期药物安全性分级为肠道外 D 级。

2.替尼泊苷

(1)药理作用:该药为依托泊苷的衍生物,通过阻止细胞的有丝分裂起作用。作用机制与依托泊苷相似。

(2)药动学:主要为静脉注射给药。给药后骨髓中的浓度最高,肾、肝、肺、脾、心肌、胃、肠中的浓度次之,肌肉和脑中的浓度最低。静脉给药后 2 h,各组织中的浓度迅速下降,但骨髓中的浓度下降较慢。血浆蛋白结合率＞99％。分布半衰期为 56 min,消除半衰期为 4.45 h,终末半衰期为20.3 h。该药可以通过血-脑屏障。体内代谢主要在肝脏进行,给药后的 24 h 内排出约50％,其中 42.2％经尿排出,6.3％经粪便排出。

(3)适应证:小细胞肺癌、急性淋巴细胞白血病、神经母细胞瘤和淋巴瘤。

(4)用法用量:使用前以 5％的葡萄糖注射液或生理盐水配制成 0.5～1.0 mg/mL 的溶液,静脉滴注 30～60 min。每天 50～100 mg,每天 1 次,连用 3～5 d,每 3～4 周重复。

(5)不良反应:参见依托泊苷的不良反应,但一些研究揭示替尼泊苷的致突变性和致癌性大于依托泊苷。

(6)禁忌证:因溶剂中含有聚氧乙基蓖麻油,故对此过敏者禁用;严重的白细胞及血小板减少者禁用。

(7)药物相互作用:该药主要在肝脏代谢,肝药酶诱导剂苯妥英钠和苯巴比妥可提高该药的清除率,可能会降低疗效;环孢素可能会使该药的清除率下降,增加血药浓度,进而导致毒副作用增加。

(8)注意事项:对肝功能不全者酌情减量。用药期间需监测血压,静脉给药时间不少于30 min。

(张成玉)

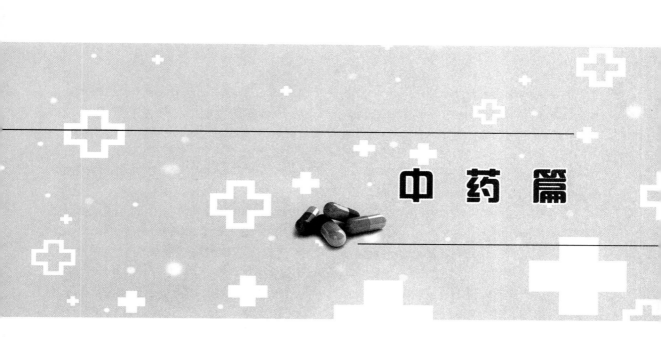

中药篇

第十三章　中药代谢动力学

第一节　中药药动学实验

一、有效成分明确的中药药动学实验方法及其经时变化

（一）测定中药君药主要成分或类同指标的成分

测定中药中有效成分的代谢动力学过程的方法与化学药物并无明显不同,故此仅作简单介绍,读者欲求其详,可阅读有关专著。

1.给药和采样

药动学研究除可在人体进行外,还可在动物中进行。动物实验常可用狗或大鼠,称重、编号、计算剂量后,采取选定的途径给药,然后根据所测药物的不同选定采样时间采取血样。

2.样品的前处理

测定前,对样品中的成分进行提取、分离、纯化或使待测组分富集或衍生化,从而改善组分的可测定性。在中药药物动力学研究的化学分析方法中,前处理方法一直是研究中的难点。因为所用的分析仪器对待测样品大都有一定的要求,通常它与分析方法的选择性、精密度和准确性紧密相关,选择一个适宜的前处理方法也是实验成功的关键。样品的采集过程中,尤其注意加入抗凝剂的时间,不可预先给动物静脉注射抗凝剂,一般在采血后用抗凝剂作处理。除蛋白质的方法通常是通过加入蛋白质沉淀剂,使蛋白质沉淀,经离心去除。

3.生物样本中药物浓度的测定

分析样本为血液、尿液等,通过一定的分析手段,测定生物样本中药物的浓度,并将浓度-时间数据经过数学模型拟定,得到药动学参数,结合药物的生物活性,对药物体内过程进行评价,以此为根据进行药物初步筛选、制订给药方案和进行剂型改进。对于药物吸收、分布、代谢、消除的细致研究,也可提示药物的作用机制,并对筛选更安全、更有效及更经济的新药提供思路和方向。选用的方法应灵敏、准确、精密及专一。常用的方法有分光光度法、化学发光法、薄层色谱法、液相色谱法、高效毛细管电泳法、酶免疫测定法、同位素标记法等。其中最常用的是高效液相色谱法(HPLC 法),而且联用技术的发展也为血清药物成分的检测提供了更方便、快捷的方法。

方法的选择应根据药物的理化性质和实验室条件。应用前要进行相当时间的摸索,对分析方法的要求:第一,灵敏度高。以静脉血药浓度为例,最好能检出 $1\%\sim100\%$ 的初始浓度的药量。第二,专一性强。能区别药物代谢产物、并用药物等。第三,重现性好。以变异系数 CV 来表示: $CV=(S/X)\times100\%$,争取小于 5% ,至少小于 10% 。第四,回收率高。生物样本的回收率应大于 75% ,同时要求方法简便、快速。总之,药物动力学的研究成功,依赖于最佳分析方法和条件的建立。实验观察期最好大于消除半衰期的5倍,不要小于消除半衰期的3倍,过短将使参数的估算不准确。

4.制备血药浓度-时间曲线(药-时曲线)

定时连续测定血药浓度,待药物在体内全部清除,测定完毕,将结果输入电脑,选择适当的动力学软件进行拟合,即可确定动力学模型归属,并运算打印出各种参数和药-时曲线。近年来,高效液相色谱-质谱联用技术(HPLC-MS、HPLC-MS/MS)以及计算机程序拟合药动学模型更多地受到广大科研工作者的重视。

(二)中药的体内过程时效与时量关系

药物进入人体后因体内过程 ADME[吸收(absorption)、分布(distribution)、代谢(metabolism)、排泄(elimination)]诸方面的影响,机体内总药量及各部位药物的量或浓度随着时间的推移而处于一种动态变化之中,此即"时量关系"(T-D 关系),以纵坐标为浓度,横坐标为用药后时间,对体内药量随时间变化的关系(时量关系)可绘制出一条曲线,称时量曲线。药物的效应随时间变化由体内(尤其是靶部位)的药量或浓度所决定,此即"时效关系"(T-E 关系),若纵坐标为效应,横坐标为用药后时间,则用药后产生的药效随时间的变化关系(时效关系)绘制出的曲线称时效曲线。时量关系和时效关系可统称为经时变化,药动学的重要任务之一就是研究药物经时变化的规律。

1.中药的时效关系与时量关系

如前文所述时效关系取决于时量关系,尤其是直接取决于药物靶部位的时量关系,进行靶部位的时量关系研究应较为合适,然而即使是已有检测方法的化学药物,实测靶部位的时量关系研究在人体几乎不可能进行,在动物体内也极其困难。由于定时采血检测方便可行,所以药动学研究多以检测血药浓度的经时变化(时浓关系),来间接推测药物的时量(体内药量)关系和时效关系。时效关系和时浓关系一般是相对平行而非绝对平行的,在某些药物两者可差异很大,因此可以说时浓的研究方法仅是可行的而不是最理想的,至于完全脱离时效关系的研究,单纯为了时浓关系而进行时浓关系的研究则更是舍本求末了。应当指出,中药的研究有很大的特殊性,与上述情形不同,目前对于绝大多数中药及其方剂根本无法测定血药浓度,而是借助于药效或毒效手段直接探求中药的时效关系,再间接推算药物的时量关系(少数情况也可以是时浓关系)。从中药无法检测血药浓度来说是个缺陷;但从另一个角度来看,这迫使学者想方设法直接研究中药的时效关系,也未尝不是件好事,由此可以使研究工作密切地与中药的效应相关联。中药体内过程的研究模式与化学药物有不同的地方,可概括为:

化学药物:时浓关系→时量关系、时效关系

中药:时效关系→时量关系(时浓关系)

2.几个重要的参数

(1)消除动力学:药物在体内的降解(包括转化与排泄)称为消除。有两种消除动力学:①单位时间消除率恒定(有固定半衰期)的称为一级动力学。多数药物在治疗量的消除呈恒比消除,消除速率与血药浓度有关,半衰期恒定;②单位时间消除量恒定(无固定半衰期)的称为零级动力学。消除速率与药量或浓度无关,半衰期不恒定,可随给药剂量或浓度而变化。绝大多数药物按一级动力学消除;少数药物用量过大时超过了机体消除能力的极限,单位时间内只能按最大速度消除恒量药物(即零级动力学),但当体内药量降解到一定程度时转变为一级动力学消除。研究中药应判明属于何种动力学消除,若为零级消除应找出转变为一级消除的量的关系。

(2)两种经时变化图形:给药后,药物的体内过程(即吸收、分布、代谢和排泄)共同起作用形成药物的血药浓度变化曲线。初期,药物吸收大于消除,形成曲线的上升部分,称为药物吸收分布相;当药物吸收与消除的速度相等时,达到峰浓度;以后药物吸收小于消除,形成曲线的下降部分,称为药物代谢排泄相。曲线处于满意效应的最小有效浓度(MEC)之上的时间段是药物生效和失效的维持时间。MEC 的高度是药物作用的强度,MEC 与最小不良反应浓度(MEC for adverse response)之间的范围是用药的治疗剂量窗。从给药开始到 MEC 的时间称为潜伏期,因此,吸收、分布、代谢和排泄没有严格的分界线,在某段时间内以某些过程为优势而已。由时量曲线与横坐标轴围成的面积称为曲线下面积(AUC),它与吸收入体循环的药量成正比例,反映进入体循环药物的相对量。

若横轴定为用药后时间,纵轴为药物效应(或体内药量/浓度),因给药途径不同可得两类图形,静脉注射给药的药-时曲线立即达最高点,而后逐渐下降(消除相,或分布相加消除相);而口服或肌内注射时,因药物吸收一般较缓慢,曲线逐渐上升(吸收相,即使有分布相也往往被掩盖),达高峰后转为下降(消除相),其他给药途径也都有吸收相,但图形一般介于上述两者之间,研究中药时应给出相应图形。图 13-1 为血管外给药的药-时曲线示意图,图 13-2 为静脉注射给药的药-时曲线示意图。

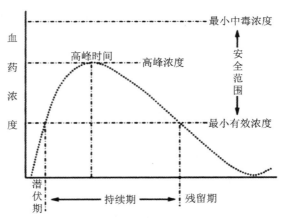

图 13-1 血管外给药的药-时曲线示意图

(3)房室模型:图 13-2 中若纵轴取对数,消除相为一条直线时称为一房室模型(图 13-3A);如果曲线下降段不能转化为一条直线而是左侧有"抬头"时则称为二房室(或多房室)模型(图 13-3B),抬头部分为分布相,直线部分为消除相。房室数因药物不同而异,即使同一药物也可因给药途径不同、采点时间早晚而不一样。药物静脉推注时一般呈二房室模型,但若分布相太快太短或采点时间开始过晚,以及分布相太慢以致延及曲线全程,也可呈一房室模型;药物口服时多因吸收相掩盖了分布相,一般呈一房室模型。但也应注意,房室数的判定与取样点的数目有很大关系,实际应用时可采用药动学软件比较不同房室数下模型的拟合参数加以确定。

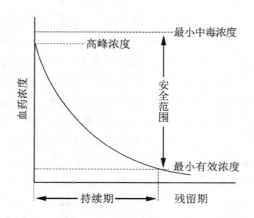

图 13-2 静脉注射给药的药-时曲线示意图

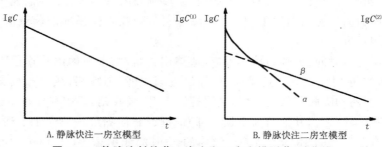

图 13-3 静脉注射给药一房室和二房室模型药-时曲线

(4)表观分布容积(V_d):是给药剂量或体内药量与血浆药物浓度间相互关系的一个比例常数。其可设想为体内药量按血药浓度均匀分布时所需要的体液的容积。它不具有直接的生理意义,在多数情况下与真实体积无关。其数值的大小能反映该药的分布特性。一般水溶性或极性大的药物不易进入细胞内或脂肪组织中,血药浓度较高,表观分布容积小;而亲脂性药物通常在血液中的浓度较低,表观分布容积较大,往往超过体液总体积。因此,表观分布容积是药物的一个特征参数,对于一种药物,该参数是一个确定的数值。中药药动学研究若能直接检测或间接求出血药浓度,可按下式计算 V_d(式中 D 是给药剂量,F 是生物利用度,C_0 是零时间血药浓度,C 是任意时间血药浓度,X 是任意时间的体内药量,下同):

$$V_d(mg/kg) = D \times F(mg/kg)/C_0(mg/kg) = X(mg/kg)/C(mg/L), X = C \times V_d$$

V_d 除能提示分布特点外,最重要的意义是进行体存量 X 与血药浓度 C 的换算。若了解AUC 值,则 $V_d = D_0/AUC$。本公式可适用于口服给药完全吸收的情况,此时 D_0 代表口服剂量。

(5)消除速率常数(k):本节讨论只适用于一级动力学,中药药动学研究不论纵轴取什么单位(药效、量和浓度),都可以求得 k,若纵轴以自然对数(ln)表示,则消除相直线的负斜率就是 k,因此斜率恒为负值,而 k 恒为正值。

(6)半衰期($t_{1/2}$):$t_{1/2} = \ln 2/k = 0.693/k$。

(7)曲线下面积(AUC):时效、时量或时浓曲线下的面积即为 AUC,若为一级动力学,可对曲线方程式进行积分求得 AUC,实际应用时多以数值计算方法获得该参数。AUC 较重要,可计算生物利用度、消除率等其他参数,并且也是统计矩算法的基本参数。实际应用时多以数值计算方法获得该参数。

(8)生物利用度(F):是指非血管给药的药物进入血液循环的量与所给药量之比。生物利用度反映一个制剂被人体吸收利用的程度,影响因素有人体的生物因素和药物的制剂因素。试验制剂与参比制剂的血药浓度-时间曲线下面积的比率称相对生物利用度($F=$受试药 AUC/标准药 AUC×100%)。当参比制剂是静脉注射剂时,得到的比率称为绝对生物利用度($F=$口服等量药物 AUC/静脉注射等量药物AUC×100%)。在描述血药浓度=时间曲线时,有 3 个参数对评价生物利用度具有重要意义,分别是峰浓度(C_{max})、达峰时间(t_{max})、血药浓度-时间曲线下面积(AUC)。

(9)消除率(CL):是指机体或消除器官在单位时间内能清除掉相当于多少体积的血液中的药物。单位时间所清除的药物量等于清除率与血药浓度的乘积。中药不易求得 V_d,常建议用公式:CL$=F×D/$AUC,此式适用于各种房室和各种曲线模型。

一般情况下多数药物通过肝代谢或肾排泄从体内消除,因而药物的总清除率等于肝清除率CL_h与肾清除率 CL_r 之和,CL$=CL_h+CL_r$。其中,肾清除率是总体清除率中很重要的部分。每分钟约有125 mL血浆在肾脏过滤为超滤液。若药物全部被"滤掉",则肾清除率数值与滤液体积相同。药物的肾清除率公式如下:肾清除率=单位时间尿药排泄量/血浆药浓度。

(10)有效水平和毒性水平:只有结合药效学的方法才能实测有效水平和毒性水平。体内药量或浓度低于有效水平则无效,高出毒性水平则出现中毒,非静脉用药时的经时变化曲线与有效水平相交而形成潜伏期、持效期和残效期的划分,且有峰值和达峰时间的概念;静脉注射时无潜伏期。必须以这两种水平为参数标准,才能设计临床合理用药方案。

3.中药一次用药后的时量关系

获得中药有关药动学参数后,则可用计算方法求出一次用药后任意时间 t 的血药浓度或体存量。

4.中药多次连续用药的时量关系

讨论仅适于一级动力学消除,多次连续用药情况千变万化,为了简化,可设每次用量和用药间隔(τ)是固定不变的,并按一房室模型处理,且忽略吸收相的影响。

5.临床合理用药方案的设计

中药临床合理用药方案设计的目的,就是最充分地发挥中药的治疗作用,尽可能地避免不良反应的发生。中药用药方案设计的内容包括选择剂型和给药途径、确定每次用量和用药间隔时间、决定疗程的长短、配伍用药等。设计时必需的参数有 5 个,即 $t_{1/2}$、V_d、F 值、有效水平和毒性水平。例如,多次连续给药时可利用这 5 个参数及有关公式,设计出每次剂量和用药间隔时间,以使稳态峰值不高出毒性水平,稳态谷值不低于有效水平。

二、有效成分不明或缺乏定量分析方法的中药药动学实验方法

中药具有化学成分复杂、有效成分不明、质量控制困难、体内作用机制不清等特点,因而难以选择适当的指标来衡量其在体内的确切过程。所以根据药物的总体生物活性效应来估算其整体在体内的大致过程不失为一种有效方法,并具有一定临床指导价值。目前中药多为中药复方制剂,尚不能用化学测定的方法测定血药浓度以了解其在体内的变化,然而辨证论治复方配伍是中医临床用药的精髓,因此,应从整体观点出发研究中药,进一步用数学公式模拟体内过程,探索其在体内的过程。

（一）药理效应法

1.效应半衰期法

包括 Smolen 氏法和国内的效应半衰期法，两者的原理和步骤基本相同，合于一起介绍。

（1）原理：以中药的药理效应为指标，先分别求出该中药的量效（D-E，本节以 X-E 表示）关系和时效（T-E）关系，再利用 X、T、E 之间的三维关系进行转换以求得 T-X 关系，故又可称作三维转换法。求得 T-X 关系后，即可按一般药动学方法中的公式绘制 T-X 曲线，分析模型和计算药动学有关参数。

（2）方法和步骤：①选择药理效应的指标。找出能灵敏、定量地反映中药药效的指标是此法的关键。若指标反应迅速（起效快）而且可逆（恢复），则可在同一对象上连续动态观察（常需要一定数量对象以求均值及标准差），如血压、心律、眼压、痛阈和瞳孔直径；若指标反应慢或不可逆（如阿托品散瞳起效虽快但恢复太慢）则每个对象上只能观察一个实验点（这就需要多组对象），如 ^{33}Rb 的吸收、发汗、消炎、抗感染和退热。应视指标的性质、方法、精度及中药效应强弱而定受试对象所需数。②建立 X-E 关系。剂量应处于 $ED_{15} \sim ED_{85}$，因此段量效曲线可作为直线处理，若能转换成直线，则用量范围可适当扩大。剂量当然皆取对数为横轴。可直接求测 X-E 关系，也可在测 T-E 关系的同时间接得出 X-E 关系（先测定不同剂量的多条 T-E 关系线，而后纵连各线的峰值而得）。测得 X-E 关系则可方便地求出 ED_{50} 值。③建立 T-E 关系。应选择较大剂量（ED_{85} 左右）以拉开效应变化的差距，时间为横轴，用药后动态观察 T-E 曲线变化，可设 6～8 个时间点，间隔应前密后疏，有的指标可以同一对象上连续观察；有的指标一个对象上只能取得一个数据。

（3）本法的特点及评价：本法优点是指标密切与中药疗效关联，可直接求出药物效应半衰期，故对临床实践有较大意义；利用不同给药途径及不同制剂的 AUC 可计算绝对和相对生物利用度；与毒效指标结合可求测中药的治疗指数；有助于追踪中药有效成分。本法的主要缺点是对多数中药来说，难于找到灵敏而可靠并能定量反映疗效的恰当药理指标，故适用面较窄。

2.药效作用期法

所谓药效作用期指药效持续时间，在 $ED_{20} \sim ED_{80}$ 范围内按一定比率选 3～5 个剂量，对同一对象先后给药（间隔时间应为药效作用期的 6～7 倍），或对不同对象分组给药，观察剂量和药效作用期的关系，以对数剂量为横轴就药效作用期作图，若基本成直线则按直线回归求斜率 b_p，则效量半衰期 $t_{1/2}(ED) = 0.03 \times b_p$。

有研究者认为用类似而更简单的方法可达同样目的，理论上剂量每增加为原来的 2 倍则药效作用期延长一个半衰期，亦即 $D \times 2n$ 则作用期延长 $n \times t_{1/2}$，故可设 D 及 $2d$（倍量）两个剂量组，其作用期分为 $P_{(D)}$ 和 $P_{(2d)}$，则 $t_{1/2(ED)} = P_{(2d)}$。

此法优点是简便，适用于中药，但仅当药效作用期明确无误时才适用，且不能提供更多的药动学信息量，指标的选择也较困难。

（二）毒理效应法

1.急性累计死亡率法

本法由赫梅生等提出，有研究者已用本法估测了很多中药和数十种复方的药动学参数，其他单位也参考本法作了许多研究。

（1）原理：本法采用动物累计死亡率测定药物蓄积性的方法与药动学中多点动态检测的原则结合以估测药动学参数，实际也是体存量、时间和毒性效应进行三维转换而求得 T-X 关系。以急性累计死亡率为指标,适用于各种能使小鼠致死的中药及方剂。

(2)方法及步骤:按传统方法浸煎中药,减压浓缩至适当浓度备用,应尽快使用药液,并力求缩短实验全程,以防药液变质,此点颇为重要。

建立 D-P 直线:小鼠按组间一致原则(首先人为分出性别及体重层次,再随机分配)正确分成5~7 组(每组 10 只),以概率单位法测 LD_{50} 和 D-P(对数剂量-死亡概率单位)直线回归方程式。若想求测口服给药的 F 值,需同时测小鼠的口服给药的 LD_{50}。

设计用药剂量和间隔时间:用药剂量按 D-P 直线斜率之不同而异,建议用 $1/2LD_{90}$,这样理论上两次腹腔注射此量最大累积死亡率为 0.9,可避免小鼠全死的情况;用药间隔一般取 0.5 h、1 h、2 h、3 h、4 h、6 h、8 h、12 h、24 h、48 h、72 h 中的 6~8 个时间点,对半衰期短的中药可增设 5 min、10 min、15 min 的时间点。

两次腹腔注射药物,观察累计死亡率,将小鼠(雌雄各半为佳)分成 6~8 组,每组 20~40 只,各组皆两次腹腔注射确定好的剂量,但用药隔时问各组不同,观察各组累计死亡率至不再出现死亡为止(中药大多需时 3~5 d),记录死亡时间、死亡情况及雌雄小鼠死亡数。

(3)计算、求测 T-X 关系:D 为腹腔注射剂量,P 为累计死亡概率单位(查表),D_c 为累积死亡率的相当剂量,a 及 b 分别为 D-P 直线截距和斜率,则各组 D_c 计算式为:

$$\lg D_c = (P-a)/b$$

各组第一次腹腔注射后经过用药间隔时间的体存量 $X = D_c - D$,体存百分率(%)$=(X/D)100\%$,就各组间隔时间(横轴)和 X 或 $\lg X$ 作图则得 T-X 曲线,据此可分析中药的消除动力学房室模型,并计算药动学参数,利用中国药理学会推荐的 3p87 程序通过微机计算十分方便。

(4)本法的特点及评价:本法的最大优点是有普遍适用性,因为指标是非特异的死亡率,只要腹腔注射浓缩能致死的中药都适用,对那些找不到恰当药效指标的中药几乎是唯一可用的方法;其次本法简便易行,不需要特殊设备和试剂;本法能观察到死前症状以推测中药的作用性质;死亡时间可反映中药起效快慢;D-P 直线斜率可表明中药效应个体差异大小;能求出中药的生物利用度;可判断毒效的性别差异;与药理效应法结合可测定治疗指数;有助于中药毒性成分的探讨。本法的主要缺点是毒效有可能与药效不平行,毒效成分与药效成分不同时差别更大;对毒性小的中药(如滋补药)难于测出死亡率则不适用;本法计数指标误差较大,量效曲线两头尤其如此。

2.LC_{50} 补量法

本法是在急性累计死亡率法基础上改进而成,原理相同,改进处是二次腹腔注射同量药物变为第一次腹腔注射某量基础上,不同时间后,求测降低了的 $LC_{50}(t)$,间隔时间越短 $LC_{50}(t)$,降低量越大,第一次用药后不同时间的体存量 $R1 = LC_{50} - LC_{50}(t)$。本法的优点是结果更精确,误差小,死亡指标在曲线中段;缺点是所用动物数成倍增加,而且分组、给药及时间把握上更复杂。

(三)微生物法

微生物法又称琼脂扩散法。对于具有抗菌活性的中药复方制剂,可选用适宜的试验菌株,利用微生物法测定血液或尿样样品的浓度,然后拟合模型,分别计算药动学参数。其原理为:抗菌成分产生的抑菌环大小与其浓度对数呈线性关系,参照对照品的浓度与抑菌环大小的标准曲线,可测知待测样品的浓度。本法测定的是体液总体抗菌数,有简便易行、体液用量少等优点。但特异性不高,机体内外抗菌效应作用机制的差异、细菌选择得当与否可在一定程度上影响药代动力学参数的准确性。其他生物测定法也广泛用于测定中药的体液浓度,例如,利用水蛭素的抗凝活性,用凝血酶凝结测定法、生色底物法、蝰蛇酶凝结时间法等对水蛭素的药动学进行了研究。

在中药体内过程研究中,本类方法有广阔前景,一般步骤是:①给机体用中药制剂后,按药动学要求在不同时间多点采血,适当处理后备用;②选择对中药药效易起反应的受试对象或生物标本,如微生物、原虫、离体组织、培养细胞以及正常或病理整体动物;③与"标准品"对照,换算出各血样中中药的有效浓度,取得 T-C 关系;④分析模型求测药动学参数。

本法关键问题是选择中药的"标准品"以及离体实验中避免非特异因素的干扰。

(四)关于中药药动学的几点说明

(1)上述几种方法所测得的"药量"或"效量",既指原型药物又包括有效转化产物,且以原型药的等效量表示。所以当不存在有效转化物时与原型药一致,存在时则不一致。

(2)效量 $t_{1/2}$ 与血药 $t_{1/2}$ 的关系:当不存在有效转化物且靶部位在中央室时,$t_{1/2}$ 可基本一致;虽不存在有效转化物,但靶部位在周边室时,效量数据变化较血浓度者迟而弱,且效量 $t_{1/2}$ 也较血浓度者长;当存在有效转化物时,效量 $t_{1/2}$ 肯定长于血浓度 $t_{1/2}$。

(3)中药药动学研究中,具有较大实际意义的药动学参数是消除速率常数和半衰期,除微生物和生物检定法外,一般不能求测血药浓度真值,故不能计算药动学原含义的 V_d 及 CL 值。

(4)综上所述,中药药动学参数称为"中药表观药动学参数"或"中药效量动力学参数"为宜。

(周 军)

第二节 中药药动学新观点

随着中药药动学研究受重视程度的提高及先进检测技术的不断问世,中药药动学领域出现了一些新观点,现将一些重要的学说、方法做简单介绍。

一、中药证治药动学

"证治药动学"是我国学者黄熙提出的将"证机体"、方剂理论与药动学结合的新理论,证治药动学包括辨证药动学和复方效应成分药动学。辨证药动学是指同一药物在不同"证"的动物或人体内的药动学参数不同,这种差异明显影响药效和毒副作用。参照辨证药动学参数用药则可使这种差异消失和减轻。辨证药动学研究的目的是探讨中医"证"的生理病理状态对药动学的作用规律,具有中医特色,符合中医药基本理论,更适合中药的药动学研究,并对阐明中医临床用药的辨证施治和提高方剂临床疗效均具有重要的意义。目前,在大量实验依据的基础上,中药证治药动学假说认为,复方进入体内的化学成分:①能定性定量;②数目相对有限;③能代表母方的多靶点效应;④成分之间存在着药动学与药效学相互作用;⑤与机体相互作用可产生新的生理活性物质;⑥能被中医"证"患者的机体独特处置。

对于复方进入体内的化学成分数目相对有限并能代表母方的多种效应,提出如下实验研究思路:①测定方药体内/血清的成分谱,观察方药吸收或进入人体(血清)的化学成分动态分布状态,质的变化和动态数目范围;②在成分谱中确定与母方效应相关成分,即靶成分。靶成分可以是一个或多个,可以是原型,也可以是代谢产物或与机体相互作用形成的新活性物质;③建立靶成分的体内浓度测定方法,研究靶成分的药动学,进行靶成分的治疗药物监测。在上述基础上,研究不同治法系列方剂之间如下的共性和个性:制剂中化学成分与方药体内(血清)成分谱、靶成分及其药动学、靶成分的浓度-效应关系，方剂血清成分谱、靶成分的 TDM、方剂血清成分谱、靶成分与中药七情、归经、四气五味和升降沉浮的关系。

二、中药胃肠药动学

中药胃肠药动学，是涉及药物、机体和两者之间相互作用规律的研究。中药复方制剂中成分复杂，理化性质也各不相同，每种成分口服进入体内后均既受胃肠道环境（酸性、碱性、肠道细菌、消化酶等）的影响，也受其他成分的影响，因此各成分在胃肠道内的溶出速率和吸收不同。中药胃肠药动学研究复方有效成分在胃肠道内的溶出、吸收、代谢的动力学及其影响因素，比起化学药物的生物药剂学，"中药胃肠药动学"一词能较明确地反映受试物为中药制剂，体内定位在胃肠道，重点在揭示各有效成分之间协同或拮抗的规律，阐明药物在胃肠内的药动学变化。其主要研究中药复方制剂在胃肠道内的动态变化过程，虽然这种变化是机体对药物的最初作用，但它必将影响到复方中各种成分在体内的全过程。对药物肠内菌群代谢的研究，有助于发现天然前体药物，揭示中药复方的真正作用成分，推动药物动力学的研究。例如，用中药血清药理学与中药胃肠药动学相结合的思路和方法研究人参皂苷的肠内菌代谢及其产物吸收。

这是一个较新的研究领域，为促进其发展，不少学者提出了自己的见解，认为中药胃肠药动学应建立规范化技术方法和应用领域，并建议以测定整体动物的药理作用或采用中药血清药理学为研究方法，用数学公式推导复方效应成分在胃肠道内的综合变化模式，尤其应注意治疗消化道疾病方剂胃肠药动学研究的特殊性。

三、中药指纹图谱药动学

近年来有学者提出利用中药指纹图谱进行药动学研究。指纹图谱的主要峰面积与药效相关，先在体外利用液相色谱等方法测定建立血浆中药物的指纹图谱，作为质控标准，然后通过探讨药物被实验动物或人体吸收入血后的相应指纹图谱的变化得到药动学参数，进行药代研究。

四、时辰药动学

时辰药动学是基于生物体在生命过程中具有内在的时间演化规律而建立的一门学科。体内许多内外分泌激素、细胞因子等的分泌也都具有时间节律，表现为在血中的浓度曲线随四季、日夜、晨昏的不同而有高低变化的特性，进而外推用以探讨药物在体内的动力代谢过程也具有相应的时辰节律，不同时间用药，药物的动力学过程可能不同，并进一步导致药效和毒性出现差异。

（刘秀丽）

第三节 中药生物有效性

一、中药生物有效性的概念

药物是由物质、生物活性、适用性三个要素构成的体系。药剂学的任务是把具有生物活性的物质制成适宜的剂型，剂型中的生物活性物质进入机体到达作用部位，呈现治疗效应，就是生物有效性。

中药的生物有效性是研究制剂施于机体后药物的量变规律以及影响因素，进而阐明药物及其制剂与治疗效应的关系。常通过同种药物不同剂型间或同种药物同种剂型不同厂家或同一厂家不同生产批号产品间的比较进行。制剂生物有效性量化的主要表达方式是生物利用度。实践已经证明，同一种中药，若剂型改变，即使有效成分相同，临床效果未必相同。这说明制剂中的主药含量并不是决定临床效果的唯一指标，化学等值并不一定生物等效。若选取某种生物指标（如血药浓度、组织药物浓度、尿中药物排泄量或药物在生物体内的代谢浓度）则可反映药物制剂在体内可能被利用的程度，从而间接地判断疗效。就口服制剂而言，只有吸收的那一部分才能产生药效。

中药生物利用度是指中药的有效成分或其治疗的主要部分到达体循环的相对速度和程度。生物利用度对中药的有效性、安全性均具有重要的作用，如果血药浓度超越最小中毒浓度就会导致危险，血药浓度达不到最小治疗浓度就不呈现药效。可见掌握生物利用度是制备理想中成药的基础。

体内试验难度大，干扰因素多，因此，不可能每种产品、每批产品都进行试验。寻找反映制剂生物有效性的体外测定方法很有必要，目前为各国药典收载的是测定溶出度。溶出度是指在适当的介质中固体或半固体药物制剂主药成分的溶出速度和程度。

中药的生物有效性是指以中医药理论为指导，结合中医临床疗效，运用现代科学技术方法，研究有效成分在体内的利用过程及被机体利用的速度和程度。

中药生物有效性的研究，有助于阐明中医药理论，促进中药的发展，为优选合理剂型、改进制剂工艺、充分发挥疗效、减少毒副作用、指导临床合理用药提供科学依据，并推动中药临床药剂学的形成和发展。

二、中药生物有效性研究的现状和意义

为了能够从实验角度客观地反映中药的疗效，近年来已经开始运用药代动力学的理论和技术研究中药的生物有效性，并为生产和临床提供了重要的参考。

（一）中药生物有效性的研究现状

进行中药生物有效性研究时，既要借鉴制剂研究的现代技术和方法，又要保证中医药理论指导下设计出有特色的研究方法。目前，中药生物有效性的研究归纳起来有以下三种情况。

（1）有效成分明确，而且有可供定量检测分析方法的中药，可以按照一般化学制剂研究生物有效性的方法进行研究。有效成分是中药治病的物质基础。麻黄能够平喘，因其含有麻黄碱，元胡能止痛，因其含有延胡索乙素，大黄泻下力缓，因其不但含有蒽醌类且含有多量的鞣质。因此对制剂中有效成分进行生物有效性研究，可以反映制剂的疗效。矾蜡丸、琥珀矾蜡丸、痔漏无双丸皆含有白矾[$KAl(SO_4)_2 \cdot 12H_2O$]，曾有人用 Al_3^+ 为指标，用转篮法测验其主药白矾的溶出度。

（2）组成成分比较复杂，但能选择其中某个或某类能反映中药制剂药效的化学成分作为检测指标，进行制剂的生物有效性研究。例如，香连丸中的小檗碱，防风通圣丸中的黄芩苷、总蒽醌，都曾被用作生物有效性的研究。

（3）对组方复杂、有效成分不明确或未能建立灵敏、专一定量检测方法的中药，可以从中医整体观点出发，选择药效学指标，定量地反映体内过程。

中药往往含有多种成分，通常发挥的是综合性的药理作用。若进一步分离成单体，用于临床，疗效可能会降低。因此，对某一单体应用血药浓度的方法求得的药动学参数，不一定能反映中药的真实体内过程。在中医整体观指导下研究中药的生物有效性，进而用数学方程式模拟体内过程的研究，已引起中药药剂学和中药药理学界的极大关注。例如，根据体内药量与药理效应对应关系，研究包公藤甲素两种缩瞳剂的生物利用度的"药理效应法"，根据药物剂量与药效强度之间关系研究青蒿素油注射液抗疟作用的效量半衰期法，将药动学中多点动态测定的原理与用动物急性死亡率测定蓄积性的方法结合起来，用数学方程式模拟体内过程，探索中药特别是含有毒组分中药在体内的命运的"药物累积法"，均能较密切地联系临床实际，估算出安全有效的用药剂量范围，解决中药的安全与有效性问题。

（二）中药生物有效性研究的意义

中药生物有效性的研究对中药事业发展具有如下作用。

（1）优选药物剂型，为剂型改革提供依据：在处方和用药目的明确的前提下，优选适宜的剂型尤为重要。研究时通常将同一处方的药物制成几种不同剂型，进行体外溶出度和体内生物利用度的测定，从中优选出生物利用度高、溶出度符合用药目的和要求的剂型。例如，黄连的主要有效成分小檗碱的水中溶解度很小，肌内注射 $2\sim5$ mL（1 mg/mL）很难达到有效抗菌浓度，且因为小檗碱季铵盐难以透过肠壁吸收，所以治肠道感染，小檗碱注射液远不如小檗碱片或小檗碱灌肠液有效。

（2）评价制剂内在质量，分析影响药效的因素：同一处方、不同生产来源的同一剂型的制剂，即使主药成分含量相同，但疗效却不一定完全相同。因为制剂的生产条件，辅料的种类、规格与用量，甚至操作的程序和方法等都有可能影响药效的发挥。对制剂的溶出度和体内生物利用度的研究，不仅可较客观地评价制剂的内在质量，还能及时发现存在的问题。进一步对用不同工艺、不同辅料或不同操作方法生产的同种剂型进行有计划的对比试验，就可找出影响药效的关键，优选出最佳生产工艺、适宜辅料和合理的操作方法，确保中药质量。例如，将难溶性穿心莲内酯以 PEG-6000 为载体制成固体分散物，进一步压制成片剂，与未经固体分散法处理的片剂溶出度进行对比，前者明显优于后者。

（3）拟定给药方案，指导合理用药：中药应用后，只有在药物的治疗安全范围内，并在一定时间维持较平稳的波动，才能既充分发挥疗效，又避免不良反应和毒性反应。不同药物的治疗安全范围不同，某些毒性较大的药物的治疗安全范围较窄，必需根据其特性，拟定有针对性的给药方案。因此，研究药物在体内的吸收、分布、代谢和排泄，求出药物在体内的吸收常数（Ka）、消除速度常数（K_e）、生物半衰期（$t_{1/2}$）、表观分布容积（V_d）、达峰时间（t_p）、最大峰值（C_p）等，绘制血药经时曲线，计算曲线下面积（AUC），求生物利用度，确定房室模型，推导相应的数学方程式，拟定出包括给药总剂量、给药速度、给药方式及给药间隔时间等内容的合理给药方案。例如，麻黄和氨茶碱都是常用的平喘药，但实验研究指出，将氨茶碱与麻黄配伍后，氨茶碱的血药浓度降低，消除速度常数增加，消除半衰期缩短，峰值降低，表观分布容积增加，血药浓度-时间曲线下面积减少。可见，临床将麻黄与氨茶碱同时应用是不合理的。

三、影响生物有效性的因素

为发挥中药在体内的药效,首先要控制支配血药浓度的主要因素,通常认为影响药物吸收的因素常常是影响中药生物有效性的主要因素。影响中药吸收的因素归纳为三个方面,即机体因素、药物因素或剂型因素。

(一)机体因素对中药生物有效性的影响

(1)生理条件:性别、年龄、种属、胃排空速度、小肠蠕动和吸收的程度等,可影响中药的生物有效性。

(2)血液循环:血液能影响中药的吸收,故饮酒可促进胃的吸收,而小肠因为有足够的血流量,除动脉转运外,对一般药物吸收影响不大。淋巴系统的吸收所占比例极小。

(3)胃肠分泌物与黏膜内代谢:胃肠内壁表面存在丰富的黏蛋白,可妨碍某些药物的吸收。胆汁酸对若干难溶性药物起增溶作用,有利于吸收,但也能与一些药物生成不溶性药物,影响吸收。胃肠道内除消化酶外,还有肠内菌丛产生的酶及肠上皮细胞新生时所产生的酶。它们对药物水解或还原起催化作用,而且药物在肠内停留时间越长,这类反应的可能性越大。对难溶性药物而言,其吸收的速度取决于其溶出的速度,故黏膜内的代谢不可忽视。

(二)药物因素对中药生物有效性的影响

1.剂型

剂型的种类不同,对药物释放的速度和程度都产生不同的影响。

通常剂型与吸收的关系,可以分为药物从剂型中释放溶出与药物通过生物膜吸收。前一个过程以剂型条件为主,后一个过程以生理因素为主,同时与药物中不同化学成分的解离常数也很有关系。因此,药物的吸收量通常与药物从剂型中释放-溶解的量成正比。剂型因素的差异,可使制剂具有不同的释放特性,以致影响药物的吸收和疗效。

2.粒径

中药的溶解速度随着药物的粉末溶解面积而变化。假如各个粉粒均为球形,则其比表面积(样品具有的总表面积)随粒子的直径减少而增加。

通常一般口服的中药,需要在胃肠液中溶出后才能在体内吸收而显效,所以难溶性药物的粉末愈细,则体内吸收速度就愈快,吸收量也愈多。

传统的中药部分或全部直接应用中药材粉末制成,其中大部分的有效成分被包裹在尚未击破的细胞内,这些成分溶出之前,首先要透过细胞壁,逐渐扩散到粉粒表面,再转移到溶液或体液中去。这个过程与丸剂等剂型本身的溶散、溶出混杂在一起,十分复杂。

减小中药粉料的粒径,既可以更多地击破药材细胞壁,加速有效成分的溶出度,亦可以增加药材与胃肠黏膜的接触面积,这是提高中药生物有效性的重要措施之一。

3.晶型

很多药物的化学结构相同,但可因结晶条件不同而得到不同的晶型,这种现象称为多晶型现象。有机化合物的多晶型现象较为普遍。晶型不同,它们的理化性质(如密度、熔点、溶解度和溶出速度)有可能不同。在一定的温度和压力下,多晶型中只有一种是稳定型,其熵值最小,熔点最高,溶解度最小,化学稳定性好。其他晶型为亚稳定型的,熔点低,溶解度大,溶出速度比较快。因此可因晶型不同而呈现不同的生物利用度。通常亚稳型药物的生物利用度较高,稳定型药物的生物利用度较低,甚至无效。

能引起晶型转变的外界条件：①干热。②熔融。③粉碎。④结晶条件，例如，溶剂不同，饱和程度不同，都可能产生不同的晶型。⑤混悬，在贮存过程中可能发生晶型转变，甚至在测定药物溶解速度的短时间中亦可能发生晶型转变。

（刘秀丽）

第四节　中药药动学研究展望

一、目标及挑战

中药药动学的研究目前处于起步阶段，尚未形成具有特色的体系。中药药动学较多的是参照化学药物研究的方法，选择制剂中某一化学成分测定血药浓度。此法对单一有效成分为原料的中药制剂是可行的，但对于采用此法研究的结果是否能代表成分复杂的中药或其复方整体的药动学规律，学术界存在着较大争议。

中药药动学研究面临的挑战来自3个方面：①基础理论与传统医学的相关性。②研究方法的难度，研究目标物的微量性和质量的可控性。③世界先进科学技术应用，要求我国的中药药动学研究有较高水平以面对外部世界的挑战。中药代谢物的研究对推动中药现代研究也具有价值。对中药发挥药理作用的物质基础和化学本质的认识相当困难，许多中药的化学成分，特别是真正的有效成分不很清楚。这些化学物质在治疗用的方剂中含量极微，一般多在毫克水平。中药中化学成分的含量还受多种因素的影响，如产地、种植条件、品种所用部位、收获时间，难以控制其质量的均一性，这些都给研究中药药动学带来困难。

20世纪80年代中期，用于中药药动学的药物累积法问世，随后这一研究领域活跃起来，大批学者采用此法对多种单味药、中药复方等进行了药动学研究并得到了大量有益的结果。由于药物累积法所采用的指标为非特异性的死亡率，部分学者认为这主要反映了药物毒性成分的药动学情况，对毒性与药效不一致的药物，提出以药效为指标的药理效应法，此外还有微生物法，适用于具有抗菌作用的中药。上述三种方法的共同点是研究过程中所依赖的指标均为生物效应，故总称为生物效应法。其共同的特点在于研究对象不是某一种化学成分，因此结果可以反映整个药物在体内的动态变化规律，符合中医的整体观原则，能体现复方中药制剂的综合疗效及其体内过程。其实验方法是通过输入药物剂量这个参数，得到不同时间的反应结果，至于中间可能出现的过程仍属于黑箱，具体发生的变化未能被清晰地描述。因此对药物的吸收、分布、代谢和排泄等体内过程的具体分析也有困难。

血药浓度法与生物效应法各有优点和缺点，在中药尤其是中药复方制剂药动学的研究中，双方各自的优势正是对方的不足之处，两者可以互补。因此对不同经典名方，按生物效应法，同时选择其中有效成分或指标成分按血药浓度法平行进行药动学研究，综合分析实验结果，以阐明相关性。有研究者曾对几种中药制剂按此思路进行了初步的研究，结果表明，血药浓度法与药物累积法之间有相关性。也有学者对生物效应法中的药物累积法和药理效应法、药理效应法与药物溶出度的关系进行探讨，认为它们存在一定联系。若按平行对照的原则，以中药经典名方为实例，应用血药浓度法和生物效应法，研究制剂中有关成分在动物体内的存在状态、动态变化及其药理效应,并探讨实验方法间相互关系,导出数学规律方程,可为建立反映中医药特色、科学描述中药制剂体内转运过程的中药复方制剂药动学研究方法提供依据,保证临床用药的安全,有效解决中药因缺乏药动学研究资料无法出口的难题,指导研究中药新制剂,促进中药新药研究与国际接轨。

二、建立药物动力学与药效动力学(PK-PD)统一模型

任何药物均须及时抵达作用部位,并维持一定浓度和一定时间,才能与受体结合,产生药理效应。凡欲合理地使用药物,均须了解药物体内的规律。

(一)血药浓度法不足以反映中医方药药动学特征

药物代谢动力学(简称 PK)定量地研究药物体内过程的动态规律。通常是概括生物样本中的药量与时间的函数关系,建立数学模式,确定有关参数,以便用数学语言定量、简明地描述药物的体内动态规律。由于任何药物发挥药理作用均须及时抵达作用部位,并在一定时间维持一定的血药浓度,才能与受体结合,产生药理效应,所以对一些能取得单体有效成分的中药制剂进行中药药动学研究,采用灵敏的化学方法测定血药浓度,获得的药学参数是可以描述其动力学特征的。但中药通常含有多种成分,对于由多味中药组成的复方,其中的化学成分可以是数十种,数百种甚至上千种计。对成分如此复杂的中医方药照搬西药的药动学研究方法,仅测定其中某一种指标成分,结果难以反映中医方药体内动力学的全貌,这是中医方药研究工作者应达成的共识。

以成分简单的丁公藤注射剂为例探讨单一有效成分及总体成分在体内药动学的特征。丁公藤含东莨菪内酯、东莨菪苷和丁公藤甲素等成分,其中东莨菪苷经水解后可转化为东莨菪内酯。当血清药物不经水解处理,其药-时曲线可出现双峰现象($t_{max1} = 1.08 \pm 3.88$ min,$t_{max2} = 2.45 \pm 1.79$ h),如果将含药血清用 0.002 mol/L HCl 溶液保温水解 30 min,所测的成分是总东莨菪内酯,其药-时曲线不出现双峰现象,属于动力学二房室模型。$t_{1/2\alpha} = 0.668$ h,$t_{1/2\beta} = 1.990$ h。二房室开放式模型为描述丁公藤中总东莨菪内酯在小鼠体内动态变化规律的最佳选择模型,呈一级动力学消除。相关系数 $R = 1.000 (S = 2.299)$。血药浓度随时间变化的动力学方程为:$C = 3714.636\ e^{-1.038t} + 517.346\ e^{-0.348t} - 4231.982\ e^{-5.308t}$。各项药动学参数如下:$D = 881$ mg/kg,$Co = 3471.587\ \mu g/mL$,$A = 3714.636\ \mu g/mL$,$B = 517.346\ \mu g/mL$,$\alpha = 1.038\ h^{-1}$,$\beta = 0.348\ h^{-1}$,$K_a = 5.308\ h^{-1}$,$K_{12} = 0.128\ h^{-1}$,$K_{21} = 0.444\ h^{-1}$,$K_e = 0.814\ h^{-1}$,$t_{1/2ka} = 0.131$ h,$t_{1/2\alpha} = 0.668\ h^{-1}$,$t_{1/2\beta} = 1.990$ h,AUC $= 4\ 266.8$ mg/(L·h),Tp $= 0.399$ h,$C_{max} = 2\ 396.108\ 1$ mg/L。进一步以血药浓度法与生物累积法分别进行实验研究,结果发现:$K_血 > K_累$、$t_{1/2}$血(1.18 h)$< t_{1/2累}$(20.6 h)、$V_血 < V_累$、AUC$_血 <$ AUC$_累$……这提示,在通常剂量情况下,体内消除远远快于总成分累积毒性消除,反映了在此条件下,呈现酶饱和状态,肝脏解毒和肾脏排泄的速度缓慢,半衰期明显延长,药物主要分布在周边室,出现蓄积性。可见血药浓度法和药物累积法分别研究丁公藤的动力学规律及其参数是有差异的。

血药浓度法以药物中的某一种成分或组分为指标。累积法以总体成分毒性效应所致的死亡率为指标。药物体内的相互作用或转化及酶饱和动力学因素的影响,都会引起动力学参数的改变。对由单一药材丁公藤制备的注射剂,应用血药浓度法与生物效应法测得的药学参数尚且有差异,对组成复杂的中医方药若仅用其中的某一成分测定血药浓度,其结果是远远无法反映在体内的真实过程的。

类似的实验结果同时提示,血药浓度法与药物累积法之间存在一定的相关性。例如,在体内代谢转化比较快的青藤碱,两法相关性研究表明:$Y = 11.845X - 137.23$,相关系数 $r = 0.998\,3$。青藤碱 $10\sim80$ min 的血药浓度与主含青藤碱的制剂风痛宁 $5\sim50$ min 体存量存在明显的线性相关性,这表明药物累积法与血药浓度法具有内在一致性。两者之间既有差异又有联系。

(二)应用同一种含药血清平行进行 PK-PD 研究

了解方中各味药的主要有效成分及成分的化学群与药理效应的关系,有助于探明中医方药作用的物质基础,阐明其作用原理。化学结构和特性不同,各成分进入体循环的程度亦不同,如果按照血药浓度法,分析中药复方制剂中每种成分的动态行为,可以得出众多的动力学参数。因此探讨不同类别化学成分血药浓度法与生物效应法即 PK-PD 模型就具有重要的意义。PK-PD 模型是通过将一个 PK 模型和一个 PD 模型相结合得到的,从而在给药和药物作用间建立起一种定量关系。PK 和 PD 在中医方药动力学的研究中各有特点,双方各自的优势正是对方的不足之处,两者可以互补,故对不同中医方药,应用同一份含药血清,按生物效应法,同时选择其中有效成分或指标成分按血药浓度法同步平行进行药动学研究,可以消除实验中由于动物种属、体质、环境等因素的影响而产生的对结果的干扰,综合分析实验结果,阐明两者间的相关性,有利于对体内过程的客观分析和正确判断。

有研究者曾对多种中药复方制剂按此思路进行探索,应用同一份血清同步进行血药浓度法与药理效应法探讨药物动力学,例如,通过对四逆汤的初步研究发现此模型的可行性及两者的相关性,实验中分别测定乌头碱、次乌头碱、新乌头碱及其水解产物在不同时相的血中含量,并利用同一血源测定不同时相心肌收缩力等药理效应,从中探讨 PK、PD 之间的相关性。

定量地统一研究药物体内过程与生物效应的动态规律,对于中药复方制剂来说,有一定的困难。这一方面是由于成分复杂,还可能出现原发和继发反应,血清药物浓度与药效反应的关系有可变性。含药血清本身的复杂性对实验也会有一定干扰,故必须处理血清防止干扰。有时还会出现血清药物浓度与效应间的时滞现象。另一方面可能因为药代动力学研究过程采样时间与效应动力学中的观察时间不一致等而导致结果的可变性。因此,应用同一份血清样品先分别进行药代与药效动力学研究,然后建立 PK-PD 模型,通过药量与时间关系,把剂量与药效反应联系起来,是解决上述困难的可行方法。

(三)应用统计矩阵法分析中医方药 PK-PD 模型

药物在体内的过程可以看成一种随机的统计过程。当药物以不同途径进入机体时,药物的化学成分也同时进入机体,但由于各种随机因素不同成分在体内的时间、过程不尽相同,有的成分被迅速排泄或代谢,有的则被某个组织摄取而在体内长期驻留。但是,药物成分吸收、分布、代谢或排泄的概率是相同的,故药-时曲线也可看成药物化学成分群在体内不同的驻留时间的概率分布曲线,可用统计学的概率分布曲线的统计参数描述。一般的程序是采用房室模型模拟药物进入机体后的变化规律,确定函数表达式并由此计算出能定量反映药物体内过程的各项参数。

近年来非房室模型分析法有很大进展,其优点是不受房室模型的限制,可通过计算获得主要的药动学参数,如应用卷积法、统计矩法。统计矩在概率统计中用来表示随机变量的某种分布特征。将统计矩的概念用于药代动力学分析的基础是当一定量的药物输入机体时,不论是在给药部位还是在整个机体内,各个药物分子滞留时间的长短均属于随机变量。药物在体内的过程可以看作这种随机变量所相应的总体效应,因而药-时曲线是某种概率统计曲线。不论何种给药途径,均具有零阶至二阶三个统计矩,其含义如下。

(1)零阶矩：血药浓度-时间曲线下时间从零至无穷大的面积，即 $AUC = \int_0^\infty C dt$。

(2)一阶矩：MRT(平均滞留时间)，表示完整药物分子通过机体(包括在机体内药物的释放、吸收、分布和消除过程)所需要的平均时间：

$$MRT = \int_0^\infty tC dt / \int_0^\infty C dt = \frac{AUCM}{AUC}，式中，AUCM 即 \int_0^\infty C dt。$$

(3)二阶矩：VRT(平均滞留时间的方差)表示平均滞留时间的变化程度：

$$VRT = \int_0^\infty t^2 C dt / \int_0^\infty C dt = \int_0^\infty (t-MRT)^2 C dt / AUC$$

上述阶矩可通过给药后，所得血药浓度-时间数据，用梯形规则经数值积分法算得。

其中 MRT 与半衰期的性质相类似，指的是消除给药量的 63.2% 所需要的时间。例如，静脉给药后用一房室模型描述：

$$MTR_{iv} = t_{0.632} \approx \frac{1}{k}，k = \frac{1}{MRT_{iv}}，t_{1/2} = 0.632 MTR_{iv}$$

用统计矩描述药物的体内过程，不受数学模型的限制，其计算主要依据血药浓度-时间曲线下面积 AUC，另外对释药与吸收这两个连续而实际上不同的过程，统计矩法可给以区别研究。由于有一些药物的药代动力学特征不易用房室模型处理，这种非房室药代动力学分析或统计矩药动学理论，比经典的隔室模型有更多优点，对中药复方药动学尤为适宜。

药物与机体是一对矛盾，但毕竟处于同一"统一体"中，主要有效成分及成分的化学群是中医方药发挥治疗效应的物质基础。研究中医方药在体内的效应动力学，用 PK-PD 模型表达中医方药的体内过程，对中医方药进行治疗监测，是中医药与世界药学接轨的有益尝试。

（张继广）

第十四章　解　表　药

第一节　辛温解表药

味辛性温,以发散风寒表证为主的中草药称为辛温解表药。风寒表证的主要表现为发热轻、恶寒重,汗出不畅或无汗,头痛、身痛、舌苔薄白、口不渴和脉浮等。

一、麻黄

(一)别名

别名草麻黄。

(二)处方名

处方名为麻黄、生麻黄、炙麻黄、麻黄绒、净麻黄、制麻黄和蜜麻黄。

(三)常用量

常用量为 3～9 g。

(四)常用炮制

1.麻黄绒

取原药材去根,切 1.5～2 cm 长段,研绒,筛去灰屑即可。

2.制麻黄

麻黄 500 g,生姜 50 g,甘草 50 g。取甘草、生姜煎汤,煎至味出,趁热浸泡麻黄段,浸后晒干。

3.蜜麻黄(炙麻黄)

麻黄段 50 kg,蜜 5～10 kg。先将蜜熔化,再加入麻黄段,或再加少许水拌匀、稍闷,置于锅中用微火炒至蜜干,以不粘手为度。

(五)常用配伍

1.配桂枝

增强宣散风寒、止痛功效,用于治疗外感风寒、头痛、身痛和无汗等症。

2.配杏仁

增强止咳、平喘、化痰作用,用于治疗风寒咳喘之证。

3.配生石膏

用于治疗肺热咳喘之证,如胸满咳喘、口苦舌干和脉浮数。

(六)临床应用

1.风寒感冒

麻黄汤:麻黄 9 g,桂枝 6 g,苦杏仁 9 g,炙甘草 3 g。水煎服,日服 1 剂。

2.荨麻疹

麻黄 10 g,桂枝 3 g,苦杏仁 6 g,白术 12 g,蝉蜕 6 g,炙甘草 6 g。水煎服,日服 1 剂。

3.支气管炎

止嗽定喘丸(麻黄、苦杏仁、石膏和甘草),口服 1 次 6 g,每天 2 次。

4.水肿病初起

麻黄 6 g,白术 15 g,茯苓 20 g,冬瓜皮 30 g,薏苡仁 30 g。水煎服,日服 1 剂。

5.咳喘

麻黄 10 g,生石膏 30 g,黄芩 15 g,桑白皮 30 g,生甘草 6 g。水煎服,日服 1 剂。

(七)不良反应与注意事项

(1)长期服用本品能引起病态嗜好。

(2)超过治疗量的 5 倍时,即可引起中毒。

(3)大剂量中毒可引起心率缓慢、胸闷、气急、烦躁、失眠、头痛、恶心、呕吐、周身发麻和排尿困难,甚至呼吸困难、昏迷等。

(4)心绞痛者用此药可引起心绞痛发作。

(5)偶尔有变态反应,表现为皮肤红斑、水疱、皮疹、溃疡等。

(6)体虚多汗者忌用麻黄。

(7)高血压、心脏病患者忌用。

二、桂枝

(一)别名

别名柳桂。

(二)处方名

处方名为桂枝、细桂枝、嫩桂枝、桂枝尖、炒桂枝、蜜桂枝。

(三)常用量

常用量为 3~10 g。

(四)常用炮制

1.炒桂枝

取桂枝放于锅中,用微火炒数分钟至深黄色或微焦。

2.蜜桂枝

桂枝 10 kg,蜜 2.5 kg。先将蜜熔化,加热至起泡,加入桂枝片拌匀,微洒清水,炒至呈老黄色、不粘手。

(五)常用配伍

1.配白芍

温中止痛,用于治疗脾胃虚寒之胃病、腹痛,另可用于治疗外感风寒,表虚多汗者。

2.配桃仁

有温经活血功效,用于治疗妇女虚寒痛经、月经失调、慢性附件炎腹痛等症。

3.配附子

温经散寒止痛,用于治疗风寒关节疼痛、四肢疼痛等症。

4.配丹参

通气活血,用于治疗冠心病胸痛、心悸以及血虚失眠、惊悸等症。

5.配甘草

温阳益心,用于治疗阳虚所致的心悸气短、畏寒等症。

(六)临床应用

1.流行性感冒

桂枝汤加减:桂枝 10 g,赤芍 10 g,炙甘草 6 g,厚朴花 10 g,法半夏 10 g,茯苓 12 g,白术 12 g,生姜10 g,大枣 10 枚。水煎服,日服 1 剂。

2.类风湿关节炎

桂枝芍药知母汤加味:桂枝、白芍各 12 g,制附子 15 g(先煎),甘草 9 g,麻黄 8 g,知母 10 g,白术 15 g,防风10 g,生姜 10 g。水煎服,日服 1 剂。

3.荨麻疹

桂枝 10 g,白芍 15 g,生姜 10 g,炙甘草 10 g,大枣 12 枚。随症加减:痒甚者加蝉蜕 10 g,白蒺藜 15 g,防风 10 g;皮疹鲜红者加生地黄 30 g,赤芍 10 g;皮疹苍白者加当归 12 g,土茯苓 30 g,苍耳子 10 g。水煎服,日服 1 剂。

4.胃及十二指肠溃疡虚寒性脘腹疼痛

桂枝 10 g,白芍 15 g,黄芪 30 g,陈皮 10 g,醋延胡索 12 g,炙甘草 6 g,生姜 10 g,大枣 10 枚。水煎服,日服 1 剂。

5.冠心病心悸胸痛

桂枝 10 g,薤白 10 g,瓜蒌 30 g,丹参 30 g,炙甘草 6 g,生姜 10 g。水煎服,日服 1 剂。

6.风湿性及类风湿关节疼痛

桂枝 10 g,制附子 6 g(先煎),鸡血藤 30 g,黄芪 30 g,细辛 3 g。水煎服,日服 1 剂。

7.慢性附件炎腹痛

桂枝 10 g,赤芍 12 g,醋延胡索 12 g,桃仁 10 g,红花 6 g,皂角刺 3 g,蒲公英 30 g,炙甘草 6 g,大枣10 枚。水煎服,日服 1 剂。

(七)不良反应与注意事项

(1)有伤津助火之弊。热病高热、阴虚火旺、血热妄行者禁用。

(2)风热表证、风寒表湿证及温病初起者不宜应用。

(3)孕妇慎用。

三、防风

(一)别名

别名防风根、东防风、关防风、西防风、水防风、屏风、公防风、母防风。

(二)处方名

处方名为防风、炒防风、口防风、防风炭。

(三)常用量

常用量为 16～12 g。

(四)常用炮制

1.净防风

取原药材,拣净杂质,去茎及毛茸,洗净,切 2～3 cm 或 0.5 cm 厚的片,晒干。

2.炒防风

取防风片,用微火炒呈深黄色或微焦,放冷即可。

3.防风炭

取防风片在 180 ℃的热锅内炒,或用微火炒至呈黑色,喷淋清水,灭净火星取出。

4.蜜防风

防风片 500 g,蜂蜜 200 g。取防风片,加蜜炒至蜜被吸尽,放冷即可。

(五)常用配伍

1.配苍术

增强祛散风湿作用,用于治疗风湿性关节疼痛及风邪皮肤痒疹等症。

2.配秦艽

祛风除湿,用于治疗风湿四肢关节疼痛以及午后、夜间低热者。

3.配白术

润肠健脾,用于治疗脾胃虚弱,运化无力导致的大便秘结之症。

4.配苍耳子

祛风止痒,用于治疗皮肤荨麻疹、瘙痒等症。

5.配川芎

祛风活血止痛,用于治疗头痛、偏头痛。

(六)临床应用

1.头痛

防风通圣散加减:防风 15 g,荆芥 10 g,连翘 15 g,黄芩 15 g,川芎 15 g,当归 12 g,白术 15 g,炒白芍 15 g,栀子 15 g,麻黄 6 g,大黄 8 g,芒硝 8 g,滑石 10 g,生石膏 15 g(先煎),薄荷 6 g(后下)。随症加减:无大便秘结,去大黄、芒硝;无小便黄赤,去滑石、栀子;头昏眼花,加菊花15 g。水煎服,日服 1 剂。

2.周围性神经麻痹

防风 20 g,川芎 15 g,当归 15 g,蜈蚣两条(研粉)。前三味水煎汤,送服蜈蚣粉。每天 1 剂,分 2 次服。

3.慢性肠炎

防风 15 g,白芍 15 g,补骨脂 10 g,五味子 10 g,乌梅 6 g。水煎服,日服 1 剂。

4.脾胃虚大便秘结

防风 15 g,白术 30 g,蒲公英 30 g。水煎服,每天 1 剂。

5.砷中毒

防风 15 g,绿豆 15 g,红糖 10 g,甘草 6 g。水煎服,日服 1 剂。14 d 为 1 个疗程。

(七)不良反应与注意事项

(1)偶尔见变态反应。于服药后 1 h 内,出现恶心、呕吐、烦躁、皮肤瘙痒、冷汗、灼热、红斑等,或见荨麻疹样药疹、光敏性皮炎。

(2)血虚发痉及阴虚火旺者慎用。

四、生姜

(一)别名
别名名姜、鲜姜。

(二)处方名
处方名为生姜、川姜、煨姜、闵姜。

(三)常用量
常用量为6～15 g。

(四)常用炮制
1.煨姜

取生姜片或块,用纸包好,加水润湿,置于炉台上烘烤,或在火中煨至纸黄或焦枯时,去纸。

2.闵姜

将生姜切片,加白糖腌制数天而成。

(五)常用配伍
1.配半夏

和胃止呕,用于治疗胃肠炎所致之呕吐、恶心、腹胀等症。

2.配竹茹

清热止呕,用于治疗体虚有热,恶心呕吐,口苦、舌苔黄,尿赤等症。

3.配陈皮

温中行气,用于治疗脾胃有寒,脘腹胀满,胃脘疼痛之症。

4.配大枣

和胃解表,用于治疗风寒感冒,胃脘不舒,恶心、呕吐等症。

(六)临床应用
1.慢性胃炎

生姜泻心汤:生姜15 g,炙甘草9 g,党参10 g,干姜3 g,黄芩9 g,黄连3 g,制半夏9 g,大枣4 枚。水煎服,日服1 剂。

2.风寒感冒

生姜30 g,紫苏叶10 g。水煎服,日服1 剂。

3.急性细菌性痢疾

生姜50 g,红糖30 g。水煎分3 次服,日服1 剂。

4.急性扭伤

取生姜适量,捣烂去汁,加入食盐少许拌匀,外敷患处,可用绷带固定,每天1 次。

5.尿潴留

将生姜15～24 g,咀嚼后用开水吞服。一般可在用药后5 min 内缓解症状,过半小时后按上法续服1 次。

(七)不良反应与注意事项
(1)大剂量口服可致鼻血。

(2)外敷偶尔可见皮肤过敏性紫癜。

(3)高血压患者不宜多用。

(4)阴虚内热盛者不宜应用。

五、荆芥

(一)别名

别名假苏、香荆芥。

(二)处方名

处方名为荆芥、炒荆芥、荆芥炭、黑荆芥。

(三)常用量

常用量为 3～9 g。

(四)常用炮制

1.炒荆芥

将荆芥段炒至微黄或黄色。

2.醋荆芥

荆芥段 50 kg,醋 5 kg。取荆芥段加醋炒至大部分黑色。

3.荆芥炭

取荆芥段置于 180 ℃热锅中,炒至黑色存性,加水灭净火星,放冷即成。

(五)常用配伍

1.配薄荷

治疗感冒头痛、鼻塞不通、无汗、四肢疼痛等症。

2.配防风

治疗感冒无汗身痛及荨麻疹皮肤瘙痒之症。

3.配白芷

治疗头痛、偏头痛,症见舌苔白、口不渴、少汗等者。

4.配黄芩

治疗气管炎咳嗽痰多,胸闷不舒,口苦、舌苔发黄者。

(六)临床应用

1.风寒感冒

荆芥 12 g,射干 12 g,柴胡 10 g,防风 10 g,葛根 15 g,苦杏仁 9 g,茵陈 10 g,金银花 10 g,桂枝 10 g,生姜 15 g,甘草 6 g。水煎服,每天 1 剂。

2.传染性软疣

荆芥 12 g,防风 10 g,蝉蜕 10 g,当归 15 g,柴胡 15 g,赤芍 15 g,僵蚕 15 g,黄芩 15 g,薏苡仁 30 g,大青叶 30 g,甘草 6 g。水煎服,日服 1 剂。

3.痔疮出血

荆芥炭 15 g,槐花炭 10 g,共研为细粉,每服 3～4 g,饭前清茶送服,每天 1～2 次。

4.慢性咽炎

荆芥穗 30 g,桔梗 10 g,沙参 30 g,炙甘草 6 g。共研为细末,每服 3 g,每天 1～2 次。

5.荨麻疹

荆芥 12 g,防风 10 g,紫草 30 g,黄芩 15 g,山楂 30 g,甘草 9 g。水煎服,每天服 1 剂。

(七)不良反应与注意事项

(1)变态反应,表现为眼睑水肿,皮肤丘疹或暗红色斑点,烘热,瘙痒或伴有胸闷,腹痛、恶心、呕吐、腹泻。

(2)表虚盗汗,阴虚头痛者禁服。

(3)服荆芥时忌食鱼、虾、蟹、驴肉等食物。

六、羌活

(一)别名

别名蚕羌、竹节羌、条羌、鸡头羌、大头羌。

(二)处方名

处方名为羌活、川羌活、西羌活、蚕羌。

(三)常用量

常用量为 3～10 g。

(四)常用炮制

取原药材,洗净,切 0.3 cm 的厚片,晒干或用微火烘干。

(五)常用配伍

1.配川芎

祛风湿、活血、止痛,用于外感风寒关节疼痛、四肢疼痛,风湿性关节炎疼痛,偏正头痛。

2.配防风

增强祛风湿作用,用于治疗风寒头痛、关节疼痛、肢体疼痛之症。

3.配独活

增强祛风湿作用,用于治疗风湿关节疼痛、腰腿疼痛。

(六)临床应用

1.流行性感冒

(1)九味羌活汤:羌活 9 g,防风 8 g,苍术 10 g,川芎 8 g,细辛 3 g,白芷 5 g,生地黄 10 g,黄芩 10 g,甘草 5 g。水煎服,日服 1 剂。

(2)九味羌活丸:口服,一次 6～9 g,日 2～3 次。

2.功能性水肿

羌活胜湿汤加味:羌活 6 g,独活 6 g,藁本 3 g,防风 6 g,川芎 6 g,炙甘草 2 g,蔓荆子 3 g。

随症加减:气虚,加党参 10 g,炒白术 10 g;尿少,加茯苓皮 10 g,泽泻 6 g,车前子 20 g;食积,加谷芽 20 g,麦芽 15 g,炒莱菔子 6 g,山楂 30 g;阳虚,加巴戟天 10 g,补骨脂 6 g。水煎服,日服 1 剂。

3.风湿性关节炎

羌活 10 g,防风 10 g,生地黄 15 g,苍术 10 g,细辛 4 g,川芎 10 g,白芷 10 g,炙甘草 6 g,秦艽 10 g,五加皮 10 g,独活 10 g,薏苡仁 10 g。水煎服,日服 1 剂。

4.感冒发热

羌活 10 g,板蓝根 30 g,蒲公英 30 g。水煎服,每天 1 剂。

5.肢体麻木

羌活 12 g,鸡血藤 30 g,当归 10 g。水煎服,日服 1 剂。

6.偏头痛

羌活 10 g,白芷 10 g,川芎 15 g,天麻 12 g。水煎服,日服 1 剂。

7.上肢怕冷

羌活 12 g,黄芪 30 g,薏苡仁 30 g,炙甘草 6 g。水煎服,日服 1 剂。

(七)注意事项

阴虚火旺者慎用。

七、白芷

(一)别名

别名祁白芷、禹白芷。

(二)处方名

处方名为白芷、香白芷、川白芷、杭白芷、白芷片、白芷炭。

(三)常用量

常用量为 3～10 g。

(四)常用炮制

1.白芷片

取原药材,洗净,加水浸 1 d 至透,切 0.2～0.3 cm 厚的片,晒干。

2.白芷炭

取白芷片用 180 ℃的锅炒至炭存性,加水灭净火星,放冷即成。

(五)常用配伍

1.配藁本

散寒止痛,用于治疗风寒头痛、偏正头痛。

2.配细辛

用于治疗风寒头痛及慢性鼻炎之鼻塞流涕等症。

3.配川芎

治疗风寒头痛、偏正头痛、眉框痛等症。

4.配甘草

缓中和胃止痛,用于治疗胃、十二指肠溃疡或慢性胃炎所致之胃脘疼痛之症。

5.配天麻

治疗头痛、肢体麻木、头晕等症。

6.配菊花

治疗高血压所致之头痛、头项不适等症。

(六)临床应用

1.胃溃疡

白芷 10 g,黄连 9 g,炙甘草 12 g,焦三仙(山楂、神曲、麦芽)各 10 g。共研细粉,饭前口服,一次 6～9 g,每天 3 次。

2.风寒感冒

白芷 9 g,羌活 6 g,防风 10 g,苍术 6 g,细辛 3 g。水煎服,日服 1 剂。

3.头痛、眉棱骨痛

(1)风寒引起者:白芷 6 g,荆芥 6 g,紫苏叶 6 g,川芎 10 g。水煎服,日服 1 剂。

(2)风热引起者:白芷 6 g,菊花 10 g,川芎 10 g,茶叶 6 g。水煎服,日服 1 剂。

4.额窦炎

白芷 15 g,黄芩 15 g,苍耳子 10 g,葛根 15 g,川芎 15 g,薄荷(后下)9 g。水煎服,日服 1 剂。

5.白癜风

(1)白芷 15 g,补骨脂 15 g,北沙参 20 g,防风 15 g。水煎服,日服 1 剂。

(2)以 15%的白芷酊涂搽患处,每天 2～3 次。

6.便秘

白芷为末,每服 6 g,米汤入蜜少许送服,连进 2 服。

(七)不良反应与注意事项

(1)大剂量使用能引起强直性间歇性痉挛、惊厥,继则全身麻木。临床服用白芷所引起的中毒表现为恶心、呕吐、头晕、心悸、气短、大汗、血压升高、惊厥、烦躁不安、呼吸困难、心前区疼痛,最后可因呼吸中枢麻痹而死亡。

(2)变态反应:主要为接触性皮炎,皮损主要发生于面颈、胸上部和四肢暴露部位,出现红斑、水肿、水疱、大疱、糜烂、丘疹等。

(3)阴虚血热者忌用本品。

八、藁本

(一)别名

别名西芎、茶芎、土芎。

(二)处方名

处方名为藁本、川藁本、北藁本、香藁本。

(三)常用量

常用量为 3～10 g。

(四)常用炮制

取原药材,用清水洗净,半阴干,切 0.3 cm 厚的片;或隔夜,再切片,晒干。

(五)常用配伍

1.配细辛

增强祛风散寒止痛作用,用于治疗风寒头痛以及感受风寒所致之鼻塞流涕等症。

2.配苍术

用于治疗风湿腰腿疼痛、关节疼痛。

3.配吴茱萸

用于治疗寒疝疼痛、肠鸣腹痛等症。

4.配川芎

用于治疗偏正头痛、耳鸣头眩等症。

5.配木瓜

用于治疗寒湿肢体麻木、疼痛之症。

(六)临床应用

1.血管神经性头痛

藁本 15 g,当归 15 g,桃仁 12 g,红花 10 g,川芎 15 g,白芷 10 g,生地黄 20 g,黄芪 18 g,丹参 20 g,龙骨30 g,牡蛎 30 g(先煎),细辛 3 g(后下),甘草 9 g,蜈蚣 2 条。水煎服,日服 1 剂。

2.风湿性关节炎

藁本 15 g,苍术 15 g,防风 15 g,川牛膝 15 g,血竭 6 g。水煎服,13 服 1 剂。

3.慢性鼻炎

辛夷 12 g,藁本 10 g,炒苍耳子 10 g,升麻 6 g,黄芩 15 g,防风 10 g,牛蒡子 10 g,蝉蜕 6 g,连翘 20 g,川芎 12 g,荆芥穗 8 g(后下),红花 6 g,甘草 6 g。水煎服,日服 1 剂。

4.巅顶头痛

藁本 12 g,川芎 15 g,细辛 4 g。水煎服,日服 1 剂。

5.血虚四肢麻木

藁本 12 g,当归 12 g,木瓜 30 g,鸡血藤 30 g。水煎服,日服 1 剂。

6.寒疝疼痛

藁本 15 g,吴茱萸 8 g,小茴香 10 g。水煎服,每天 1 剂。

(七)不良反应与注意事项

(1)变态反应表现为头面及周身奇痒、皮肤出现红色或白色风团块。

(2)阴虚火旺者慎用。

(刘秀丽)

第二节　辛凉解表药

味辛性凉,能够发散消除风热表证的中草药,称为辛凉解表药。风热表证的主要表现为发热重、恶寒轻、头痛、口苦、口干、红舌质、舌苔黄、脉浮数等。

一、牛蒡子

(一)别名

别名大力子、牛子、恶实、杜大力、关力子、鼠黏子。

(二)处方名

处方名为牛蒡子、炒牛蒡子、大力子、牛子。

(三)常用量

常用量为 6～15 g。

(四)常用炮制

1.牛蒡子

取原药材,筛去尘土,洗净,晒干或用微火烘干。

2.炒牛蒡子

取牛蒡子用微火炒至鼓起,呈微黄或黄色,有香味。

(五)常用配伍

1.配桔梗

清热利喉止咳,用于治疗风热感冒,咽喉疼痛、咳嗽吐痰之症。

2.配白芷

清热解毒消肿,用于治疗热毒肿痛或脓成不溃者。

3.配连翘

增强清热解表功效,用于治疗风热感冒,咽痛口干以及口舌生疮、痈肿疮疡之症。

4.配玄参

治疗慢性咽炎口干咽痒、干咳少痰等症。

(六)临床应用

1.风热感冒

牛蒡子 12 g,柴胡 12 g,黄芩 15 g,葛根 15 g,连翘 15 g,金银花 15 g,皂角刺 6 g,生石膏 30 g(先煎)。随症加减:咳嗽加前胡 10 g,射干 10 g;便秘者加大黄 9 g,柏子仁 15 g。水煎服,日服 1 剂。

2.慢性咽炎

牛蒡子 12 g,桔梗 10 g,北豆根 10 g,沙参 10 g,赤芍 15 g,甘草 3 g。水煎服,日服 1 剂。

3.牙周炎

牛蒡子 12 g,栀子 15 g,薄荷 9 g(后下),荆芥 10 g,牡丹皮 10 g,玄参 12 g,夏枯草 15 g,石斛 10 g。水煎服,日服 1 剂。

4.面神经麻痹

牛蒡子 20 g,钩藤 20 g,全蝎 6 g,僵蚕 10 g,白附子 6 g。水煎服,日服 1 剂。

(七)不良反应与注意事项

(1)过量可引起胸闷气急、咽喉有阻塞感、头晕呕吐、血压下降。

(2)变态反应,可导致皮肤丘疹、皮肤瘙痒。

(3)脾胃虚寒,便溏泄泻者慎服。气虚者不可过量久服。

二、薄荷

(一)别名

薄荷草、人丹草、野薄荷。

(二)处方名

苏薄荷、炒薄荷、蜜薄荷、盐薄荷。

(三)常用量

常用量为 3～9 g。

(四)常用炮制

1.薄荷粉

取原药材晒干,去土及梗,磨成细粉。

2.蜜薄荷

薄荷 500 g,蜂蜜 200 g。先将蜜熔化,至沸腾时加入薄荷拌匀,用微火炒至微黄色即可。

3.盐薄荷

薄荷 50 kg,盐 100 kg,甘草 12.5 kg,桔梗 6 kg,浙贝母 6 kg。先将薄荷叶蒸至软润倾出,放在通风处稍凉,再用甘草、桔梗、浙贝母三味煎汤去渣,浸泡薄荷至透,另将盐炒热研细,投入薄荷内,待吸收均匀即成。

(五)常用配伍

1.配菊花

疏散风热,清利头目,用于治疗风热头痛,肝火及肝阳上亢之头目眩、目赤肿痛等症。

2.配夏枯草

用于治疗淋巴结核及目赤肿痛、风热头痛等症。

3.配白僵蚕

清热息风解痉,用于治疗小儿癫痫及皮肤丘疹瘙痒等症。

4.配牛蒡子

清咽利喉,用于治疗咽喉肿痛及慢性咽炎咽干咽痒等症。

(六)临床应用

1.外感高热

薄荷 10 g,荆芥穗 9 g,金银花 30 g,苦杏仁 10 g,前胡 10 g,板蓝根 30 g,黄芩 15 g,柴胡 15 g,淡竹叶 6 g,生石膏 40 g(先煎),生甘草 8 g,连翘 30 g。水煎服,日服 1 剂。

2.慢性荨麻疹

薄荷 15 g,龙眼肉 20 g,大枣 12 枚。水煎服,日服 1 剂。

3.急性咽喉炎

薄荷 12 g,桔梗 10 g,麦冬 20 g,玄参 15 g,板蓝根 15 g,生甘草 10 g,金银花 15 g,白茅根 30 g,生地黄 15 g,藕节 10 g。水煎服,日服 1 剂。

4.黄褐斑

薄荷 10 g,柴胡 10 g,黄芩 15 g,栀子 12 g,当归 10 g,红花 10 g,赤芍 15 g,莪术 12 g,陈皮 6 g,生甘草 10 g。水煎服,日服 1 剂。

5.乳腺炎

薄荷 12 g,蒲公英 40 g,金银花 30 g。水煎服,日服 1 剂。

6.风热牙痛

薄荷 12 g,生石膏 40 g,生地黄 40 g,白芷 10 g。水煎服,日服 1 剂。

(七)不良反应与注意事项

(1)过量可引起中毒反应。主要表现为神经系统症状及消化道刺激征,有头痛、眩晕、恶心、呕吐、腹痛腹泻、大汗、四肢麻木、神志恍惚,甚则昏迷、心率缓慢、血压下降等。

(2)胃纳差、久病体虚者慎用。

(3)婴幼儿慎用。

(4)表虚汗多者禁用。

三、蝉蜕

(一)别名

别名蝉壳、知了壳。

(二)处方名

处方名为蝉衣、虫衣、蝉蜕、虫退、仙人衣、净蝉蜕。

(三)常用量

常用量为3～10 g。

(四)常用炮制

取原药材,加水浸泡3～5 min,轻轻搅动,使泥沙脱落,或去头足,淘净晒干。

(五)常用配伍

1.配薄荷

疏散风热,透疹止痒,用于治疗风疹肤痒、麻疹透发不畅以及风热头痛、目赤等症。

2.配苍耳子

祛风止痒,用于治疗荨麻疹、银屑病、湿疹等皮肤瘙痒之症。

3.配磁石

用于治疗肝火上攻所致之耳鸣耳聋之症。

4.配胖大海

宣肺利咽,用于治疗慢性咽喉炎所致之声音嘶哑、咽干疼痛等症。

(六)临床应用

1.结膜炎

蝉蜕10 g,黄芩15 g,蒲公英30 g。水煎服,每天1剂。

2.耳鸣

蝉蜕10 g,磁石40 g,夏枯草30 g,杜仲6 g,五味子6 g。水煎服,日服1剂。

3.湿疹

蝉蜕10 g,苍耳子15 g,薏苡仁30 g,鸡血藤30 g,山楂30 g,生甘草9 g。水煎服,日服1剂。

4.慢性荨麻疹

蝉蜕炒焦、研末,与炼蜂蜜制成丸,每丸9 g重。每服1丸,每天2～3次。

5.头痛

蝉蜕15 g,葛根20 g,川芎15 g,白芍15 g,白芷6 g,细辛3 g,甘草6 g。水煎服,日服1剂。

6.风热感冒

蝉蜕9 g,前胡10 g,淡豆豉15 g,牛蒡子10 g,瓜蒌仁6 g,薄荷6 g(后下)。水煎服,日服1剂。

(七)不良反应与注意事项

(1)消化道反应:上腹疼痛、腹胀、肠鸣等,但停药后多可自行消失。

(2)变态反应:全身出汗、颜面潮红、全身出现散在性小皮疹、体温升高等。

(3)孕妇慎用。

(4)痘疹虚寒者忌用。

四、桑叶

(一)别名

别名霜叶。

（二）处方名

处方名为冬桑叶、霜桑叶、蜜桑叶。

（三）常用量

常用量为 6～15 g。

（四）常用炮制

1.桑叶

取原药材，拣净杂质，去梗搓碎即可。

2.炒桑叶

用微火炒至焦黄色，有焦斑即可。

3.蜜桑叶

桑叶 5 kg，蜜 1.5 kg。先将蜜熔化开，加入桑叶，用微火炒至微黄色至不粘手。

4.蒸桑叶

取桑叶放于蒸笼内，下垫清洁细麻布，蒸 1 h，晒干即可。

（五）常用配伍

1.配菊花

凉血明目，清利头目，用于治疗目赤肿痛、风热头痛以及肝阳上亢所致之眩晕、抽搐等症。

2.配紫菀

止咳化痰，用于治疗感冒咳嗽及气管炎咳嗽痰多、口苦胸闷等症。

3.配杏仁

润肺止咳，用于治疗干咳少痰、咽喉干燥发痒等症。

4.配黑芝麻

补益肝肾，用于治疗肝肾阴虚所致之头目眩晕之症。

（六）临床应用

1.肺热咳嗽

桑叶 15 g，苦杏仁 10 g，麦冬 15 g，黄芩 15 g，枇杷叶 10 g，板蓝根 15 g，蒲公英 30 g，炙甘草 6 g，生石膏15 g（先煎）。水煎服，日服 1 剂。

2.百日咳

桑菊饮：桑叶 20 g，薄荷（后下）3 g，菊花 10 g，苦杏仁 6 g，连翘 15 g，桔梗 6 g，芦根 15 g，甘草 5 g。水煎服，日服 1 剂。

3.风热感冒

桑菊感冒颗粒（桑叶、菊花、连翘、苦杏仁、桔梗、薄荷、甘草、芦根）。开水冲服，一次 1～2 袋，每天 2～3 次。

4.荨麻疹、神经性皮炎、日光性皮炎、脂溢性皮炎

桑叶 30 g，重楼 15 g，生地黄 15 g，枇杷叶 15 g，生甘草 10 g。水煎服，日服 1 剂。

5.妇女面部褐色斑

桑叶 500 g，隔水蒸消毒，去除杂物，干燥后处理备用。每天 15 g，沸水泡后作茶饮。连服 1 个月为 1 个疗程。

（七）注意事项

风寒感冒不宜使用。

五、菊花

(一)别名

别名滁菊花、亳菊、贡菊。

(二)处方名

处方名为白菊花、甘菊花、黄菊花、杭菊花、怀菊花、菊花炭。

(三)常用量

常用量为6～15 g。

(四)常用炮制

1.菊花

取原药材,挑去杂质,过筛即可。

2.炒菊花

取菊花用微火炒至微黄色或深黄色。

3.菊花炭

取菊花放于120 ℃的热锅内,翻炒至黄黑色或黑色,喷淋清水,灭净火星取出。

(五)常用配伍

1.配石决明

用于治疗肝阳上亢及高血压头目眩晕、耳鸣、头项疼痛等症。

2.配川芎

活血祛风止痛,用于治疗外感风热头痛及高血压头痛、肝火上炎头痛等。

3.配枸杞子

清利头目,滋补肝肾,用于治疗肝肾不足及血虚导致的头昏目花、腰膝酸软等症。

4.配天麻

祛风止痛,用于治疗高血压眩晕、头痛以及小儿惊痫抽搐等症。

5.配黄芩

清火明目,用于治疗目赤、流泪、目昏等症。

(六)临床应用

1.目昏流泪

菊花20 g,黄芩15 g,赤芍6 g。水煎服,日服1剂。

2.目赤肿痛

菊花15 g,白蒺藜15 g,木贼6 g,蝉蜕10 g。水煎服,日服1剂。

3.偏头痛

菊花30 g,天麻15 g,醋延胡索15 g,黄芩15 g,川芎15 g,百合15 g,甘草3 g。水煎服,日服1剂。

4.干咳咽痛

菊花20 g,麦冬30 g,沙参15 g,山楂30 g,杏仁9 g,甘草6 g。水煎服,日服1剂。

5.高血压、动脉硬化症

菊花30 g,金银花20 g,山楂30 g,炒决明子15 g。每天1剂,开水冲泡15 min后当茶饮。

6.三叉神经痛

菊花 30 g,丹参 15 g,白芍 15 g,川芎 15 g,柴胡 10 g,白芷 10 g,荜茇 10 g,全蝎 6 g,僵蚕 10 g,细辛(后下)5 g。水煎服,日服 1 剂。

7.冠心病

菊花 30 g,山楂 18 g,决明子 12 g,泽泻 9 g。水煎服,日服 1 剂。

8.外感风热、发热恶寒

菊花 30 g,柴胡 15 g,蒲公英 30 g,薄荷 6 g。水煎服,日服 1 剂。

(七)不良反应与注意事项

(1)偶尔见变态反应,表现为面部、手部皮肤瘙痒、有烧灼感,出现水肿性红斑,甚至糜烂、渗出、色素沉着,皮肤瘙痒或见红色丘疹。

(2)胃寒泄泻者慎用。

六、蔓荆子

(一)别名

别名京子、万金子。

(二)处方名

处方名为炒蔓荆子、酒蔓荆、蜜蔓荆、蔓荆子。

(三)常用量

常用量为 6～10 g。

(四)常用炮制

1.炒蔓荆子

(1)炒黄:取蔓荆子置于锅内,微火炒至黄色,去白膜即可。

(2)炒焦:取蔓荆子置于 120 ℃的热锅中炒至微焦,去膜即可。

2.酒蔓荆

先将蔓荆子用微火炒至外膜脱落时,喷酒炒干。

3.蜜蔓荆

先将蔓荆子炒热,再加蜜水炒干。

4.蒸蔓荆

取蔓荆子蒸半小时即可。

(五)常用配伍

1.配菊花

清利头目,用于治疗风热头痛、头目眩晕等症。

2.配川芎

祛风止痛,用于治疗偏正头痛、风湿腰腿痛等症。

3.配黄芩

用于治疗气虚头晕、耳鸣、耳聋等症。

4.配钩藤

祛风解痉,用于治疗惊风抽搐及癫痫抽搐之症。

5.配熟地黄

用于治疗血虚头痛、肢体疼痛之症。

(六)临床应用

1.血管性头痛

蔓荆子 15 g,菊花 20 g,钩藤 20 g(后下),川芎 15 g,白芷 10 g,薄荷 6 g(后下),甘草 6 g,细辛 4 g(后下)。水煎服,日服 1 剂。

2.急性鼻窦炎

蔓荆子 12 g,白芷 10 g,菊花 15 g,苍耳子 10 g,僵蚕 10 g,辛夷 9 g,苦杏仁 10 g,生石膏 20 g(先煎),黄芩 12 g,麻黄 6 g,细辛 3 g(后下),甘草 5 g。水煎服,日服 1 剂。

3.感冒

蔓荆子 12 g,紫苏叶 10 g(后下),薄荷 9 g(后下),白芷 10 g,菊花 10 g。水煎服,日服 1 剂。

4.化脓性中耳炎

蔓荆子 15 g,功劳叶 10 g,苍耳子 10 g。水煎服,日服 1 剂。

5.耳鸣

蔓荆子 10 g,地龙 15 g,菊花 15 g,白术 15 g,黄芩 12 g。水煎服,日服 1 剂。

6.皮肤瘙痒

蔓荆子 12 g,桑叶 30 g,苍耳子 12 g,大枣 15 枚。水煎服,日服 1 剂。

(七)注意事项

(1)血虚多汗者慎用。

(2)脾胃虚弱者慎用。

七、葛根

(一)别名

别名柴葛根、柴葛。

(二)处方名

处方名为粉葛根、粉葛、干葛、煨葛根、葛根粉、炒葛根。

(三)常用量

常用量为 6～20 g。

(四)常用炮制

1.葛根粉

取原药材,碾碎过筛,去筋取粉。

2.葛根片

取原药材,加水浸后淋水闷润至透,晒半干,切 0.6 cm 厚的片,晒干。

3.煨葛根

葛根片 500 g,米汤 180 g。取葛根片用米汤拌浸,以吸润为度。连药和米汤一同入锅内炒干,至色成深黄褐色即成。

4.炒葛根

葛根 500 g,麦麸 40 g。将麦麸放于热锅中待烟起,加入葛根片,炒至黄色,筛去麦麸即可。

（五）常用配伍

1.配升麻

解表透疹，用于治疗麻疹出不透之症。

2.配山药

健脾止泻，用于治疗热病口渴、腹泻以及脾胃虚弱腹泻等症。

3.配黄连

清热止痢，用于治疗湿热痢疾、大便脓血之症。

4.配白术

用于治疗脾胃气虚、大便溏泄之症。

5.配赤芍

用于治疗血瘀气滞之冠心病心绞痛频繁发作之症。

6.配车前子

利湿止泻，用于治疗小儿脾虚湿滞所致之泄泻之症。

（六）临床应用

1.冠心病

葛根 30 g，丹参 30 g，赤芍 15 g，薤白 10 g。水煎服，日服 1 剂。

2.小儿腹泻

葛根 10 g，车前子 10 g（另包），生姜 2 片。水煎服，日服 1 剂。

3.痢疾

葛根 30 g，黄连 15 g，秦皮 10 g，苦参 12 g，黄柏 10 g，山楂 30 g，生甘草 6 g。水煎服，日服 1 剂。

4.结肠炎

葛根 30 g，黄芪 30 g，薏苡仁 30 g，山药 30 g，大枣 10 枚。水煎服，日服 1 剂。

5.缺血性脑梗死

葛根汤加减：葛根 30 g，麻黄 3 g，桂枝 8 g，白芍 15 g，当归 15 g，丹参 30 g，川芎 15 g，红花 9 g，甘草 6 g，干姜 2 g，大枣 5 枚。随症加减：上肢活动不便，加桑枝 15 g，鸡血藤 30 g；下肢活动不便，加川牛膝 15 g，桑寄生 15 g；痰多，加半夏 12 g，陈皮 10 g；血压高，加夏枯草 30 g，石决明 30 g。水煎服，日服 1 剂。

6.面神经麻痹

葛根 30 g，桂枝 10 g，白芍 12 g，生姜 6 g，麻黄 3 g，炙甘草 6 g，大枣 10 枚。水煎服，日服 1 剂。

（七）不良反应与注意事项

（1）大剂量可引起中毒，表现为心悸、烦躁、神志不清、面色潮红、精神异常、语言不清、腹胀、呕吐等。

（2）胃寒及表虚多汗者慎用。

八、柴胡

（一）别名

别名茈胡。

(二)处方名

处方名为北柴胡、醋柴胡。

(三)常用量

常用量为 6~15 g。

(四)常用炮制

醋柴胡:将柴胡饮片置于 120 ℃的热锅内,喷醋炒至黄色即可。

(五)常用配伍

1.配黄芩

清热解表,用于治疗外感热证所致之口苦、咽干、目眩、烦躁等症。

2.配白芍

清肝止痛,用于治疗胆囊炎疼痛、阴虚胃痛、妇女气滞痛经等症。

3.配枳壳

和胃理气,用于治疗肝脾失调所致之胃脘痛、腹痛、食欲缺乏等症。

4.配青皮

疏肝理气,用于治疗气滞胁痛、胆囊炎腹痛、痛经等症。

5.配甘草

舒肝和胃,用于治疗肝炎肝区疼痛之症。

6.配茵陈

理气退黄,用于治疗黄疸型肝炎所致之面目爪甲发黄、脘腹胀痛等症。

(六)临床应用

1.痛经

柴胡 15 g,白芍 15 g,醋延胡索 12 g。水煎服,日服 1 剂。

2.月经不调

柴胡 15 g,当归 15 g,川芎 15 g,白芍 12 g,白术 10 g,桂枝 6 g,炙甘草 6 g。水煎服,日服 1 剂。

3.胆囊炎

柴胡 15 g,大黄 9 g,白芍 15 g,陈皮 10 g,紫花地丁 30 g。水煎服,日服 1 剂。

4.病毒性肝炎

柴胡 15 g,黄芩 15 g,人参 10 g,清半夏 10 g,炙甘草 10 g,生姜 10 g,大枣 4 枚。水煎服,日服 1 剂。14 d 为 1 个疗程。

5.胆结石

柴胡 15 g,黄芩 15 g,枳壳 15 g,木香 10 g,白芍 20 g,郁金 15 g,大黄 15 g(后下),甘草 10 g。随症加减:黄疸,加茵陈 18 g,栀子 15 g;腹胀,加厚朴 15 g,莱菔子 10 g。水煎服,日服 1 剂。

6.急慢性阑尾炎

大柴胡汤加减:柴胡 20 g,枳实 15 g,大黄 12 g,黄芩 12 g,姜半夏 15 g,白芍 15 g,牡蛎 30 g,川楝子 15 g,生姜 3 片,大枣 6 枚。水煎服,日服 1 剂。

7.风热感冒

柴胡 15 g,葛根 15 g,羌活 10 g,白芍 15 g,黄芩 15 g,前胡 10 g,桔梗 10 g,白芷 6 g,生石膏 30 g(先煎),金银花 30 g。水煎服,日服 1 剂。

8.梅尼埃病

柴胡 10 g,黄芩 10 g,白芍 15 g,清半夏 15 g,大黄 10 g(后下),枳实 10 g,竹茹 10 g,石菖蒲 10 g,木通6 g,炙甘草 6 g。水煎服,日服 1 剂。

9.多形红斑

柴胡注射液每次 2 mL,肌内注射,每天 2 次。

(七)不良反应

(1)过量服用可致呕吐、少尿、水肿、无尿等毒性反应。

(2)变态反应表现为皮肤红色丘疹、头痛加重。注射剂可致头晕、心悸、手足麻木、呼吸急促、面色苍白、四肢厥冷、大汗淋漓、血压降低等表现。

九、升麻

(一)别名

别名北升麻、西升麻、川升麻、绿升麻、花升麻、关升麻、蜀升麻、鸡骨升麻、黑升麻。

(二)处方名

处方名为炒升麻、炙升麻、蜜升麻、升麻炭。

(三)常用量

常用量为 3～9 g。

(四)常用炮制

1.升麻

取原药材洗净,加水闷润 12 h,切 0.2～0.3 cm 的片即可。

2.炒升麻

升麻片 5 kg,麦麸 0.8 kg。先将锅烧热,加入麦麸与升麻片,炒至微黄色,筛去麦麸。

3.升麻炭

取升麻片,用大火炒至焦黑色。

4.酒升麻

升麻片 5 kg,白酒 1 kg,麦麸 0.6 kg,米酒 0.6 kg。取升麻片,加白酒与水拌匀,用微火熔干,再将锅烧热,撒入麦麸,至冒烟时,倒入升麻片,1～2 min 成微黄色,筛去麦麸。

5.蜜升麻

升麻 500 g,蜜 100 g。先将蜜煮沸,加入升麻片,炒至蜜被吸尽,升麻呈黄红色,放冷即可。

(五)常用配伍

1.配牛蒡子

清热透疹,用于治疗疹毒热盛、疹出不畅之症。

2.配生石膏

清胃泻火,用于治疗胃热火盛所致之牙痛齿肿、口舌生疮之症。

3.配柴胡

清热解表,用于治疗外感风热、发热恶寒之症。

4.配黄芪

升提中气,用于治疗气虚所致之子宫脱垂、久痢脱肛、胃下垂等症。

（六）临床应用

1.风热感冒

升麻 6 g,柴胡 10 g,蒲公英 30 g,生姜 6 g。水煎服,日服 1 剂。

2.急性鼻窦炎

升麻葛根汤加味:升麻 6 g,葛根 15 g,赤芍 10 g,黄芩 12 g,鱼腥草 15 g,蒲公英 30 g,桔梗 6 g,白芷8 g,苍耳子 12 g,生甘草 6 g。随症加减:身热、舌红、脉数,加生石膏 30 g;口苦、耳鸣、耳聋,加龙胆草 10 g;头晕、身重、胃纳呆滞,加佩兰 10 g,藿香 6 g,薏苡仁 20 g;鼻塞,加辛夷 10 g,苦杏仁 9 g;涕中带血,加紫草10 g,牡丹皮12 g,白芍 10 g,炙甘草 3 g;气虚无力,加黄芪 15 g,当归10 g;便秘,加生大黄 10 g。水煎服,日服 1 剂。

3.胃下垂

升麻 6 g,葛根 15 g,黄芪 30 g,炙甘草 10 g,细辛 3 g(后下),大枣 10 枚。水煎服,日服 1 剂。

4.习惯性流产

黄芪 30 g,升麻 8 g,人参 5 g,白术 12 g,当归 10 g,续断 12 g,杜仲 10 g,菟丝子 15 g,炙甘草 6 g。水煎服,日服 1 剂。

（七）不良反应与注意事项

(1)剂量过大,可出现毒性反应,包括头痛、震颤、四肢强直性收缩等。

(2)可致皮肤充血、胃肠炎、呼吸困难等不良反应。

(3)体虚汗多者慎用。

（刘秀丽）

第十五章　清　热　药

第一节　清热泻火药

一、石膏

(一)别名

别名细石、白虎、软石膏、细理石。

(二)处方名

处方名为生石膏、熟石膏、煅石膏。

(三)常用量

常用量为 10～30 g。

(四)常用炮制

1.石膏

取原药材,捣碎或研细即可。

2.煅石膏

取石膏放入砂锅或铁锅内,煅至酥松为度,放冷研细即可。

(五)常用配伍

1.配知母

清热泻火,用于治疗发热口渴、头痛、小便黄赤等症。

2.配熟地黄

滋阴泻火,用于治疗阴虚火旺所致之牙痛、头痛、口渴、舌黄等症。

3.配麻黄

清肺止喘,用于治疗支气管哮喘、慢性支气管炎咳喘、痰黄、口苦、舌黄等症。

4.配黄芩

清肺胃火邪,用于治疗肺胃热盛,痰黄口渴、恶心腹胀等症。

5.配牡丹皮

凉血消疹,用于治疗血热皮肤斑疹之症。

(六)临床应用

1.流行性乙型脑炎

生石膏 40 g(先煎),知母 18 g,生甘草 6 g,粳米 10 g,生大黄 10 g,板蓝根 15 g,水牛角粉 6 g。水煎服,日服 1 剂。

2.牙痛

生石膏 30 g,细辛 5 g。水煎服,日服 1 剂。

3.急性扭伤

生石膏粉 150 g,鲜白萝卜 50 g,捣烂成糊,敷于患处。

4.皮肤溃疡不敛

煅石膏 45 g,红花 5 g,共研细粉,外用适量,撒于患处。

5.口舌生疮

口炎颗粒(石膏、知母、生地黄、玄参、青蒿、木通、淡竹叶、板蓝根、儿茶、芦竹根、甘草),口服,一次3～6 g,一天 3 次。

6.淋巴结炎

生石膏 100 g,研细末。与桐油调匀,敷于患处,外加纱布包扎,每天换药 1 次(脓肿溃破者勿用)。

(七)不良反应与注意事项

(1)用量过大,可致神呆不语,疲倦乏力,精神不振。

(2)脾胃虚寒者忌用。

二、知母

(一)别名

别名知母肉、毛知母、光知母。

(二)处方名

处方名为知母、盐知母、炒知母、酒知母、知母肉。

(三)常用量

常用量为 6～15 g。

(四)常用炮制

1.知母

取原药材,去须毛及外皮,用冷水或温水洗净,闷润,切 0.1～0.3 cm 厚的片,晒干。

2.炒知母

取知母片,放在热锅中,用微火炒至深黄色,放冷即可。

3.酒知母

知母片 5 kg,黄酒 1 kg。取知母片,加黄酒拌匀,用微火炒至微黄色。

4.盐知母

知母 5 kg,盐 90 g,水适量。先将知母片加盐水拌匀,微火炒至变色或炒干。

(五)常用配伍

1.配黄柏

滋阴降火,用于治疗舌红苔黄、咳血等症。

2.配麦冬

清肺泻火,用于治疗肺结核午后低热、手足心热、盗汗、口渴,用于治疗肺中燥热,气管炎导致的干咳、咽喉干燥等症。

3.配酸枣仁

清热养阴除烦,用于治疗虚烦失眠之症。

4.配郁李仁

清火通便,用于治疗血虚津少、大便秘结之症。

(六)临床应用

1.外感发热

白虎汤:生石膏 30~50 g(先煎),知母 12 g,粳米 10 g,甘草 4 g。水煎服,日服 1 剂。

2.肺结核低热咳嗽

知母 15 g,川贝母 10 g,苦杏仁 9 g,炒牛蒡子 10 g,法半夏 10 g,秦艽 10 g,橘红 10 g,甘草 6 g。水煎服,日服 1 剂。

3.流行性乙型脑炎

白虎加人参汤:石膏 30 g(先煎),知母 10 g,人参 6 g,粳米 10 g,炙甘草 6 g。水煎至米熟汤成。

4.遗精

知母 15 g,熟地黄 24 g,山茱萸 12 g,山药 12 g,牡丹皮 10 g,云苓 10 g,泽泻 8 g,黄柏 12 g。水煎服,日服 1 剂。

5.妊娠反应

知母 12 g,人参 3 g,黄芩 3 g。水煎服,日服 1 剂。

6.胃火牙痛

知母 15 g,紫花地丁 30 g,白芷 10 g。水煎服,13 服 1 剂。

(七)注意事项

脾胃虚寒、腹泻者慎服。

三、芦根

(一)别名

别名苇根、芦苇根、苇子根、甜梗子。

(二)处方名

处方名为芦根、鲜芦根。

(三)常用量

常用量为 10~30 g。鲜品 30~60 g。

(四)常用炮制

取鲜品洗净,切 1.5~3 cm 段,晒干即可。

(五)常用配伍

1.配白茅根

增强清热利水功效,用于治疗肾炎水肿及泌尿道感染尿频尿急之症。

2.配竹茹

清胃止呕,用于治疗胃肠炎呕吐、口渴心烦之症。

3.配麦冬

用于治疗热病伤津、干咳、干哕、口干、烦渴等症。

4.配淡竹叶

用于治疗小便赤痛不畅、口苦舌干、脉数等症。

5.配茜草

凉血消斑,用于治疗皮肤斑疹、红赤或瘙痒等症。

(六)临床应用

1.肺脓疡

芦根 30 g,薏苡仁 30 g,冬瓜子 10 g,桃仁 10 g。水煎服,日服 1 剂。

2.胃热呕吐

鲜芦根 100 g,煎浓汁频饮。

3.尿道炎

芦根 30 g,木通 6 g,车前子 30 g(另包),滑石 15 g,白茅根 10 g。水煎服,日服 1 剂。

4.河豚中毒

鲜芦根 60 g,生姜 10 g,紫苏叶 10 g。水煎服,日服 1 剂。

5.牙龈出血

芦根 30 g。水煎服,日服 1 剂。

6.疝气

芦根 50 g。水煎服,早、晚分服,每天 1 剂。

7.荨麻疹

芦根 30 g,黄芩 15 g,茜草 10 g,苍耳子 10 g。水煎服,日服 1 剂。

(七)注意事项

脾胃虚寒者慎用。

四、天花粉

(一)别名

别名瓜蒌根。

(二)处方名

处方名为天花粉、花粉。

(三)常用量

常用量为 10～15 g。

(四)常用炮制

取原药材,加水浸泡,淋水润透,切 0.2～0.3 cm 厚的片,晒干。

（五）常用配伍

1.配知母

滋阴生津泻火，用于治疗糖尿病口渴、尿频及汗多，伤津口渴等症。

2.配芦根

清热生津，用于治疗热病伤津，心烦口渴、恶心、干呕等症。

3.配川贝母

清热化痰，用于治疗肺热咳嗽、痰黄等症。

4.配天冬

消痰散结，用于治疗乳腺增生、肿硬疼痛之症。

（六）临床应用

1.乳腺增生

天花粉 15 g，天冬 30 g，小茴香 10 g。水煎服，日服 1 剂。

2.糖尿病

天花粉 20 g，夏枯草 10 g，蒲公英 15 g，五味子 3 g，人参 3 g，黄芩 12 g，山楂 15 g。水煎服，日服 1 剂。

3.胃热呕吐

天花粉 15 g，清半夏 12 g，黄芩 15 g。水煎服，日服 1 剂。

4.肺结核咳嗽

天花粉 15 g，蜈蚣 2 条，桑叶 15 g，甘草 10 g。水煎服，日服 1 剂。

5.黄褐斑

天花粉 18 g，当归 10 g，黄芪 30 g，薏苡仁 30 g。水煎服，日服 1 剂。

6.过期流产及死胎

用结晶天花粉蛋白针剂，肌内注射，以 0.45 mg 乘以月份计算剂量；可再注射 5 mL 地塞米松，以减少不良反应。一天 2 次，连用 3 d。

7.流行性腮腺炎

天花粉、绿豆各等份，共研细粉，加冷开水调成糊状，涂患处，每天 3～4 次。

（七）不良反应

1.变态反应

变态反应有荨麻疹、血管神经性水肿、胸闷、气急、过敏性休克等。

2.毒性反应

毒性反应有腹痛、呕吐、阴道出血、肝脾肿大等。

五、栀子

（一）别名

别名山栀子、红栀子、黄栀子。

（二）处方名

处方名为栀子、炒栀子、姜栀子、焦栀子、栀子炭、盐栀子。

（三）常用量

常用量为 6～15 g。

(四)常用炮制

1.炒栀子

用微火炒至微黄色或者黄色,放冷即可。

2.焦栀子

取栀子放入热锅中炒至焦黄色,炒后略洒水取出。

3.栀子炭

取栀子置180 ℃热锅内,炒至外黑内深褐色,喷水取出,筛去屑末,晒干。

4.姜栀子

栀子500 g,姜50 g。用姜汁拌匀栀子,用微火熔干或微炒干即可。

5.盐栀子

栀子50 kg,食盐1.5 kg,水适量。取栀子用大火炒至内心半透,喷入盐水后取出。

(五)常用配伍

1.配玄参

清热利咽,用于治疗慢性咽炎、咽干不适、咽部异物感及喉炎声音嘶哑、口苦舌黄之症。

2.配淡豆豉

清热除烦,用于治疗阴虚或热病伤津,心烦不安、失眠、头痛等症。

3.配侧柏叶

清热凉血,用于治疗肺结核咯血、胃火吐血、鼻炎出血、痔大便出血等症。

4.配牡丹皮

疏泄肝胆,用于治疗慢性肝炎及胆囊炎腹痛、腹胀,月经腹痛、头痛,神经衰弱之头晕头痛、失眠等症。

5.配白茅根

泻火凉血,用于治疗尿血、尿灼热等症。

6.配大黄

清火通便,用于治疗痔大便出血、疼痛之症。

(六)临床应用

1.咽炎

栀子15 g,玄参15 g,麦冬15 g。水煎服,日服1剂。

2.痰中带血

栀子15 g,侧柏叶15 g,荷叶15 g,黄芩12 g,白茅根20 g。水煎服,日服1剂。

3.痔

栀子18 g,大黄10 g,白芍15 g,甘草3 g。水煎服,日服1剂。

4.胆囊炎

栀子12 g,白芍15 g,牡丹皮12 g,柴胡12 g,生姜6 g,甘草3 g,山楂10 g。水煎服,日服1剂。

5.尿道感染

栀子15 g,白茅根30 g,黄柏10 g,蒲公英30 g。水煎服,日服1剂。

6.肝火头痛

栀子15 g,龙胆草8 g,薄荷6 g,白芷8 g,石膏30 g。水煎服,日服1剂。

7.慢性胃炎

炒栀子 10 g,淡豆豉 10 g,蒲公英 30 g。水煎服,日服 1 剂。

8.细菌性痢疾

栀子 15 g,黄连 15 g,黄柏 10 g,白芍 15 g,地榆 10 g,木香 6 g,马齿苋 30 g,山楂 30 g。水煎服,日服 1 剂。

9.血小板计数减少性紫癜

栀子(炒焦)15 g,生地黄 30 g,赤芍 12 g,白茅根 30 g,炙甘草 3 g。水煎服,日服 1 剂。

10.急性黄疸型肝炎

栀子 15 g,茵陈 20 g,鸡骨草 15 g,田基黄 15 g,甘草 3 g,大枣 5 枚。水煎服,日服 1 剂。

11.胎动不安

栀子 6 g,白芍 10 g,黄芩 9 g。水煎服,日服 1 剂。

(七)不良反应与注意事项

(1)不良反应包括胃部不适、恶心、有灼烧感。

(2)外敷偶尔见皮肤红疹、起疱、瘙痒。

(3)中寒便溏者慎用。

六、夏枯草

(一)别名

别名东风、六月干、广谷草、灯笼头、白花草、大头花、羊肠菜、牛枯草。

(二)处方名

处方名为夏枯草、夏枯头。

(三)常用量

常用量为 6～20 g。

(四)常用炮制

取原药材,摘去花柄,筛去泥土即可。

(五)常用配伍

1.配杜仲

用于治疗高血压所致之头痛、眩晕、烦躁等症。

2.配黄芩

用于治疗内热炽盛、肝火上攻所致之目赤、咽痛、牙痛、头痛等症。

3.配菊花

清肝明目,用于治疗目赤肿痛、迎风流泪以及头目眩晕之症。

4.配玄参

用于治疗阴虚内热、淋巴结核之症。

5.配石决明

用于治疗高血压头痛、颈项不适、眩晕、失眠等症。

(六)临床应用

1.高血压

夏枯草 30 g,石决明 30 g,杜仲 12 g,菊花 12 g。水煎服,日服 1 剂。

2.淋巴结核

夏枯草 30 g,沙参 20 g,玄参 15 g,牡蛎 30 g。水煎服,日服 1 剂。

3.结膜炎

夏枯草 30 g,黄芩 15 g,赤芍 15 g,生地黄 30 g。水煎服,日服 1 剂。

4.内耳眩晕症

夏枯草 20 g,竹茹 6 g,清半夏 12 g,云苓 20 g,黄芩 12 g,桂枝 3 g,钩藤 20 g(后下)。水煎服,日服 1 剂。

5.急性黄疸型肝炎

夏枯草 30 g,茵陈 15 g,大枣 10 枚。水煎服,日服 1 剂。

6.甲状腺良性结节

夏枯草 25 g,当归 10 g,丹参 15 g,昆布 10 g,珍珠母 20 g,生牡蛎 30 g(先煎)。水煎服,日服 1 剂。

7.滑膜炎

夏枯草 30 g,防己 6 g,泽兰 6 g,豨莶草 10 g,薏苡仁 30 g,丹参 10 g,功劳叶 10 g,土茯苓 20 g,当归 10 g,黄芪 15 g,川牛膝 12 g,丝瓜络 6 g。水煎服,日服 1 剂。

8.糖尿病

夏枯草 30 g,木贼 6 g,生地黄 15 g,黄芪 20 g。水煎服,日服 1 剂。

(七)不良反应与注意事项

(1)不良反应有恶心、呕吐、心悸、头晕、腹痛、腹泻、出现皮肤红斑、出现丘疹等。

(2)脾胃虚弱者慎用。

(张继广)

第二节 清热燥湿药

一、黄芩

(一)别名

别名黄文、元芩、印头、空肠、空心草、黄金茶。

(二)处方名

处方名为黄芩、淡芩、淡芩片、条芩、子芩、枯芩、片芩、酒芩、焦黄芩、黄芩炭、蜜黄芩。

(三)常用量

常用量为 6~15 g。

(四)常用炮制

1.黄芩

取原药材,加水浸泡,闷润,晒至八成干,切成 0.2~0.3 cm 厚的片,晒干。

2.酒黄芩

黄芩 5 kg,黄酒 1 kg。取黄芩片,加酒拌匀,置于热锅内,用微火炒至深黄色,取出晾干即可。

3.黄芩炭

取黄芩片,置于 200 ℃热锅内,炒至外黑内深黄色,存性,喷水灭火星即可。

4.炒黄芩

取黄芩片,在 120 ℃热锅内炒黄为度。

5.焦黄芩

取黄芩片,用大火炒至全焦。

6.蜜黄芩

黄芩片 500 g,蜜 150 g。先将蜜熔化过滤,再加热至起泡,加入黄芩片,炒至微黄色至黄色,以不粘手为度。

(五)常用配伍

1.配黄连

清热解毒,用于治疗热毒肿痛、湿热痢疾等症。

2.配白芍

清肠止痛,用于治疗肠炎及痢疾泻利腹痛等症。

3.配栀子

用于治疗咽喉肿痛、鼻炎出血、胃火吐血等症。

4.配知母

清肺降火,用于治疗肺热咳嗽,痰黄胸痛等症。

5.配夏枯草

清肝降火,用于治疗高血压肝火上炎,头痛、眩晕等症。

6.配地榆

清热凉血,用于治疗痔出血、大便疼痛之症。

7.配桑白皮

清肺止咳,用于治疗外感风热、咳嗽痰黄之症。

8.配苦参

清热解毒,用于治疗皮肤红斑痒疹、荨麻疹、湿疹等。

(六)临床应用

1.上呼吸道感染

黄芩 15 g,穿心莲 10 g,金银花 10 g,薄荷 6 g,炙甘草 6 g。水煎服,日服 1 剂。

2.痢疾、肠炎

黄芩 15 g,诃子 10 g,黄柏 12 g,秦皮 12 g,黄连 12 g,马齿苋 30 g。水煎服,日服 1 剂。

3.病毒性肝炎

黄芩 12 g,焦栀子 10 g,茵陈 12 g,薄荷 6 g,山楂 20 g。水煎服,日服 1 剂。

4.高血压

黄芩 15 g,山楂 30 g,决明子 10 g,罗布麻叶 6 g。水煎服,日服 1 剂。

5.睑腺炎

黄芩 15 g,大黄 10 g,金银花 30 g,薄荷 6 g,菊花 15 g。水煎服,日服 1 剂。

6.牙龈炎

黄芩 12 g,黄连 10 g,牡丹皮 15 g,生地黄 30 g,升麻 6 g,生石膏 30 g(先煎)。水煎服,日服 1 剂。

7.钩端螺旋体病

黄芩 15 g,金银花 20 g,连翘 15 g。水煎服,日服 1 剂。

8.猩红热

黄芩 15 g,紫参 10 g,板蓝根 20 g。水煎服,日服 1 剂。

9.月经过多

炒黄芩 10 g,焦黄柏 10 g,制香附 9 g,白芍 15 g,炙龟甲 10 g,艾叶炭 3 g。水煎服,日服 1 剂。

10.急性扁桃体炎

黄芩 15 g,蒲公英 30 g,金银花 30 g。水煎服,日服 1 剂。

11.安胎

黄芩 9 g,菟丝子 10 g。水煎服,日服 1 剂。

12.肾盂肾炎

黄芩 15 g,黄柏 12 g,白茅根 30 g,蒲公英 30 g,苦参 15 g,甘草 4 g。水煎服,日服 1 剂。

13.荨麻疹

酒黄芩 15 g,苍耳子 10 g,大枣 10 枚。水煎服,日服 1 剂。

(七)不良反应

(1)变态反应,可见大水疱样药疹、皮肤潮红、瘙痒、结膜充血。

(2)胃部不适、腹泻。

二、黄连

(一)别名

别名王连、支连、峨眉野连、云南黄连、味连、雅连。

(二)处方名

处方名为黄连、川黄连、酒黄连、鸡爪黄连、姜黄连、黄连炭、云连。

(三)常用量

常用量为 5~12 g。

(四)常用炮制

1.酒黄连

(1)酒洗黄连 500 g,黄酒 150 g。取黄连置于竹篓中,洒入黄酒,边洒边翻,篓下置一个木桶盛淋出之酒,取淋出之酒再洒之,反复数次,使酒全部渗入药料中。取出切 0.2~0.3 cm 厚的片,先晾至半干,再晒干。

(2)酒炒:黄连 5 kg,黄酒 1 kg。取黄连片加酒拌匀,稍闷,用微火炒至深黄色,放冷即可。

2.姜黄连

黄连 5 kg,姜汁 0.5 kg。用生姜汁将黄连拌匀,微炒至干。

3.黄连炭

取黄连用大火炒至外面呈黑色,喷水灭净火星,晒干。

4.醋黄连

黄连 500 g,醋 100 g。取黄连加水浸透后切片,或直接用整货加醋拌匀,至醋渗入后,晒干,再微炒。

5.盐黄连

黄连 500 g,盐 6 g,水适量。取黄连加盐水润透,用微火炒干,至色稍深,放冷即可。

(五)常用配伍

1.配苦参

清热止痢,用于治疗痢疾、肠火所致之腹泻腹痛、里急后重、大便脓血等症。

2.配天花粉

清热生津,用于治疗糖尿病口渴多尿之症。

3.配生地黄

凉血消斑,用于治疗热病皮肤斑疹、瘙痒等症。

4.配吴茱萸

清胃和胃止痛,用于治疗溃疡病、胃炎所致之吞酸、胃脘疼痛等症。

5.配肉桂

用于治疗心火旺盛、肾阴不足所致之失眠、心烦之症。

6.配细辛

清胃止痛,用于治疗胃火上攻所致之口舌生疮、牙痛等症。

(六)临床应用

1.细菌性痢疾

黄连 12 g,黄柏 12 g,黄芩 15 g,栀子 10 g,白芍 13 g,云苓 15 g,地榆 10 g,马齿苋 15 g。水煎服,日服 1 剂。

2.心律失常

黄连 10 g,人参 6 g。水煎服,日服 1 剂。

3.流行性乙型脑炎

黄连 10 g,黄芩 10 g,黄柏 9 g,栀子 10 g,白茅根 20 g,云苓 15 g,侧柏叶 10 g,生地黄 15 g,牡丹皮 10 g。水煎服,日服 1 剂。

4.急性尿道炎

黄连 12 g,黄柏 12 g,车前子 30 g(另包),木通 6 g,白茅根 30 g,泽泻 6 g,滑石 10 g,云苓 10 g。水煎服,日服 1 剂。

5.糖尿病

黄连 10 g,天花粉 10 g,泽泻 6 g,知母 10 g,山药 15 g,人参 6 g。水煎服,日服 1 剂。

6.咽喉肿痛

黄连 12 g,麦冬 30 g,玄参 15 g,薄荷 6 g。水煎服,日服 1 剂。

7.百日咳

用 100% 的黄连煎剂,1 岁以下每天 1~1.5 mL;1~2 岁每天 1.5~2 mL;2~5 岁每天 2~2.5 mL;5 岁以上每天 2.5~3 mL。每天 3 次,口服。

8.白喉

口服黄连粉,每次 0.6 g,每天 4~6 次。

9.伤寒

取黄连粉装入胶囊,口服,每次 2 g,每 4 h1 次,直至体温恢复正常后 3～5 d。

10.肺结核

口服黄连素,每次 300 mg,每天 3 次。3 个月为 1 个疗程。

11.猩红热

口服黄连干浸膏。儿童剂量为每次 0.15～0.3 g,成人剂量为每次 0.45 g,每天 3 次。连用 6～7 d。

12.布鲁氏菌病

用 0.2％的黄连素注射液,每天 2 mL,肌内注射,15 d 为 1 个疗程。

13.高血压

黄连 10 g,杜仲 15 g,夏枯草 30 g,赤芍 15 g,泽泻 6 g。水煎服,日服 1 剂。

14.结肠炎

黄连 12 g,苦参 15 g,黄柏 10 g,黄芩 10 g,蒲公英 30 g,干姜 3 g,大枣 10 枚。水煎服,日服 1 剂。

15.沙眼

用 10％的黄连液滴眼,每天 2 次,21 d 为 1 个疗程。

16.扁桃体炎

黄连 15 g,金银花 30 g,蒲公英 30 g,玄参 12 g。水煎服,日服 1 剂。

17.咽峡炎

黄连 15 g,野菊花 12 g,甘草 6 g。水煎服,日服 1 剂。

18.湿疹

将黄连粉与蓖麻油按 1∶3 调成混悬液,涂搽患部。

(七)不良反应与注意事项

(1)过量服用,可导致血压下降、呼吸困难。

(2)可出现过敏性紫癜,皮肤过敏性药疹、荨麻疹,偶尔见头晕、心慌、血压下降、呼吸困难等过敏性休克反应。

(3)脾胃虚寒者慎用。

三、黄柏

(一)别名

别名黄波罗、黄伯粟、灰皮柏、檗皮、檗木、华黄柏、东黄柏、关黄柏。

(二)处方名

处方名为黄柏、川黄柏、盐黄柏、酒黄柏、黄柏炭。

(三)常用量

常用量为 6～12 g。

(四)常用炮制

1.炒黄柏

取黄柏片放入锅内,用微火炒至微焦。

2.黄柏炭

取黄柏片,在锅内炒至焦黑色,存性放冷,喷淋清水,灭净火星,取出即可。

3.酒黄柏

黄柏 5 kg,黄酒 0.5 kg。取黄柏片用黄酒拌匀,用微火炒干。

4.盐黄柏

黄柏 500 g,食盐 10 g。取黄柏片用盐水拌匀,用微火炒至变色为度。

(五)常用配伍

1.配牡蛎

滋肾涩精,用于治疗肾阴虚所致之手足心热、遗精、盗汗之症。

2.配车前子

清热利水,用于治疗泌尿道感染及肾盂肾炎所致尿痛、尿急之症。

3.配赤芍

清热止痢,用于治疗痢疾大便脓血、腹痛下重等症。

4.配木香

清热止泻,用于治疗胃肠炎腹痛、腹泻之症。

5.配泽泻

清火利水,用于治疗慢性肾炎下肢水肿之症。

6.配生地黄

滋阴清热,用于治疗糖尿病口渴舌干、多饮多尿之症。

(六)临床应用

1.黄疸型肝炎

栀子 10 g,黄柏 12 g,炙甘草 6 g,茵陈 10 g。水煎服,日服 1 剂。

2.腰膝酸痛、脚气肿痛

炒黄柏 12 g,炒苍术 12 g。水煎服,日服 1 剂。

3.湿疹

黄柏、苍术、槟榔各等份,研细末,外搽患处。

4.肺结核潮热盗汗

炒黄柏 12 g,酒知母 10 g,熟地黄 15 g,炙龟甲 15 g。水煎服,日服 1 剂。

5.湿热痢疾

黄柏 15 g,苦参 15 g,蒲公英 30 g,白头翁 10 g。水煎服,日服 1 剂。

6.化脓性中耳炎

用黄柏浓缩液(150 g/100 mL)滴耳,一天 2～3 次。

7.流行性脑脊髓膜炎

用黄柏流浸膏(每毫升相当于 1 g 生药),3 岁以下每 6 h 服 3 mL,3 岁以上每 6 h 服 4～6 mL,成人每 6 h 服 6～10 mL。10 d 为 1 个疗程。

8.肺炎

用 0.2％的黄柏碱注射液,每次肌内注射 3 mL,8 h1 次,体温降至正常后减为每天注射 2 次。

9.急性结膜炎

以 10％的黄柏煎液滴眼,每次 2～3 滴,每天 2～3 次。

(七)不良反应与注意事项

(1)偶尔见过敏性药疹。

(2)脾虚便溏者慎用。

四、龙胆草

(一)别名

别名胆草、草龙胆、地胆草、山龙胆、四叶胆、水龙胆、苦龙胆草。

(二)处方名

处方名为龙胆草、酒龙胆、龙胆炭。

(三)常用量

常用量为 3~9 g。

(四)常用炮制

1.龙胆

取原药材,切去地上部分,洗净切片。

2.龙胆炭

取龙胆段放锅内,用大火炒至焦黑色。

3.酒龙胆

龙胆段 5 kg,黄酒 0.5 kg。取龙胆段用黄酒拌匀,微火炒干。

(五)常用配伍

1.配黄芩

增强清热泻火功效,用于治疗肝胆热盛、口苦舌赤、目赤肿痛以及尿道感染、尿痛尿急之症。

2.配茵陈

清肝退黄,用于治疗黄疸型肝炎胁痛口苦、小便皮肤黄赤等症。

3.配石决明

平肝泻火,用于治疗肝火旺盛或肝阳上亢、高血压所致之头痛口苦、眩晕耳鸣等症。

(六)临床应用

1.急性黄疸型肝炎

龙胆泻肝汤加减:龙胆草 12 g,茵陈 15 g,郁金 10 g,黄柏 10 g,车前子 15 g(另包),柴胡 12 g,炙甘草 6 g。水煎服,日服 1 剂。

2.急性胆囊炎

龙胆草 12 g,黄芩 10 g,栀子 12 g,车前子 15 g(另包),泽泻 6 g,木通 6 g,生地黄 15 g,苦楝皮 5 g,大黄 6 g,柴胡 12 g,当归 10 g,生甘草 6 g。水煎服,日服 1 剂。

3.化脓性中耳炎

龙胆草 20 g,薏苡仁 20 g,栀子 15 g,生地黄 15 g,柴胡 10 g,黄芩 15 g,车前子 15 g(另包),当归 10 g,淡竹叶 10 g,泽泻 6 g,木通 6 g,生甘草 8 g。水煎服,日服 1 剂。

4.带状疱疹

龙胆草 20 g,丹参 20 g,板蓝根 18 g,川芎 15 g,炙甘草 6 g。水煎服,日服 1 剂。

5.阴囊皮炎

龙胆草 20 g,刘寄奴 10 g,五倍子 6 g。水煎滤渣后,加冰片 1 g,浸洗患处,每天 1 次。

6.急性结膜炎

龙胆草 15 g,石决明 20 g。水煎去渣后加食盐 5 g,冷却后洗眼。一天 2～3 次。

7.鼻衄

龙胆草 30 g。水煎服,日服 1 剂。

8.高血压头痛

龙胆草 15 g,黄芩 15 g,石决明 30 g,槐花 6 g,丹参 10 g,决明子 10 g。水煎服,日服 1 剂。

9.肝火耳鸣

龙胆草 15 g,菊花 15 g,磁石 30 g。水煎服,日服 1 剂。

(七)不良反应与注意事项

(1)大剂量服用,可致头痛、颜面潮红、心率减慢、体温降低、倦怠等。

(2)脾胃虚寒者慎用。

五、苦参

(一)别名

别名苦骨、川参、牛参、白茎、岭茎、地槐、山槐子、虎麻。

(二)处方名

处方名为苦参、炒苦参、苦参炭。

(三)常用量

常用量为 5～12 g。

(四)常用炮制

1.炒苦参

苦参片 500 g,麦麸 100 g。先炒麦麸,至冒烟时,加入苦参片炒至黄色,筛去麦麸即可。

2.苦参炭

将苦参炒至黑色,晾一夜即可。

(五)常用配伍

1.配蛇床子

杀虫止痒,用于治疗湿疮疥癣、阴痒带下、皮肤瘙痒等症。

2.配丹参

用于治疗冠心病胸闷气短、心悸等症。

3.配木香

清热止痢,用于治疗痢疾腹痛腹泻之症。

4.配苍耳子

祛风止痒,用于治疗皮肤瘙痒、荨麻疹等症。

(六)临床应用

1.急性细菌性痢疾

口服苦参片,一次 3 片,一天 3 次。

2.慢性直肠炎

苦参 30 g,槐花 30 g。水煎 2 次,滤液浓缩至 150 mL,加锡类散 2 支,2%的盐酸普鲁卡因 10 mL(需做皮肤药敏试验),保留灌肠,每天 1 次。

3.蛲虫病

苦参 20 g,百部 15 g,明矾 5 g。水煎去渣,保留灌肠,每天 1 次。

4.白细胞减少症

肌内注射 10%的苦参总碱注射液,200～400 mg/d。

5.滴虫性阴道炎、外阴瘙痒

用 20%的苦参煎剂灌洗或清洗患部,每天 1 次。

6.烫伤

苦参 30 g,连翘 10 g,共研细粉,用麻油 100 g,调匀后涂患处,每天 2 次。用于一、二度小面积烫伤。

7.带状疱疹

用苦参疱疹酊(苦参、蜂胶各 8 g,牡丹皮、灯盏细辛各 5 g,75%的乙醇 100 mL),加药液保湿外敷,每天 2～4 次。1～2 d 换 1 次棉垫,6～8 d 为 1 个疗程。

8.盆腔炎、阴道炎、慢性宫颈炎

口服抗妇炎胶囊(苦参、黄柏、益母草、当归、乌药、杠板归、连翘、艾叶、红豆),一次 4 粒,一天 3 次。

9.急性传染性肝炎

用苦参粉(可装入胶囊),每次 1 g,每天 3～4 次。

10.急性扁桃体炎

苦参 15 g,蒲公英 30 g,金银花 20 g,麦冬 20 g,甘草 6 g。水煎服,日服 1 剂。

11.急性胃肠炎

苦参 10 g,黄柏 10 g,清半夏 10 g,陈皮 6 g,车前子 15 g(另包),水煎服,日服 1 剂。

12.小儿肺炎

肌内注射 200%的苦参注射液 2 mL,每天 2 次。

13.血吸虫病腹水

苦参 10 g。水煎服,日服 1 剂。

14.人肠滴虫

苦参片,成人每次按生药 1.2～4 g 的剂量,每天 3 次。对小儿酌减。10 d 为 1 个疗程。

15.神经性皮炎

苦参 200 g,加入 500 mL 陈醋内浸泡 5 d 备用。搽患处,每天 2 次。

16.失眠

苦参 12 g,黄芩 10 g。水煎服,日服 1 次。

17.慢性气管炎

苦参 10 g,杏仁 10 g,地龙 10 g,陈皮 10 g,蒲公英 30 g,甘草 6 g。水煎服,日服 1 剂。

18.肝火头痛

苦参 15 g,黄芩 15 g,菊花 10 g,石决明 15 g,川芎 6 g,当归 6 g。水煎服,日服 1 剂。

(七)不良反应与注意事项

(1)过量服用可出现毒性反应,头昏、恶心、呕吐、四肢抽搐、言语不利、呼吸不规则,甚则呼吸衰竭。

(2)发生变态反应,出现麻疹样药疹。

（3）与北豆根同用可加重心脏传导阻滞和其他不良反应。

（4）与藜芦配伍，可加重心律失常、血压下降等毒性反应。

（5）脾虚、食少、便溏者慎用。

六、秦皮

（一）别名
别名岑皮。

（二）处方名
处方名为秦皮、北秦皮。

（三）常用量
常用量为 6～12 g。

（四）常用炮制
取原药材，洗净，切 2 cm 长方块。

（五）常用配伍

1.配黄柏

清热止痛，用于治疗湿热痢疾，大便脓血、里急后重等症。

2.配蛇床子

祛风止痒，用于治疗荨麻疹皮肤瘙痒及阴囊湿疹等病症。

3.配白头翁

清热解毒，用于治疗阿米巴痢疾、湿热痢疾等病症。

（六）临床应用

1.急性细菌性痢疾

秦皮 12 g，苦参 12 g，木香 6 g，山楂 10 g，黄柏 10 g。水煎服，日服 1 剂。

2.结膜炎

秦皮 30 g，黄连 15 g，淡竹叶 10 g，滑石 30 g。水煎，取药液 1 500 mL，趁热熏洗，一天 2 次。

3.慢性气管炎

用 100％的秦皮喷雾液，使患者在气雾室内每次吸 30 min，每天 1 次，10 次为 1 个疗程。同时口服秦皮浸膏片，一次 2 片，一天 3 次。

4.筋骨扭伤

用秦皮接骨胶囊（秦皮、龙骨、川贝母、川西小黄菊），口服，一次 3 粒，一天 3 次。

5.结肠炎

秦皮 12 g，黄芪 15 g，猪苓 15 g，蒲公英 30 g，薏苡仁 30 g，大枣 10 枚。水煎服，日服 1 剂。

（七）不良反应与注意事项

（1）过量可导致呼吸中枢毒性反应。

（2）脾胃虚寒者慎用。

（张继广）

第三节 清热凉血药

一、生地黄

(一)别名
别名鲜生地黄。

(二)处方名
处方名为生地黄、干地黄、干生地黄、大生地黄、细生地黄、小生地黄、焦生地黄和生地黄炭。

(三)常用量
常用量为10～30 g。

(四)常用炮制
1.生地黄

取原药材,洗净,切成小段,晒干。

2.焦生地黄

取生地黄片放入热锅内,炒至微焦。

3.生地黄炭

取生地黄片,放入热锅内,炒至炭黑色,至外皮发起小泡,喷以清水,放冷即可。

(五)常用配伍
1.配阿胶

滋阴补血,用于治疗血虚有热、面黄乏力、口渴舌黄或出血性疾病、血液耗伤及口干唇焦、烦躁不宁、失眠等症。

2.配玄参

凉血消斑,用于治疗热病皮肤斑疹痒点、烦热口渴等症。

3.配白茅根

清热凉血,用于治疗血热所致之鼻血、尿血和妇女崩漏等症。

4.配地榆

凉血止血,用于治疗痔大便出血、便秘疼痛等症。

5.配生石膏

用于治疗热证牙龈肿痛、口渴舌黄和头痛目赤等症。

6.配白芍

柔肝止痛,用于治疗慢性肝炎、慢性胆囊炎之胁腹疼痛、上脘不适、纳差、恶心和腹胀等症。

(六)临床应用
1.退行性脊椎炎

生地黄20 g,肉苁蓉15 g,淫羊藿6 g,鸡血藤10 g,莱菔子6 g。水煎服,日服1剂。

2.痛风性关节炎

生地黄20 g,山茱萸12 g,山药12 g,泽泻10 g,云苓12 g,牡丹皮10 g,金钱草10 g,黄芪

10 g,川牛膝10 g,赤芍 10 g,车前子(另包)15 g,盐黄柏 6 g,盐知母 6 g。水煎服,日服 1 剂。

3.高血压

知柏地黄丸(盐知母、盐黄柏、熟地黄、山茱萸、山药、泽泻、牡丹皮和云苓),口服,1 次 2 丸,每天 2 次。

4.化脓性中耳炎

鲜地黄酊(60％的地黄乙醇液),清洁耳道后滴耳,1 次 2～3 滴,每天 3 次。

5.肿瘤化疗毒副反应

生地黄 15 g,山茱萸 10 g,炒山药 15 g,半枝莲 15 g,白花蛇舌草 15 g,大枣 10 枚。水煎服,日服 1 剂。

6.更年期综合征

生地黄 30 g,牡丹皮 12 g,五味子 10 g,炒枣仁 15 g,蒲公英 30 g,枸杞子 12 g,山楂 12 g。水煎服,日服1 剂。

7.心悸、失眠

生地黄 30 g,当归 12 g,丹参 20 g,何首乌 6 g,远志 6 g,五味子 10 g,合欢花 6 g。水煎服,日服 1 剂。

8.颈椎病

生地黄 30 g,杜仲 15 g,白芍 15 g,菟丝子 15 g,黄芩 15 g,三七粉 3 g(冲服)。水煎服,每天 1 剂。

9.糖尿病

生地黄 30 g,天花粉 12 g,夏枯草 10 g,山药 15 g。水煎服,日服 1 剂。

10.痛经

生地黄 30 g,赤芍 15 g,白芍 15 g,川芎 15 g。水煎服,日服 1 剂。

(七)不良反应与注意事项

(1)过量服用,可致头痛、头晕、乏力、颜面苍白、口唇发绀、血压下降和心律不齐等。

(2)发生变态反应,出现荨麻疹样皮疹。

(3)脾虚、便溏和食少者慎用。

二、玄参

(一)别名

别名黑参。

(二)处方名

处方名为玄参、元参、大玄参和乌远参。

(三)常用量

常用量为 10～15 g。

(四)常用炮制

1.玄参

取原药材,加水浸泡,闷润,切 0.1～0.3 cm 厚的片,晒干。

2.盐玄参

玄参片 500 g,盐水 100 g。取玄参片,洒匀盐水,微炒即可。

3.制玄参

玄参5 kg,黑豆0.5 kg,盐50 g,水适量。取玄参,加黑豆盐水煮后,晒干,去芦切片。

(五)常用配伍

1.配麦冬

清咽利喉,用于治疗慢性咽炎、咽喉疼痛、干燥不适、声音嘶哑以及慢性扁桃体炎、咽肿干咳等症。

2.配生地黄

凉血消斑,用于治疗热病伤血之皮肤斑疹、口渴舌黄和低热倦怠等症。

3.配牡蛎

软坚散结,用于治疗淋巴结核、甲状腺肿大等病症。

4.配菊花

凉血明目,用于治疗肝火上攻、目赤流泪之症。

(六)临床应用

1.慢性咽炎

玄参20 g,沙参15 g,牛蒡子12 g,甘草3 g。水煎服,日服1剂。

2.荨麻疹

玄参30 g,麻黄5 g,蛇床子6 g,槐花6 g,地肤子6 g,炙甘草3 g。水煎服,日服1剂。

3.目赤肿痛

玄参20 g,大黄10 g,黄芩15 g,菊花15 g,牡丹皮10 g,木贼6 g。水煎服,日服1剂。

4.淋巴结核

玄参30 g,牡蛎30 g,干姜2 g,肉桂1 g,黄芩15 g,夏枯草30 g,黑豆15 g。水煎服,日服1剂。

5.血栓闭塞性脉管炎

玄参30 g,黄芪30 g,当归12 g,金银花30 g,赤芍15 g,穿山甲15 g,乳香6 g,没药6 g,炙甘草3 g。水煎服,日服1剂。

6.高脂血症

玄参20 g,生地黄20 g,决明子15 g,生山楂30 g,女贞子10 g,丹参10 g,甘草3 g。水煎服,日服1剂。

7.带状疱疹

玄参30 g,野菊花15 g,大青叶15 g,马齿苋30 g,生地黄30 g。水煎服,日服1剂。

8.便秘

玄参、黄连、大黄各等份,共研细粉,每服10 g,每天2次。

(七)注意事项

脾虚泄泻者慎用。

三、牡丹皮

(一)别名

别名连牡丹皮、山牡丹皮、川丹皮、连丹、骨丹皮、丹根、花王、洛阳花和木芍药。

(二)处方名

处方名为牡丹皮、粉丹皮、刮丹皮、刮丹、风丹皮、风丹、炒丹皮和丹皮炭。

(三)常用量

常用量为6～12 g。

(四)常用炮制

1.牡丹皮

取原药材,拣净杂质,去净木心,洗净,切0.1～0.2 cm厚的片,晒干,筛去灰屑即可。

2.酒丹皮

丹皮500 g,白酒70 g。取丹皮用白酒喷匀,润1 h,至酒被吸尽时,晾干。

3.炒丹皮

取牡丹皮片,用微火炒至黄色即可。

4.丹皮炭

取牡丹皮放锅内,炒至焦黑或炭黑。

(五)常用配伍

1.配青蒿

清热除烦,用于治疗肺结核午后低热、夜间盗汗、手足心热等症。

2.配赤芍

增强活血化瘀作用,用于治疗荨麻疹、过敏性紫癜和丹毒等皮肤热性斑疹、丘疹等症。

3.配芦根

行血利水,用于治疗慢性肾炎导致的眼睑及下肢水肿之症。

4.配桃仁

泄热化瘀,用于治疗瘀血头痛、失眠、烦躁以及跌打损伤疼痛、痛经等症。

5.配桂枝

温经活血,用于治疗脉管炎,肢体发凉、疼痛以及冻疮痒痛之症。

6.配菊花

清肝泻火,用于治疗高血压头痛头晕、口苦失眠等症。

7.配皂角刺

消肿化瘀,用于治疗痈肿初起、疼痛灼热或脓成不溃及胀痛不消等症。

(六)临床应用

1.高血压

牡丹皮15 g,杜仲15 g,菊花20 g,黄芩15 g,赤芍15 g,山楂30 g。水煎服,日服1剂。

2.过敏性鼻炎

牡丹皮18 g,酒大黄5 g,苍耳子10 g,薏苡仁30 g,辛夷3 g,生甘草6 g。水煎服,日服1剂。

3.扁桃体炎

牡丹皮12 g,蒲公英30 g,地丁30 g,皂角刺5 g,青果3 g。水煎服,日服1剂。

4.慢性胃炎

牡丹皮12 g,山药12 g,黄芪30 g,白茅根30 g,大枣6枚。水煎服,日服1剂。

5.胃溃疡

牡丹皮10 g,白芍15 g,牡蛎30 g,清半夏15 g,黄芩12 g。水煎服,日服1剂。

6.冠心病

牡丹皮 15 g,丹参 20 g,葛根 20 g,川芎 10 g,赤芍 10 g,桂枝 3 g。水煎服,日服 1 剂。

7.痛经

牡丹皮 18 g,醋延胡索 15 g,赤芍 15 g,小茴香 6 g,槐花 6 g,红糖 20 g。水煎服,日服 1 剂。

8.荨麻疹

牡丹皮 15 g,赤芍 15 g,生地黄 30 g,麻黄 3 g,紫草 15 g,甘草 10 g。水煎服,日服 1 剂。

9.更年期综合征

牡丹皮 15 g,黄芩 12 g,菟丝子 15 g,杜仲 10 g,黄芪 15 g,太子参 15 g,天麻 15 g,百合 30 g,石斛 6 g。水煎服,日服 1 剂。

10.慢性腰痛

牡丹皮 10 g,泽泻 6 g,山药 12 g,云苓 12 g,山茱萸 6 g,杜仲 12 g,菟丝子 15 g。水煎服,日服 1 剂。

(七)注意事项

(1)孕妇禁用。

(2)虚寒,血虚者慎用。

四、赤芍

(一)别名

别名北赤芍、川赤芍、京赤芍和西赤芍。

(二)处方名

处方名为赤芍、赤芍药、炒赤芍、酒赤芍和醋赤芍。

(三)常用量

常用量为 6～15 g。

(四)常用炮制

1.赤芍

取原药材洗净,切片,晒干。

2.炒赤芍

赤芍片 100 kg,麦麸 6 kg。在 180 ℃热锅中,撒入麦麸,至冒烟时,倒入赤芍片,炒至微黄色,筛去麦麸即可。

3.酒赤芍

赤芍 5 kg,酒 0.5 kg。取赤芍片,加酒拌匀,用微火烘干,或炒至微黄色。

(五)常用配伍

1.配川芎

增强活血化瘀功效,用于治疗瘀血所致之冠心病、痛经、偏头痛和失眠等病症。

2.配桃仁

行血祛瘀,用于治疗妇女附件炎、痛经和经血量少等病症。

3.配香附

行气化瘀,用于治疗气滞血瘀之胃脘痛、肋痛和痛经等症。

4.配蒲黄

化瘀止痛,用于治疗瘀血胃脘疼痛、慢性胃炎和溃疡病等病症。

5.配小茴香

行气止痛,用于治疗疝气小腹疼痛之症。

(六)临床应用

1.慢性胃炎

赤芍 15 g,蒲黄 3 g(冲服),五灵脂 15 g,甘草 6 g。水煎服,日服 1 剂。

2.疝气

赤芍 15 g,小茴香 15 g(另包),橘核 6 g,干姜 3 g,桂枝 4 g,陈皮 10 g。水煎服,日服 1 剂。

3.慢性胆囊炎

赤芍 15 g,白芍 10 g,柴胡 12 g,香附 10 g,蒲公英 30 g,大黄 5 g。水煎服,日服 1 剂。

4.偏头痛

赤芍 15 g,醋延胡索 15 g,川芎 15 g,山楂 30 g,天冬 15 g,沙参 15 g,黄柏 10 g,木贼 3 g,白芷 6 g,菊花 10 g。水煎服,日服 1 剂。

5.癫痫

赤芍 12 g,大黄 6 g,全蝎 6 g,蜈蚣 1 条,红花 6 g,当归 10 g,莪术 6 g,大青叶 10 g,琥珀 3 g(研末冲服)。水煎服,日服 1 剂。

6.冠心病

赤芍 20 g,三七 10 g,红花 10 g,佛手 6 g,当归 10 g,桃仁 10 g,泽泻 6 g,葛根 15 g,生甘草 3 g。水煎服,日服 1 剂。

7.乳腺炎

赤芍 30 g,酒大黄 10 g,金银花 30 g,蒲公英 30 g,丹参 15 g,黄芪 10 g,川芎 10 g,生甘草 6 g。水煎服,日服 1 剂。

8.慢性附件炎

赤芍 15 g,桃仁 10 g,土茯苓 30 g,三棱 10 g,川楝子 10 g,莪术 8 g,醋延胡索 12 g,黄芩 10 g,苦参 15 g,黄柏 12 g,丹参 10 g,香附 10 g,山药 15 g,薏苡仁 15 g。水煎服,日服 1 剂。

9.盆腔炎

赤芍 15 g,乌药 10 g,香附 12 g,刘寄奴 12 g,萆薢 6 g,萹蓄 6 g,猪苓 15 g,女贞子 12 g,苦参 12 g,蒲公英 30 g,马齿苋 30 g,益母草 10 g,甘草 3 g。水煎服,日服 1 剂。

10.淋巴结核

赤芍 18 g,蜈蚣 2 条,苦参 15 g,山药 30 g,百合 15 g,夏枯草 15 g,黄芪 10 g,党参 10 g,沙参 15 g,石斛 6 g。水煎服,日服 1 剂。

11.痈疽肿痛

赤芍 20 g,蒲公英 30 g,皂角刺 6 g,金银花 30 g,连翘 20 g,黄芩 15 g,地丁 30 g,甘草 10 g。水煎服,日服 1 剂。

12.失眠

赤芍 20 g,红花 6 g,当归 10 g,黄柏 15 g,钩藤 30 g(后下),琥珀 3 g(冲服),龙骨 30 g,牡蛎 30 g。水煎服,日服 1 剂。

13.慢性肾盂肾炎

赤芍 15 g,白茅根 30 g,马齿苋 30 g,蒲公英 30 g,黄柏 15 g,益智仁 6 g,生蒲黄 6 g(另包),生甘草6 g。水煎服,日服 1 剂。

(七)注意事项

痈疽已溃者慎用。

五、紫草

(一)别名

别名地血、鸦衔草、山紫草、红石根和紫根。

(二)处方名

处方名为紫草、软紫草、紫草茸、紫草根、老紫草和硬紫草。

(三)常用量

常用量为 6～20 g。

(四)常用炮制

取原药材,拣净杂质,去苗,剪成 1.5～2 cm 的段即可。

(五)常用配伍

1.配连翘

清凉解毒,用于治疗热证之湿疹、荨麻疹和斑疹等病症。

2.配大青叶

清热解毒,用于治疗流行性乙型脑炎、传染性肝炎等所致之高热口渴、小便赤黄和皮肤斑点等症。

3.配黄柏

清血燥湿,用于治疗疖肿、湿疹和水火烫伤等症。

4.配茵陈

清热退黄,用于治疗黄疸型肝炎、皮肤和小便发黄、口渴、腹胀等。

5.配生地黄

清热凉血,用于治疗外感热病,高热神昏、口舌绛紫,血热所致之鼻血、尿血等症。

(六)临床应用

1.扁桃体炎

紫草 30 g,黄芩 15 g,蒲公英 30 g。水煎服,日服 1 剂。

2.黄疸型肝炎

紫草 15 g,茵陈 15 g,柴胡 12 g,黄芩 12 g,白茅根 30 g,五味子 6 g,生姜 6 g,大枣 6 枚。水煎服,日服 1 剂。

3.预防麻疹

口服 33% 的紫草根糖浆,6 个月～1 岁每次 10 mL,2～3 岁每次 20 mL,4～6 岁每次30 mL。隔天服 2 次,共服 3 d,共计 6 次。

4.玫瑰糠疹

紫草 15～30 g(小儿用 6～15 g),煎服,每天 1 次,10 d 为 1 个疗程。

5.银屑病

用 0.1％的紫草注射液 2 mL,每天肌内注射 1 次,连用 30～40 次。

6.扁平疣

用 0.1％的紫草注射液,肌内注射,每次 2 mL,每天 1 次,10 次为 1 个疗程。

7.面颈部烧伤

紫草 10 g,菜油 100 mL,加热煮沸 20 min 后,过滤,凉后备用。用时,先用 75％的乙醇清洁创面,抽出水疱积液,然后用纱布块蘸紫草油均匀地涂在创面上,每天 3～4 次,保持创面湿润,连用 7～9 d。小面积轻度烧伤 2～4 d。

8.新生儿臀红

先用 20 ℃～25 ℃的生理盐水洗净患处,消毒纱布蒸干后,涂当归紫草油,每天 3～4 次。

9.子宫颈糜烂

外涂紫草油,每天 1～2 次,10 次为 1 个疗程。

10.消化道灼伤

紫草油口服,每次 10～20 mL,每天 3～4 次。对儿童酌减。

11.肌内注射后硬结

将紫草油涂于硬结皮肤上,加塑料膜覆盖,用无菌纱布包扎,胶布固定。每天涂敷 2～6 次。

12.过敏性紫癜

紫草 15 g,黄柏 12 g,当归 10 g,知母 12 g,牛蒡子 12 g,苦参 12 g,淡竹叶 6 g,西河柳 10 g,蝉蜕 6 g。水煎服,日服 1 剂。

13.便秘

紫草 30 g,杏仁 10 g,防风 12 g,白术 15 g,生姜 3 g,山楂 10 g。水煎服,日服 1 剂。

14.荨麻疹

紫草 30 g,黄芩 15 g,地肤子 15 g,苍耳子 12 g,土茯苓 15 g,天冬 30 g。水煎服,日服 1 剂。

(七)注意事项

脾虚便溏者慎服。

（张继广）

第十六章　利水渗湿药

第一节　利水消肿药

一、茯苓

（一）别名

别名茯菟、松苓。

（二）处方名

处方名为茯苓、云茯苓、白茯苓、朱茯苓。

（三）常用量

常用量为 6～15 g。

（四）常用炮制

1.茯苓

取原药材,加水浸泡 30～60 min,闷润,去皮,切片,晒干。

2.朱茯苓

茯苓块 0.5 kg,朱砂 15 g,取茯苓块加水喷湿,再加朱砂拌匀,晒干。

3.蒸茯苓

取茯苓去皮,加米汤浸泡一夜,蒸热,趁热切片,晒干。

（五）常用配伍

1.配泽泻

利水消肿,用于治疗肾炎及心脏病导致之下肢水肿、胃脘腹胀、身重倦怠、小便不利等症。

2.配甘草

益气宁心,用于治疗阳虚所致的心悸、气短、面目浮肿、食少乏力等症。

3.配半夏

利湿除痰,用于治疗脾胃虚寒所致之恶心呕吐、腹痛腹胀、胃脘胀满以及肺寒咳嗽吐痰、痰白清稀等症。

4.配车前子

利水通淋,用于治疗肾炎所致之水肿、小便不利以及尿道炎、小便短赤、尿频尿急之症。

5.配赤芍

通阳活血,用于治疗冠心病胸闷疼痛、气短、心悸等症。

(六)临床应用

1.结肠炎

茯苓 30 g,泽泻 6 g,木香 6 g,白芍 15 g,山楂 30 g,神曲 10 g,鸡内金 3 g(冲服),淡竹叶 6 g,甘草 5 g。水煎服,日服 1 剂。

2.失眠

茯苓 15 g,柏子仁 10 g,红花 6 g,当归 10 g,桃仁 10 g,赤芍 10 g,大黄 5 g,远志 3 g,石菖蒲 6 g,茜草 5 g,牡蛎 30 g,龙骨 30 g,姜半夏 6 g。水煎服,日服 1 剂。

3.偏头痛

茯苓 30 g,白芍 20 g,川芎 20 g,白芷 10 g,水蛭 5 g,全蝎 6 g,石决明 30 g,菊花 30 g,黄芩 15 g,天麻 15 g,地龙 12 g,沙参 15 g,甘草 3 g。水煎服,日服 1 剂。

4.慢性肝炎

茯苓 15 g,山药 15 g,牡丹皮 9 g,当归 6 g,五味子 10 g,蒲公英 30 g,柴胡 6 g,菟丝子 15 g,桑寄生15 g,蝉蜕 3 g,连翘 10 g,炒杜仲 6 g,甘草 3 g。水煎服,日服 1 剂。

5.胃十二指肠溃疡

茯苓 30 g,香附 15 g,山药 30 g,莲子 15 g,醋延胡索 15 g,白芷 9 g,车前子 30 g(另包),葛根 15 g,清半夏 12 g,生姜 6 g,炙甘草 10 g。水煎服,日服 1 剂。

6.慢性胃炎水肿

茯苓 20 g,冬瓜皮 30 g,防己 6 g,泽泻 6 g,山药 12 g,茜草 6 g,玉米须 30 g,芡实 20 g,薏苡仁 30 g,大枣 6 枚,生姜 6 g,淡竹叶 6 g。水煎服,日服 1 剂。

7.内耳眩晕症

茯苓 30 g,桂枝 6 g,炒白术 15 g,姜半夏 12 g,竹茹 6 g,陈皮 10 g,泽泻 15 g,菊花 15 g,天麻 10 g,远志 6 g,槐花 3 g,黄芩 6 g,生姜 10 g。水煎服,日服 1 剂。

8.妊娠水肿

茯苓 30 g,红鲤鱼 1 条,水煎服,喝汤、吃鱼肉,日服 1 剂。

9.肾病综合征

茯苓 30 g,大腹皮 15 g,木瓜 30 g,厚朴 10 g,焦白术 15 g,草豆蔻 6 g,木香 6 g,干姜 6 g,炮附子(先煎 40 min)6 g,芡实 20 g,白扁豆 15 g,薏苡仁 15 g,黄芩 12 g,生姜 10 g,大枣 12 枚。水煎服,日服 1 剂。

10.醛固酮增多症

真武汤:茯苓 12 g,白芍 12 g,白术 8 g,生姜 15 g,炮附子 10 g(先煎 30 min)。水煎服,日服 1 剂。

(七)不良反应与注意事项

(1)偶尔见胃肠道反应,表现为恶心、呕吐、腹痛、腹泻等。

(2)发生皮肤变态反应,可见红色丘疹、瘙痒。

(3)过敏性哮喘,可见流清涕、胸闷、气短、呼吸有哮鸣音、冷汗、口唇发绀等。

(4)忌与米醋同服。

二、金钱草

(一)别名

别名对座草、大金钱草。

(二)处方名

处方名为金钱草、小金钱草。

(三)常用量

常用量为 15～30 g。

(四)常用炮制

取原药材,拣净杂质,切段,晒干。

(五)常用配伍

1.配茵陈

清热除黄,用于治疗急性、慢性肝炎所致之面目与皮肤发黄、腹胀、乏力、脘腹疼痛等症。

2.配海金沙

清热通淋,用于治疗泌尿道结石,尿时涩痛、小便不畅等症。

3.配小茴香

温肾消肿,用于治疗肾虚水肿、肝痛腹水肿胀等症。

(六)临床应用

1.黄疸型肝炎

金钱草 15 g,茵陈 15 g,栀子 10 g,虎杖 6 g,郁金 10 g,金银花 20 g,小蓟 20 g,五味子 8 g,柴胡 10 g,甘草 3 g。水煎服,日服 1 剂。

2.慢性肾炎

金钱草 30 g,海金沙 9 g,郁金 9 g,白茅根 20 g,野菊花 15 g,白术 10 g,琥珀 3 g(冲服),大枣 6 枚。水煎服,日服 1 剂。

3.胆结石

(1)金钱草 30 g,柴胡 12 g,枳壳 10 g,白芍 15 g,海螵蛸 10 g,浙贝母 10 g,郁金 6 g,甘草 3 g。水煎服,日服 1 剂。

(2)老年胆石症:金钱草 30 g,海金沙 15 g(另包),郁金 12 g,川楝子 10 g,柴胡 10 g,鸡内金 10 g,威灵仙 10 g,生大黄 6 g(后下),芒硝 10 g(冲服)。水煎服,日服 1 剂。

4.慢性胆囊炎

(1)金钱草 30 g,炒枳实 15 g,鸡内金 12 g,香附 10 g,炒山楂 15 g,白芍 15 g,郁金 10 g,川芎 12 g,大黄 6 g(后下),柴胡 6 g。水煎服,日服 1 剂。

(2)胆石利胶囊(金钱草、郁金、茵陈、陈皮、黄芩、乳香、硝石、白矾、大黄、栀子、三棱、没药、甘草),口服,一次 5 粒,每天 3 次。

5.胆管蛔虫症

金钱草 30 g,乌梅 10 g,槟榔 10 g,花椒 6 g。水煎服,日服 1 剂。

6.泌尿系统结石

(1)金钱草 50 g,海金沙 50 g(另包),鸡内金 10 g。水煎服,日服 1 剂。

(2)金钱草 30~60 g,海金沙 10 g(另包),鸡内金 10 g,青皮 12 g,陈皮 6 g,乌药 10 g,王不留行 15 g,石韦 10 g,川牛膝 15 g,赤芍 15 g,车前子 20 g(另包)。水煎服,日服 1 剂。

7.冠心病

金钱草 30 g,丹参 20 g,葛根 30 g,赤芍 6 g,茯苓 10 g,瓜蒌 15 g,桂枝 3 g,当归 8 g,决明子 8 g。水煎服,日服 1 剂。

8.痢疾

金钱草 40 g,山楂 40 g,白芍 15 g,车前子 15 g(另包),黄连 6 g,干姜 6 g。水煎服,日服 1 剂。

(七)不良反应与注意事项

(1)大剂量服用可产生头晕、心悸等症。

(2)发生变态反应,表现为出皮疹、全身潮红、瘙痒、腹痛、面部肿胀等。接触或煎水外洗时,有时可引起接触性皮炎,局部红肿热痛、起疱、皮肤糜烂等。

(3)不宜与保钾利尿药螺内酯、氨苯蝶啶同服,以防引起高钾血症。

三、泽泻

(一)别名

别名鹄泻、及泻。

(二)处方名

处方名为泽泻、川泽泻、建泽泻、盐泽泻、炒泽泻。

(三)常用量

常用量为 6~12 g。

(四)常用炮制

1.泽泻

取原药材洗净,加水浸泡,闷润,切片、晒干。

2.炒泽泻

泽泻 5 kg,麦麸 0.7 kg。先炒麦麸,冒烟时,加入泽泻炒至焦黄色。

3.酒泽泻

泽泻 50 kg,酒 2.5 kg。在 100 ℃ 的热锅中加入泽泻片,翻炒数次,用酒喷匀,炒干,放冷即可。

4.盐泽泻

泽泻片 5 kg,盐 100 g。取泽泻片放入锅中,用微火炒热,慢慢喷入盐水,炒至均匀,焙干水气,晒干。

(五)常用配伍

1.配防己

通利小便,用于治疗水肿小便不利、脘腹胀满等症。

2.配半夏

利湿化痰,用于治疗胃肠炎所致的恶心呕吐、腹痛腹泻、肠鸣畏寒等症。

3.配白术

健脾除湿,用于治疗脾虚水肿、食欲缺乏、倦怠无力、头目眩晕等症。

4.配车前子

利水止泻,用于治疗肠鸣水泻、腹痛畏寒以及脾虚久泻,大便溏薄等症。

5.配决明子

清肝止眩,用于治疗高脂血症所致之头目眩晕、四肢麻木、大便不畅等症。

(六)临床应用

1.高脂血症

泽泻 20 g,决明子 15 g,制何首乌 15 g,生大黄 6 g,炒白术 15 g,荷叶 15 g。水煎服,日服 1 剂。

2.脂肪肝

泽泻 20 g,何首乌 15 g,决明子 15 g,丹参 15 g,虎杖 10 g,荷叶 15 g,黄精 15 g,山楂 30 g,薏苡仁30 g。水煎服,日服 1 剂。

3.肥胖症

泽泻 30 g,决明子 15 g,生山楂 20 g,炒白术 10 g,菊花 15 g。水煎服,日服 1 剂。

4.高血压

泽泻 30 g,夏枯草 15 g,决明子 15 g,益母草 10 g,牡丹皮 12 g,钩藤 10 g(后下),石决明 20 g,黄芩12 g。水煎服,日服 1 剂。

5.水肿

白术泽泻汤:泽泻 30 g,炒白术 30 g,猪苓 15 g,大腹皮 10 g,白茅根 10 g。水煎服,日服 1 剂。

6.内耳眩晕症

泽泻 30 g,炒白术 30 g,桂枝 4 g,钩藤 30 g(后下),菊花 15 g,石决明 30 g,地龙 15 g,白僵蚕 10 g,甘草 3 g。水煎服,日服 1 剂。

(七)不良反应与注意事项

(1)消化系统:恶心、呕吐、肠鸣、腹痛、腹泻等。大剂量对肝细胞有一定损害,可导致中毒性肝炎、黄疸、肝脾大。

(2)泌尿系统:大剂量或长期服用,可导致水、电解质失调及血尿。

(3)外敷可导致发疱性皮炎。

四、猪苓

(一)别名

别名豕苓、黑猪苓。

(二)处方名

处方名为猪苓、粉猪苓。

(三)常用量

常用量为 6～12 g。

(四)常用炮制

取原药材,加水浸泡,闷透,切片,晒干。

(五)常用配伍

1.配茯苓

增强利水渗湿功效,用于治疗肾炎、心脏病、贫血、脾虚等导致之水肿、尿少、食少倦怠等症。

2.配大腹皮

行气消胀,用于治疗肝硬化所致之腹水、脘腹胀、小便不利等症。

3.配玉米须

清热止渴,用于治疗糖尿病,口渴尿赤、烦躁不宁、下肢乏力等症。

(六)临床应用

1.肾炎水肿

猪苓15 g,茯苓15 g,泽泻12 g,炒白术15 g,金银花15 g,连翘15 g,白茅根15 g,地黄15 g,枸杞子10 g,川续断10 g,藕节10 g,桑白皮12 g,车前子15 g(另包),陈皮6 g,大腹皮6 g。水煎服,日服1剂。

2.肝硬化腹水

猪苓20 g,大腹皮12 g,泽泻15 g,阿胶15 g(烊化),滑石10 g,白芍10 g,茵陈10 g,白茅根18 g,冬瓜皮30 g。水煎服,日服1剂。

3.尿潴留

猪苓20 g,茯苓30 g,防己6 g,金钱草20 g,桃仁10 g,红花6 g,赤芍15 g,白芍10 g,滑石10 g,车前子30 g(另包),阿胶10 g(烊化),生姜6 g。水煎服,日服1剂。

4.泌尿系统感染

猪苓20 g,黄柏15 g,海金沙30 g(另包),苦参12 g,萹蓄6 g,连翘15 g,白芍12 g,生姜6 g。水煎服,日服1剂。

5.银屑病

用猪苓注射液(每毫升相当于生药0.5 g),肌内注射,一次2 mL,每天2次。

6.慢性肝炎

猪苓15 g,当归10 g,白芍12 g,菟丝子12 g,薏苡仁15 g,淡竹叶6 g,藕节6 g,黄精10 g,五味子6 g。水煎服,日服1剂。

7.更年期综合征

猪苓15 g,黄芩15 g,远志5 g,柴胡10 g,清半夏10 g,泽泻6 g,决明子10 g,菊花10 g,炒杜仲10 g,荷叶6 g,玉竹6 g,天花粉10 g,山楂20 g。水煎服,日服1剂。

8.慢性咽炎

猪苓20 g,金银花20 g,麦冬10 g,玄参10 g,沙参10 g,神曲15 g,淡豆豉20 g,清半夏10 g,黄芩12 g,甘草3 g。水煎服,日服1剂。

(七)注意事项

脾胃虚弱、无水湿者慎用。

五、薏苡仁

(一)别名
别名起实、回回米、草珠子、六谷米、药玉米。

(二)处方名
处方名为薏苡仁、苡仁、苡米、炒苡米。

(三)常用量
常用量为10～30 g。

(四)常用炮制

1.薏苡仁

取原药材,拣净杂质,筛去破壳及灰渣,洗净,晒干。

2.炒薏苡仁

取薏苡仁置于热锅中,用微火炒至黄色。

(五)常用配伍

1.配枸杞子

健脾养肝,用于治疗慢性肝炎、食少腹胀、大便不利、乏力、胁痛等症。

2.配桃仁

化瘀止痛,用于治疗妇女附件炎小腹隐痛、倦怠乏力、午后低热等症。

3.配败酱草

清热消肿,用于治疗慢性阑尾炎下腹疼痛、口苦尿黄、小便不利等症。

4.配白术

健脾止泻,用于治疗脾胃虚弱、腹痛便溏、口淡不渴等症。

5.配天花粉

健脾利湿,用于治疗糖尿病口渴尿赤、手足心热、烦躁失眠等症。

(六)临床应用

1.慢性肾炎

薏苡仁 30 g,白术 15 g,蒲公英 30 g,赤芍 15 g,桃仁 10 g,大黄 3 g,石斛 6 g,金钱草 10 g,芦根 12 g,藕节 6 g,桂枝 3 g,琥珀 3 g(冲服)。水煎服,日服 1 剂。

2.慢性肝炎

薏苡仁 20 g,柴胡 10 g,鸡内金 10 g,猪苓 15 g,白芍 15 g,桑寄生 10 g,茵陈 6 g,神曲 15 g,生姜 6 g,甘草 3 g,太子参 15 g,葛根 10 g。水煎服,日服 1 剂。

3.下肢无力

黄柏 10 g,薏苡仁 30 g,苍术 10 g,川牛膝 12 g,炒杜仲 10 g,菟丝子 15 g,黄芪 10 g,红花 6 g,天花粉 12 g。水煎服,日服 1 剂。

4.结肠炎

炒薏苡仁 20 g,大黄 6 g,芡实 15 g,炒鸡内金 10 g,炒山药 20 g,焦粳米 10 g,焦糯米 10 g,土白术 15 g,炒枳壳 6 g,佩兰 6 g。水煎服,日服 1 剂。

5.真菌性肠炎

薏苡仁 30 g,制附子 6 g(先煎),败酱草 15 g。水煎服,日服 1 剂。

6.痛风

薏苡仁 30 g,忍冬藤 30 g,土茯苓 20 g,黄柏 12 g,怀牛膝 12 g,山慈菇 10 g,苍术 12 g,桑枝 15 g,鸡血藤 15 g,生甘草 6 g。水煎服,日服 1 剂。

7.坐骨神经痛

薏苡仁 60 g,制附子 10 g(先煎),赤芍 18 g,炙甘草 10 g,党参 18 g,当归 10 g,鸡血藤 15 g,秦艽 12 g,海风藤 10 g,川牛膝 12 g,白芍 10 g。水煎服,日服 1 剂。

8.扁平疣

薏苡仁 30 g,水煎连渣服,日服 1 剂。

9.传染性软疣

薏苡仁 50 g,大青叶 30 g,板蓝根 30 g,升麻 10 g,菟丝子 15 g。水煎服,日服 1 剂。

10.坐骨结节滑囊炎

生薏苡仁 60 g,加水 30 mL,煎至 200 mL,分 2 次口服,连用 30 d。

(七)注意事项

孕妇忌用。

(周　军)

第二节　利尿通淋药

一、车前子

(一)别名

别名车前实、风眼前仁、猪耳朵穗子。

(二)处方名

处方名为车前子、炒车前子。

(三)常用量

常用量为 10~20 g。

(四)常用炮制

1.车前子

取原药材,拣净杂质,除去泥沙及外膜即可。

2.炒车前子

取车前子,置于热锅中,用微火炒至鼓起,或炒至有爆裂声,呈棕褐色。

3.酒车前子

车前子 50 kg,黄酒 2 kg。用黄酒拌匀车前子,微火炒至略带火色。

4.盐车前子

车前子 50 kg,盐 0.5 kg。取车前子,用盐水拌匀,微火炒至鼓起微苦。

(五)常用配伍

1.配泽泻

利水消肿,用于治疗水肿、小便不利、倦怠乏力、口淡不渴等症。

2.配海金沙

清热通淋,用于治疗尿道、膀胱结石,小便涩痛,淋漓不畅,口苦舌干等症。

3.配白术

健脾止泻,用于治疗脾虚大便稀薄、慢性肠炎腹痛腹泻等症。

(六)临床应用

1.气管炎

车前子 30 g(另包),百部 15 g,地龙 15 g,苦参 10 g,陈皮 10 g,姜半夏 10 g,甘草 6 g。水煎

服,日服 1 剂。

2.妇女白带过多

车前子 30 g(另包),苍术 15 g,小茴香 10 g(另包),桃仁 10 g,当归 12 g,红花 6 g,柴胡 9 g,桔梗 6 g,牛膝 10 g,甘草 3 g。水煎服,日服 1 剂。

3.视物昏花

车前子 30 g(另包),熟地黄 20 g,生地黄 10 g,菊花 15 g,黄芩 15 g,红花 3 g,赤芍 12 g,决明子 12 g,苍术 12 g,石斛 12 g,芦根 10 g,淡竹叶 6 g。水煎服,日服 1 剂。

4.黄疸型肝炎

车前子 30 g(另包),茵陈 20 g,白茅根 30 g,柴胡 12 g,黄芩 12 g,半夏 10 g,冬瓜皮 15 g,薏苡仁 15 g,陈皮 6 g,炒白术 15 g,炒山药 15 g,甘草 3 g。水煎服,日服 1 剂。

5.泌尿系统感染

车前子 30 g(另包),瞿麦 9 g,萹蓄 10 g,滑石 12 g,栀子 10 g,大黄 9 g,木通 6 g,炙甘草 9 g。水煎服,日服 1 剂。

6.小儿腹泻

车前子 12 g(另包),金银花 10 g,鸡内金 10 g,防风 6 g,炒白术 6 g,炒白扁豆 10 g,炒山药 6 g。水煎服,日服 1 剂。

7.小儿消化不良

炒车前子 200 g,砂仁 20 g(后下),焦苍术 200 g。共研细粉。6 个月以内,一次服 1～1.5 g,6 个月至 1 岁一次服 1.5～2 g;1～3 岁一次服 2～3 g。每天 3 次。淡盐水送服。

8.流行性出血性结膜炎

车前子 50 g(另包),薄荷叶 10 g。水煎外洗,每天 1 剂,洗 3～5 次。

9.高血压

车前子 30 g(另包),黄芩 15 g,炒杜仲 15 g,夏枯草 15 g,泽泻 10 g,黄柏 10 g,石决明 30 g,槐花 6 g。水煎服,日服 1 剂。

10.胎位不正

车前子 9 g,焙干研末和水 1 次送服。如未成功,隔 1 周可再服 1 次,最多 3 次。

(七)不良反应

偶尔见变态反应,四肢、肩背、头项、耳后、眼睑等部位皮肤出现红斑、瘙痒、疼痛。

二、滑石

(一)别名

别名画石。

(二)处方名

处方名为滑石、滑石粉、飞滑石。

(三)常用量

常用量为 9～15 g。

(四)常用炮制

1.滑石

取原药材,拣净杂物、泥土,晒干,打碎或研细即可。

2.飞滑石

取滑石加水浸泡,研磨,放置澄清后,去水,晒干研细。

(五)常用配伍

1.配冬葵子

清热利尿,用于治疗尿路感染尿痛尿急、黄赤不畅以及尿道结石小便不畅、疼痛、尿赤等症。

2.配甘草

清热解暑,用于治疗感受暑热、头昏倦怠、口渴烦躁、小便不利等症。

3.配黄柏

清热解毒,用于治疗皮肤疮疡,痒痛流水以及湿疹糜烂、瘙痒不止,口渴,尿黄等症。

(六)临床应用

1.黄疸

滑石 15 g,杏仁 10 g,清半夏 9 g,橘红 10 g,黄芩 9 g,黄连 6 g,通草 6 g,厚朴 6 g,郁金 10 g,生姜 3 g。水煎服,日服 1 剂。

2.水痘

滑石粉、青黛、生牡蛎粉各等份,混匀外用。

3.中暑

滑石 30 g,鲜丝瓜叶 30 g,升麻 3 g。煎汤代茶频服。

4.暑泻

六一散:滑石 18 g,甘草 3 g,共研细粉,一次服 9 g,每天 3 次。

5.泌尿系统感染

滑石 3 份,蒲黄 2 份,共研细粉,口服。肉眼可见血尿者,一次 10 g,每天 1 次;镜下可见血尿者,一次 5 g,每天 1 次。

6.湿疹

滑石粉 15 g,枯矾粉 6 g,青黛粉 9 g,混匀,涂搽患处,每天 1 次。

7.脚气溃烂

滑石 10 g,煅石膏 5 g,枯矾 3 g。共研为细末,撒敷患处,每天 1 次。

(七)不良反应与注意事项

(1)在腹部、直肠、阴道等处可引起肉芽肿。

(2)原药材含杂质过多(如含砷过多)时,可引起中毒,表现为剧烈呕吐、腹痛、体软乏力、腹泻等。

(3)孕妇慎用。

(4)热病伤津者慎用。

(5)不宜与西药抗生素类同服,因可产生螯合反应而降低疗效。

三、通草

(一)别名

别名通脱木、方通草、川通草。

（二）处方名

处方名为通草、白通草、朱通草。

（三）常用量

常用量为3～6 g。

（四）常用炮制

1.通草

取原药材，去根，切片。

2.朱通草

通草0.5 kg，朱砂0.35 g。取通草加水淋湿，将朱砂面撒上，颠至朱砂均匀挂上，风干即可。

（五）常用配伍

1.配滑石

利水消肿，用于治疗暑热证、湿热阻滞呕吐腹泻，头痛身重，身重口苦，小便不利，慢性肾炎下肢水肿，口苦黏腻。

2.配大腹皮

清热利水，用于治疗肝硬化腹水及尿道炎症引起的小便涩痛不利等症。

3.配瞿麦

利水通淋，用于治疗尿道结石、小便疼痛、排尿不畅等症。

4.配穿山甲

通气下乳，用于治疗妇女产后乳少或乳汁不下之症。

（六）临床应用

1.产后乳少

通草9 g，炮穿山甲12 g，炒王不留行30 g，当归12 g，白芍10 g，赤芍6 g。水煎服，日服1剂。

2.尿道结石

通草8 g，泽泻15 g，茯苓30 g，金钱草30 g，桃仁10 g，海金沙10 g（另包），陈皮6 g，柴胡6 g。水煎服，日服1剂。

3.中暑

通草6 g，滑石30 g，薄荷6 g，荷叶20 g，佩兰10 g，太子参30 g，桔梗3 g。水煎服，日服1剂。

4.肝硬化腹水

通草9 g，醋鳖甲30 g，泽泻12 g，大腹皮12 g，冬瓜皮30 g，薏苡仁30 g，炒山药30 g，鸡内金15 g，神曲15 g，陈皮6 g，焦山楂10 g，茯苓20 g。水煎服，日服1剂。

5.急性泌尿系统感染

（1）通草饮子：通草10 g，瞿麦6 g，滑石10 g，石韦15 g，甘草6 g。水煎服，日服1剂。

（2）通草10 g，冬葵子10 g，滑石15 g，石韦15 g，淡竹叶6 g。水煎服，日服1剂。

6.急性肾小球肾炎

通草6 g，大腹皮15 g，茯苓皮10 g，白茅根30 g，小蓟15 g，车前草30 g，浮萍30 g，甘草3 g。水煎服，日服1剂。

(七)注意事项

孕妇慎用。

四、石韦

(一)别名

别名石兰、金星草、石背柳。

(二)处方名

处方名为石韦、炒石韦。

(三)常用量

常用量为6~12 g。

(四)常用炮制

1.石韦

取原药材洗净,去根与毛,切2~3 cm长段,晒干。

2.炒石韦

取石韦加沙炒后刷去毛,切段。

(五)常用配伍

1.配瞿麦

清热通淋,用于治疗泌尿道结石小便不畅、尿时疼痛以及尿道炎症所致之小便黄赤不爽等症。

2.配生蒲黄

清热止血,用于治疗血淋、小便涩痛等症。

3.配地榆

清热止血,用于治疗热证所致之咯血、崩漏、大便出血等症。

(六)临床应用

1.肺热咳嗽

石韦12 g,黄芩15 g,杏仁10 g,生石膏15 g,陈皮10 g,金银花15 g,麦冬15 g,五味子6 g,炙甘草3 g。水煎服,日服1剂。

2.痔

石韦10 g,大黄8 g,地榆12 g,知母12 g,桃仁6 g,槐花9 g。水煎服,日服1剂。

3.鼻出血

石韦15 g,黄芩15 g,白茅根30 g,生地黄30 g,栀子10 g,小蓟30 g。水煎服,日服1剂。

4.白细胞下降

石韦12 g,菟丝子15 g,桑寄生12 g,阿胶15 g(烊化),白芍15 g,生地黄18 g,熟地黄15 g,黄芪15 g,太子参30 g,炒杜仲12 g,当归8 g,茜草6 g,炙甘草6 g。水煎服,日服1剂。

5.尿道炎

石韦12 g,生蒲黄10 g,当归10 g,白芍15 g,冬葵子10 g,炙甘草3 g。水煎服,日服1剂。

6.泌尿系统结石

石韦30 g,车前子30 g(另包),栀子30 g,甘草10 g。水煎服,日服1剂。

7.慢性前列腺炎

石韦30 g,土茯苓30 g,薏苡仁30 g,白茅根30 g,败酱草15 g,王不留行9 g,穿山甲9 g,萹蓄9 g,川牛膝15 g。水煎服,日服1剂。

(七)不良反应与注意事项

(1)不良反应有心悸、有饥饿感、头晕等。

(2)阴虚、脾虚者慎用。

五、地肤子

(一)别名

别名扫帚子。

(二)处方名

处方名为地肤子、炒地肤子。

(三)常用量

常用量为10~15 g。

(四)常用炮制

1.地肤子

取原药材,筛去灰屑及杂质即可。

2.炒地肤子

取地肤子,用微火微炒即可。

(五)常用配伍

1.配苦参

清热止痒,用于治疗湿疹、皮肤疮疡瘙痒等症。

2.配蛇床子

祛风除痒,用于治疗荨麻疹、湿疹等皮肤瘙痒之症以及妇女带下恶臭、外阴瘙痒等症。

3.配猪苓

清热利水,用于治疗泌尿感染、淋病等小便不利、尿痛尿急等症。

(六)临床应用

1.泌尿系统感染

地肤子15 g,白茅根30 g,大黄6 g,桃仁6 g,蒲公英30 g,金钱草30 g。水煎服,日服1剂。

2.湿疹

地肤子汤:地肤子15 g,黄柏15 g,知母12 g,瞿麦10 g,猪苓15 g,枳实6 g,甘草6 g,冬葵子15 g,薏苡仁30 g。水煎服,日服1剂。

3.足癣

地肤子30 g,蛇床子20 g,苦参20 g,白鲜皮20 g,黄柏20 g,每天1剂,水煎后泡患足30 min。

4.荨麻疹

地肤子50 g,水煎服,日服1剂。

5.多形性红斑

地肤子30 g,槐花12 g,菊花10 g,嫩冬草10 g,夜交藤15 g。水煎服,日服1剂。

（七）不良反应

可引起变态反应，表现为全身皮肤瘙痒，起风团，口唇起疱，面赤红等。

六、萹蓄

（一）别名

别名萹竹、萹竹牙、猪牙草。

（二）处方名

处方名为萹蓄、萹蓄草。

（三）常用量

常用量为 9～15 g。

（四）常用炮制

取原药材，洗净去根或湿润后，切段，晒干。

（五）常用配伍

1.配瞿麦

清热通淋，用于治疗泌尿道结石小便疼痛、尿涩不畅以及泌尿系统感染、尿频尿急、小便浑浊之症。

2.配地肤子

清热止痒，用于治疗皮肤疮疡湿疹、瘙痒流水及外阴瘙痒等症。

3.配海金沙

清热利水，用于治疗淋病小便不利、尿道涩痛等症。

4.配茵陈

除湿退黄，用于治疗黄疸型肝炎，皮肤发黄、小便黄赤之症。

（六）临床应用

1.足癣

萹蓄 50 g，苦参 50 g，蛇床子 50 g，水煎泡患足，每次 30 min，每天 1 次，连用 10 d。

2.便秘

萹蓄 12 g，白芍 15 g，火麻仁 8 g，防风 10 g，知母 12 g，玄参 15 g。水煎服，日服 1 剂。

3.慢性胆囊炎

萹蓄 12 g，虎杖 9 g，柴胡 10 g，陈皮 10 g，郁金 12 g，青蒿 10 g，白芍 15 g，黄芩 6 g，山楂 15 g。水煎服，日服 1 剂。

4.高血压

萹蓄 15 g，泽泻 15 g，地龙 15 g，石决明 30 g，赤芍 15 g，红花 6 g，槐花 6 g，茜草 6 g。水煎服，日服 1 剂。

5.经血量多

萹蓄 15 g，栀子 15 g，黄连 6 g，大黄 6 g，熟地黄 15 g，当归 6 g，太子参 20 g，阿胶 15 g（烊化），仙鹤草 15 g，白茅根 15 g，天冬 12 g，生姜 3 g。水煎服，日服 1 剂。

6.泌尿系统感染

萹蓄 15 g，木通 6 g，车前子 15 g（另包），栀子 10 g，益母草 30 g，瞿麦 10 g，黄柏 6 g，甘草 6 g。水煎服，日服 1 剂。

7.尿道结石

萹蓄 12 g,木通 6 g,瞿麦 9 g,栀子 12 g,滑石 15 g,车前子 15 g(另包),大黄 5 g,甘草 6 g,灯心草 3 g。水煎服,日服 1 剂。

8.滴虫性肠炎

萹蓄 15 g,马齿苋 30 g,苦参 12 g。水煎服,日服 1 剂。

9.睾丸鞘膜积液

萹蓄 30 g,薏苡仁 30 g,芡实 12 g,蒲公英 30 g,桃仁 12 g,橘核 6 g,黄柏 10 g,小茴香 6 g,泽泻 6 g。水煎服,日服 1 剂。

10.阴囊湿疹

萹蓄 30 g,地肤子 30 g,苦参 30 g,黄柏 30 g。水煎洗患处,每天 1 剂。

(七)注意事项

阴虚者慎用。

七、海金沙

(一)别名

别名金沙藤、海金沙草。

(二)处方名

处方名为海金沙、金沙粉。

(三)常用量

常用量为 6～15 g。包煎。

(四)常用炮制

取原药材,拣净杂质,过筛即可。

(五)常用配伍

1.配石韦

清热利尿,用于治疗泌尿系统感染,小便赤涩、尿频、尿痛、尿急等症。

2.配金钱草

利水排石,用于治疗尿道、膀胱结石症,尿痛小便不畅等症。

3.配琥珀

利尿凉血,用于治疗血热尿血之症以及慢性肾炎、肾盂肾炎所致之尿中带血、下肢水肿、倦怠乏力等症。

(六)临床应用

1.带状疱疹

海金沙 5 份,青黛 1 份。共研细粉,以麻油调成稀糊状,涂于患处,每天 1～2 次。

2.胆管结石

海金沙 15 g(另包),金钱草 30 g,鸡内金 15 g,郁金 10 g。水煎服,日服 1 剂。

3.泌尿系统结石

(1)海金沙 30 g(另包),金钱草 30 g,石韦 15 g。水煎服,日服 1 剂。

(2)海金沙 50 g(另包),金钱草 50 g,鸡内金 10 g。水煎服,日服 1 剂。

4.前列腺肥大

海金沙 30 g(另包),蒲公英 10 g,穿山甲 15 g,制没药 10 g,琥珀粉 2 g(冲服)。水煎服,日服1 剂。

(七)不良反应

过量服用,可有舌麻、恶心、头晕、胃寒等。

八、灯心草

(一)别名

别名灯草、灯心、米灯心。

(二)处方名

处方名为灯心草、灯心炭、朱灯心、黛灯心。

(三)常用量

常用量为 1.5～5 g。

(四)常用炮制

1.灯心草

取原药材,拣净杂质,剪段即可。

2.朱灯心

灯心段 0.5 kg,朱砂 15 g。取灯心段稍喷水湿润,与朱砂拌匀,晾干。

3.青黛拌灯心

灯心段 30 g,青黛 4 g。将灯心段稍喷水湿润后,与青黛拌匀,晾干即可。

4.灯心炭

取灯心草置于锅中,加盖较小的锅一只,锅底贴白纸一张,用黄泥封严两锅接合处。用微火加热煅至白纸焦黄,放冷即可。

(五)常用配伍

1.配穿山甲

活血通乳,用于治疗产后乳汁不下或乳少,乳腺炎红肿疼痛、乳汁不通等症。

2.配酸枣仁

降气安神,用于治疗心肾不调、失眠烦躁、头痛等症。

3.配甘草

利尿通淋,用于治疗尿道感染,小便涩痛,泌尿系统结石排尿疼痛、小便不畅等症。

4.配滑石

清热泻湿,用于治疗心火上炎、口舌生疮、小便赤涩、烦躁不宁等。

(六)临床应用

1.失眠

朱灯心 4 g,酸枣仁 30 g,炒白术 15 g,黄芩 15 g,钩藤 30 g(后下),菊花 15 g,赤芍 15 g,葛根12 g。水煎服,日服 1 剂。

2.产后乳少

灯心草 4 g,通草 6 g,穿山甲 15 g,赤芍 15 g,白芍 15 g,炒王不留行 30 g,猪蹄 1 个。水煎,喝汤吃猪蹄,日服 1 剂。

3.荨麻疹

青黛灯心 4 g,白茅根 30 g,白鲜皮 12 g,土茯苓 30 g,大枣 10 枚。水煎服,日服 1 剂。

4.内耳眩晕症

朱灯心 4 g,茯苓 20 g,天麻 15 g,竹茹 6 g,姜半夏 12 g,菊花 6 g,炒白术 20 g,桂枝 3 g,泽泻 12 g,栀子 10 g,黄芩 12 g,萹蓄 12 g,生姜 6 g。水煎服,日服 1 剂。

5.高血压

灯心草 4 g,夏枯草 30 g,土鳖虫 12 g,红花 12 g,炒杜仲 15 g,泽泻 15 g,浮萍草 30 g,神曲 12 g,决明子 12 g,桃仁 9 g,车前子 15 g(另包)。水煎服,日服 1 剂。

6.泌尿系统结石

灯心草 6 g,木通 6 g,滑石 15 g,冬葵子 30 g,栀子 10 g,甘草 6 g,淡竹叶 6 g,防己 6 g,生姜 3 g。水煎服,日服 1 剂。

7.鼻出血

灯心草 10 g,仙鹤草 15 g,铁苋菜 10 g,蔗糖 50 g(冲服)。水煎服,日服 1 剂。

8.慢性咽炎

灯心草 3 g,麦冬 6 g,金银花 3 g。泡茶饮用。

9.急性膀胱炎

鲜灯心草 10 g,鲜车前草 30 g,鲜海金沙 15 g(另包),薏苡仁 30 g。水煎服,日服 1 剂。

(七)注意事项

虚寒小便多者慎用。

(周　军)

第三节　利湿退黄药

一、茵陈

(一)别名

别名蒿子苗。

(二)处方名

处方名为茵陈、茵陈蒿、绵茵陈、嫩茵陈。

(三)常用量

常用量为 6～15 g。

(四)常用炮制

取原药材,拣净杂质,筛去泥沙,阴干或晒干。

(五)常用配伍

1.配栀子

消热退黄,用于治疗黄疸型肝炎,目、皮肤发黄,小便黄赤,口苦不渴,舌苔黄腻等症。

2.配干姜

温中退黄,用于治疗慢性肝炎、脾胃虚寒、倦怠乏力、手足不温、皮肤发黄、脉沉细等症。

3.配滑石

利湿退黄,用于治疗暑湿小便不利、头重乏力、脘闷、黄疸型肝炎,内热较盛、身黄、口苦、尿赤等症。

(六)临床应用

1.高脂血症

(1)茵陈 30 g,生山楂 30 g,生麦芽 15 g。制成糖浆,口服,一次 30 mL,一天 3 次。

(2)茵陈 15 g,葛根 15 g,荷叶 15 g,泽泻 12 g。水煎服,日服 1 次。

2.胆管感染

茵陈 30 g,虎杖 60 g,生大黄 15 g,制成片剂,每片含生药 0.3 g,一次服 5～12 片,一天 3 次。

3.黄疸

茵陈五苓散加减:茵陈 15 g,党参 9 g,黄芪 10 g,白术 10 g,茯苓 12 g,制附子 3 g(先煎),干姜 3 g,肉桂 1 g。水煎服,日服 1 剂。

4.胆结石

茵陈 30 g,大黄 10 g(后下),栀子 12 g,槟榔 9 g,鸡内金 10 g,木香 6 g,黄芩 12 g,牡丹皮 12 g,金钱草 15 g,海金沙 15 g(另包),连翘 12 g,柴胡 10 g,醋延胡索 9 g,蒲公英 20 g,板蓝根 20 g,大青叶 20 g。水煎服,日服 1 剂。

5.急性乙型病毒性肝炎

(1)茵陈 20 g,茜草 15 g,山药 20 g,甘草 15 g。水煎服,日服 1 剂。

(2)茵陈 30 g,制大黄 10 g,秦皮 10 g,土茯苓 15 g,蒲公英 15 g,甘草 3 g。水煎服,日服 1 剂。

(3)肝净注射液(茵陈、栀子、板蓝根、胆汁膏、大黄、黄芩),肌内注射,一次 2～4 mL,一天 2 次。

6.麻疹

茵陈 30 g,地肤子 30 g,黄柏 15 g,甘草 12 g。水煎服,温洗全身,一天 1 剂,洗 1～2 次。

(七)不良反应

1.消化系统不良反应

不良反应有恶心、上腹饱胀、灼热、轻度腹泻、呕吐等。

2.心血管系统不良反应

不良反应有心悸、心律失常、发绀、脉细弱等。

3.变态反应

变态反应有过敏性皮炎、瘙痒、面红发热等。

二、连钱草

(一)处方用名

处方用名活血丹、透骨消、马蹄草。

(二)性味与归经

味辛、微苦,性微寒。归肝、肾、膀胱经。

(三)药性特点

连钱草辛苦渗利,寒能清热,有良好的利尿通淋、除湿退黄及解毒消肿等作用,为治各种淋证及肝胆、膀胱结石的要药。

(四)功效

除湿退黄,利尿通淋,解毒消肿。

(五)传统应用

(1)治疗湿热黄疸,配茵陈、郁金、大黄等。

(2)治疗石淋,单用本品煎汤代茶饮。

(3)治疗热淋,单用或与海金沙、鸡内金、石韦等同用。

(4)治疗石淋兼有肾虚者,配桑寄生、胡桃仁等。

(5)治疗恶疮肿毒、蛇毒咬伤,单用鲜草捣汁饮或捣敷患处;亦可与野菊花、蒲公英、万年青等同用。

(六)现代应用

(1)非细菌性胆道感染伴有低烧者,每天服 30 g,无低烧者,每天服 20 g。

(2)治疗泌尿系统结石,连钱草、海金沙各 20～30 g,石韦 15～20 g。水煎服,每天 1 次。

(3)治疗痔疮,鲜连钱草 100 g,干品减半,煎服。

(4)治疗丹毒、带状疱疹,连钱草 250 g。用 1 000 mL 乙醇浸泡 1 周,滤液加雄黄 6 g,涂于患处。

(5)治疗婴儿肝炎综合征,单味连钱草 30～60 g。水煎至 100 mL,每天 2 次,口服葡萄糖内酯0.1 g 及维生素 C 0.19 g,维生素 B_1 0.01 g,每天 3 次。

(6)治疗跌打损伤,鲜连钱草洗净,捣汁 50 mL,分 2 次服。

(7)治疗痢疾,鲜连钱草 60 g,鲜马齿苋 30 g,枳壳 9 g。水煎服。

(七)用法与用量

煎服,30～60 g。鲜品加倍。外用适量。

三、地耳草

(一)处方用名

处方用名地耳草、田基黄。

(二)性味与归经

苦,甘、凉。归肝、胆经。

(三)药性特点

地耳草味苦而性凉,苦味燥湿,凉性清热。能利湿退黄,治湿热黄疸;并能清热解毒,活血消肿,治热毒疮痈,瘀血肿痛等。

(四)功效

利湿退黄,清热解毒,活血消肿。

(五)现代应用

1.肝炎

地耳草鲜品 30～60 g。水煎服,每天 1 剂,分 2 次服。

2.伤寒及副伤寒

地耳草 30～150 g。切碎,水煎 2 次,合并煎液,分 3 次口服,10 d 为 1 个疗程。

3.预防感冒

地耳草 15 g。水煎,分 2 次服,连服 6 d。

4.急性眼结膜炎

地耳草适量。水煎熏洗。

5.扁桃体炎

取地耳草鲜品,捣汁饮。

(六)用法与用量

煎服,15～30 g。鲜品加倍。外用适量。

四、垂盆草

(一)处方用名

处方用名垂盆草、狗压半支莲、白蜈蚣。

(二)性味与归经

甘、淡、微酸,凉。归心、肝、胆、小肠经。

(三)药性特点

垂盆草为甘寒清利之品,清热解毒兼利湿热,常用于治痈肿、蛇伤、烫伤及湿热黄疸、热淋涩痛。

(四)功效

利湿退黄,清热解毒。

(五)传统应用

(1)湿热黄疸:配郁金、茵陈蒿、金钱草。

(2)湿热淋证:配车前草、萹蓄。

(3)湿热泻痢:配马齿苋、地锦草等。

(4)痈疮肿毒,毒蛇咬伤,烫火伤等:单用鲜品,洗净捣烂取汁服,并以汁外涂或以渣局部外敷。

(5)咽喉肿痛,口疮:取汁含漱。

(六)现代应用

1.肝炎

用垂盆草片(每片含垂盆草浸膏 0.32 g),口服,每次 6 片,每天 3 次。

2.结膜溃疡

用垂盆草注射液 1 mL,行结膜下注射。

3.蜂窝织炎、乳腺炎

垂盆草 60～120 g。洗净捣烂,加面粉少许调成糊状,外敷于患处,每天或隔天 1 次。

4.静脉炎、肌肉局部热痛

将垂盆草洗净捣烂,加乙醇调敷患处,以绷带固定,干后更换。

5.阑尾炎

鲜垂盆草 30～60 g。配红藤、蒲公英、紫花地丁适量。水煎服。

6.毒蛇咬伤、水火烫伤

鲜品适量,洗净捣汁服,并以汁外涂。

(七)用法与用量

煎服,15～30 g;鲜品加倍。外用适量。

(八)注意事项

脾胃虚寒者慎用。

（周　军）

第十七章 活 血 药

第一节 活血调经药

一、丹参

(一)别名

别名赤参、红根、活血根、靠山红、木羊乳。

(二)处方名

处方名为丹参、紫丹参、炒丹参、丹参炭。

(三)常用量

常用量为6～15 g。

(四)常用炮制

1.丹参

取原药材,洗净,闷润,去苗,切片,晒干。

2.炒丹参

丹参片50 kg,米5 kg。先用水将锅湿润,加入米使其贴于锅底,加热至冒烟时,倒入丹参片,炒至深紫色,筛去米。

3.丹参炭

取丹参片,炒至外黑、炭存性。

(五)常用配伍

1.配当归

调经活血,用于治疗月经不调、痛经、产后恶露不尽等症。

2.配乳香

活血消肿,用于治疗瘀血肿痛、胃脘疼痛、胸胁疼痛等症。

3.配牡丹皮

清热凉血,用于治疗热证皮肤紫斑、吐衄、出血等症。

4.配檀香

行气活血,用于治疗冠心病胸闷、心悸、心绞痛等症。

(六)临床应用

1.冠心病

丹参 30 g,檀香 6 g,砂仁 6 g。水煎服,日服 1 剂。

2.病毒性心肌炎

丹参 15 g,太子参 20 g,沙参 10 g,苦参 10 g,郁金 8 g,炒酸枣仁 12 g,炙甘草 6 g,莲子 12 g。水煎服,日服 1 剂。

3.高脂血症

丹参 15 g,川芎 10 g,赤芍 15 g,红花 6 g,益母草 10 g,桃仁 10 g,郁金 12 g,当归 10 g,降香 3 g,三七粉3 g(冲服)。水煎服,日服 1 剂。

4.肾小球肾炎

丹参 12 g,郁金 10 g,川芎 12 g,赤芍 12 g,红花 6 g,小蓟 20 g,黄芪 20 g,车前子 20 g(另包)。水煎服,日服 1 剂。

5.慢性肺源性心脏病

肺心片(丹参、红花、虎杖、制附片、淫羊藿、补骨脂、玉竹、北沙参、黄芪、姜黄、南沙参、甘草),口服,一次5 片,一天 3 次。

6.慢性肝炎

丹参 12 g,黄芪 15 g,太子参 15 g,赤芍 6 g,神曲 15 g,鸡内金 10 g,柴胡 6 g,茵陈 5 g,炙甘草 3 g。水煎服,日服 1 剂。

7.阻塞性输卵管炎

复方丹参片,每次 3 片,每天 3 次。

8.乳腺炎

丹参 20 g,蒲公英 30 g,车前草 30 g,甘草 3 g。水煎服,日服 1 剂。

(七)不良反应与注意事项

(1)口干、咽干、恶心、呕吐、乏力、食欲减退等。

(2)变态反应有荨麻疹、皮疹、瘙痒、过敏性休克,可见呼吸困难,血压下降。

(3)孕妇慎用。

二、益母草

(一)别名

别名益母蒿、红花艾、月母草、苦纸草。

(二)处方名

处方名为益母草、坤草。

(三)常用量

常用量为 6～15 g。

(四)常用炮制

1.益母草

取原药材,洗净,去根,切段,晒干。

2.制益母草

益母草 0.5 kg,酒、醋、盐各 50 g,老生姜 100 g。取益母草加辅料润透后,蒸 1 h。

(五)常用配伍

1.配当归

调经活血,用于治疗月经失调、经闭、不孕、痛经等病症。

2.配桂枝

温经活血,用于治疗气血虚寒之月经延迟、经来腹痛等症。

3.配白茅根

化瘀利水,用于治疗泌尿系统感染、小便涩痛以及慢性肾炎、下肢水肿等。

(六)临床应用

1.慢性肾炎

益母草 30 g,板蓝根 15 g,金银花 15 g,白茅根 30 g,紫花地丁 30 g,桃仁 10 g,当归 10 g,赤芍 12 g,川芎 12 g,红花 6 g。水煎服,日服 1 剂。

2.真性红细胞增多症

益母草 15 g,郁金 10 g,川芎 15 g,当归 10 g,红花 9 g。水煎服,日服 1 剂。

3.月经不调

益母草注射液,每次 20～40 mg,肌内注射,一天 2 次。

4.急性血栓性深静脉炎

益母草 30 g,紫草 30 g,赤芍 15 g,牡丹皮 15 g,紫花地丁 30 g,生甘草 15 g。水煎服,日服 1 剂。

5.慢性宫颈炎

益母草 30 g,桂枝 6 g,赤芍 15 g,桃仁 10 g,当归 10 g,黄芪 15 g,蒲公英 30 g,枳壳 10 g,甘草 6 g。水煎服,日服 1 剂。

6.不孕症

益母草 30 g,当归 10 g,菟丝子 15 g,红花 6 g,桑寄生 15 g,丹参 6 g,生地黄 15 g,桂枝 3 g。水煎服,日服 1 剂。

(七)不良反应与注意事项

(1)大剂量可引起中毒反应,抑制、麻痹中枢神经系统,溶血等。

(2)孕妇慎用。

三、鸡血藤

(一)别名

别名血藤、血风藤、大活血、血筋藤。

(二)处方名

处方名为鸡血藤、大血藤。

(三)常用量

常用量为 10～30 g。

(四)常用炮制

取原药材洗净,闷润至软硬适度时,切片,晾干。

（五）常用配伍

1.配木瓜

舒筋活血,用于治疗筋骨疼痛,关节疼痛、肢体麻木等症。

2.配当归

补血活血,用于治疗血虚头晕、四肢麻木、腰膝酸痛等症。

3.配青风藤

舒筋通络,用于治疗四肢疼痛、关节疼痛等症。

（六）临床应用

1.闭经

鸡血藤 30 g,当归 10 g,桃仁 10 g,赤芍 15 g,泽兰 10 g。水煎服,日服 1 剂。

2.足跟痛

鸡血藤 30 g,当归 15 g,熟地黄 30 g,龙眼肉 15 g,丹参 15 g,白芍 12 g,陈皮 6 g,桂枝 4 g,甘草 3 g。水煎服,日服 1 剂。

3.风湿性关节炎

鸡血藤 30 g,地龙 15 g,熟地黄 20 g,穿山甲 10 g,当归 10 g,天麻 12 g,威灵仙 12 g,防风 10 g,桂枝 6 g,桑枝 10 g,制川乌 6 g(先煎),络石藤 15 g,忍冬藤 15 g,白芍 15 g,甘草 6 g。水煎服,日服 1 剂。

4.白细胞减少症

鸡血藤 30 g,熟地黄 30 g,人参 10 g,川芎 12 g,当归 12 g,茯苓 15 g,白芍 12 g,骨碎补 10 g,制何首乌 15 g,山药 30 g,黄精 20 g,甘草 10 g。水煎服,日服 1 剂。

5.类风湿关节炎

鸡血藤 20 g,当归 10 g,丹参 15 g,红花 6 g,川牛膝 15 g,桑寄生 15 g,地龙 12 g。水煎服,日服 1 剂。

6.失眠

补血宁神片(鸡血藤、熟地黄、金樱子、何首乌藤),口服,一次 5 片,一天 3 次。

7.高脂血症

鸡血藤 30 g,虎杖 10 g,泽泻 6 g,山楂 30 g,菊花 6 g。水煎服,日服 1 剂。

8.贫血

鸡血藤 30 g,阿胶 15 g(烊化),熟地黄 15 g,白芍 15 g,桂枝 3 g,天冬 10 g。水煎服,日服 1 剂。

（七）注意事项

孕妇慎用。

四、桃仁

（一）别名

别名毛桃仁。

（二）处方名

处方名为桃仁、桃仁泥、炒桃仁。

（三）常用量

常用量为 6～10 g。

（四）常用炮制

1.桃仁

取原药材,用开水浸泡 5～10 min,剥去外皮,晒干。

2.炒桃仁

取桃仁,用微火炒至微黄色。

（五）常用配伍

1.配红花

活血化瘀,用于治疗月经不调、闭经、痛经等病症。

2.配大黄

破瘀通经,用于治疗闭经、小腹硬满、大便燥结等症。

3.配杏仁

润肠通便,用于治疗津血亏少之大便秘结、腹胀腹痛等症。

（六）临床应用

1.慢性肝炎

桃仁 10 g,当归 10 g,牡丹皮 6 g,郁金 10 g,泽兰 6 g,山楂 15 g,红花 6 g,栀子 6 g,赤芍 10 g,神曲15 g。水煎服,日服 1 剂。

2.体虚便秘

炒桃仁、松子仁、火麻仁、柏子仁各等份,捣料如泥,炼蜜为丸,每丸 6 g 重。一次 1 丸,一天 2 次。

3.风湿性关节炎

桃仁 10 g,红花 6 g,川芎 12 g,当归 12 g,威灵仙 10 g。水煎服,日服 1 剂。

4.失眠

桃仁 12 g,当归 10 g,赤芍 15 g,枳壳 6 g,葛根 15 g,生地黄 15 g,柴胡 6 g,黄芩 10 g,大枣 6 枚,甘草 6 g。水煎服,日服 1 剂。

5.月经不调

桃仁 12 g,生地黄 15 g,赤芍 12 g,白芍 10 g,当归 10 g,红花 6 g,川芎 10 g。水煎服,日服 1 剂。

（七）不良反应与注意事项

(1)过量导致中毒反应,头晕、头痛、呕吐、心悸、神志不清、抽搐、昏迷、惊厥、呼吸麻痹等。

(2)发生皮肤接触变态反应,皮肤长出红色疹块,刺痒等。

(3)孕妇慎用。

(4)不可直接吃生品,以防中毒。

五、红花

（一）别名

别名红蓝花、红花菜、刺红花、草红花、红花草。

(二)处方名

处方名为红花、川红花、炒红花、红花炭、醋红花。

(三)常用量

常用量为 3～10 g。

(四)常用炮制

1.红花

取原药材,拣去杂质,筛去土,晾干。

2.炒红花

取红花用微火炒至略有焦斑为度。

3.红花炭

取红花炒至红褐色存性。

4.醋红花

红花 5 kg,醋 1 kg。取红花加醋喷匀后,以微火炒至呈焦红色。

(五)常用配伍

1.配桃仁

活血通经,用于治疗瘀血腹痛、月经失调、痛经、经闭等症。

2.配益母草

活血化瘀,用于治疗产后恶露不尽、痛经、不孕等病症。

3.配赤芍

活血行滞,用于治疗瘀血头痛、腹痛、肢体疼痛等症。

4.配黄芩

清热活血,用于治疗血热皮肤斑疹、荨麻疹、皮肤瘙痒等症。

(六)临床应用

1.冠心病

红花 10 g,郁金 12 g,丹参 15 g,瓜蒌 20 g,薤白 10 g,陈皮 6 g,甘草 6 g。水煎服,日服 1 剂。

2.黄褐斑

红花 8 g,桃仁 10 g,当归 10 g,柴胡 12 g,白芍 15 g,茯苓 15 g,川楝子 12 g,香附 15 g。水煎服,日服 1 剂。

3.扁平疣

红花 12 g,薏苡仁 30 g,桃仁 12 g,板蓝根 30 g,大青叶 10 g,王不留行 15 g,黄芪 15 g,赭石 15 g,生甘草 6 g。水煎服,日服 1 剂。

4.慢性咽炎

红花 9 g,当归 10 g,赤芍 12 g,川芎 12 g,桃仁 9 g,柴胡 9 g,射干 10 g,桔梗 6 g,薄荷 6 g,甘草 6 g。水煎服,日服 1 剂。

5.带状疱疹

红花 12 g,瓜蒌 30 g,甘草 10 g。水煎服,日服 1 剂。

6.寒冷性多形红斑

红花 9 g,制附子 6 g(先煎),陈皮 6 g,桂枝 9 g,党参 15 g,黄芪 20 g,丹参 15 g,桃仁 8 g,当归 10 g。水煎服,日服 1 剂。

7.肌内注射后硬结

红花、甘草等份,研粉,用 70% 的乙醇调成糊状,外敷,每天 1 次。

8.视网膜中央静脉阻塞

红花 10 g,桃仁 10 g,赤芍 15 g,三棱 6 g,三七粉 3 g(冲服),当归 10 g,生地黄 20 g,地龙 10 g,黄芩 15 g,法半夏 10 g,昆布 10 g,黄芪 20 g,白术 15 g,茯苓 15 g,玄参 15 g,大黄 6 g,车前草 10 g,石决明 20 g,甘草 3 g。水煎服,日服 1 剂。

9.慢性腰肌劳损

红花 9 g,杜仲 15 g,赤芍 15 g,当归 12 g,桃仁 10 g,鸡血藤 30 g,苍术 15 g,薏苡仁 30 g,醋延胡索 12 g,木瓜 15 g,海风藤 10 g,独活 10 g,甘草 6 g。水煎服,日服 1 剂。

10.溃疡病

红花 6 g,白及 15 g,黄芪 30 g,醋延胡索 10 g,白芷 9 g,牡蛎 30 g,车前子 30 g(另包),陈皮 6 g,大枣 6 枚,甘草 9 g。水煎服,日服 1 剂。

(七)不良反应与注意事项

(1)消化系统:腹痛、腹泻。大剂量可致呕血、血便。

(2)心血管系统:心律失常。

(3)生殖系统:对子宫有明显收缩作用,大剂量可出现子宫痉挛。

(4)神经系统:剂量大时可出现震颤、惊厥、呼吸抑制。

(5)偶尔有变态反应,长皮肤丘疹、长水疱、寒战、头痛、吞咽困难、眼睑水肿等。

(6)孕妇忌用。

(7)有出血性疾病者慎用。

六、王不留行

(一)别名

别名麦蓝菜子、大麦牛、怠儿草、金剪刀草。

(二)处方名

处方名为王不留行、王不留、炒王不留行。

(三)常用量

常用量为 6～15 g。

(四)常用炮制

1.王不留行

取原药材,筛去杂质,洗净,晒干。

2.炒王不留行

取王不留行,用微火炒至爆开白花。

(五)常用配伍

1.配穿山甲

活血通乳,用于治疗产后乳汁不下、乳少等症。

2.配益母草

调经利水,用于治疗月经不调、痛经及下肢水肿等症。

3.配蒲公英

活血消肿,用于治疗乳腺炎红肿疼痛、乳汁不通之症。

(六)临床应用

1.乳少

炒王不留行 30 g,炮穿山甲 15 g。水煎服,日服 1 剂。

2.子宫肌瘤

炒王不留行 30 g,赤芍 15 g,郁金 15 g,丹参 20 g,皂角刺 6 g,柴胡 9 g,三棱 10 g,莪术 10 g,川牛膝 15 g,昆布 6 g,海藻 6 g,鸡内金 15 g,肉桂 3 g,乌药 10 g,炙鳖虫 30 g,山慈姑 15 g,党参 15 g,黄芪 20 g,夏枯草 10 g,人参 6 g,桃仁 10 g,陈皮 6 g,茯苓 15 g,泽泻 6 g。水煎服,日服 1 剂。

3.疮痈肿毒

王不留行 30 g,葛根 20 g,当归 10 g,金银花 30 g,白花蛇舌草 30 g,甘草 6 g。水煎服,日服 1 剂。

4.急性乳腺炎

王不留行 30 g,蒲公英 30 g,前胡 15 g,金银花 30 g,穿山甲 12 g,皂角刺 6 g,重楼 15 g,丹参 20 g,赤芍 10 g,陈皮 6 g,枳壳 6 g,甘草 6 g。水煎服,日服 1 剂。

5.前列腺增生

炒王不留行 30 g,黄柏 12 g,知母 12 g,川牛膝 15 g,车前子 30 g(另包),肉桂 3 g,皂角刺 6 g,炮穿山甲 10 g,乌药 10 g,赤芍 15 g,甘草 39。水煎服,日服 1 剂。

(七)注意事项

孕妇忌用。

(唐丽娟)

第二节　活血止痛药

一、川芎

(一)别名

别名香果、山鞠穷、雀脑芎。

(二)处方名

处方名为川芎、炒川芎、酒川芎。

(三)常用量

常用量为 6～15 g。

(四)常用炮制

1.川芎

取原药材,加水浸泡,闷润,稍晾,晒干。

2.炒川芎

取川芎片炒至深黄色。

3.酒川芎

川芎 5 kg,酒 600 mL,取川芎加酒炒至带火色。

(五)常用配伍

1.配白芷

祛风止痛,用于治疗风寒头痛、偏正头痛等症。

2.配当归

活血止痛,用于治疗风寒关节疼痛、腰腿疼痛以及妇女痛经、产后腹痛等症。

3.配丹参

活血化瘀,用于治疗冠心病胸痛、高血压头痛眩晕、瘀血所致之肢体疼痛等症。

4.配红花

调经活血,用于治疗月经不调、经来腹痛以及慢性附件炎腹痛等病症。

(六)临床应用

1.冠心病

川芎 15 g,丹参 30 g,太子参 30 g。麦冬 15 g,五味子 10 g,黄芪 10 g。水煎服,日服 1 剂。

2.椎-基底动脉供血不足

川芎 20 g,葛根 30 g,丹参 30 g,土鳖虫 15 g,天麻 15 g,全蝎 2 条,决明子 15 g,甘草 3 g。水煎服,日服1 剂。

3.糖尿病

川芎 20 g,当归尾 15 g,川牛膝 15 g,连翘 15 g,黄芪 20 g,蒲公英 30 g,金银花 30 g,甘草 10 g,大黄 10 g,红花 10 g。水煎服,日服 1 剂。

4.痛经

川芎 10 g,当归 10 g,熟地黄 12 g,延胡索 10 g,白芍 10 g,益母草 15 g。水煎服,日服 1 剂。

5.膝关节痛

川芎 30 g,红花 30 g,透骨草 30 g。水煎,用药汁熏洗关节处,每次 30 min,每天 1~2 次。

6.偏头痛

川芎 15 g,白芷 6 g,柏子仁 15 g,天麻 15 g,地龙 12 g,土鳖虫 10 g,黄连 6 g。水煎服,日服 1 剂。

(七)不良反应与注意事项

(1)变态反应:头昏、呼吸困难、皮肤红斑、丘疹、瘙痒等。

(2)阴虚火旺者及孕妇慎用。

二、乳香

(一)别名

别名明乳香、滴乳香。

(二)处方名

处方名为乳香、制乳香、炒乳香。

（三）常用量

常用量为 3~9 g。

（四）常用炮制

1.炒乳香

取乳香,用微火炒黄。

2.制乳香

乳香块 50 kg,茯苓末 25 kg。先将茯苓末炒热,再加入乳香炒至成珠,现紫黄色、浓烟不断上升为度,筛去茯苓末。

（五）常用配伍

1.配没药

化瘀消肿,用于治疗疮痈肿毒及跌仆伤痛等症。

2.配地龙

活血通络,用于治疗筋骨疼痛、关节肌肉疼痛等症。

3.配皂角刺

破脓消肿,用于治疗痈毒红肿、脓成不溃、赤灼疼痛等症。

（六）临床应用

1.流行性腮腺炎

乳香、没药、红花、黄柏各等份,研细末,用凡士林调膏,敷于肿胀处,每天换药 1 次。

2.脑震荡后遗症

乳香 9 g,没药 6 g,黄芪 30 g,枸杞子 15 g,葛根 20 g,当归 10 g,炮穿山甲 10 g,石菖蒲 12 g,地龙 12 g,川芎 15 g,三七 3 g(冲服),全蝎 6 g,制马钱子 1 g。水煎服,日服 1 剂。

3.慢性萎缩性胃炎

制乳香 9 g,制没药 9 g,丹参 15 g,砂仁 12 g,醋延胡索 15 g,枳实 12 g,三棱 9 g,莪术 9 g,檀香 5 g,三七粉 3 g(冲服),白及粉 5 g(冲服),甘草 6 g。水煎服,日服 1 剂。

4.皮肤溃疡

乳香、血竭、没药、儿茶各等份,研极细粉,敷于创面,每天 1 次。

5.十二指肠溃疡

制乳香 10 g,制没药 10 g,黄芪 30 g,党参 20 g,白术 15 g,茯苓 15 g,炙甘草 10 g。水煎服,日服 1 剂。

6.跌打损伤

七厘散(乳香、没药、血竭、红花、麝香、冰片、朱砂、儿茶),口服,一次 0.2~1.5 g,黄酒服,一天 2 次。

7.增生性关节炎

骨筋丸胶囊(乳香、没药、白芍、醋延胡索、三七、木香、红花、郁金、独活、牛膝、秦艽、桂枝、血竭、制马钱子),口服,一次 3~4 粒,一天 3 次。

（七）不良反应与注意事项

(1)胃肠道反应:恶心呕吐、腹痛、腹泻等。

(2)过敏性反应:皮肤潮红、皮疹、瘙痒、发热等。

(3)孕妇禁用。

三、没药

(一)别名

别名明没药、末药。

(二)处方名

处方名为炒没药、制没药。

(三)常用量

常用量为 3～9 g。

(四)常用炮制

1.炒没药

取没药,用大火炒黄。

2.制没药

没药块 50 kg,香附末 30 kg。先将香附末炒热,再加入没药块炒至黑灰色发泡。

(五)常用配伍

1.配延胡索

化瘀止痛,用于治疗瘀血所致之胃痛、小腹疼痛、胁痛等症。

2.配红花

活血化瘀,用于治疗经闭、痛经等病症。

3.配儿茶

敛疮止血,用于治疗疮疡溃烂、久不收口等症。

(六)临床应用

1.急性腰扭伤

乳香末、没药末等份,用 30% 的乙醇调成糊状,外敷于患处,每天 1～2 次。

2.痛经

制没药 10 g,桃仁 12 g,郁金 12 g,莪术 10 g,川芎 10 g,柴胡 6 g,香附 9 g,当归 9 g,蒲黄 6 g(另包)。经前 3 d 开始服药,至经行第二天停止。水煎服,每天 1 剂。

3.萎缩性胃炎

制没药 6 g,制乳香 6 g,肉桂 3 g,吴茱萸 10 g,黄芪 20 g,丹参 15 g,川芎 10 g,三棱 6 g,莪术 6 g,甘草 6 g,生蒲黄 10 g(另包),乌药 10 g,百合 15 g。水煎服,日服 1 剂。

(七)不良反应与注意事项

(1)胃肠道反应:恶心、腹痛、腹泻、肠鸣等。

(2)变态反应:面部潮红、全身皮疹、皮肤瘙痒、眼睑水肿等。

(3)孕妇忌用。

四、延胡索

(一)别名

别名玄胡索、玄胡。

(二)处方名

处方名为延胡索、延胡、元胡、醋延胡索、醋元胡。

（三）常用量

常用量为 6～12 g。

（四）常用炮制

醋延胡索：延胡索 5 kg，醋 0.5 kg。取延胡索加醋闷透，用微火炒至微黄色。

（五）常用配伍

1.配五灵脂

行瘀止痛，用于治疗气滞血瘀所致之胃脘疼痛、胁肋疼痛、小腹疼痛等症。

2.配香附

行气止痛，用于治疗气滞之头痛、胁痛、痛经等症。

3.配小茴香

散寒止痛，用于治疗疝气腹痛以及肠鸣腹痛之症。

（六）临床应用

1.产后腹痛

醋延胡索 10 g，赤芍 10 g，川楝子 6 g，莪术 6 g，三棱 6 g，厚朴 5 g，当归 6 g，黄芩 6 g，川芎 10 g，桔梗 3 g，槟榔 3 g，木香 3 g，肉桂 1 g，甘草 2 g，大黄 5 g。水煎服，日服 1 剂。

2.痛经

醋延胡索 15 g，香附 12 g，桃仁 10 g，红花 6 g，当归 10 g，川芎 12 g，赤芍 15 g，益母草 18 g，蒲黄 6 g（另包），五灵脂 10 g，川牛膝 9 g，三七粉 3 g（冲服），甘草 6 g。水煎服，日服 1 剂。

3.慢性盆腔炎

延胡索 12 g，败酱草 20 g，酒大黄 9 g，当归 10 g，桃仁 10 g，赤芍 12 g，香附 10 g。水煎服，日服 1 剂。

4.跌打损伤

延胡索 10 g，川续断 12 g，乳香 6 g，没药 6 g，三七粉 3 g（冲服）。水煎服，日服 1 剂。

5.类风湿关节炎

醋延胡索 12 g，苍术 12 g，黄柏 10 g，川牛膝 10 g，当归 9 g，薏苡仁 30 g，木瓜 15 g，独活 6 g，细辛 3 g，甘草 6 g。水煎服，日服 1 剂。

6.疝气

延胡索 10 g，小茴香 10 g，木香 6 g，陈皮 10 g，川楝子 9 g，制附子 6 g（先煎），肉桂 3 g，桂枝 12 g，熟地黄 15 g，甘草 3 g。水煎服，日服 1 剂。

7.胃溃疡

延胡索 15 g，香附 15 g，枳实 12 g，蒲公英 30 g，海螵蛸 15 g，黄芩 30 g，白及 10 g，白芍 15 g，柴胡 6 g，黄连 6 g，白术 12 g，佛手 12 g，白芷 6 g，陈皮 10 g，甘草 10 g。水煎服，日服 1 剂。

（七）注意事项

血虚者慎用。

五、郁金

（一）别名

别名温郁金、黑郁金、黄丝郁金、血丝郁金。

(二)处方名

处方名为郁金、广郁金、川郁金。

(三)常用量

常用量为 6～12 g。

(四)常用炮制

1.醋郁金

郁金 50 kg,醋 4 kg。取原药材,加醋与水浸润 2 d,至醋被吸干,蒸透心后,切片,晒干。

2.制郁金

郁金 500 g,明矾 30 g,水适量。取郁金,加明矾水,用微火炒干。

(五)常用配伍

1.配柴胡

活血舒肝,用于治疗肝气郁滞、慢性肝炎所致之胁肋胀痛、嗳气腹胀以及妇女月经不调、痛经等症。

2.配香附

行气化瘀,用于治疗气滞血瘀之头痛、胁痛、痛经等症。

3.配丹参

清心活血,用于治疗冠心病所致之胸痛、胀闷、气促等症。

4.配茵陈

活血退黄,用于治疗黄疸型肝炎脘腹胀满、口中黏腻、小便黄赤等症。

(六)临床应用

1.慢性胆囊炎

郁金 10 g,香附 9 g,柴胡 9 g,白芍 12 g,甘草 6 g。水煎服,日服 1 剂。

2.慢性浅表性胃炎

郁金 15 g,佛手 15 g,海螵蛸 10 g,黄连 6 g,白芷 8 g,半夏 10 g,木香 12 g,陈皮 10 g,白术 15 g,蒲公英 30 g,炒白芍 15 g。水煎服,日服 1 剂。

3.顽固性呃逆

郁金 15 g,旋覆花 6 g(另包),丁香 6 g,赭石 15 g,半夏 12 g,陈皮 10 g,茯苓 15 g,吴茱萸 3 g,黄连 6 g,柴胡 6 g,白芍 18 g,枳实 10 g,甘草 10 g。水煎服,日服 1 剂。

4.乙型黄疸型肝炎

郁金 15 g,柴胡 15 g,黄芩 6 g,枳壳 10 g,虎杖 12 g,赤芍 12 g,茵陈 12 g。水煎服,日服 1 剂。

5.癫痫

白金丸(明矾、郁金),口服,每次 2～3 g,每天 2 次。

(七)注意事项

孕妇慎服。

六、姜黄

(一)别名

别名川姜黄。

(二)处方名

处方名为姜黄。

(三)常用量

常用量为 16～12 g。

(四)常用炮制

取原药材,洗净,迅速捞出,切成小块,低温烘脆。

(五)常用配伍

1.配郁金

行气活血,用于治疗气滞血瘀、胃脘痛、胁肋痛、痛经等症。

2.配乌药

温中行血,用于治疗胃寒疼痛、肠鸣腹痛等症。

3.配海桐皮

通经止痛,用于治疗风湿关节、肌肉疼痛。

(六)临床应用

1.风湿性关节炎

姜黄 10 g,羌活 9 g,白术 15 g,甘草 6 g。水煎服,日服 1 剂。

2.冠心病、心绞痛

姜黄 12 g,当归 10 g,木香 6 g,乌药 6 g,吴茱萸 3 g,薤白 9 g,丹参 15 g。水煎服,日服 1 剂。

3.胆囊炎

姜黄 10 g,金钱草 15 g,黄连 6 g,柴胡 6 g,枳实 10 g,郁金 10 g,大黄 6 g,炙甘草 6 g。水煎服,日服 1 剂。

4.慢性胰腺炎

胰胆舒颗粒(姜黄、赤芍、蒲公英、牡蛎、延胡索、大黄、柴胡),口服,一次 10 g,一天 2～3 次。

5.慢性肝炎

姜黄 9 g,郁金 10 g,丹参 10 g,柴胡 9 g,茵陈 6 g,五味子 6 g,虎杖 6 g,板蓝根 9 g,柴胡 9 g,茯苓 12 g,白茅根 30 g,甘草 6 g。水煎服,日服 1 剂。

(七)注意事项

孕妇慎用。

七、五灵脂

(一)别名

别名寒号虫粪、灵脂块、糖灵脂。

(二)处方名

处方名为五灵脂、灵脂米、炒五灵脂、醋五灵脂、酒五灵脂。

(三)常用量

常用量为 3～10 g。

(四)常用炮制

1.炒五灵脂

取五灵脂,用微火炒至有焦斑。

2.酒五灵脂

五灵脂 500 g,黄酒 100 mL。取五灵脂用酒拌匀,吸干后用微火炒至微焦。

3.醋五灵脂

五灵脂 500 g,醋 50 mL。取五灵脂加醋拌匀,用微火炒至醋干或微焦。

(五)常用配伍

1.配蒲黄

活血止痛,用于治疗瘀血胃痛及妇女痛经、闭经等症。

2.配香附

行气止痛,用于治疗慢性肝炎、慢性胆囊炎所致之胁肋疼痛、脘腹疼痛以及痛经、月经不调等病症。

3.配阿胶

补血止血,用于治疗血虚月经量多、功能性子宫出血以及大便下血等症。

(六)临床应用

1.脂肪肝

五灵脂 15 g,丹参 15 g,柴胡 6 g,茵陈 6 g,桃仁 9 g,川楝子 6 g,延胡索 6 g,川芎 9 g,山楂 30 g。水煎服,日服 1 剂。

2.慢性盆腔炎

五灵脂 15 g,当归 10 g,白术 15 g,白芍 13 g,茯苓 15 g,陈皮 6 g,川芎 12 g,人参 6 g,砂仁 6 g,蒲公英 30 g,白花蛇舌草 20 g,炙甘草 5 g。水煎服,日服 1 剂。

3.痛风

五灵脂 10 g,秦艽 6 g,川芎 10 g,桃仁 9 g,红花 6 g,羌活 6 g,制没药 6 g,当归 10 g,香附 9 g,川牛膝 10 g,地龙 10 g,甘草 3 g。水煎服,日服 1 剂。

4.心绞痛

五灵脂 12 g,蒲黄 6 g(另包),葛根 20 g,丹参 15 g,降香 3 g。水煎服,日服 1 剂。

5.卵巢囊肿

蒲黄 10 g(另包),五灵脂 15 g,丹参 30 g,郁金 12 g。水煎服,日服 1 剂。

6.痛经

五灵脂 15 g,益母草 15 g,桃仁 10 g,红花 6 g,当归 10 g,川芎 12 g,赤芍 15 g,香附 10 g,延胡索 12 g,蒲黄 6 g(另包),牛膝 9 g,三七粉 3 g(冲服),甘草 6 g。水煎服,日服 1 剂。

(七)注意事项

血虚者慎用。

(唐丽娟)

第十八章 安 神 药

第一节 养心安神药

一、合欢花

(一)基原品质

合欢花为豆科植物合欢的花序或花蕾,又名夜合花、合欢米、夜合米。干燥花蕾,为青绿色,不分瓣。生用。

(二)性能特点

合欢花味甘,性平。归心、肝经。功与皮同,解郁安神之中,兼能理气开胃,但气缓力薄,重用久服方效。

(三)成分药理

合欢花含 3 种单萜烯,含芳烃、烯烃,含 2 种氯化合物、18 种氧化合物,其中主要成分为反-氧化芳樟醇、α-罗勒烯、顺-氧化芳樟醇、芳樟醇、异戊醇和 4-戊烯-α-酮。合欢花具有镇静、催眠作用。

(四)功效应用

1.解郁安神

治肝气不疏,情志不遂之愤怒忧郁,烦躁郁闷,失眠多梦,伍柏子仁、枣仁、夜交藤、郁金、柴胡、香附,以疏肝理气,解郁安神;或以合欢花伍夜交藤、黄连、肉桂,水煎服。

2.活血消肿

治跌打损伤之血瘀肿痛,骨折筋伤,可单味碾细,酒调服 6 g;或伍牛膝、红蓝花、石盐、杏仁、桂心,碾细,炼蜜为丸,如梧桐子大,即《太平圣惠方》夜合花丸,每服 30 丸,口服,日 2 次,饭前 1 h 温酒送服,亦治腰、脚疼痛久不愈。

3.理气开胃

用治脾胃气滞之胸中郁闷,胃呆食少,可单味泡开水当茶饮,或伍陈皮、砂仁同用。

4.现代应用

现代用于神经衰弱、神经症(伍枣仁、玫瑰花用),风火目疾(合欢花伍鸡肝、羊肝或猪肝、蒸食）。

（五）使用注意

水煎内服，3～9 g，或入丸、散剂。

二、合欢皮

（一）基原品质

合欢皮为豆科植物合欢的树皮，又名夜合皮、合欢木皮、夜合欢皮。以皮薄条匀、无栓皮、内面黄白色为佳。晒干，生用。

（二）性能特点

合欢皮味甘，性平，归心、肝、脾经。因令人欢乐无忧，故有合欢之名。功能为调和心脾。心为一身之主，脾为生化之源，二脏调和，精神自畅而欢乐无忧，萱草忘忧，合欢蠲怒，故长于蠲怒。唯气缓力薄，重用久服方效。

（三）成分药理

合欢皮含皂苷、鞣质及五环三萜类化合物。合欢皮中含有的合欢催产素能收缩子宫，抗生育。此外，合欢皮还可降血压；可抑制金黄色葡萄球菌、绿色链球菌、卡他球菌等细菌，驱杀绦虫，具有灭螺活性；其煎剂可抗过敏；其所含多糖具有抗肿瘤作用。

（四）功效应用

1.解郁安神

治情志不遂，愤怒忧郁所致烦躁不宁，失眠多梦，可单用或伍柏子仁、酸枣仁龙齿、琥珀、郁金、夜交藤。

2.活血消肿

治肺痈唾浊，咳嗽胸痛，可单味煎汤内服，即《备急千金要方》黄昏汤；肺痈日久不愈，伍白蔹煎汤内服，即《景岳全书》合欢饮；跌打筋骨折伤，血瘀肿痛，《百一选方》以炒合欢皮120 g，炒芥菜籽30 g，共碾细，酒调服，以渣敷患处；痈疽疔肿疮毒，伍蒲公英、紫花地丁、连翘、银花，以清热解毒，消肿止痛。

3.现代应用

现代用于心悸失眠（合欢皮、刺五加、五味子、夜交藤各 15 g，水煎，日一剂，分 3 次服）；细菌性肝脓肿（金钱草 50 g，合欢皮 15 g。水煎，日服一剂，饭前服）；肺脓疡久不收口（合欢皮、白蔹，水煎服）；跌打损伤之伤筋动骨，瘀血肿痛（合欢皮四份，芥菜籽一份，共碾细，每次 6 g，黄酒冲服）；肝脓肿（合欢皮 15 g，金钱草 50 g，水煎，饭前 1 h 服）；大叶性肺炎、肺脓疡、胸膜炎（用加味合欢汤，即合欢皮、柴胡、黄芩、葛根、桃仁、红藤、甘草为主方，水煎服）。

（五）使用注意

水煎内服，10～15 g；或入丸、散剂。外用适量，碾细调敷。风热自汗，外感不眠者禁服。孕妇慎用。

三、酸枣仁

（一）基原品质

酸枣仁为鼠李科植物酸枣的成熟种子，又名枣仁、酸枣核。以粒大、饱满、有光泽、外皮红棕色、种仁色黄白、无虫蛀、无核壳者为佳。生用或炒用。

(二)性能特点

味甘、酸,性平。归心、肝、胆经。味甘而润,性质平和,入心、肝经,能养心阴、益肝血、安神志,为养心安神要药;酸能收敛,能收敛止汗,敛阴生津止渴。生用治胆虚好眠,熟用治胆虚不得眠,烦渴虚汗。

(三)成分药理

本品含大量脂肪油和蛋白质、两种甾醇、两种三萜化合物(白桦脂醇、白桦脂酸)、酸枣仁皂苷、大量维生素 C。本品能镇静催眠,与巴比妥类药物有协同作用;降温,镇痛,抗惊厥;降低血压和心传导阻滞,强心,扩张微血管,抗心肌缺血,抗心律失常,抗缺氧;降血脂,调理血脂蛋白,抑制动脉粥样硬化的形成和发展,抗血小板聚集;抗脂质过氧化;免疫增强;保护缺血性脑损伤;兴奋子宫。

(四)功效应用

1.养心益肝安神

治心肝血虚之心悸怔忡,失眠健忘,多梦易醒,伍当归、白芍、何首乌、龙眼肉;治肝血不足,阴虚内热所致虚烦不眠,头晕目眩,咽干口燥,伍茯苓、知母、川芎、甘草,即《金匮要略》酸枣仁汤,以养血安神,清热除烦;治心脾气血虚之心悸失眠健忘,虚热盗汗,体倦食少,伍白术、大枣、生姜、木香、炙甘草、龙眼肉、当归、党参、黄芪、茯神、远志,即《济生方》归脾汤;治心肾两虚,阴虚血少,虚火内扰所致心悸失眠,虚烦神疲,伍柏子仁、麦冬、茯苓、丹参、远志、天冬、五味子、玄参、桔梗、朱砂、生地、党参,即《摄生秘剖》天王补心丹,以滋阴养血,补心安神。

2.敛汗生津

治体虚之自汗、盗汗,津亏口渴,伍党参、麦冬、五味子、山茱萸、生黄芪,以收敛止汗,即《内外伤辨惑论》生脉散加味。

3.现代应用

现代用于神经衰弱之失眠(绿茶 15 g,冲泡清晨饮,睡前冲服酸枣仁粉 10 g;或将酸枣仁 45 g 捣碎,同炙甘草 5 g 水煎,睡前一次服完,或伍知母、茯苓、川芎、甘草);不射精症(酸枣仁 30 g,细茶 60 g,共碾细,以人参须 6 g 煎汤送服,每天 2 次);镇夜间虚痛,如头痛、胃痛、腰痛、神经痛、四肢痛(用量宜 20 g 以上);更年期综合征属心肝阴血不足者(伍百合、五味子、当归、茯神,水煎服)。

(五)使用注意

水煎内服,10～15 g,打碎入煎,炒后质脆易碎,需煎出有效成分,以增疗效;碾粉,每次 1.5～3 g 或入丸、散剂。有实邪郁火(如湿痰、邪热所致心神不安者),忌用。

四、柏子仁

(一)基原品质

柏子仁为柏科植物侧柏的成熟种仁,又名柏实、柏仁、侧柏子、侧柏仁。以颗粒饱满、黄白色、油性大而不泛油、无皮壳杂质者为佳。生用或炒用。

(二)性能特点

味甘,性平。归心、肾、大肠经。味甘质润,药性平和,主入心经,具养心安神之功;因富含油脂,有润肠通便之能。

(三)成分药理

本品含脂肪油(14%)、少量挥发油、皂苷、植物甾醇、维生素 A、蛋白质等。本品具有镇静催眠、润肠通便、改善记忆障碍、降低心率的作用。

(四)功效应用

1.养心安神

治心血不足之心悸怔忡,失眠多梦,伍枣仁、远志、茯苓、五味子、炙甘草、党参、当归、黄芪、川芎、肉桂、半夏曲,即《体仁汇编》柏子养心丸,以益气补血,养心安神;治心阴不足,心血亏虚,心神失养所致心悸怔忡,虚烦不眠,头晕健忘,伍人参、五味子、白术等,即《普济本事方》柏子仁丸。

2.益阴止汗

治阴虚有热,寐则盗汗,伍党参、煅牡蛎、半夏曲、麻黄根、炒白术、五味子、麦麸,即《普济本事方》柏子仁丸,以益阴敛汗。

3.润肠通便

治阴虚血亏,老年体虚,或产后津枯肠燥便秘,伍郁李仁、松子仁、杏仁、桃仁、陈皮,即《世医得效方》五仁丸,以润肠通便。

4.现代应用

现代用于神经衰弱之失眠属心血不足者(伍枣仁、远志、五味子,水煎服);老年、病后、体虚之便秘(伍大麻仁各等量,捣烂成粉,每服9g,每天3次,开水送服);脱发属血虚者(伍当归等量制丸,每服9g,每天3次);梦游症(伍枣仁、当归、白芍、柴胡、龙齿、石菖蒲、合欢皮、夜交藤,水煎服);慢性荨麻疹(用补心丹,即生地、五味子、柏子仁、酸枣仁、玄参等,水煎服)。

(五)使用注意

水煎内服,10～15g,便溏者制霜用;或入丸、散剂。外用适量,碾粉调敷,或鲜品捣敷。便溏及痰多者慎服。

五、远志

(一)基原品质

远志为远志科植物远志或卵叶远志的根,又名远志肉、远志筒、远志棍、小草根。以根条粗壮、皮细、肉厚、去净木心者为佳。生用或炙用。

(二)性能特点

味苦、辛,性微温。归心、肾、肺经。辛散苦泄温通,性善宣泄通达,入心、肾,使肾气上达于心,以交通心肾而安神定志;入心、肺,能宣肺散邪、祛痰湿、利心窍。凡痰湿内阻之神昏,惊悸,失眠健忘,痈疽肿痛,皆可应用。

(三)成分药理

本品含皂苷,水解后可分得远志皂苷A、B、C、D、E、F、G,远志酮Ⅰ和Ⅱ等。全远志具有镇静催眠、抗惊厥作用,有较强的祛痰作用,收缩子宫,溶血(溶解红细胞)。10%的远志煎液能抑制肺炎双球菌。乙醇浸液能抑制痢疾、伤寒人型结核分枝杆菌。远志可以抗肿瘤、抗突变、降血压,抑制充血性水肿及利尿,强体增智。

(四)功效应用

1.交通心肾,安神益智

治心肾不交之心神不宁,惊悸不安,失眠健忘,伍菖蒲、龙齿、茯苓、茯神、朱砂、党参,即《医学心悟》安神定志丸,以安神定志;治心气不足,痰浊阻窍所致心怯善恐,惊悸健忘,夜卧不安,伍党参、茯苓、菖蒲,即《备急千金要方》定志补心汤,益气养心,定志益智;治心肾不交之心神不宁,惊悸失眠,伍茯神、石菖蒲、人参、茯苓、龙齿,朱砂为衣制丸服,即《重订严氏济生方》远志丸;治健忘证,伍人参、茯苓、菖蒲,即《备急千金要方》开心散,若方中加茯神,则为《证治准绳》不忘散。

2.祛痰开窍

治痰阻心窍,痰热内扰所致癫痫昏仆,痉挛抽搐,伍天麻、川贝、姜半夏、茯苓、茯神、胆南星等,即《医学心悟》定痫丸,以涤痰息风;治痰火上扰之癫狂,伍生铁落、胆星、连翘、辰砂、茯神、茯苓、丹参、贝母、玄参、天冬、麦冬、钩藤、陈皮、石菖蒲,即《医学心悟》生铁落饮,以镇心安神,清热涤痰;治咳嗽痰多黏稠,咳吐不爽,伍杏仁、大贝母、桔梗、紫菀、半夏,以祛痰止咳。

3.消痈散肿

治气血壅滞之痈疽疮毒,乳痈肿痛及一切痈疽,不问寒、热、虚、实,单味碾粉,黄酒送服,并外用调敷患处。

4.现代应用

现代用于神经衰弱(远志9 g,五味子6 g,水煎服);慢性支气管炎(远志、甘草、曼陀罗浸膏和蜂蜜各等量,制成丸剂,每丸重0.3 g,每天早、晚各服一丸,10 d为1个疗程);头风疼痛不可忍(去心远志适量,碾细,每取0.3~0.6 g吹入鼻中,并按揉痛处);小儿多动症(用智力糖浆,即用远志、菖蒲加工制成,每次10~15 mL,每天3次);轻微脑功能障碍综合征(远志、菖蒲制成智力糖浆,口服,每次10~15 mL,每天3次)。

(五)使用注意

水煎内服,3~9 g;浸酒;或入丸、散剂。外用适量,碾粉,酒调敷。生用祛痰开窍;甘草制,性较平和,不伤胃气;蜜制宁心安神。不可过量,实火、痰热者均宜慎用。有胃火及胃溃疡慎用。

六、夜交藤

(一)基原品质

夜交藤为蓼科植物何首乌的藤茎,又名首乌藤、交茎、棋藤。以枝条粗壮、均匀、外皮棕红色、无叶者为佳。切段,晒干,生用。

(二)性能特点

夜交藤味甘,性平。归心、肝经。甘能滋补,性善走窜,效力缓和能养心血,补阴抑阳,故能宁心安神;行经络通血脉,祛风邪。

(三)成分药理

本品含蒽醌类,主要为大黄素、大黄酚、大黄素甲醚,还含夜交藤乙酰苯苷。煎剂能镇静催眠,与戊巴比妥钠合用,有明显的协同作用。醇提取物能降低血脂水平(降低血清总胆固醇及甘油三酯含量),抗动脉硬化,预防、保护脂肪肝。本品可以降血压,利尿。本品能抑制金黄色葡萄球菌、甲型链球菌、肺炎链球菌、卡他球菌和大肠埃希菌、铜绿假单胞菌、痢疾杆菌、流感杆菌、白喉杆菌、枯草杆菌、副伤寒杆菌等多种细菌,杀灭钩端螺旋体,抑制乳腺癌、艾氏腹水癌和宫颈癌细胞。

(四)功效应用

1.养血安神

治阴虚血少所致虚烦不眠,多梦易惊,或彻夜不寐,间日轻重,脉弦数,伍合欢花、柏子仁、珍珠母、龙齿、丹参、白芍、生地、当归、沉香、柴胡、薄荷、大枣,即《医醇剩义》甲乙归藏汤,或伍合欢皮、酸枣仁、柏子仁等药;治阴虚阳亢之失眠,伍珍珠母、生龙骨、生牡蛎等,以潜阳安神。

2.祛风通络

治血虚身痛,风湿痹痛,肢体酸痛,肌肉麻木,伍鸡血藤、桑寄生、当归、川芎、白芍。

3.散风止痒

治血虚外受风邪所致皮肤痒疹,风疹瘙痒,可单味煎汤外洗,或伍蝉蜕、浮萍、地肤子、蛇床子等药煎汤外洗,以祛风止痒。

4.现代应用

现代用于虚烦失眠多梦(夜交藤、珍珠母各30 g,丹参9 g,水煎,日服一剂,分3次服);皮肤瘙痒(夜交藤、苍耳子各适量,煎汤外洗);精神分裂症(夜交藤、何首乌各30 g,红枣10 g,水煎,日服一剂,分3次服,15 d为1个疗程);风湿性关节炎(夜交藤、鸡血藤、海风藤、络石藤、天仙藤各15 g,为粗粒,55度白酒泡7 d,每次50～100 mL,早、晚各服一次)。

(五)使用注意

水煎内服,10～20 g;外用适量,煎汤熏洗;或捣烂外敷。可致变态反应,出现皮疹、瘙痒,皮肤刺痛,发冷、发热等症状。

七、小麦

(一)基原品质

小麦为禾本科植物小麦的成熟种子或面粉,又名淮小麦、小麦面、白面。晒干,生用。以无杂质、大小均匀、颗粒饱满者为佳。

(二)性能特点

小麦味甘,性微寒。归心、脾、肝经。本品长于治神志失常,烦躁不安之症。

(三)成分药理

本品含淀粉、蛋白质、糖类、糊精、脂肪、粗纤维、脂肪油,还含少量蛋白酶、淀粉酶、芽糖酶,谷甾醇磷脂酰胆碱,精氨酸,微量B族维生素;麦胚含植物凝集素。本品能提高机体免疫功能,促进糖、蛋白质等物质代谢,增加血糖水平。

(四)功效应用

1.养心安神

治神志失常,烦躁不安。如妇人脏躁,悲伤欲哭,精神恍惚,伍甘草、大枣,即《金匮要略》甘麦大枣汤,以养心安神。

2.健脾止泻

治忧愁思虑伤脾所致运化失职,饮食难化之泻痢,伍白术、神曲、陈皮。

3.清热润燥

治烦热,消渴,伍麦冬、天花粉,以益心气,养肺阴,生津止渴,润肺除烦。

4.止血散血

治脾虚不能统摄血液之吐血、金疮出血,《本草纲目》载"小麦面敷痈肿损伤,散血止痛"。金疮出血,宜单味内服、外用;内损吐血,亦可单味应用。

5.现代应用

现代用于糖尿病,妇人脏躁,悲伤欲哭,精神恍惚(小麦、甘草、大枣,水煎,日服一剂,分3次服)。

(五)使用注意

水煎内服,30～60 g,或煮粥。外用适量,小麦面干撒,炒黑碾粉调敷。畏花椒、莱菔子,小麦面畏汉椒、萝菔。

八、灵芝

(一)基原品质

灵芝为多孔菌科真菌灵芝、紫芝、赤芝的子实体,又名菌灵芝、灵芝。以子实体完整、色紫红、有光泽者为佳。晒干,生用。

(二)性能特点

灵芝味甘,性平。归心、肾、肺经。不腻不燥,补脾气以资化源,益心血以安神志,补肺气以化痰浊,益肺肾以纳气平喘。

(三)成分药理

本品含多糖、核苷类、呋喃类、甾醇类、生物碱、三萜类、油脂类、多种氨基酸、蛋白质类酶类、有机锗、多种微量元素等。赤芝酊、赤芝发酵浓缩液能增强中枢抑制,镇静,抗惊厥,镇痛。赤芝酊有强心作用,对抗急性心肌缺血,提高常压耐缺氧能力。赤芝发酵总碱扩张冠脉和脑血管,增加其血流量,降低血管阻力,降血压。紫芝抗血小板聚集和抗血栓形成。灵芝发酵液具有祛痰镇咳作用。赤芝多糖能促进血清、肝脏及骨髓蛋白质与核酸的合成,加速骨髓细胞的分裂、增殖,增加肝匀浆细胞含量,提高肝脏的解毒功能,保肝,降低血糖水平;抗氧化、延缓衰老,抗炎,抗肿瘤,抗放射线,有免疫调节作用。赤芝孢子粉具有外周抗胆碱作用。

(四)功效应用

1.养心安神

治心气虚或心血虚所致心悸怔忡、失眠多梦、健忘呆滞,伍枣仁、柏子仁、龙眼肉、百合、当归。治心阴虚热而致心悸心烦、失眠多梦,伍麦冬、百合、丹参、竹叶,以养血益阴,清热安神。

2.补气养血

治气血两虚之面色苍白或萎黄,头晕目眩,体倦乏力,伍人参、白术、当归、熟地,水煎服。

3.止咳平喘

治肺气虚之久咳气短,咳声低弱,多汗,言语无力,伍党参、诃子、五味子。治肾气虚之不纳气所致虚喘,动则喘甚,呼多吸少,伍人参、蛤蚧、核桃肉。

4.现代应用

现代用于神经衰弱综合征、冠心病、各种心律失常、高脂血症、高胆固醇血症、克山病、原发性高血压、血细胞减少症、小儿特发性血小板减少性紫癜、急性病毒性肝炎、功能性子宫出血、肌强直性营养不良、慢性气管炎、支气管哮喘、老年性阻塞性肺气肿、胃神经痛、急性高原不适应证等。

(五)使用注意

水煎内服,10～15 g;碾粉内服,每次2～3 g,每天3次浸酒服;20％的酊剂,每次10 mL,每天2～3次。口服灵芝,一般无不良反应,但使用灵芝注射液时有发生变态反应者,应慎用该药。肌内注射灵芝素可引起过敏性休克,注射前先以1：10稀释液进行皮试,观察10 min,若为阴性,再做肌内注射。

九、缬草

(一)基原品质

缬草为败酱科植物缬草及黑水缬草的根及根茎,又名七里香、香草、穿心排草。以须根粗长、整齐、外面黄棕色、断面黄白色、气味浓烈者为佳。去掉泥土,晒干,切段,生用。

(二)性能特点

缬草味辛、甘,性温。归心、肝经。主入心经,能养心安神;味辛行散,有活血止痛之功,且可行气活血。

(三)成分药理

本品主含缬草三酯,还含挥发油、黄酮、生物碱、多种氨基酸、环烯醚萜苷、有机酸等。本品能镇痛、镇静,催眠,抗惊厥;降低血压,增加冠脉流量,降低心率及心肌耗氧量,扩张肾脏、皮肤及横纹肌血管,抗心律失常。缬草醚酯对宫颈鳞癌细胞、胃腺癌细胞、肺腺癌细菌均有杀伤作用,还抑制肝癌细胞;保护肝坏死,抗利尿。总生物碱能抑制革兰氏阳性细菌,治疗小儿轮状病毒性腹泻,兴奋呼吸,抗缺氧和肌肉松弛。

(四)功效应用

1.养心安神

治心神不宁,心悸怔忡,失眠多梦,单味碾细,冲服,或伍酸枣仁、柏子仁、合欢皮、夜交藤、茯神煎服;治心脾两虚,气血双亏,心神失养之惊悸失眠,以本品合归脾汤,水煎服。

2.定惊止痉

治惊风,癫病抽搐,用缬草酊,每次 3～5 mL,每天 3 次。

3.活血通经

治血瘀经闭,痛经,经少,伍益母草、丹参、当归、红花煎服,以调经止痛。

4.行气活血

治气滞之脘腹痛,伍木香、枳壳、延胡索,以行气止痛;治血瘀之胃脘刺痛,伍蒲黄、赤芍,五灵脂,以化瘀止痛;治风寒湿痹之腰腿痛,麻木,日久不愈,伍独活、桑寄生、续断、川牛膝,以活血通络止痛;治跌打损伤之瘀血肿痛,伍骨碎补、苏木、乳香、没药,以活血止痛,祛瘀疗伤。

5.现代应用

现代用于癔症(缬草 9 g,陈皮 6 g,水煎,分 3 次服);胃痛、腰痛、腿痛、腹痛、跌打损伤(缬草碾细,每次 3 g,口服,温开水冲服,或用 10％的缬草酊口服,每次 5～10 mL);克山病(缬草 9 g,红花、五灵脂各 6 g,樟木 15 g,水煎,日服一剂,分 3 次服);外伤出血(本品碾细外敷)。

(五)使用注意

水煎内服,3～6 g;或浸酒服,用缬草 30 g 在白酒 500 mL 中泡 7 d,每次 10 mL,每天 3 次;或制 10％的酊剂,每次 5～10 mL,每天 3 次。

十、福寿草

(一)基原品质

福寿草为毛茛科植物侧金盏花的带根全草,又名冰凉花、雪莲花、顶冰花。因早春雪未化完即出苗开花,故名冰凉花。福寿草分布于东北地区。4～5月挖取带根全草,切段,晒干,生用。

(二)性能特点

福寿草味苦,性平,偏寒,有小毒。归心、肝、肾经。苦泄寒清,入心、肝经既清泄心火,滋养心阴以安神,又清泻肝热以息风止痉。入肾经能降泄下焦之水湿而利尿。

(三)成分药理

根含强心苷、非强心苷、香豆精类物质。地上全草含强心苷及非强心苷,已分离出的苷元有异热马酮、烟酰异热马酮、洋地黄毒苷元、厚果酮、夜来香素和毒毛花苷元。福寿草还含伞形花内酯和东莨菪素。福寿草能强心,利尿,抗心律失常,减慢心率,收缩血管,升高血压,改变心血循环,还能扩张脑和肾血管,有中枢抑制、镇静作用等。

(四)功效应用

1.清心养心安神

治心火亢盛,热扰心神所致心悸怔忡,心烦失眠,胸中烦热,伍黄连、朱砂、麦冬、知母,以清心安神。治心阴不足,心神失养所致心悸失眠,心烦,伍百合、麦冬、生地、枣仁、茯苓,以养心阴安神。

2.清肝止搐

治痰热内盛,痰迷心窍所致癫痫,突然昏倒,抽搐吐涎,伍郁金、白矾、石菖蒲、牛黄,以清肝泻火,豁痰开窍。治小儿急惊风之高热抽搐,躁扰不宁,伍全蝎、僵蚕、钩藤,以清肝息风止搐。

3.利尿消肿

治全身水肿,按之没指,小便短少,身体困重,伍猪苓、茯苓、泽泻、车前子、灯心草,以利水消肿。

4.现代应用

现代用于克山病、高血压、冠心病、风湿性心脏病、先天性心脏病、肺源性心脏病所致急慢性心力衰竭(用福寿草片口服,每次 1 片,每天 1～2 次);心律失常,室性期前收缩(用福寿草片,每次0.5～1片,每天 2 次);慢性充血性心力衰竭,心脏性水肿(用冰凉花酊,每服 0.5 mL,或复方冰凉花酊,每服 2～3 mL)。

(五)使用注意

水煎内服,1.5～3.0 g;酒浸或水浸汁服。伍黄连可提高治心悸疗效,伍灯心草能增强利尿功效。本品有小毒,内服用量不宜过大,注射速度不能过快。

十一、含羞草

(一)基原品质

含羞草为豆科植物含羞草的全草,又名知羞草、怕羞草、感应草。以色青绿、干燥、无杂质者为佳。晒干,切段,生用,或鲜用。

(二)性能特点

含羞草味甘、微苦,性寒,有小毒。归心、肝、胃、大肠经。本品性寒清热,入心经,能镇静安神;入肝经,能清肝明目。

(三)成分药理

本品含含羞草素、黄酮苷、酚性物质、氨基酸、有机酸及微量元素。本品能镇咳祛痰;能抑制金黄色、白色葡萄球菌,卡他球菌,对亚洲甲型流感病毒和鼻病毒 17 型均有抑制作用;升高血压;松弛平滑肌。

（四）功效应用

1.镇静安神

治心神不宁,失眠多梦,心烦,单用 30～60 g 煎服,或伍合欢皮、酸枣仁、夜交藤、茯神。

2.清肝明目消疳

治肝火上攻之目赤肿痛,畏光流泪,伍黄菊花、夏枯草、决明子。治肝热之小儿疳积消瘦,食少腹胀,面色青黄,低热,雀盲,伍五谷虫、布渣叶、独角金,以清热消食化积。

3.散瘀止痛

治跌打损伤之血瘀肿痛,用鲜品捣烂外敷;或伍蟋蟀草各 80 g,水煎,加少量酒,温洗患处取效。

4.清热解毒

治热毒蕴积肌肤之疮疡痈肿,伍野菊花、蒲公英、紫花地丁。治缠腰火丹,可单用鲜品捣烂外敷。治胃肠湿热之吐泻,伍黄连、火炭母、木棉花。

5.现代应用

现代用于神经衰弱,失眠(含羞草、酢浆草、汉防己,水煎,日服一剂,分 3 次服);慢性气管炎(含羞草30 g,水煎服);咯血(伍仙鹤草、旱莲草、藕节,水煎服);带状疱疹(鲜叶捣烂外敷);小儿高热(含羞草 9 g,水煎服);面瘫(鲜品 30 g,水煎分 3 次温服,用药后面抽搐,乃中病之佳兆)。

（五）使用注意

水煎内服,10～20 g。外用适量,鲜品捣烂外敷。本品有小毒,具有一定麻醉作用,不宜过量。孕妇忌用。

（刘秀丽）

第二节　重镇安神药

一、朱砂

（一）基原品质

朱砂为硫化物类矿物辰砂族辰砂,又名丹砂、赤丹、辰砂。以色鲜红、有光泽、不染手、体重、质脆者为佳。再经水飞法制成极细的粉末,生用。

（二）性能特点

朱砂味甘,性寒,有毒。归心经。质重镇怯,寒能降火,专入心经,既重镇安神,又清心安神,为镇心清火,安神定志之药。

（三）成分药理

朱砂主含硫化汞,纯品含量在 96％以上;尚含铅、钡、镁、铁、锌等 14 种元素。其具有降低大脑中枢神经的兴奋性、镇静、催眠、抗惊厥作用;能抑制生育;外用抑制皮肤细菌及寄生虫;所含之汞,浓度高时可抑制多种酶的活动,并可透过血-脑屏障直接损害中枢神经系统;进入体内的汞主要分布在肝、肾,而引起肝、肾的损害。

(四)功效应用

1.镇心清火,安神

治心火亢盛,内扰神明之心神不宁,惊悸怔忡,烦躁不眠,伍黄连、栀子、磁石、麦冬。治心火亢盛,阴血不足所致心神不安,胸中烦热,惊悸失眠,伍黄连、生地、当归、甘草,即《内外伤辨惑论》朱砂安神丸。

2.镇惊止搐

治温热病,热入心包或痰热内闭所致高热烦躁,神昏错语,惊厥抽搐,伍牛黄、麝香等开窍息风药,即《温病条辨》安宫牛黄丸。若小儿惊风,伍牛黄、全蝎、钩藤,即《证治准绳》牛黄散。若癫痫卒昏抽搐,常伍磁石,即《备急千金要方》磁朱丸。治小儿癫痫,伍雄黄、珍珠等药碾细,制丸服,即《小儿药证直诀》五色丸。

3.清热解毒

治疮疡肿毒,伍雄黄、山慈姑、大戟等,即《外科正宗》太乙紫金锭。治咽喉肿痛,口舌生疮,伍冰片、硼砂,即《外科正宗》冰硼散,内服、外用均可。

4.现代应用

现代用于各种类型精神疾病(用由朱砂、磁石、神曲组成的磁朱丸,配合每天小于300 mg氯丙嗪治疗);慢性气管炎、支气管炎(朱砂一份,大黄十份,共碾细末,炼蜜为丸,每丸3 g,每天一丸,10 d为1个疗程);室上性心律失常(朱砂、茯神、黄连、生地、当归、炙甘草,水煎,日服一剂,分3次服,4周为1个疗程);病毒性心肌炎(党参、黄芪、黄连、五味子、麦冬、朱砂、茯苓、炙甘草、生地、当归,水煎,日服一剂,分3次服);老年白内障(用磁朱丸);牙痛(朱砂、非那西汀各0.3 g,咖啡因0.1 g,苯巴比妥0.03 g碾粉调匀,装瓶备用,每次1 g,温开水送服,3～5 min即止痛,一次即愈)。

(五)使用注意

内服,碾粉冲服,每次0.3～0.5 g,或入丸剂,或伍茯苓、茯神、灯心草同煎。外用适量。本品有毒,内服不可过量和持续久服,以防汞中毒。入药忌用火煅。孕妇忌用。

二、珍珠

(一)基原品质

珍珠为珍珠贝科动物马氏(合浦)珍珠贝的病理产物,蚌科动物三角帆蚌、褶纹冠蚌或背角无齿蚌等双壳类动物的贝壳外套膜受刺激形成的珍珠,又名蚌珠、药珠。以纯净、质坚、有彩光、平滑细腻、粒大、破面有层纹者为佳。晾干,捣碎。水飞或碾成极细粉用,为珍珠粉。

(二)性能特点

珍珠味甘、咸,性寒。归心、肝经。质重沉降,重可镇怯,清心肝之热而安神定惊止痉,明目消翳。

(三)成分药理

珍珠主要含碳酸钙、多种氨基酸,无机元素有锌、锰、铜、铁、镁、硒、锗等,尚含B族维生素、核酸。所含碳酸钙能中和胃酸,缓解患者的反酸及胃痛。所含钙离子能促凝止血,使血液凝固。钙进入人体后,能促进新陈代谢。所含角壳硬蛋白,在胃溃疡处形成保护面,使溃疡得以修复;抑制脂褐素增多,减慢细胞分裂,从而延缓衰老。所含胱氨酸及亮氨酸能抗角膜混浊。乙醚提取液及盐酸提取液能抗组胺。珍珠粉提取物能抑制肉瘤细胞、肺癌细胞。珍珠粉有抗衰老、抗心律失常、抗辐射等作用。珍珠膏有促进创面愈合的作用。

（四）功效应用

1.安神定惊

治心神不宁,心悸失眠,单用有效,即《肘后方》单用珍珠碾细,与蜜和服。治心虚有热之心神不宁,心烦不眠,多梦健忘,伍酸枣仁、柏子仁、五味子等。治心悸怔忡,失眠,惊风癫痫,伍朱砂、琥珀、胆南星、天竺黄、雄黄、麝香、金箔,即《沈氏尊生书》金箔镇心丸。治惊悸不安,单味碾细,蜂蜜和服《肘后方》。治小儿惊风抽搐,伍生石膏碾细服,以定惊止搐《太平圣惠方》。

2.清肝明目

治肝经风热或肝火上攻之目赤涩痛,眼生翳膜,伍青葙子、黄菊花、石决明等,即《证治准绳》真珠散。眼目翳膜初起,伍琥珀、熊胆、麝香、黄连等,碾细点眼,即《医学心悟》珍珠散。肝热目赤肿痛,翳膜遮睛,伍琥珀、水晶、龙齿、石决明、熊胆、冰片各等份,碾细,外用点眼去翳障。赤脉贯睛,且生花翳,伍冰片、琥珀、朱砂、硼砂碾粉点眼,即《太平圣惠方》珍珠散。

3.解毒敛疮

治火毒上升之咽喉红肿溃烂,牙疳腐烂肿痛,用珍珠 0.9 g,牛黄 0.3 g,碾细吹口内患处,即《医级》珠黄散。多种热毒疮疡肿痛溃烂,久溃疮口不敛,伍炉甘石、琥珀、煅龙骨、赤石脂、钟乳石、朱砂、血竭、象皮,碾细外敷疮口,即《张氏医通》珍珠散。

4.现代应用

现代用于角膜去翳(珍珠、地榆,水煎,分次服,并用珍珠碾极细粉点眼);口疮、舌炎(珍珠 6 g,硼砂、青黛各 3 g,冰片、煅石膏 10 g,分别碾极细粉,和匀,每用药末少许,用麦秆吹患处,每天 3～5 次);心虚有热之心神不宁,虚烦不眠,多梦健忘(珍珠、酸枣仁、柏子仁、五味子,珍珠作散,每次 0.3～1 g;后 3 味水煎,冲珍珠粉,分 3 次服)。

（五）使用注意

内服碾粉,每次 0.3～1 g;或入丸剂。外用适量,碾细干撒,点眼或吹喉,必须碾成极细粉末应用,否则伤人脏腑,外掺肌肉则疼。不因火热者勿用。"疮毒若内毒未净,遂用珍珠以生肌,转难收口。"孕妇慎用。

三、磁石

（一）基原品质

磁石为天然的等轴晶系磁铁矿的矿石,又名灵磁石、吸铁石、活磁石。以铁黑色、有光泽、吸铁能力强、杂质少者为佳。击碎生用,或醋淬碾细用。

（二）性能特点

磁石味辛、咸、性温。归心、肝、肾经。质重沉降,性禀冲积无猛悍之气。

（三）成分药理

磁石主要含四氧化三铁（Fe_3O_4），其中氧化亚铁（FeO）占 31％,三氧化二铁（Fe_2O_3）占 69％,磁石还含有硅、铅、钛、磷、锰、镁、钾、钠、铬、锰、镉、铜、锌、砷等元素,少数变种含氧化镁达 10％,氧化铅达 15％。磁石尚含一定的砷（As）。磁石能抑制中枢神经系统,镇惊,抗惊厥,抗炎;促凝止血,对缺铁性贫血有补血作用。

（四）功效应用

1.镇惊安神

治肾虚肝旺，肝火上炎，扰动心神所致心神不宁，惊悸，失眠及癫痫，伍朱砂、神曲，即《备急千金要方》磁朱丸。治小儿惊痫，《圣济总录》以磁石炼水饮。

2.平肝潜阳

治肝阳上亢之头晕目眩，急躁易怒，伍生牡蛎、石决明、白芍、生龙骨，以增强平肝潜阳之效。治阴虚甚者，伍生地、白芍、龟甲，以滋阴潜阳。治热甚者，伍钩藤、白菊花、夏枯草，以清热平肝。

3.聪耳明目

治肝肾阴虚之目暗，视物不清，以磁朱丸配杞菊地黄丸，用于视网膜、视神经、玻璃体病变及房水障碍、白内障。治肾阴虚之耳鸣耳聋，头晕目眩，伍柴胡、熟地、山茱萸、山药、茯苓、泽泻、牡丹皮，即验方耳聋左慈丸，以滋阴潜阳。

4.纳气平喘

治肾气不足之虚喘气促，伍蛤蚧、胡桃、五味子。

5.现代应用

现代用于黄疸型肝炎（磁石 30 g，茵陈 24 g，龙胆草、大黄各 9 g，水煎，日服一剂，分 3 次服）；原发性高血压（用磁石五草汤，即磁石 30 g，夏枯草、豨莶草、益母草等，水煎，日服一剂，分 3 次服）；神经衰弱（磁石、生紫石英、五味子、枸杞、当归、龙骨，水煎，日服一剂，分 3 次服）；精神分裂症、癔症、癫痫（朱砂粉、煅磁石粉各60 g，神曲 180 g，炼蜜制成80～120 丸，每次口服 1～2 丸，每天 2～3 次）。

（五）使用注意

水煎内服，15～30 g，打碎先煎；或入丸、散剂，碾丸服，每次 1～3 g。外用适量，碾粉掺或调敷。不可多服、久服。脾胃虚弱者慎服。

四、龙骨

（一）基原品质

龙骨为古代多种大型哺乳动物（如三趾马、犀类、鹿类、牛类、象类）的骨骼化石或象类门齿的化石，又名生龙骨、煅龙骨。白龙骨以质硬、色白、吸湿力强者为佳；五花龙骨以体较轻、质酥脆、分层、有花纹、吸湿力强者为佳。用时打碎，生用或煅用。

（二）性能特点

龙骨味甘、涩，性平。归心、肝、肾经。质重沉降去怯，入心、肝经，能镇静安神，为重镇安神常用药，且能平肝潜阳，收敛固涩。

（三）成分药理

龙骨主要含碳酸钙及磷酸钙，尚含铁、钾、钠、氯、铜、锰、硫酸根等。其药理作用为具镇静催眠，抗惊厥；促进血液凝固，降低血管壁通透性，故能促凝止血，减轻骨骼肌的兴奋性。

（四）功效应用

1.镇惊安神

治各种神志失常。若心神不宁，心悸失眠，多梦健忘，伍石菖蒲、远志、龟甲各等量，即《备急千金要方》孔圣枕中丹，以补肾安心，益智安神，或伍朱砂、枣仁、柏仁、远志、茯神、生牡蛎。伤寒证因亡阳而惊狂烦躁，起卧不安者，伍桂枝、炙甘草、生姜、大枣、蜀漆、牡蛎，即桂枝去芍药加蜀漆、龙骨、牡蛎救逆汤。痰热内盛,惊痫抽搐,癫狂发作者,伍牛黄、胆南星、山羊角、钩藤,以化痰息风止痉。

2.平肝潜阳

治肝阴不足,肝阳上亢之头晕目眩,烦躁易怒,伍生牡蛎、生代赭石、生龙骨、生白芍、生麦芽、玄参、天冬、川楝子、甘草、生龟甲,怀牛膝,即《医学衷中参西录》镇肝息风汤,以滋阴潜阳,镇肝息风。

3.收敛固涩

治多种正虚滑脱之证。若表虚自汗,阴虚盗汗,伍煅牡蛎、五味子。肾虚之遗精、滑精,《梅师集验方》以煅龙骨伍韭菜子,或用芡实、沙苑子、莲米、莲须、煅龙骨、煅牡蛎,即《医方集解》金锁固精丸。心、肾两虚之小便频数,遗尿,伍桑螵蛸、远志、菖蒲、党参、茯神、当归、炙龟甲,即《本草衍义》桑螵蛸散。表虚自汗,阴虚盗汗,泻痢不止,伍诃子、没食子、罂粟壳、赤石脂,即《证治准绳》龙骨散。

4.吸湿敛疮生肌

治湿疮痒疹,疮疡久溃不愈,以煅龙骨伍枯矾等量,碾细,搽患处。

5.现代应用

现代用于盗汗(煅龙骨、煅牡蛎各等量,共碾细,每晚睡前服 9 g,白开水送下);膏淋(生龙骨、生牡蛎、生山药、生芡实、生地、党参、白芍,水煎,日服一剂,分 3 次服);止血(龙骨、牡蛎、山萸,水煎服,外用亦能止血);水烫火伤(龙骨、石膏、大黄、儿茶各等量,共碾极细,用冷茶水调成稀糊状,外敷患处,隔天换药一次)。

(五)使用注意

水煎内服,15～30 g,打碎先煎;或入丸、散剂。生用安神平肝,煅用收涩敛疮。外用适量,碾粉撒或调敷。湿热积滞,血热积滞内有实邪者慎服。

五、牡蛎

(一)基原品质

牡蛎为牡蛎科动物长牡蛎、大连湾牡蛎或近江牡蛎的贝壳,又名蛎蛤、牡蛤。分布在沿海一带。以个大、整齐、里面光洁者为佳。碾碎生用或煅后粉碎用。

(二)性能特点

牡蛎味咸、涩,性微寒,归肝、肾经。气寒纯阴,质重沉降,故能平肝潜阳,镇惊安神。味咸软坚散结,煅后能收涩制酸。牡蛎为肝、肾血分药,宜虚而有热者。

(三)成分药理

牡蛎含碳酸钙、磷酸钙和硫酸钙 $80\%～95\%$,并含铜、铁、锌、锰、锶、铬、镁、铝、硅、氧化铁及有机质。煅后碳酸盐分解,产生氧化钙,有机质则被破坏。牡蛎入药能调节大脑皮层,镇静,抗惊厥,镇痛,解热;增强免疫;敛汗涩精,抗胃溃疡;抑制酿脓链球菌,抗病毒。降血糖;抗肿瘤。所含钙盐能降低血管渗透性,调节电解质平衡,抑制神经肌肉兴奋,缓解抽搐。牡蛎多糖具有降血脂、抗凝血、抗血栓作用。

(四)功效应用

1.镇惊安神

治肝阳浮越,痰火内扰所致惊悸不安,烦躁失眠,伍生龙骨、朱砂、磁石、枣仁、胆南星,以镇惊除烦安神。

2.益阴潜阳

治肝肾阴亏,肝阳偏亢,气血逆乱,肝风内动所致头晕目眩,目胀耳鸣,脑胀热痛,心中烦热,面色如醉,脉弦长有力,以生品伍生龙骨、生赭石、生龟甲、生白芍、生麦芽、怀牛膝、玄参、天冬、川楝子、茵陈、甘草,即《医学衷中参西录》镇肝息风汤,以滋阴潜阳,镇肝息风。肝阴不足,肝阳上亢之头晕目眩,耳鸣目胀,烦躁不宁,心悸失眠多梦,脉弦硬而长,伍生龙骨、生赭石、生地、生白芍、生山药、生赭石、怀牛膝、柏子仁,即《医学衷中参西录》建瓴汤,以滋阴安神,镇肝息风。热病日久,灼烁真阴,虚风内动,四肢抽搐,头晕目眩,伍生龟甲、生鳖甲、生地、生白芍、麦冬、阿胶、炙甘草、火麻仁、五味子、生鸡蛋黄,即《温病条辨》大定风珠,以滋阴增液,柔肝息风。

3.软坚散结

治痰火郁结所致瘰疬,痰核,瘿瘤,咽干口燥,以生牡蛎配玄参、浙贝母,即《医学心悟》消瘰丸,以增强散结消瘰之效。癥瘕积块(肝、脾肿大),伍丹参、鳖甲,三棱、莪术,以软肝缩脾。

4.收敛固涩

煅后治多种滑脱证。若卫气不固,阴液外泄所致自汗、盗汗,夜卧更甚,心悸惊惕,短气烦倦,以煅牡蛎伍生黄芪、麻黄根,以益气固表,敛阴止汗。肾亏精关不固之遗精滑精,神疲乏力,腰痛耳鸣,以煅牡蛎伍煅龙骨、沙苑子、芡实、莲须,以莲子粉糊为丸,即《医方集解》金锁固金丸,以补肾涩精。脾气虚弱,冲脉不固所致崩漏下血,月经过多,色淡质稀,心悸气短,腰膝酸软,以煅牡蛎伍煅龙骨、炒白术、生黄芪、生白芍、山茱萸、海螵蛸、茜草、棕榈炭、五倍子,即《医学衷中参西录》固冲汤,以益气健脾,固冲摄血。

5.制酸止痛

煅后具有碱性,治胃酸过多之胃痛反酸,伍乌贼骨、浙贝母,碾细内服,以制酸止痛。

6.现代应用

现代用于高血压眩晕(生牡蛎、生龙骨各18 g,白菊花9 g,枸杞子、何首乌各12 g,水煎,日服一剂,分3次服);胃及十二指肠溃疡(煅牡蛎、炒香附2份,炒五灵脂1份,共碾细,早、晚各服5 g。服完,间隔5 d,再服第2剂,2个月为1个疗程);肺结核盗汗(煅牡蛎15 g,水煎,日服一剂,分3次服,连服数天,加糖调味);神经症(生牡蛎、生龙骨、桂枝、炙甘草水煎,日服一剂,分3次服);左乳生鸡卵大小之乳癖(生牡蛎、全瓜蒌各30 g,蒲公英20 g,玄参15 g,川贝母10 g,水煎服,服至全消为度)。

(五)使用注意

水煎内服,15~30 g,打碎先煎;碾细作散,每次3 g;或入丸剂。外用适量,碾细调敷,或干撒。生用安神、平肝;煅用固涩、制酸。不宜多服、久服,易引起便秘和消化不良。体虚多寒者忌用。

六、琥珀

(一)基原品质

琥珀为古代松科植物(如松树、枫树)的树脂埋藏地下,年久转化而成的化石样物质。琥珀又名血琥珀、红琥珀、琥珀屑。以块整齐、色红、质松脆、断面光亮、易碎者为佳。用时捣碎,碾细。

(二)性能特点

琥珀味甘,性平,归心、肝、膀胱经。质重而镇。其性和平,色赤,入心、肝血分,善镇惊安神,活血通经。

(三)成分药理

琥珀含琥珀酸、树脂、挥发油。所含琥珀酸具有中枢抑制作用,镇静,抗惊厥,降体温,镇痛;抑制血小板聚集,改善循环障碍血流状态;兴奋呼吸中枢及升高血压;降血脂,抗动脉粥样硬化。

(四)功效应用

1.镇惊安神

治心神所伤,神不守舍所致心神不宁,心悸失眠,多梦健忘,伍朱砂、远志、石菖蒲、南星、茯神、茯苓、党参,即《沈氏尊生书》琥珀定志丸,以镇心安神;肝阳上扰之心悸失眠,伍羚羊角、党参、茯神、远志、甘草、金箔,即《景岳全书》琥珀多寐丸;小儿急惊风,体质虚弱者,伍党参、炙甘草、茯苓、山药、枳壳、枳实、天竺黄、雄黄、朱砂、陈胆星、金箔、檀香,即《活幼心书》琥珀抱龙丸;癫痫发作,痉挛抽搐,伍朱砂、天南星,即《太平惠民和剂局方》琥珀寿星丸。

2.活血散瘀

治多种血瘀证。若血瘀之经闭癥瘕,产后瘀阻腹痛,伍三棱、没药、鳖甲、延胡索、大黄,即《海药本草》琥珀散;妇女少腹痛,气急胸闷,经闭不通,伍莪术、当归、乌药,即《沈括灵苑方》琥珀散,以活血通经,祛瘀止痛;心血瘀阻之胸痹,心痛,伍三七碾粉服;阴囊及妇女阴唇血肿,产后血瘀,肿痛,可单味碾粉冲服;癥瘕痞块,伍三棱、鳖甲、大黄,即《李殉方》琥珀散,以活血散结,软坚消癥。

3.利尿通淋

治血淋之小便涩痛,伍海金沙、没药、炒蒲黄,即《证治准绳》琥珀散;热淋、石淋,伍金钱草、海金沙、木通、冬葵子,以利尿通淋。

4.现代应用

现代用于小儿惊风(琥珀粉 0.3 g,朱砂粉 0.15 g,薄荷汤调下),老人、小孩小便不通(琥珀粉,用人参汤调下,3 g 即止),女子经期夜梦游症(用琥珀多梦丸,即琥珀、羚角、人参、白茯神、制远志、甘草各等量),房性心律失常(琥珀粉 2 g,奎尼丁 0.125 g,每 8 h 一次,口服),慢性盆腔炎、盆腔炎包块、宫外孕、子宫内膜异位症所致痛经,术后盆腔瘀血症(琥珀、莪术、当归、乌药,作散剂,以活血理气)。

(五)使用注意

内服,碾粉服,每次 1～3 g,不入煎剂;或入丸、散剂。外用适量,碾粉撒或点眼。阴虚内热及无瘀滞者慎服。

七、紫贝齿

(一)基原品质

紫贝齿为宝贝科动物阿文绶贝、山猫宝贝、蛇首眼球贝的贝壳,又名紫贝、文贝、蚜螺,产自海南、福建沿海。以色紫、壳厚、完整、洁净者为佳。用时打碎,生用或煅用。

(二)性能特点

紫贝齿味咸,性平,归肝经。平肝安神,以治肝阳扰心之惊惕失眠;清热平肝以疗肝阳上亢之眩晕头痛;清肝明目而医目赤肿痛。

(三)成分药理

紫贝齿含碳酸钙,有机质,少量镁、铁,硅酸盐、磷酸盐、硫酸盐和氯化物;含锌、锰、铜、锶等微量元素及多种氨基酸。煅后碳酸盐分解,产生氧化钙,有机质则被破坏。具有镇静、解热、解痉作用。

(四)功效应用

1.镇惊安神

治肝阳上扰,心阳躁动所致惊悸心烦,失眠多梦,伍生龙骨、生牡蛎、茯神、枣仁、麦冬,以安神平肝;小儿惊风之高热,抽搐,伍钩藤、羚羊角、珍珠母,以清热息风止痉。

2.平肝潜阳

治肝阳上亢之眩晕头痛,伍白菊花、白芍、生牡蛎、龟甲、石决明、磁石,以清热平肝潜阳。

3.清肝退翳

治肝热目赤肿痛,目生翳膜,视物昏花,伍黄菊花、夏枯草、蝉蜕、黄连、决明子,以清肝明目。

4.现代应用

现代用于广泛性寻常疣(紫贝齿、石决明、磁石、夏枯草、鸡血藤,汤剂,前3味打碎先煎,每日一剂,分3次服),结核性脑膜炎(紫贝齿、代赭石、旋覆花、珠贝壳9g,水煎服)。

(五)使用注意

水煎内服,10~15 g,打碎先煎,或入丸、散剂。外用适量,水飞极细粉点眼。脾胃虚弱者慎服。

(张继广)

参考文献

[1] 袁钟慧.药理学[M].太原:山西科学技术出版社,2020.

[2] 丛晓娟,杨俊玲,韩本高.实用药物学基础[M].石家庄:河北科学技术出版社,2021.

[3] 赖文思,余卫强,荣小娟.药理学基础[M].上海:同济大学出版社,2020.

[4] 张艳秋.现代药物临床应用实践[M].北京:中国纺织出版社,2021.

[5] 杨洋,徐天瑞,李伟.肾癌药物药理学[M].北京:科学出版社,2020.

[6] 陈行辉,韩梅,姜俊.药物检验基础[M].广州:世界图书出版广东有限公司,2021.

[7] 张郴,蒋琳.药理学实践教程[M].广州:世界图书出版广东有限公司,2020.

[8] 曹玉,元唯安.药物临床试验实践[M].北京:中国医药科学技术出版社,2021.

[9] 陈玮.药理学[M].北京:中国协和医科大学出版社,2020.

[10] 时慧.药学理论与药物临床应用[M].北京:中国纺织出版社,2021.

[11] 胡正强,冷子花.药理学基础[M].天津:天津科学技术出版社,2020.

[12] 张静.药物化学[M].北京:化学工业出版社,2021.

[13] 杨宝学.利尿药[M].北京:中国医药科技出版社,2020.

[14] 王敏.实用药理学与临床药物治疗[M].长春:吉林科学技术出版社,2019.

[15] 张喆,朱宁,陈爱芳.临床药理学[M].长春:吉林科学技术出版社,2020.

[16] 张茂清.现代药理学与药物治疗基础[M].长春:吉林科学技术出版社,2019.

[17] 何波.心血管药物和药理学发展研究[M].广州:世界图书出版广东有限公司,2020.

[18] 王淙,田鑫.药理学[M].郑州:郑州大学出版社,2019.

[19] 姚再荣.药事管理与药剂学应用[M].北京:中国纺织出版社,2020.

[20] 汝燕峰,张珏,李宏力.药理学[M].北京:中国协和医科大学出版社,2020.

[21] 杨光,王雁群,何宁.药理学[M].广州:世界图书出版广东有限公司,2020.

[22] 于爱霞.药理学[M].郑州:河南科学技术出版社,2019.

[23] 曹红,邱模昌.药理学[M].北京:科学出版社,2020.

[24] 马月宏,田秀琼,曾碧映.药理学[M].长沙:湖南科学技术出版社,2019.

[25] 杨宝峰.基础与临床药理学第3版[M].北京:人民卫生出版社,2020.

[26] 侯德平.药理学基础与临床应用[M].哈尔滨:黑龙江科学技术出版社,2019.

[27] 李军.老药新用治疗常见病[M].西安:陕西科学技术出版社,2020.

[28] KATZUNG B G,TREVOR A J.基础与临床药理学[M].金有豫,唐玉,张殿增,主译.北京：人民卫生出版社,2019.

[29] 刘莹莹.临床药理学与药物治疗学[M].天津：天津科学技术出版社,2020.

[30] 王博.药物学基础[M].重庆：重庆大学出版社,2021.

[31] 刘平.精编药理学与临床药物治疗[M].长春：吉林科学技术出版社,2019.

[32] 王伟.药物合理应用[M].汕头：汕头大学出版社,2021.

[33] 姚再荣.实用药理学与临床药物治疗[M].上海：同济大学出版社,2019.

[34] 张惠铭,姚大林.药物毒性诊断病理学[M].北京：科学出版社,2021.

[35] 刘江波,徐琦,王秀英.临床内科疾病诊疗与药物应用[M].汕头：汕头大学出版社,2021.

[36] 林璇.老年高血压患者常用药物的合理用药及不良反应分析[J].临床合理用药杂志,2020,13(31):131-132.

[37] 何艳.头孢菌素类抗生素不良反应类型及合理用药对策[J].临床合理用药杂志,2021,14(1):5-6.

[38] 庄佳芳,侯振世,贡联兵.癫痫临床合理用药[J].人民军医,2020,63(1):99-102.

[39] 王瑞峰.强心苷类正性肌力药联合左西孟旦治疗扩张型心肌病患者的疗效及心功能分析[J].实用中西医结合临床,2021,21(9):58-59.

[40] 牛小萍.长效胰岛素与口服降糖药联合方案在治疗 2 型糖尿病的疗效与糖化血红蛋白和尿微量蛋白水平分析[J].世界复合医学,2021,7(4):189-192.